U0235653

中医抗癌
临证新识

（第3版）

王三虎　著

人民卫生出版社
·北京·

图书在版编目（CIP）数据

中医抗癌临证新识 / 王三虎著 . —3 版 . —北京：
人民卫生出版社，2022.12
ISBN 978-7-117-33219-4

Ⅰ. ①中⋯ Ⅱ. ①王⋯ Ⅲ. ①癌 – 中医治疗法 Ⅳ.
①R273

中国版本图书馆 CIP 数据核字（2022）第 102160 号

人卫智网	www.ipmph.com	医学教育、学术、考试、健康，
		购书智慧智能综合服务平台
人卫官网	www.pmph.com	人卫官方资讯发布平台

中医抗癌临证新识
Zhongyi Kang'ai Linzheng Xinshi
（第 3 版）

著　　者：	王三虎	
出版发行：	人民卫生出版社（中继线 010-59780011）	
地　　址：	北京市朝阳区潘家园南里 19 号	
邮　　编：	100021	
E - mail：	pmph @ pmph.com	
购书热线：	010-59787592　010-59787584　010-65264830	
印　　刷：	北京盛通印刷股份有限公司	
经　　销：	新华书店	
开　　本：	710×1000　1/16　印张：24　插页：2	
字　　数：	444 千字	
版　　次：	2008 年 12 月第 1 版　2022 年 12 月第 3 版	
印　　次：	2023 年 12 月第 1 次印刷	
标准书号：	ISBN 978-7-117-33219-4	
定　　价：	89.00 元	

打击盗版举报电话：**010-59787491**　E-mail：**WQ @ pmph.com**
质量问题联系电话：**010-59787234**　E-mail：**zhiliang @ pmph.com**
数字融合服务电话：**4001118166**　　E-mail：**zengzhi @ pmph.com**

著者简介

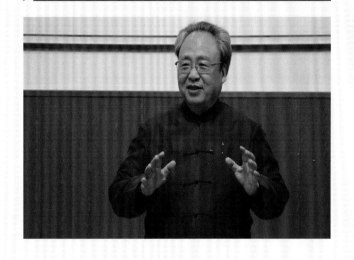

王三虎，医学博士，教授、主任医师，陕西省名中医、广西名中医。

曾任教于第四军医大学（现中国人民解放军空军军医大学），现为渭南市中心医院特聘中医肿瘤专家、西安市中医医院首席中医肿瘤专家、深圳市宝安区中医院特聘专家；兼任世界中医药学会联合会肿瘤经方治疗研究专业委员会副会长、欧洲经方中医学会顾问、瑞士华人中医药学会顾问、美国加州中医药大学博士研究生导师等；先后培养硕士研究生及师带徒300余人。

多年来坚持理论与实践结合、继承与创新并重的治学观，提出了"燥湿相混致癌论""寒热胶结致癌论""人参抗癌论""把根留住抗癌论""肺癌可从肺痿论治""风邪入里成瘤说"等新论点，在学界产生了一定影响。已在北京、西安、渭南、深圳、淄博、台州、佳木斯等地设立经方抗癌工作站（室），平均年诊国内外患者约2万人次，共发表论文330余篇，主编、参编书籍40余部。近年来多次在国内外成功举办经方抗癌学习班，"中医抗癌系列讲座"2019年被北京中医药学会评为第五批中医药传承精品课程。

自 序

自从《中医抗癌临证新识》第 2 版交稿后,我就日积月累地整理素材,准备出第 3 版。因为,我的脚步未曾停止,我的压力更大,任务更多,阅历更广,识见更深。古人云"学然后知不足,教然后知困",自从退休离开柳州之后,要带 30 多位亲传弟子,要在西安、深圳、台州、淄博、佳木斯、渭南、北京等地的工作室带教,满负荷的临床工作几乎都是在众目睽睽之下进行的,还要适时讲解思路方法。这种"逼上梁山"的现实使我感到前所未有的充实。学习的必要性提高,写作的冲动性频繁,加之以个人名字命名的公众号需要我们不断提供新鲜资料,相得益彰,相辅相成。我们陕西省个人医疗自媒体从 2019 年开始每月公布阅读排行榜,"王三虎"稳居前三名。

我带学生,也要求他们像我一样读书、看病、写文章。光说不行,光学一点临床经验不行,要沉得下心,读得了原著,写得了心得。作为老师,我不擅长指手画脚,但善于身体力行,也就是:请跟我来!本书古籍新研部分的 6 篇读书心得就是这种教学方式的产物。人常说,功夫在诗外。抗癌更要开阔眼界,灵动思维,从无字处着眼,从有道处理解。理论新探部分的"风邪入里成瘤说""寒热胶结致癌论"也都有新增内容。

这几年,我越来越觉得《神农本草经》的重要。我们现在太强调辨证了,忽略了辨病,这才是我们与《神农本草经》渐行渐远的原因。中年中医、老年中医,早就应该抛开教材看原著了。《神农本草经》看上去没有章法,"乱七八糟",但它才是反映实际,未加修饰,没有多少好听的废话的"干货"。而且,经方的深入解读,非从《神农本草经》寻找依据不可,因为张仲景当时看的就是这些内容。我认为,用《神农本草经》解《伤寒论》和《金匮要略》,也是以经解经,要比用两千年后的教材来解释方义好很多。本书的药物部分尤其是新增加的 19 种新药和新增的 15 个方剂就在一定程度上体现了这个思路。

　　本书在疾病论治部分增加了脑瘤、鼻腔及鼻窦肿瘤、牙龈癌、舌癌、喉癌、胸腺瘤、胰腺癌、小肠癌、肾上腺肿瘤、卵巢癌、宫体癌、多发性骨髓瘤、恶性淋巴瘤等病的论治，还更新了一些既有病症的病案，这样才对得起已经买过本书前两版又要买第 3 版的读者。

王三虎

2020 年 4 月 15 日于西安过半斋

第 2 版自序

时光荏苒,岁月如梭。七年如一日,《中医抗癌临证新识》要出第 2 版了,我百感交集,思绪万千。《中医抗癌临证新识》出版后,看到了中国中医科学院孟庆云、陕西省中医药研究院洪文旭等专家的好评文章,也收到了许多读者的来信来电问询鼓励和支持,其间曾多次印刷,流传较广。这使我在收获成就感的同时也体会到了著书立说的社会责任和巨大精神压力。社会需求与我们的认知能力还是有不少差距的。

人类与癌症的斗争几无穷期,但正胜邪退的趋势是肯定的、必然的。对癌症的发生发展本质的探索逐步深入,治疗方法日渐成熟,临床疗效不断提高,人们谈癌色变的程度已经大大减轻,这些都是我们在艰难困苦的斗争中得到的些许安慰。这七年,我在中医抗癌的临证实践和理论探索中也积累了不少新的知识和经验,提出了"风邪入里成瘤说""结胸病是恶性肿瘤的胸腹部转移""饮食抗癌论"等新论点,受到同仁的肯定与支持。将成为本书的亮点。

抗癌是个持久战,带瘤生存是中医较为特长的方法之一。第 1 版中报道的许多病例现在怎么样呢,想来这是读者最关心的问题。好在浙江省台州市立医院谢红东博士,千里迢迢,在跟我学习的两个月中记录并发表在微信上的内容,竟有不少是他们这几年后续治疗的情况,酌情补充,前后呼应,客观公正,或者更能引起读者的兴趣。

和本书先后出版的《我的经方我的梦》《中医抗癌医患对话录》《经方人生》,至少能说明我没有空对日月,我还在涨潮之中。而推波助澜、保驾护航的柳州市中医医院杨建青院长、蓝宁生书记才是我最要感谢的。

王三虎

2015 年 9 月于广西柳州市中医医院

中医抗癌,源远流长,方法众多,疗效可靠,潜力巨大。这是我多年来读书看病写文章的最大感悟。

我是幸运的。因为我所学的知识几乎都是有用的。虽然数学一窍不通,但对有着浓厚人文色彩的中医却心有灵犀。《灵枢·九针》"四时八风之客于经络之中,为瘤病者也",《灵枢·百病始生》"积之始生,得寒乃生"等风寒致瘤的论述,使我对古人的睿智赞叹有加。以伤寒专业硕士研究生的仲景学说功底,加上多年的抗癌实践,使我突然看懂了原先久思不得其解的《金匮要略》的许多篇章。对经方的情有独钟(1992 年主编《经方各科临床新用与探索》为证),没想到在肿瘤临床运用得如此广泛和得心应手。对故乡圣贤孙思邈的崇拜(以 1997 年主编《120 首千金方研究》为代表),促使我在近几年才领悟了其中的三物黄芩汤、独活寄生汤等方的真谛。刘河间的学说,使我体会到泻火就是抗癌,张子和的攻邪,使我明白了因势利导的重要。李东垣的脾胃论,朱丹溪的滋阴说,张景岳的大宝论,何尝不是我写《把根留住抗癌论》的灵感泉源和理论基础。明清时期,医家辈出,群星灿烂。高秉钧、邹岳、王肯堂、张介宾、薛己、陈莘田、李梴、余听鸿、李中梓、吴谦、马培之、王旭高、高思敬、王洪绪、张璐、许克昌、蒋宝素、张景颜、戴思恭、祁坤、叶天士、皇甫中,哪一个对癌症没有真知灼见? 捧读其书,如沐春风,受益匪浅。近百年来肿瘤医学更是进展迅速,整体诊疗水平已与以往不可同日而语。

我是幸运的。因为我是站在巨人的肩上看问题,得到了当代中医学家以及肿瘤专家的无数启发。现代意义上的中医诊疗肿瘤,其实也是这短短几十年时间。大范围的病因学调查,准确的诊断,详细的观察和病历记载,规范有序的治疗,针对性强的预防措施,都为中医肿瘤学的建立铺平了道路。许多前辈披荆斩棘,筚路蓝缕,苦苦求索,开创了许多新的治疗方法,诸如青黄散治疗白血病,平消片消癥去积,健脾益气法治疗肝癌,补气养阴法治疗肺癌,等等,无疑已经成为中医治疗肿瘤的常规。然而,对于征服恶性肿瘤的宏伟目标来说,我们仍任重而道远。

我是幸运的。因为凭借中等之才,多年来在肿瘤临床上,解决了一些患者的癌痛,常能挽狂澜于既倒,扶困危于仁寿。2001年9月陕西科学技术出版社出版我主编的《古今专科专病医案·肿瘤》一书中,有了我一些感悟和验案。学生写的《中医抗癌进行时:随王三虎教授临证日记》先在《中国中医药报》连载近一年,2006年1月由第四军医大学出版社出版发行,加上《中医杂志》几篇整理我抗癌经验的论文和我写的一些文章,使我在中医肿瘤界有了立足之地。国内外的读者和多个省市的患者的好评和支持,使我深刻体会到几分耕耘就有几分收获。

我有时是困惑的。因为我现有的知识和技能有时又都是无用的。我不知道同样一种癌症甚至是同样的证型和方药,为什么有的患者病情好转甚至得以康复,而有的患者却服药后病情得不到缓解甚至加重,以致每况愈下,爱莫能助呢?扪心自问,穷思竭虑,辗转反侧,求诸古籍,验之临证,每有会意,拍案而起,怦然心动,振笔疾书,积少成多,集腋成裘。不期然从中医对癌症认识的历史轨迹,宏观策略,到癌症的病因病机,诊断预防,疾病论治,处方用药心得,等等,竟也二十几万字。即所谓《中医抗癌临证新识》。是否名副其实,则待读者明鉴。

我往往是遗憾的。因为发表出来的文章和著作再看又是不完善的。就像这本书吧,好多古代医家治疗肿瘤的经验都值得系统地总结出来收在书中。我也有些诸如经方的运用和对不常见的一些肿瘤的认识都还一下子写不出来。本想干脆过几年再出吧,但是,古人的哲言今犹在耳:"譬如拯溺救焚,岂待整冠束发?"平心而论,在抗癌这场持久战中,敢于及时亮剑,或许也是对的。照这么说,那就只得姑且成册,留有以后补充发挥的余地了。

值得感谢的是,广西柳州市中医医院陈良细院长、郑居湘书记等院领导对我多方面的关心和支持,使我颇受鼓舞;人民卫生出版社陈东枢编辑认真细致的工作态度和精益求精的治学方针促使本书在多次修改中质量得以提高。

是为序!

王三虎

2008年7月于广西柳州市中医医院

目 录

下篇

医术悟新 …………………………………………………… 181

上篇

医理求新

第一章　古籍新研

肿瘤是严重威胁人类生命和健康的大敌，在古埃及的木乃伊中，就发现有骨癌表现的病例。在古希腊、印度、俄罗斯等国的古代文献中，都能找到有关肿瘤的记载。而中国医学对肿瘤的记载，要比其他国家早一千多年。其认识之深刻和论述之详细，可谓古代医学之最。早在三千多年前的甲骨文中，就有"瘤"的病名记载，嗣后，《内经》中就有昔瘤、石瘕、积聚、噎膈、反胃等十余种肿瘤病症的记载。至唐代孙思邈《备急千金要方》首先对瘤进行了分类，即瘿瘤、骨瘤、脂瘤、石瘤、肉瘤、脓瘤、血瘤等7种。宋代赵佶《圣济总录》首次解释了瘤的含义："瘤之为义，留滞而不去也。"《卫济宝书》（1171年）首见"癌"字，《仁斋直指附遗方论》对癌的症状、病性进行了较细致的描述："癌者，上高下深，岩穴之状，颗颗累垂，毒根深藏。"历代医家对肿瘤的病因、病机、诊断、治疗、康复、预防等方面都有相当的认识、经验和论述，真知灼见，代有发展。

第一节　周代肇始

《周易》是中华文化源头的重要组成部分，是群经之首。中医经常说"医易同源"，但同源的实际意义并不详细明晰，也没有什么临床指导意义和可操作性，所以一般只是说说而已。我在知天命之年后，逐渐对《周易》发生兴趣，进而有些感悟。我认为，"医易同源"主要指的是《周易》和《内经》都属于中华传统文化的经典著作。但站在医生的角度来看，在关系人的健康与疾病等问题上，它们既有相同之处，也有相异之处，这就是我提出的《周易》《内经》互补说"。两书均涉及人的健康与疾病乃至预防和治疗，但《周易》重在调心，《内经》重在调身；《周易》关心的是人与社会的和谐统一，《内经》关心的是人与自然以及脏腑经络的平衡有序。只有人与社会、人与自然、人体自身浑然一体，平衡统一，才是真正的健康。肿瘤作为威胁人类健康的一大类疾病，在很大程度上是由于人与社会的关系出现问题，而《周易》在解决这个问题上绝对是高瞻远瞩，直击要害。多年的临床实践和阅历使我体会到，读《周易》，学做人，就是有效的预防肿瘤的途径和方法。

《周易》的第一卦乾卦中的名言"天行健，君子以自强不息"早已耳熟能详，但是，乾卦讲的可不仅仅是一味进取，而是阶段分明，按部就班，秩序井然。即如"潜龙勿用""见龙在田""或跃在渊""飞龙在天""亢龙有悔""群龙无首"就是一个人生资历不同阶段的循序渐进过程。处理得正确，把握得恰到好处，则无往而不胜，反之，反常的举动则是失败的根源、疾病的诱因。这就像知识分子的不同职称客观上对自身的要求不同，初级职称是在"潜龙勿用"阶段，要踏踏实实打基础，不是显示自己的时候，"潜之为言也，隐而未见，行而未成，是以君子弗用也。君子学以聚之，问以辩之，宽以居之，仁以行之"；中级职称是"见龙在田"阶段，有了一定自由（或在水里或在田里），甚至"或跃在渊"（必要时也要显示自己的实力），但老是突出表现就超越实际了；高级职称就是"飞龙在天"极端，可以充分发挥，积极表现，尽己所能；但不管是正高还是副高，都要有分寸，不能太过，否则"亢龙有悔"，"亢之为言也，知进而不知退，知存而不知亡，知得而不知丧"。只有"群龙无首"，和大家融为一体，不过分突出自己，才安全长久，这才是真正意义上的"天行健，君子以自强不息"，这就是"大人"。"夫大人者，与天地合其德，与日月合其明，与四时合其序，与鬼神合其吉凶，先天而天弗违，后天而奉天时。天且弗违，而况于人乎？"这些论述和思想，是《内经》"高下不相慕"的行为模板。我们发现，许多肿瘤患者都有所愿不遂，情绪压抑太久的经历。这一个方面是超越了自己的实际能力，一方面可能是过犹不及栽了跟头，悔恨莫名。临床研究表明，不良情绪是癌细胞的促发剂。有数据显示，90%以上的肿瘤患者患病与心理、情绪有直接或间接的关系，精神创伤、不良情绪都有可能成为癌症的诱因。消极的情绪会影响到人体多个系统，一旦拥有这些负面的情绪，很容易通过大脑的反射降低身体的生理功能，造成能力降低或缺失，使机体从抗癌抑癌状态转向致癌状态。现代医学早就有了"生物 - 心理 - 社会医学模式"，但是怎么样理顺人与社会的关系，却是乏善可陈。而上述《周易》的名言何尝不是一剂良方。良药苦口利于病,忠言逆耳利于行。什么是好工作,适合自己的就是好工作。中级职称游刃有余,远比高级职称勉强应付对健康有利,这就是《周易》"大有"卦"大车以载,有攸往,无咎"的启示,所以《象》(对卦象、卦义、爻辞解释的古书)曰"大车以载',积中不败也"。简单地说,就是 20 吨位的车,装 15 吨,就是安全的,装 25 吨、30 吨,就超载了,危险了。

　　《周易》的第二卦坤卦中的名言"地势坤,君子以厚德载物",说的是和阳刚相对的另一面,如大地,如母亲,深厚广大,承载万物,宽容博大。社会是大家,家是小社会。母亲、妻子是家庭的主角。和睦的家庭是人在社会上事业成功的基础。在某种意义上说,这里是讨论怎么样处理好家庭关系的篇章。其中的"括囊无咎"就是缄口不言,出语谨慎,就不会有祸患。古语讲得好,"妻贤夫祸少,子孝父心宽",就是这个道理。第三十七卦"家人"中有"家人,利女贞",《象传》(对卦辞解释的古书)曰"家人,女正位乎内,男正位乎外。男女正,天地之大义也……正家而天下定矣",也和这个观点一致。其中"富家,大吉",《象传》解释说"富家大吉,顺在位也",很有道理。也就是家庭成员要各得其所。当然,《象传》"家人,君子以言有物而行有恒",也是很重要的。家庭成员的团结,家风正,气氛好必然有利于健康。从长远看,良好的家风和心态往往影响几代人。正如《文言》对坤卦的解释:"坤道其顺乎,承天而时行。积善之家必有余庆,积不善之家必有余殃。"从肿瘤临床来看,家庭不和是肿瘤发生发展的一个重要内因。现代研究表明癌症的发生与遗传有一定的关系,或者说癌症的分布有一定的家族聚集性。但癌症的发生决定于内因和外因,在具有遗传特征的基础上,癌症是否形成,还取决于精神、环境、饮食及生活习惯等诸多后天因素及外界致癌物的综合作用。而最重要的是,家庭的理解、关爱、支持是癌症患者战胜疾病的坚强后盾,这才是《周易》给我们最有价值的启示。

　　事实上,《周易》作为中华民族最高智慧的象征,高瞻远瞩,纲举目张,对中医的影响是多方面的。如我们常说的"水火既济""预防为主"等就出自其中。第六十三卦既济卦就有"既济,亨小,利贞",《象传》曰:"水在火上,既济。君子以思患而豫防之。"既济是完成之意。正如《说卦》所谓:"昔者圣人之作《易》也,将以顺性命之理。是以立天之道曰阴与阳,立地之道曰柔与刚,立人之道曰仁与义。"所以,站在肿瘤防治的观点来看,《周易》是未著一字,尽得风流。

第二节 秦汉奠基

以诞生四大经典著作为代表的秦汉时期,既是中医学的奠基时期,也是中医肿瘤学的奠基时期。《内经》中对伏梁、肥气、息贲、肠覃、石瘕、血瘕、肠瘤、噎膈、夭疽、瘰疬等肿瘤的病因病机、临床表现、治疗方法有了一定的涉及。《难经》则论述了积聚与脏腑的关系,在《内经》的基础上,以五行学说为指导,进一步论述了五脏之积的名称、部位、形态、病症、传变等。其中《十八难》论述了积聚的脉象,即:"诊在右胁有积气,得肺脉结,脉结甚则积甚,结微则气微。"《神农本草经》中近五分之一的药物具有抗肿瘤的作用。《伤寒论》个别条文与肿瘤有关,如167条:"病胁下素有痞,连在脐傍,痛引少腹,入阴筋者,此名脏结,死。"《金匮要略》则多处论述涉及肿瘤,只不过以前我们重视不够或者忽略而已。

一、《内经》与肿瘤

《内经》作为问答体裁的中医经典,其著作权实际应为岐伯、少俞等医家所有。要按现在的说法,岐伯是当之无愧的主编,少俞、少师、雷公、伯高、鬼臾区等是编者,黄帝只是托名而已,相当于名誉主编。在《内经》中,岐伯对肿瘤的论述涉及病因、病机、诊断、治法、预后判断等方面,少俞也有论及。究其重要性而言,与其说是对现今肿瘤临床有指导意义,不如说是当今恶性肿瘤治疗效果不尽如人意的原因就与我们对这些论述认识不足有关。

(一)病因上强调风邪和寒邪

《内经》在肿瘤的病因上特别强调风邪和寒邪。如《灵枢·九针》:"四时八风之客于经络之中,为瘤病者也。"《灵枢·百病始生》:"黄帝曰:积之始生,至其已成奈何? 岐伯曰:积之始生,得寒乃生,厥乃成积也。"《灵枢·水胀》"肠覃何如? 岐伯曰:寒气客于肠外,与卫气相搏,气不得荣,因有所系,癖而内著,恶气乃起,瘜肉乃生。……黄帝曰:石瘕何如? 岐伯曰:石瘕生于胞中,寒气客于子门,子门闭塞,气不得通,恶血当泻不泻,衃以留止。"而《素问·痹论》"痛者寒气多也,有寒故痛也",就是对疼痛是癌证的第二大症状的正解。癌症患者浑身游走性疼痛非常普遍,《素问·风论》"风性善行而数变"就是正解。合起来,癌症疼痛。《内经》强调的风寒之邪既有病因上的指引,也有治疗方法上的指导。广西柳州市李女士,患直肠管状腺瘤,便血,自觉"肠中有风"。说明《内经》的理论有其临床基础。至于寒邪致癌的例子,比比皆是。王星在《中医抗癌进行时——随王三虎教授临证日记》2003年11月7日记载了我治疗一位肾癌术后胸膜转移患者,疼痛难忍,至2006年10月已用温阳散寒坚持治疗了3年多,不仅疼痛有效控制,而且生活质量很高,几乎是"一日不可无此君"。既说明了温阳散寒的必要性,也充分说明了痼冷沉寒在癌症发生发展中的重要意义。

(二)病机上有特殊认识

《内经》在疾病的病机认识上往往见解独到。如强调寒热搏结成毒与气逆血凝津聚,如瘰疬作为颈部的肿块,自然包括肿瘤在内。《灵枢·寒热》:"黄帝问于岐伯曰:寒热瘰疬在于颈腋者,皆何气使生? 岐伯曰:此皆鼠瘘寒热之毒气也,留于脉而不去者也。"而作为肿瘤的"瘤",岐伯论述颇多,《灵枢·刺节真邪》曰:"虚邪之入于身也深,寒与热相搏,久留而内著。寒胜其热,则骨疼肉枯,热胜其寒,则烂肉腐肌为脓,内伤骨,内伤骨为骨蚀。有所疾前筋,筋屈不得伸,邪气居其间而不反,发为筋瘤。有所结,气归之,卫气留之,不得反,津液久留,合而为肠瘤,久者数岁乃成,以手按之柔。已有所结,气归之,津液留之,邪气中之,凝结日以易甚,连以聚居,为昔瘤,以手按之坚。"在《灵枢·百病始生》,岐伯对积产生的病机解释是:"厥气生足悗,悗生胫寒,胫寒则血脉凝涩,血脉凝涩则寒气上入于肠胃,入于肠胃则䐜胀,䐜胀则肠外之汁沫迫聚不得散,日以成积。卒然多食饮则肠满,起居不节,用力过度则络脉伤。阳络伤则血外溢,血外溢则衄血;阴络伤则血内溢,血内溢则后血。肠胃之络伤,则血溢于肠外,肠外有寒,汁沫与血相抟,则并合凝聚不得散,而积成矣。卒然外中于寒,若内伤于忧怒,则气上逆,气上逆则六输不通,温气不行,凝血蕴里而不散,津液涩渗,著而不去,而积皆成矣。"不仅岐伯见解不凡,少俞也有类似说法,《灵枢·五变》:"脾胃之间,寒温不次,邪气稍至,稸积留止,大聚乃起。"

《素问·痿论》中,"肺热叶焦,则皮毛虚弱急薄,著则生痿躄"是我们很熟悉的内容,而要和肿瘤相联系,非得临床实践不可。西安市长安区某青年,脊髓瘤术后(未完全切除肿瘤)仍下肢乃至臀部抽麻胀痛,影响生活及睡眠,行走困难,服用镇静止痛的西药也不能缓解。我根据舌红苔黄,脉滑,结合《素问·痿论》的观点,辨证为肺热叶焦,以清燥救肺汤为主方,取得明显疗效,逐渐停用西药,坚持治疗一年,症状十去六七。广西柳州市熊某,女,32岁,2004年12

月30日初诊,当时四肢麻木,上肢为甚,并步态不稳已有3个月。在广西某医院诊断为:延髓~第5胸椎髓内肿瘤。因不能手术、放疗、化疗,只能求助中医。就诊时还见其面黄无华,声低气怯,纳寐可,大便可,小便时需等待,月经正常,舌淡苔薄,脉细。病属痿证,证属肺热叶焦,经脉痹阻,气血两亏。法当清肺热,消癥块,通经络,补气血。以清燥救肺汤化裁,药用:生石膏20g,枇杷叶10g,杏仁10g,红参12g,川芎15g,路路通10g,全蝎6g,蜈蚣2条,三棱15g,莪术15g,赤芍15g,山慈菇15g,葛根20g,细辛6g,鳖甲30g,炙黄芪30g。服用10剂后患者二诊时诉上症减轻,但大便5日未解,舌红苔薄,脉弦细。上方加全瓜蒌15g,大黄6g。其后基本以上方加减,1个月后减去石膏,大黄逐渐加至15g,半年后,以壁虎代替全蝎、蜈蚣。连续就诊28次,症状逐渐减轻,面色红润,气力增加,步态平稳,手麻轻微,患者自觉症状十去七八。治疗1年后磁共振复查病灶明显缩小。肺热叶焦的基本病机仍在,只得以上方化裁,后期注意益气血,补肝肾,至2007年11月30日已坚持用药3年,来诊124次,现症状十去八九,生活如常。本例足以说明《内经》在肿瘤临床上的指导价值。

(三)预后判断方法颇多

毋庸讳言,在《内经》时代对于肿瘤的治疗来说是粗浅的,疗效是很差的,但正因为如此也积累了一些非常实用的预后判断方法,辨生死,辨顺逆,至今仍有实用价值。如《灵枢·寒热》:"黄帝曰:决其生死奈何? 岐伯曰:反其目视之,其中有赤脉,上下贯瞳子。见一脉,一岁死;见一脉半,一岁半死;见二脉,二岁死;见二脉半,二岁半死;见三脉,三岁而死。见赤脉不下贯瞳子,可治也。"《灵枢·玉版》:"黄帝曰:多害者其不可全乎? 岐伯曰:其在逆顺焉。黄帝曰:愿闻逆顺。岐伯曰:以为伤者,其白眼青黑眼小,是一逆也;内药而呕,是二逆也;腹痛渴甚,是三逆也;肩项中不便,是四逆也;音嘶色脱,是五逆也。除此五者为顺矣。"元·齐德之在其所著《外科精义》中据此有所发展,提出了五种包括肿瘤患者在内的最不宜出现的证候,即五逆:"发背、脑疽及诸恶疮,别有五逆之证者,白睛青黑而眼小,服药而呕,伤痛渴甚,膊项中不便,音嘶色败者,是为五逆。其余热、渴、利、呕,盖毒气入里,脏腑之伤也。"究其五逆之原理,白睛青黑而眼小,乃瘀血内阻之甚;服药而呕,疮(癌)毒犯胃;伤痛渴甚,疮(癌)毒入腹,阴液将竭;膊项中不便,当是恶性肿瘤的颈淋巴结转移;音嘶色败,当是恶性肿瘤的喉部转移压迫喉返神经所致。如果我们能掌握这些指征,运用于现代肿瘤临床,就可对不同情况心中有数,采取相应措施,既要争取挽狂澜于既倒,也尽可能做到提高患者生命质量,延长寿命而无遗恨、无夭殃。

二、《金匮要略》与肿瘤

伤寒专业毕业的研究生,对《金匮要略》一书应该不算陌生。但当我经过多年的肿瘤临床实践再温习《金匮要略》时,感觉已大不同从前。虽然张仲景并没有提到"癌症""肿瘤"等词汇,但书中却不乏有关论述。从肿瘤科医生的眼光看问题,书中许多条文得到崭新的诠释,其中存疑待考和后人牵强附会的解释也豁然开朗。所谓"仁者见仁,智者见智""温故而知新",遂直抒胸臆,展现一得之见,只看实际,不求完善。是非功过,自有读者评说。

张仲景的临床经验无疑是丰富的,阅历是广博的,自然他接触到的肿瘤患者不会太少。虽然当时对于肿瘤的病因病机、发生发展、诊断治疗还没有一套完整的理论和方法,也不像对普通疾病那么明晰和准确,但分析《金匮要略》中许多对肿瘤的描述还是很有意思的。如《脏腑经络先后病脉证第一》的第四、第五、第六条一般解释是举例说明闻诊、望诊的方法与临床应用。要我看,"病人语声寂然喜惊呼者,骨节间病"多半就是恶性肿瘤骨转移的剧痛造成的;"语音暗暗然不彻者,心膈间病"就是纵隔肿瘤淋巴转移压迫喉返神经造成的声音嘶哑;"语声啾啾然细而长者,头中病"很像颅内肿瘤颅压增高引起的头痛,声细而长以减少震荡引起的头痛加重。"息摇肩者,心中坚"是纵隔或胃脘肿瘤压迫肺脏影响呼吸交换使然;"息引胸中上气者,咳;息张口短气者,肺痿唾沫",则明确提出是肺痿所致。而肺痿基本上与肺癌相当已是医界共识。"吸而微数,其病在中焦,实也,当下之即愈,虚者不治。在上焦者,其吸促,在下焦者,其吸远,此皆难治。呼吸动摇振振者,不治。"这不就是对不同部位肿瘤的预后判断吗?非常符合实际。第十五条"夫病痼疾,加以卒病,当先治其卒病,后乃治其痼疾也",对于现在肿瘤临床上只盯着肿瘤大小而忽略整个身体状况,只见树木不见森林的医生来说,难道不应该重温这条圣人标本缓急之教吗?第十七条"夫诸病在脏,欲攻之,当随其所得而攻之,如渴者,与猪苓汤,余皆仿此",就是说,包括内脏肿瘤在内的疑难疾病,要攻的话,一定得抓住其要害——关键病机,如表现为渴的肿瘤,病机往往是燥湿相混,那么就要用滋阴与润燥并用的猪苓汤,不要指望用至粗至浅之思,用之于至精至微之病而取得满意疗效。

《血痹虚劳病脉证并治第六》的第十条,"人年五六十,其病脉大者,痹侠背行,苦肠鸣,马刀侠瘿者,皆为劳得之"可以这样认识:人到了五六十岁的高龄,正气渐虚,肿瘤也就多发了,如果脉大就很不正常,这是邪实的表现,若背部疼痛如痹,很可能是胆囊癌、胰腺癌的反射性疼痛,苦肠鸣,那是腹部的肿瘤阻塞使然,若再出现腋下与颈部淋巴结肿大则多半是恶性肿瘤淋巴转移的标志,这一类疾病多是劳伤正气造成的虚实夹杂证。第十五条"虚劳腰痛,少腹拘急,小便不利者,八味肾气丸主之",类似肾囊肿逐渐增大或伴有肾积水的症状,通过温阳补肾利水,囊肿缩小就不拘胀疼痛了。第十八条"五劳虚极羸瘦,腹满不能饮食,食伤、忧伤、饮伤、房室伤、饥伤、劳伤、经络营卫气伤,内有干血,肌肤甲错,两目黯黑。缓中补虚,大黄䗪虫丸主之。"造成这种恶病质的原因很多,多伴有瘀血发热,大法还是缓中补虚,即使要用活血化瘀也要小量,以不伤正为度。

《肺痿肺痈咳嗽上气病脉证治第七》的第一条就是讲肺痿的病因病机、临床表现及鉴别诊断的。"问曰:热在上焦者,因咳为肺痿。肺痿之病,从何得之? 师曰:或从汗出,或从呕吐,或从消渴,小便利数,或从便难,又被快药下利,重亡津液,故得之。问曰:寸口脉数,其人咳,口中反有浊唾涎沫者何? 师曰:为肺痿之病。若口中辟辟燥,咳即胸中隐隐痛,脉反滑数,此为肺痈,咳唾脓血。脉数虚者为肺痿,数实者为肺痈。"值得一提的是,本条指出的消渴是肺痿(肺癌)的原因之一,目前已得到公认——"恶性肿瘤患者存在胰岛素抵抗,而胰岛素抵抗是恶性肿瘤形成、发病的一个相关因素。"[1] 早在1919年,人们就发现恶性肿瘤患者存在糖代谢紊乱,对胰岛素的敏感性下降。国外研究者对恶性肿瘤患者进行了检测,证实恶性肿瘤患者存在胰岛素抵抗。国外研究者从恶性肿瘤患者的癌肿切除以及体重下降对胰岛素敏感度的影响进行研究,进一步证实了胰岛素抵抗与恶性肿瘤本身有关的观点。他们[2]选择了17例恶性肿瘤患者,其中胃癌6例、乳腺癌3例、肺癌3例、结直肠癌2例、肝癌1例、胸腺类癌1例和食管癌1例,所有患者均排除了引起胰岛素抵抗的其他混杂因素,所有患者均装置计算机化葡萄糖控制的胰岛素输注系统,应用 Clamp 技术测定葡萄糖代谢率、葡萄糖代谢廓清率和每一单位胰岛素所代谢的葡萄糖量。其结果发现,在恶性肿瘤患者中,无论有无体重下降,其葡萄糖代谢率、葡

① 张怡梅,刘斌,任朝英,等.恶性肿瘤与胰岛素抵抗[J].肿瘤防治杂志,2003,10(1):24-26.

② YOSHIKAWA T,NOGUEHI Y,MATSUMOTO A.Effects of tumor removal and body weight loss on insulin resistance in patients with cancer [J].Surgery,1994,116(1):62-66.

萄糖代谢廓清率和每一单位胰岛素所代谢的葡萄糖量比例均无差别,但在恶性肿瘤切除后,这些数值均见上升,可见胰岛素抵抗与体重下降无关,而与恶性肿瘤本身有关。由此看来,不见得古人对癌症的见识都在今人之下,应当把根留住,古为今用,从仲景原文中或许还能找出一些癌症研究的思路和线索。第三条"上气面浮肿,肩息,其脉浮大,不治,又加利尤甚"。肺癌侵犯纵隔,肿块使肺脏和心脏受压过甚,静脉回流及呼吸障碍发展到严重时期,即使到了现代,也是不治之症,更不要说在古代既没有输液条件、腹泻又大量损失体液及电解质的情况下,更是回天无术。另一种情况是,肺癌造成脑转移,颅压增高导致遗尿("上虚不能制下")及眩晕,病情急转直下,出现阳虚水停证,当用甘草干姜汤。尽管如此,见效也不大容易。假若有"服汤已渴者"这样快的效果,就不是肺癌而是消渴了。原文是第五条:"肺痿吐涎沫而不咳者,其人不渴,必遗尿,小便数,所以然者,以上虚不能制下故也。此为肺中冷,必眩,多涎唾,甘草干姜汤以温之。若服汤已渴者,属消渴。"就对症治疗来说,有第六条"咳而上气,喉中水鸡声,射干麻黄汤主之"和第七条"咳逆上气,时时唾浊,但坐不得眠,皂荚丸主之"。然而,就其寒热胶结的基本病机来看,还是要寒热并用,若气逆上冲而喘,有第八条"咳而脉浮者,厚朴麻黄汤主之";若水湿滞下而肿,有第九条"脉沉者,泽漆汤主之"。但是病情往往是复杂的,燥湿相混,也就是阴虚与痰湿并见,滋阴则不利于痰湿,化痰则有伤阴之弊,立法用药,颇难措手。而第十条"大逆上气,咽喉不利,止逆下气者,麦门冬汤主之",就是的对之方。其中以麦冬、半夏为伍是主药,麦冬滋阴润肺兼清虚火,半夏燥湿化痰兼以散结,两药合用,麦冬使半夏不燥,半夏使麦冬不腻,相得益彰,可谓千古妙对。

《腹满寒疝宿食病脉证治第十》中的寒疝究竟是什么病?照我看,寒疝就是以寒邪为主要病机、以腹痛为主要症状的腹腔肿瘤这一类疾病。依据是第十条"腹中寒气,雷鸣切痛,胸胁逆满,呕吐,附子粳米汤主之",第十四条"心胸中大寒痛,呕不能饮食,腹中寒,上冲皮起,出见有头足,上下痛而不可触近,大建中汤主之"。《素问·长刺节论》:"病在少腹,腹痛不得大小便,病名曰疝,得之寒。"《诸病源候论》:"疝者,痛也……此由阴气积于内,寒气结搏而不散,脏腑虚弱,故风邪冷气与正气相击,则腹痛里急,故云寒疝腹痛也。"从辨证来看,寒热胶结型,可寒热并用,驱邪外出,如第十五条"胁下偏痛,发热,其脉紧弦,此寒也,以温药下之,宜大黄附子汤";阴寒凝滞型,其病机、表现及方剂是第十七条"腹痛,脉弦而紧,弦则卫气不行,即恶寒,紧则不欲食,邪正相搏,即为寒疝。绕脐痛,若发则白汗出,手足厥冷,其脉沉弦者,大乌头煎主之";气血亏虚型,则有第十八条"寒疝腹中痛,及胁痛里急者,当归生姜羊肉汤主之";表里俱寒型,则有第十九条"寒疝腹中痛,逆冷,手足不仁,若身疼痛,灸刺诸药不能治,抵当乌头桂枝汤主之"。

《五脏风寒积聚病脉证并治第十一》可以说就是在讲五脏乃至三焦与大小肠的肿瘤的表现、诊断、鉴别诊断及预后判断。由于历史的局限或者说我个人认识的局限,二十个条文有许多还不明其意。但是,其中的零金碎玉却价值非凡。如"肺中风者,口燥而喘""肺中寒,吐浊涕"说的是肺积(肺癌)寒热胶结、燥湿相混的证候特点。第十九条:"热在上焦者,因咳为肺痿;热在中焦者,则为坚;热在下焦者,则尿血,亦令淋秘不通。大肠有寒者,多鹜溏;有热者,便肠垢;小肠有寒者,其人下重便血;有热者,必痔。"则说的是肿瘤往往超出了一个脏腑的范围,所以要用三焦的部位来区分。此条如果从肠道肿瘤来解释,意义就非常清晰。最后一条"积者,脏病也,终不移;聚者,腑病也,发作有时,展转痛移,为可治"与"诸积大法,脉来细而附骨者,乃积也",以及从脉象判断病位的论述还是很有临床意义的。

《黄疸病脉证并治第十五》中谷疸、酒疸应该是普通疾病,而黑疸(女劳疸)明言难治,并用攻坚消积、化瘀血痰湿的硝石矾石散治疗,可见当是胆囊癌、胰腺癌、肝癌等导致胆道不通,胆汁外溢的阻塞性黄疸。即:"黄家日晡所发热,而反恶寒,此为女劳得之;膀胱急,少腹满,身尽黄,额上黑,足下热,因作黑疸,其腹胀如水状,大便必黑,时溏,此女劳之病,非水也。腹满者难治。硝石矾石散主之。"

《惊悸吐衄下血胸满瘀血病脉证治第十六》中有两则推测属于癌症寒热胶结的基本病机所导致出血的条文,即第十四条"吐血不止者,柏叶汤主之"和第十五条"下血,先便后血,此远血也,黄土汤主之"。不然,柏叶与干姜、艾叶,附子与黄芩同用既不好理解,也不常用。

《呕吐哕下利病脉证治第十七》的胃反则无疑主要是胃癌、幽门癌,当然也包括了其他原因的幽门梗阻。第五条:"趺阳脉浮而涩,浮则为虚,涩则伤脾,脾伤则不磨,朝食暮吐,暮食朝吐,宿谷不化,名曰胃反。脉紧而涩,其病难治。"胃反的朝食暮吐、暮食朝吐多属虚寒兼痰饮,即第十六条"胃反呕吐者,大半夏汤主之"和第十八条"胃反,吐而渴欲饮水者,茯苓泽泻汤主之"。

《妇人妊娠病脉证并治第二十》中的第二条说的是妊娠伴有子宫肌瘤,"妇人宿有癥病,经断未及三月,而得漏下不止,胎动在脐上者,为癥痼害。妊娠六月动者,前三月经水利时,胎也。下血者,后断三月衃也。所以血不止者,其癥不去故也,当下其癥,桂枝茯苓丸主之。"

《妇人杂病脉证并治第二十二》第八条"妇人之病,因虚、积冷、结气,为诸经水断绝,至有历年,血寒积结,胞门寒伤,经络凝坚",说的就是妇科包括肿瘤在内的疑难病症的主要病机。第九条则描写的是盆腔肿瘤影响肠道,寒凝经脉与瘀血化热并见的病症,所以温经药中又有牡丹皮、麦冬,即:"问曰:妇人年五十所,病下利,数十日不止,暮即发热,少腹里急,腹满,手掌烦热,唇口干燥,何也? 师曰:此病属带下。何以故? 曾经半产,瘀血在少腹不去。何以知之?其证唇口干燥,故知之。当以温经汤主之。"至于第十五条则是以燥湿化痰消瘀治疗子宫肿瘤的,"妇人经水闭不利,脏坚癖不止,中有干血,下白物,矾石丸主之。"

总之,张仲景《金匮要略》中有关肿瘤的内容不少,涉及多种肿瘤的病因病机、临床表现、治疗方药及预后,而且病因上强调寒凝,病机上强调寒热胶结、燥湿相混,治疗上善于寒热并用,润燥同行,补泻兼施,预后判断客观、冷静而有特殊指征,这些都是值得我们学习和深思的。

三、《伤寒论》与肿瘤

大家公认的《伤寒论》中直接描述肿瘤的条文可以说只有167条:"病胁下素有痞,连在脐傍,痛引少腹,入阴筋者,此名脏结,死。"但经典就是经典,《伤寒论》作为中医非常重要的经典著作,也具有经典著作所具有的"初读还比较好理解,每一次读都有不同感受,常读常新"的特质。我读《伤寒论》40余年,感悟颇多。但在2008年7月我的代表作《中医抗癌临证新识》定稿之时,还不敢说《伤寒论》与肿瘤有多大关系。所以上有《内经》,下有《金匮要略》《千金方》与肿瘤的关系而独缺《伤寒论》。后随着临床阅历渐丰,经方感悟愈多,愈觉《伤寒论》与肿瘤有千丝万缕的联系,不写不足以释然,惟有一吐为快。

(一)肿瘤可从六经论治

自晋王叔和编次《伤寒论》以来,不少医家长期认为书中的六经辨证理论只适于指导外感病,直至清代,始有人提出了不同意见。如柯韵伯说:"仲景之六经,为百病立法,不专为伤寒一科,伤寒杂病,治无二理,咸归六经之节制。"余根初在《通俗伤寒论》中首次提出"以六经钤百病,为确定之总诀",当代医家陈亦人对"六经钤百病"也多所发挥。但百病是否包括肿瘤？这也不是一个口号所能服人的。只能以事实为依据，理通为准绳。

太阳经主人体之表，为诸经之藩篱。风为百病之长，风邪袭人，太阳首当其冲。风寒袭表，肺失宣降，津液不循常道，到处流动成饮，日久凝聚成痰，不仅阻塞气道，也可阻塞食管，进而造成气机滞涩，吞咽不利。一方面，痰饮上犯，吐涎沫不绝，一方面，脏腑失却濡润，肠道干涩，便如羊屎。这两个症状就是判断食管肿瘤预后的重要观察点。吐涎沫越多，大便越干涩难解，预后越差。对于舌体胖大，阳虚明显者，我经常用小青龙汤原方获效，可谓阴霾散尽，阳回津生。风邪随经入腑，影响膀胱气化，水津不布，少腹乃至腹部胀大、下肢水肿不消，这是恶性肿瘤患者常见的难症，五苓散就是的对之方。若血水互结，或寒邪化热，伤血动血，瘀血在少腹不去，硬满疼痛，腹部尤其是妇科恶性肿瘤经常遇到这种情况，我取抵当汤的水蛭、虻虫活血化瘀，力量强大而不伤正气。其中水蛭用 12g，虻虫用 3g，都已经高出现在 3g 和 1.5g 的常用量。根据就是《伤寒论》抵当汤用水蛭三十个、虻虫三十个，我就不信汉代的水蛭、虻虫比现代的小那么多。寒主凝涩，与风相合，深入经络脏腑，损筋伤骨，疼痛难忍，表现在肿瘤临床往往是癌症骨转移的证候，与麻黄汤证的"头痛身痛，骨节疼痛"常有相合，可大胆用之。阳和汤用麻黄，《日华子本草》谓麻黄"破癥坚积聚"，良有以也。麻黄是我们学的第一个中药，麻黄汤则是第一个方剂。但是，好多中医，一辈子都没有用麻黄汤的机会。因为老师讲了，麻黄发汗力强，麻黄汤是发汗之峻剂。实际上，麻黄用 12g 也未必能达到汗出透彻的效果。所以，张锡纯用麻黄汤加知母，越婢汤加阿司匹林，均是增强其发汗作用。还有，太阳变证的半夏泻心汤证，进一步发展，就由寒热错杂到"寒热胶结"了，所以是我在临床上治疗胃癌的基本方。

阳明经涵盖了胃与大肠。火热内盛之人，邪已入阳明，易化热成积，腑气不通。便秘是肿瘤临床特别常见的症状，往往要从阳明入手。三承气汤、麻子仁丸自然常用，但由于肿瘤患者的特殊性，单纯使用原方的机会不多，我只能执其法而不拘其方。我体会到，便秘之所以难治，一个是患者使用吗啡类止痛药的副作用太大，一个是三承气汤的症状不典型，还有一个可能是麻子仁丸还不够全面或完善。麻子仁丸用白芍通便已经超出现在中医的常识了，但不用石膏就说不通了。既然脾受约束不能为胃行其津液，光润肠通便是不行的，一定要解决脾受约束的问题。"浮则胃气强"，胃热太盛，伤津耗液才是关键，经证和腑证，可以同时并见。胃肠直接相通，紧密关联，唇齿相依。张仲景不是已经明言"胃中必有燥屎五六枚"吗,不泻胃火怎么行,泻胃火才是釜底抽薪,比直接通便要好多了,而石膏就是不二之选。我经常在麻子仁丸的基础上加生石膏30g,甚至90g,通便效果堪告同道。

少阳经涵盖三焦和胆经,表里之间,枢纽所在。还由于肝胆相连的原因,肝胆恶性肿瘤我是以小柴胡汤为基本方的。其实,小柴胡汤后加减法中就有"胁下痞硬者去大枣加牡蛎"的明示,小柴胡汤寒热并用、补泻兼施的特点也符合恶性肿瘤寒热胶结、正虚邪实的基本病机。尤其是肝癌、胆囊癌引起的恶性腹水,小柴胡汤的疏利三焦水道不可或缺,配合五苓散化气行水,确有其效。而肝癌、胆囊癌引起的黄疸,除了配合阳明病篇的茵陈蒿汤、栀子柏皮汤清热利湿退黄,疏利肝胆气机常用外,柴胡桂枝干姜汤治疗由湿热向寒湿转化,或湿热未尽,脾肾阳虚,阴寒已见,虽是我的心得,但也是从张仲景《伤寒论》259条"伤寒发汗已,身目为黄,所以然者,以寒湿在里不解故也,以为不可下也,于寒湿中求之"悟出来的。

少阳风火相煽,炼津成痰,日久成毒成块,阻塞经络隧道,颈项、腋下、腹股沟淋巴结肿大经常是恶性淋巴瘤的临床表现,局限在颈前的瘿瘤石硬不平则往往是甲状腺癌的表现,我均以小柴胡汤加味取效。

在肿瘤临床上,发热既常见又难医。其中常见的往往是由感冒引起,发热恶寒,头痛身痛,或寒热往来,头晕目眩,面色通红,口干口渴,舌苔薄,脉数,我的治疗思路基本上是"三阳合病,治从少阳",小柴胡汤和麻黄汤(或桂枝汤,关键在有汗无汗、有无咳喘)、白虎汤同用,常能取效迅速。

太阴病的提纲,几乎就是对腹部恶性肿瘤或肿瘤晚期常见表现的高度概括以及语重心长的提示。肿瘤病因病机固然复杂,但这样的持久战顾护脾胃确实是战略要点。更不能因为有肿块就滥用下法。寒邪是导致肿瘤产生的重要原因,用四逆辈当无异议,就点到为止了。重要的是同中有异,不要一见腹泻就止泻,《伤寒论》278条"至七八日,虽暴烦下利日十余行,必自止,以脾家实,腐秽当去故也",这在临床上太重要了。许多健脾益气药服后患者腹泻,只有先哲的条文才能指点迷津。不仅如此,仲景也在太阴病寥寥八条中从反面告诉我们,芍药有良好的通便作用,"太阴为病,脉弱,其人续自便利,设当行大黄芍药者,宜减之,以其人胃气弱,易动故也。"试想,与大黄相提并论的芍药,难道不是我们不应该忘却的通便药吗?

"少阴之为病,脉微细,但欲寐也",微为阳虚,细为阴虚,百病之晚期,均涉及少阴心肾,肿瘤亦然。但阳虚易解,阴虚常被忽视。所以,少阴病,更应重视阴液的耗伤。少阴三急下，不与回阳同样急迫吗？因为少阴病，人体之阴阳均在非常低的水平，极易造成阴阳离决，所以要洞察秋毫，见微知著，发在机先。恶性肿瘤到了晚期，不要说其他因素，只要三天不能入眠，阴液即大为耗伤。所以，这个紧要关头，好好的睡眠就是最好最要紧的药。303条"少阴病，得之二三日以上，心中烦，不得卧，黄连阿胶汤主之"，有人可能还不理解治失眠的黄连阿胶汤为什么前面冠以"少阴病"，简单地说，这个时候的"少阴病"就是ICU病房（重症监护治疗病房）的病人的意思，安然入眠，远比补液更能顾护真阴。2004年我第一次到柳州给患胰腺癌的台湾董先生会诊，开的就是黄连阿胶汤。第二次一见面，他说你这样的医生我信，真能解决问题。这与古医书讲"久病必问寝食"不谋而合。当然，回阳救逆也是回天之机。2012年我从内蒙古开会回来，因前列腺癌腹部转移如儿头（指肿瘤大小）经我治疗后肿块消失的惠老先生，病情急转直下，突然面目水肿，表情淡漠，似睡非睡，四肢不温，不食不动，舌淡脉细，真少阴阳虚证，急煎服大剂四逆加人参汤3剂，转危为安。此时若用5味药以上，则大失仲景精义。

厥阴病提纲"厥阴之为病，消渴，气上撞心，心中疼热，饥而不欲食，食则吐蛔，下之利不止"，是典型的寒热错杂证，也是日久不愈，渐至成积之"寒热胶结"的临床表现。北京黄金昶教授治疗胰腺癌用乌梅丸深得我心，也是把握住了恶性肿瘤病因病机复杂，需要补泻兼施、寒热并用的基本原则的具体体现。柳州一个老年女性肺癌患者，最苦恼的是每日腹泻10余次，多半年来，日无间断。我主用乌梅丸治疗，其后1年余，再未出现腹泻。厥阴病提纲"下之利不止"的"利"，和338条"乌梅丸主之"后"又主久利"的"利"，含义宽泛，也包含了肠道肿瘤的黏液便。为什么要下呢，肠道肿瘤往往是大便不调，或者说是便秘和腹泻交替出现，这实质上是"寒热胶结"的表现，寒热并用乃是正法，滥用下法，遗患无穷。

（二）结胸病是恶性肿瘤的胸腹部转移

我硕士论文的题目是《结胸病研究》，相关研究成果先后在《河南中医》《实用中医内科杂志》以《论"胸"非胸中》《结胸证治探要》等分别发表，获1991年军队科学技术进步三等奖。该课题弄清了结胸病是超出了一个脏器的胸腹部疾病这个基本问题。后经多少年的肿瘤临床，再读《伤寒论》，竟使我豁然开朗，顿时明白了自己当年并不知道结胸病的实质究竟是什么。国内外近几十年来，结胸病的研究论文稀少恐怕也是这个原因。今斗胆直言己见，愿与大家商榷。

我认为,结胸病是恶性肿瘤的胸腹部转移。

1. 结胸病的病位 主要在胸腹。张仲景对于脏腑疾病的病变范围已有一定认识。如热结膀胱、热入血室、肺痿、肺痈、肠痈等脏腑概念,也有较为宽泛的"热在下焦"等。而结胸,就是用于说明病变范围已经不能用一个脏腑来概括的特殊情况。往往是病变影响到胸膈心肺肝胆胃肠的状况,虽然范围大小不一,病情轻重程度差异也很大,但根本上还是超出一个脏器的胸腹部疾病。《伤寒论》134条就明确指出结胸的病位:"医反下之,动数变迟,膈内拒痛,胃中空虚,客气动膈,短气躁烦,心中懊恢,阳气内陷,心下因鞭,则为结胸。"

2. 结胸病的病因 是平素痞积,又有表证,误用下法,邪气内陷。正如《伤寒论》131条所谓:"病发于阳,而反下之,热入因作结胸……所以成结胸者,以下之太早故也。"这是因为处于稳定期的腹部恶性肿瘤患者,感受伤寒则正气受伤,又经误下,一伤再伤,免疫力极度低下,直接导致恶性肿瘤进入快速进展期,肿瘤细胞广泛转移,造成了中医所谓正气大伤,水热、痰热、血热互结于胸腹。

3. 结胸病的病机 外邪乘虚入里,有形之邪泛滥胸腹,气机严重滞涩。后世医家根据结胸的病机不同分为水热结胸、痰热结胸、寒实结胸以及血结胸、食结胸等,虽各有偏重,但均属有形之邪泛滥胸腹,几无异议。

4. 结胸病的临床表现 膈内拒痛,短气烦躁,心中懊恢,心下痛,按之石硬,甚至从心下至少腹硬满而痛不可近,项强,表无大热,但头汗出,或舌上燥而渴,日晡所小有潮热,或小便不利,身目发黄,寸脉滑,关脉沉,或脉沉而紧,或脉浮滑。肿瘤科医生都不会否认,张仲景描写的这些临床证候均是内脏恶性肿瘤胸腹部转移的常见表现,甚至比我们现在的描写还要详细具体和准确。如肿瘤颈及锁骨上淋巴转移的"项强",纵隔、膈肌转移的"膈内拒痛,短气躁烦",肝左叶转移的"心下痛,按之石硬",肝胆侵犯胆管阻塞的"小便不利,身目发黄",腹部广泛转移的"从心下至少腹硬满而痛不可近",肿瘤细胞坏死毒素刺激体温中枢或合并感染的"舌上燥而渴,日晡所小有潮热"等。

5. 结胸病的鉴别诊断 张仲景之所以将脏结作为结胸病的鉴别要点而相提并论就是因为它们之间既有联系又有区别。脏结是腹部恶性肿瘤大概不用论证,《伤寒论》167条非常明确地说:"病胁下素有痞,连在脐傍,痛引少腹,入阴筋者,此名脏结,死。""病胁下素有痞"就是处于稳定期的腹部恶性肿瘤,假如不是外感误下，是不会那么快就到进展期的。何谓脏结？《伤寒论》129条"如结胸状，饮食如故，时时下利，寸脉浮，关脉小细沉紧，名曰脏结"。"如结胸状"，是气机不利造成；"饮食如故"，说明脾胃功能尚好；"时时下利"，是结肠、直肠肿瘤或肠外肿瘤压迫刺激排便神经所致。"寸脉浮，关脉小细沉紧"，是阳热迫于上，阴寒沉于下。伤寒注家程知对《伤寒论》130条"脏结无阳证，不往来寒热，其人反静，舌上胎滑者，不可攻也"的解释与我提出的寒热胶结致癌论之寒热并用法有相通之处，他说："经于脏结白苔滑者，只言难治，未尝言不可治也。只言脏结无热，舌苔滑者，亦不可攻也。意者丹田有热，胸中有寒之证，必有和解其热，温散其寒之法。俾内邪潜消，外邪渐解者，斯则良工之苦心乎。"

6. 结胸病的治疗方法　以祛除有形之邪为主，而有形之邪的关键是水热、痰热结滞。水热互结导致的恶性胸腹水，是内脏恶性肿瘤胸腹部转移尤其是胸壁、腹膜转移的主要病机，也是其最直接、最显著、最痛苦的临床表现。本着急则治其标的原则，大陷胸汤的大黄、芒硝、甘遂，使邪实从二便而出，是在还未掌握放胸腹水治疗措施情况下的最好方法。即使是用于较为缓和病情的大陷胸丸，也是用大黄、芒硝、葶苈子、杏仁分利水邪。从《伤寒论》131条："结胸者，项亦强，如柔痉状，下之则和，宜大陷胸丸"来看，这是针对恶性胸腔积液的。而大陷胸汤证则无疑是恶性胸腹水同时并见了。至于小结胸证，基本上就是恶性肿瘤肺或肝胆、胰腺转移初期，病灶较小，范围不大，症状较轻，但往往伴有感染，所以要用黄连、半夏、瓜蒌清化痰热。值得重视的是，张仲景除上述直接驱逐水热、清化痰热外，还给我们举出分利水热、分利痰热的方法。只是因为太过简略而多被历代医家误认为是错简衍文，争论不休，置良药妙方于无用武之地久矣。文蛤散用文蛤一味成方，颇有其妙。《神农本草经》明言文蛤治"恶疮"，李时珍总结其功用是"止烦渴，利小便，化痰软坚"，要言不烦。实质上文蛤的作用特点是分利寒热、分利水热、分利血热，和瓦楞子等贝壳类药的软坚散结相比，文蛤重在分利。《伤寒论》141条"服文蛤散"。外水寒而内郁热怎么办呢，用文蛤分利寒热，自然药到病除。举一反三的话，寒热胶结致癌，的确需要分利寒热的药物，这是非常巧妙的法则和对应药物啊。如果说这么明确的证候不是癌症的话，同一条的后半部分"若不差者，与五苓散；寒实结胸，无热证者，与三物小陷胸汤，白散亦可服"，就显然不是一般的外感病症了。可是由于以往注家没有寒热胶结致癌的观点，所以对这一条文，或云传抄之误，或云于理不通，众说纷纭，莫衷一是。照我的理解，张仲景是先用文蛤分利,不行的话,用五苓散化气行水,病情进一步发展,恐怕就不那么简单了。寒实结胸几乎就是多种恶性肿瘤的胸及纵隔转移。"寒实结胸,无热证者",是指表无热症,实际上,寒能化热,寒中有热,或者说炉烟虽熄,灰中有火的情况更为常见,很可能是寒热胶结。所以"与三物小陷胸汤"(三物白散和小陷胸汤)寒热并用。若确认"无热证者,"白散(桔梗、贝母、巴豆)化痰散结"亦可服"。

7. 结胸病的预后判断 结胸病虽然是内脏恶性肿瘤的胸腹部转移,但并不见得都无可救药。病有早晚轻重,治有方法当否。"言不可治者,未得其术也。"当然,结胸证的死症是有条件的,如《伤寒论》132 条"结胸证,其脉浮大者,不可下,下之则死"。大病当前,误治或过度医疗,岂有生路?《伤寒论》133 条"结胸证悉具,烦躁者亦死"。邪实太过,正气耗散殆尽,非人力所能挽回。

第三节　隋唐扩展

隋唐时期,医学发展迅速,病因证候、临床各科、方剂药物均有专著问世。许多医籍记载了与肿瘤诊疗有关的内容。如《外台秘要》就记载了腹部肿瘤与黄疸的联系, "心腹积聚,日久癥癖,块大如杯碗,黄疸"。《新修本草》提出了小麦、海藻、昆布、文蛤、半夏、贝母、通草、松萝、连翘、白头翁、海蛤、生姜等瘿瘤的通用药;朴硝、芒硝、大黄、硫黄、巴豆、附子、乌头、苦参、柴胡、鳖甲、蜈蚣等积聚癥瘕的通用药;羚羊角、通草、竹茹、芦根、杵头糠等噎病的通用药;白蔹、漏芦、石灰等恶疮的通用药。具有代表意义的是《诸病源候论》和《千金方》在肿瘤的病因病机、分类及治疗等方面的扩展。

一、《诸病源候论》与肿瘤

《诸病源候论》作为我国第一部论述疾病病因、证候学的专著,在肿瘤的病因病机等方面也多有创见。

(一)肿瘤的病因病机

风为百病之长,寒主收引凝涩,均是造成肿瘤的外因,而正虚则是必不可少的内因。《诸病源候论》卷之十九"积聚候"明确指出了积聚的病因病机是: "由阴阳不和,脏腑虚弱,受于风邪,搏于脏腑之气所为也。"在这里,积聚未必就是肿瘤。而在"积聚癥结候"的论述,则颇相当于肿瘤的病因病机了:"积聚癥结者,是五脏六腑之气积聚于内,重因饮食不节,寒温不调,邪气重沓,牢癖盘结者也,若久即成癥。"在"癥瘕候"也有类似描述:"癥瘕者,皆由寒温不调,饮食不化,与脏气相搏结所生也。"从其后附《养生方》"饮食大走,肠胃伤,久成癥瘕,时时结痛"一段论述来看,则是继承中有所创新,而不是人云亦云。也就是说,风邪是积聚的外因,正虚是积聚的内因。饮食不节,寒温不调,邪气重沓,牢癖盘结就不是一般的积聚所能概括的了,而是相当于肿瘤的积聚癥结。积聚主要病位在胃肠,所以饮食不节在先,寒温不调其次。而癥瘕则范围更大,或者以小腹盆腔为主,所以皆由寒温不调,饮食不化,与脏气搏结所生也。

嗳膈与食管癌相当。《诸病源候论》卷之二十"痞噎病诸候"中除对五噎(气、忧、食、劳、思)候有总的病因病机概括:"虽有五名,皆由阴阳不和,三焦隔绝,津液不行,忧恚嗔怒所生",还分别论述了气噎、食噎、久寒积冷、腹内结强的具体病因病机:"阴阳不和,脏气不理,寒气填于胸膈,故气噎塞不通,而谓之气噎";"脏气冷而不理,津液涩少而不能传行饮食,故饮食入则噎塞不通,故谓之食噎";"血气衰少,脏腑虚弱,故令风冷之气独盛于内,其冷气久积不散,所以谓之久寒积冷";"荣卫虚弱,三焦不调,则令虚冷在内,蓄积而不散也。又饮食气与冷气相搏,结强而成块"。

瘿瘤相当于恶性肿瘤。《诸病源候论》卷之三十一"瘿候"中,提出:"瘿者,由忧恚气结所生,亦曰饮沙水,沙随气入于脉,搏颈下而成之。""肿核候"中,提出:"凡肿,挟风冷则不消,而结成核也。"而在"恶肉候"中提出"恶风所伤,风入肌肉,结瘀血积而生"的观点,也说明了风邪致病的广泛性和严重性。

石痈相当于恶性肿瘤,乳石痈相当于乳腺癌。《诸病源候论》卷之三十二"石痈候"谓:"石痈者,亦是寒气客于肌肉,折于血气,结聚所成。"《诸病源候论》卷之四十谓妇人杂病诸候之"石痈候"中指出,"为风寒气客之,则血涩结成痈肿",再次提示风寒不可轻视。

总之,《诸病源候论》对肿瘤的病因病机描述较为全面,外因强调风邪,内因强调正虚,不内不外因强调饮食不节,寒温不调。而且认识到邪气重沓,牢癖盘结,久即成症。这与现代医学关于肿瘤多因素多步骤发病机制的认识有异曲同工之妙。"肿瘤的发病是涉及多种因素多个步骤的病理过程,与一般的感染性疾病不同,肿瘤的恶性表型是多种因素相互作用导致正常细胞恶变的结果。"①

(二) 肿瘤的临床表现

肿瘤的临床症状常常是辨病辨证论治的眼目,古人观察细致。《诸病源候论》卷之二十痞噎病诸候中分别论述了气噎"令人喘悸,胸背痛也",食噎"胸内痛,不得喘息,食不下",久寒积冷"其病令人羸瘦,不能饮食,久久不瘥,更触犯寒气,乃变成积聚,吐利而呕逆也",腹内结强"有上有下,或沉或浮,亦有根亦无根,或左或右也……久而不瘥,积于年岁,转转长大,乃变成癥瘕病也"等的不同临床表现。而关于痞噎病中腹内结强的描写,说明古人已经认识到食管癌和腹腔转移性肿块的因果关系,难能可贵。

《诸病源候论》卷之三十一"恶核肿候"所描写的症状与肿瘤的淋巴转移多所相似。"恶核者,肉里忽有核,累累如梅李,小如豆粒,皮肉燥痛,左右走身中,卒然而起,此风邪挟毒所成。其亦似射工毒。初得无常处,多恻恻痛,不即治,毒入腹,烦闷恶寒即杀人。"

《诸病源候论》卷之三十二谓石痈:"其肿结确实,至牢有根,核皮相亲,不甚热,微痛,热时自歇。此寒多热少,坚如石。"把恶性肿瘤造成体表肿块的特点刻画得较为准确。

(三) 肿瘤的预后判断

从脉象来判断预后是古代医家的长处。《诸病源候论》卷之十九"癥候":"诊其脉弦而伏,其癥不转动者,必死。"这种脉证合参判断预后的情况,反映了当时实际的医疗水平。《诸病源候论》卷之三十八"漏下五色俱下候"对漏下赤白不止(宫颈癌多见)提出"脉小虚滑者生,脉大紧实数者死",这是脉证不符,"脉急疾者死,迟者生",这是病有轻重,预后判然有别。

肺痿基本相当于肺癌,《诸病源候论》卷之二十一肺痿候指出:"咳唾咽燥,欲饮者,必愈。欲咳而不能咳,唾干沫而小便不利者,难治。"这是因为咳唾咽燥,欲饮者,是阴虚津少的表现,病机单纯,可通过药物或食物补充治疗;而唾干沫而小便不利者,则是阴虚和湿浊并见,"燥湿相混",津液不能濡润脏腑而成湿浊,湿浊阻滞脏腑更使气不化津,形成恶性循环。可见本病在当时也有相当高的发病率,巢元方有丰富的临床经验。

---

① 曾益新.肿瘤学[M].北京:人民卫生出版社,2001:10.

二、《千金方》与肿瘤

药王孙思邈的《备急千金要方》《千金翼方》合称《千金方》,两书中有关肿瘤的论述不多,但其中的一些方剂和针灸方法却值得探讨。

（一）组方用药特点

《备急千金要方》有关治疗肿瘤的方剂,主要集中在卷十一的坚癥积聚和卷十六的反胃、噎塞等。综观其中治疗肿瘤的方剂,有以下特点。

1. 寒热并用　从书中"积之始生,得寒乃生,厥止乃成积"的观点不难看出,孙思邈强调寒邪在肿瘤发生发展中的作用。所以乌头、附子、桂心、干姜、蜀椒、硫黄、钟乳、矾石等热药大量应用。但对于寒热胶结者,则不拘成见,寒热并用。肠鸣是寒热相激的表现,生姜泻心汤、甘草泻心汤的腹中雷鸣就是其例。"治五脏寒热积聚,胪胀肠鸣而噫,食不生肌肤,甚者呕逆"的三台丸中大黄与附子同用;"治心腹疝瘕,胁下及小腹满,坚痛有积……发甚则上抢心,气满,食饮喜呕方"中,大黄、黄芩与吴茱萸、桂心、蜀椒、干姜并用。前方寒热相当,所以用药也两两相对。后方是"寒气入腹",日久化热,势必寒重热轻,用药也相应改变。还有"治饮食辄噎方"的干姜与石膏相伍以及"治噎声不出方"的竹皮汤中竹皮、通草与生姜、桂心配伍等。朱丹溪在《局方发挥》中认为热药是造成噎膈反胃的原因,即"不求原本,便认为寒,遽以辛香燥热之剂,投之数贴,时暂得快,以为神方……为噎膈反胃之次第也",所以当有人问他《千金》诸方,治噎膈反胃,未尝废姜、桂等剂,何吾子之多言也?"他解释说:"气之郁滞,久留清道,非借香热不足以行。然悉有大黄、石膏、竹茹、芒硝、泽泻、前胡、朴硝、茯苓、黄芩、芦根、瓜蒌等药为之佐使。"[1]这一段话,从侧面反映了《千金方》热药治疗噎膈反胃的临床疗效和寒热并用的必要性。我在西安治疗一例食管癌声不出,多方不效的情况下,就是在《备急千金要方》找到"治噎声不出方"的竹皮汤而获效,也加深了我对"寒热胶结致癌论"的认识。当然,《千金方》也有用凉药成方者,如"治胸中心下结积,食饮不消"的陷胸汤方就是由大黄、瓜蒌实、黄连、甘遂组成。

2. 补泻并用　肿瘤的基本病机是本虚标实,虚实夹杂,所以《千金方》治疗肿瘤的方剂中补泻并用的例子比比皆是。其中补药以人参为代表,扶正以

---

① 周宜强.实用中医肿瘤学[M].北京:中医古籍出版社,2005:505.

祛邪。如治十二癥瘕的硝石大丸就是由硝石、大黄、人参、甘草组成。五石乌头丸以及治五种之气皆令人噎方都有人参与枳实配伍。

3. 单行成方　因为肿瘤病因病机的复杂性，所以五石乌头丸多至32味成方也不显累赘。但耐人寻味的是，一味药成方在《千金方》治疗肿瘤的方剂中也不少见。如治万病积聚方仅用蒺藜子一味。考蒺藜子即刺蒺藜，治疗肿瘤，源远流长。《神农本草经》谓：味苦温，主恶血，破癥结积聚，喉痹，乳难。《方龙潭家秘》谓治乳胀不行，或乳岩作块肿痛，刺蒺藜二三个，带刺炒，为末，每早、午、晚，不拘时，白汤作糊调服。① 其功效在于行气开郁，即《植物名实图考》谓："蒺藜，近时《临证指南》一书，用以开郁，凡胁上，乳间横闷滞气，痛胀难忍者，炒香入气药，服之极效。盖其气香，可以通郁，而能横行排荡，非他药直达不留者可比。""治卒暴癥，腹中有物坚如石，痛如斫刺，昼夜啼呼，不治，百日必死方"就是单行成方：牛膝二斤，酒浸煎服，号称"一服便吐去宿食，神效"。"治少腹坚，大如盘，胸中胀，食不消，妇人瘦瘠者方"就是用一味血余炭。这可能是因为正虚不耐攻伐，以此散瘀扶正。《神农本草经》谓血余炭"味苦温，主五癃，关格不通，利小便水道"，《本草正》谓"凡补药中自人参、熟地之外，首当以此为亚"，可为之注脚。

4. 善用虫类　癥结积聚常常需要善于通络行瘀的虫类药为诸药向导，搜剔攻坚。《千金方》常用蜈蚣、虻虫、蜥蜴、蜣螂等。

5. 以毒攻毒　《千金方》治疗肿瘤的方剂中有不少毒性药，有现代已证明有抗癌作用的斑蝥、雄黄等，也有现在不常用的狼毒、莽草等，当我们的疗效不尽如人意时，可以从中获教。

（二）善用灸法及外敷

灸法和外敷作为治疗肿瘤的方法，孙思邈开其先河。《备急千金要方》卷十一末有："癥瘕，灸内踝后宛宛中，随年壮。又灸气海百壮。久冷及妇人癥瘕，肠鸣泻利，绕脐绞痛，灸天枢百壮……积聚坚满，灸脾募百壮……心下坚，积聚冷胀，灸上脘百壮……积聚坚大如盘，冷胀，灸胃脘二百壮。"《备急千金要方》卷十六对反胃提出："灸两乳下各一寸，以瘥为度。又灸脐上一寸二十壮。又灸内踝下三指，稍斜向前有穴，三壮。"其特点是取穴少而精，值得临床效仿。

---

① 宋立人，洪恂，丁绪亮，等．现代中药学大辞典［M］．北京：人民卫生出版社，2001：1204.

《备急千金要方》卷十一坚癥积聚中"治卒暴癥方"一用"商陆根捣碎,蒸之,以新布籍腹上,以药铺著布上,以衣物覆其上,冷复易之,数日用之,旦夕勿息"。又方,蒜、桂、灶中黄土,"上三味合捣,以淳苦酒和,涂布上以掩病处,不过三日消"。为当今临床提供了外敷治疗肿瘤的文献依据。

孙思邈已经认识到肿瘤所导致黄疸顽固难愈。如《千金翼方》卷十八的茯苓丸"主患黄疸,心下纵横结坚"就是其例。并根据自己的临床经验发表议论曰:"黄疸之为病,若不急救,多致于死……有人患之,皆昏昧不识好恶,与茵陈汤一剂不解,亦有惺惺如常,身形似金色,再服亦然,隔两日一剂,其黄不变,于后与灸诸穴乃瘥,疮上皆黄水出。"用事实说明了药灸综合治疗的必要性。他提出的灸黄法主要穴是:脾俞、手小指端、手心中、胃脘、中脘、上脘、巨阙、大陵、劳宫、三里、然谷、太溪等。

第四节　宋金元创新

宋金元时期,许多医家和医籍对肿瘤的认识与治疗方法在前代基础上又有所创新。宋代窦材《扁鹊心书》有从寒论治膈噎病的新观点:"肺喜暖而恶寒,若寒气入肺或生冷所伤,又为庸医下凉药冰脱肺气,成膈噎病。觉喉中如物塞,汤水不能下,急灸命关二百壮,自然肺气下降而愈。"宋代陈无择《三因极一病证方论》中不仅提出瘿瘤是"气血凝滞"而成,还区分了不同瘤的症状和预后:"瘿多着于肩项,瘤则随气凝结。此等皆年数深远,浸大浸长。坚硬不可移者,名曰石瘿;皮色不变,即名肉瘿;筋脉露结者,名筋瘿;赤脉交络者,名血瘿;随忧愁消长者,名气瘿。五瘿皆不可妄决破,决破则脓血崩溃,多致夭枉。瘤则有六:骨瘤、脂瘤、肉瘤、脓瘤、血瘤,亦不可决溃,肉瘤尤不可治,治则杀人。唯脂瘤,破而去其脂粉,则愈。"窦汉卿的《疮疡全书》所说的茧唇基本相当于唇癌,书中描述了病因病机及临床表现,"茧唇者,此证生于嘴唇也,其形似蚕茧,故名之","皆由六气七情相感而成,或心思太过忧虑过深,则心火焦炽,传授脾经,或食酽酒厚味,积热伤脾,而肾水枯竭以致之","始起一小瘤,如豆大,或再生之,渐渐肿大,合而为一,约有寸厚,或翻花如杨梅,如疙瘩,如灵芝,如菌,形状不一"。元代军医罗天益在《卫生宝鉴》不仅记载了多次发汗导致肺痿的病例,验证了张仲景"或从汗出……重亡津液,故得之"的理论,还解释了为什么难治的原因,这就是"夺汗者无血"。朱震亨的《格致余论》中就有详细论述乳腺癌病因病机、临床表现、预后判断以及治验的记载:"若夫不得于夫,不得于舅姑,忿怒郁闷,昕夕积累,脾气消阻,肝气横逆,遂成隐核,如大棋子,不痛不痒,数十年后,方为疮陷,名曰奶岩。以其疮形嵌凹似岩穴也,不可治矣。若于始生之际,便能消释病根,使心清神安,然后施之以治法,亦有可安之理。予族侄妇,年十八时,曾得此病,察其形脉稍实,但性急躁,伉俪自谐,所难者后姑耳!遂以《本草》单方青皮汤,间以加减四物汤,行以经络之剂,两月而安。"其中,创新观点多而集中的医籍,则以张子和的《儒门事亲》和朱震亨的《丹溪心法》为代表。

一、《儒门事亲》与肿瘤

金代名医张子和,研究《内经》《伤寒论》有素,擅用经方,经验丰富,同时也直言不讳,主张"古方不能尽医今病",提出"驱邪即所以补正"的理论,善用汗吐下三法治疗疑难病症,自成一家。晚年曾应召入太医院,不久则辞归乡里,与他的学生讨论医学,写成《儒门事亲》一书,对肿瘤治疗多有发挥。

(一)抛弃陈规,从肿瘤治疗中悟出汗吐下三法

有军医经历的张子和,勇敢果断的性格首先表现在对古籍的大胆批判上。《儒门事亲》卷三《斥十膈五噎浪分支派疏》就是其批判风格的具体表现。"病派之分,自巢氏始也。病失其本,亦自巢氏始也。何者?老子曰:少则得,多则惑。且俗谓噎食一证,在《内经》苦无多语,惟曰:三阳结,谓之膈。三阳者,谓大肠、小肠、膀胱也。结,谓结热也。小肠热结则血脉燥;大肠热结则后不圊;膀胱热结则津液涸。三阳既结则前后闭塞。下既不通,必反上行,此所以噎食不下,纵下而复出也……后世强分为五噎,谓气、忧、食、思、劳也。后世又分为十膈五噎。其派既多,其惑滋甚。"其后,还详论医源性噎食的问题,驳斥十膈散等方之误。我们平心而论,十膈五噎,确有浪分支派、故弄玄虚之嫌,于临床并无益处。张子和的观点有理有据,是中医理论进步的体现。他提出了噎食当用下法的主张:"或云:忧恚气结,亦可下乎?余曰:忧恚磐礴,便同火郁,太仓公见此皆下。法废以来,千年不复。今代刘河间治膈气噎食,用承气三汤,独超近代。"然后,语重心长地道出他的用药心得:"假如闭久,慎勿陡攻,纵得攻开,必虑后患,宜先润养,小着汤丸,累累加之,开扃自透。其或咽噎,上阻涎痰,轻用苦酸,微微涌出,因而,治下药势易行,设或不行,蜜盐下导,始终勾引,两药相通,结散阳消,饮食自下。莫将巴豆,耗却天真,液

燥津枯,留毒不去。"综观医史,在临床上既胆大心细,又行方智圆的医家,莫过子和。

张子和以善于运用汗吐下三法成为金元四大家之一而名耀古今。但是,他正是在肿瘤治疗中悟出汗吐下三法的史实却被学者忽略。《儒门事亲》卷三《五积六聚治同郁断》自谓:"先贤说五积六聚甚明,惟治法独隐……及问治法,不过三棱、广茂、干漆、硇砂、陈皮、礞石、巴豆之类。复有不明标本者,又从而补之。岂有病积之人,大邪不出,而可以补之乎?至于世之磨积取积之药,余初学医时,亦曾用之,知其不效,遂为改辙。因考《内经》,骤然大悟。《内经》曰:木郁则达之,火郁发之,土郁夺之,金郁泄之,水郁折之。王太仆曰:达谓吐,发谓汗,夺谓下,泄谓利小便,折谓折其冲逆。"理论上的创新带来了实践上的突破,从而在用汗吐下三法治疗多种积聚中尽情发挥:"故予尝以独圣散吐肥气,揣以木架,必燠室中,吐兼汗也。肝之积,便言风也,吐出数升,后必有血一二滴,勿疑,病当然也。续以磨积之药调之。尝治伏梁,先以茶调散吐之兼汗,以禹功、导水夺之,继之以降火之药调之。又尝治痞气,万举万全,先以瓜蒂散,吐其酸苦黄胶腥腐之物三二升,次以导水、禹功下二三十行,末以五苓淡剂等药调之。又尝治息贲,用瓜蒂散,不计四时,置之燠室中,更以火一炉,以助其汗,吐汗下三法齐行。此病不可逗留,久则伤人。又尝治贲豚,以导水通经,三日一下之,一月十下,前后百行,次用治血化气磨积之药调之。此积虽不伤人,亦与人偕老。"从这一大段话中,可以看出张子和开汗吐下三法治疗肿瘤的先河,也可以看出综合治疗,先后缓急的不同次序。但从他认为贲豚"此积最深难疗,大忌吐涌,以其在下,止宜下之"看来,他是慎重的,有所区别的,有禁忌证的。精练老到,法度严密,大家形象,跃然纸上。也反映了中医成为名医往往都是在危重疑难病症的困惑面前敢于突破常规,标新立异而实现的。若不是后汉伤寒大流行,也绝对不会有张仲景的巨大成功。试看今日,抗癌领域仍然是名医诞生的摇篮。

(二)敢于创新,在医案中保留了灵活多样的治疗经验

《儒门事亲》中大量医案记载了张子和治疗肿瘤的经过。除擅长的吐法外,还巧用了手术、针刺等方法。

积块:"果菌刘子平妻,腹中有块如瓢。十八年矣。经水断绝,诸法无措。戴人令一月之内,涌四次,下六次,所去痰约一二桶。其中不化之物,有如葵菜

者,烂鱼肠之状,涌时以木如意揣之,觉病积如刮,渐渐而平。及积之既尽,块痕反洼如臼,略无少损,至是而面有童色,经水既行。"这是吐法治疗肿瘤的典型医案。

因忧结块:"息城司侯,闻父死于贼,乃大悲哭之,罢,便觉心痛,日增不已,月余成块,状若覆杯,大痛不住,药皆无功。议用燔针炷艾,病人恶之,乃求于戴人。戴人至,适巫者在其旁,乃学巫者,杂以狂言以谑病者,至是大笑不忍,回面向壁,一二日,心下结块皆散。"张子和根据《内经》"忧则气结""喜胜悲"的学说,认为喜则百脉舒和,用喜胜悲,方法奇巧。

肥气积:"阳夏张主簿之妻,病肥气,初如酒杯大,发寒热。十五余年后,因性急悲感,病益甚。惟心下三指许无病,满腹如石片,不能坐卧,针灸匝矣,徒劳力耳。乃敬邀戴人而问之。既至,断之曰:此肥气也,得之季夏戊巳日,在左胁下,如覆杯……以瓜蒂散,吐之鱼腥黄涎,约一二缶;至夜,继用舟车丸、通经散投之,五更,黄涎脓水相半五六行,凡有积处皆觉痛;后用白术散、当归散和血流经之药。如斯涌泄,凡三四次而方愈。"这则医案反映了张子和治疗肿瘤先攻后补的经验。

沉积疑胎:"妇年三十,有孕已岁半矣。每发痛则招侍媪待之,以为将产也。一二日复故,凡数次。乃问戴人。戴人诊其脉涩而小,断之曰:块病也,非孕也。《脉诀》所谓涩脉如刀刮竹形,主丈夫伤精,女人败血。治之之法,有病当泻之。先以舟车丸百余粒,后以调胃承气汤加当归、桃仁,用河水煎,乘热投之。三两日,又以舟车丸、桃仁承气汤泻,青黄脓血,杂然而下,每更衣,以手向下推之揉之则出。后三二日,又用舟车丸,以猪肾散佐之。一二日,又舟车丸,通经如前,数服,病十去九。俟晴明,当未食时,以针泻三阴交穴。不再旬,块已没矣。"从本案可以看出,张子和知识丰富,既是活用经方的典范,也是针药并用的楷模。

瘤:"一夫病一瘤,正当目之上网内眦,色如灰李,下垂,覆目之睛,不能视物",张子和"乃引入一小室中,令俯卧一床,以绳束其胻,刺乳中大出血,先令以手揉其目,瘤上亦刺出雀粪,立平出户"。瘿:"新寨妇人,年四十余,有瘿三瓣。戴人令以咸吐之,三涌、三汗、三下,瘿已半消,次服化瘿之药,遂大消去。"这两例医案,思路开阔,方法灵活,值得我们继承发扬。

总之,张子和的攻邪思想和学说,既是在肿瘤临床得以启发而形成的,也是在肿瘤临床得以充分施展而发扬光大的。

二、《丹溪心法》与肿瘤

元代医家朱震亨，是金元四大医学家中滋阴派的代表人物。《丹溪心法》是根据其平素所述和医疗实践，由其弟子们整理而成的反映朱震亨学术成就比较全面的著作。本书源流清晰，有条不紊，内容丰富，充分地展示了朱震亨内外妇儿各科的临床经验。书中对肿瘤有关的病因病机、治疗方法和预后判断等也多有发挥。

（一）强调肿块多是痰，用药分门别类

《丹溪心法》卷二有痰的专论。不仅提出了"凡人身上中下有块者多是痰"的论点，形成"痰夹瘀血，遂成窠囊"这一对肿瘤病机高度概括的学说，还提出了"风痰多见奇证""胶固稠浊者，必用吐""痰在膈上，必用吐法，泻亦不能去"等新观点。对痰成窠囊，推崇许叔微用苍术的经验。对于不同性质、不同部位的痰，指出了专药乃至成方："湿痰，用苍术、白术；热痰，用青黛、黄连、芩；食积痰，用神曲、麦芽、山楂；风痰，用南星；老痰，用海石、半夏、瓜蒌、香附、五倍子，作丸服。""痰在胁下，非白芥子不能达；痰在皮里膜外，非姜汁、竹沥不可导达；痰在四肢，非竹沥不开；痰结核在咽喉中，燥不能出入，用化痰药和咸药软坚之味，瓜蒌仁、杏仁、海石、桔梗、连翘，少佐朴硝，以姜汁蜜和为丸，嚼服之……天花粉大能降膈上热痰。"海石，就是海浮石，朱震亨评价极高：热痰能降，湿痰能燥，结痰能软，顽痰能消。其所附的30多首治痰方剂，大多数是他自拟的。

（二）明确翻胃的证治，预后食疗有高见

朱震亨在《局方发挥》中就详述了噎膈反胃形成的原因和过程，即"夫气病之初也，其端甚微，或因些少饮食不谨；或外冒风雨；或内感七情；或食味过厚，偏助阳气，积成膈热，或资禀充实，表密无汗；或性急易怒，火炎上以致津液不行，清浊相干。气为之病，或痞或痛，不思食，或噫腐气，或吞酸，或嘈杂，或胀满。不求原本，便认为寒，遽以辛香燥热之剂投之，数贴时暂得快，以为神方。厚味仍前不节，七情反复相仍，旧病被劫暂开，浊液易于攒聚，或半月，或一月，前证复作。如此延蔓，自气成积，自积为痰，此为痰、为饮、为吞酸之由也。良工未遇，谬药又行，痰挟瘀血，遂成囊窠，此为痞、为痛、为噎膈反胃之次第也"。所以，《丹溪心法》卷三的翻胃专论，就省略了这一部分。在他

的论述中,反胃、翻胃、膈噎是同一疾病,基本上相当于胃癌、食管癌等。所以说"翻胃即膈噎,膈噎乃翻胃之渐",反映了当时的认识水平。并将其分为兼血虚、气虚、有热、有痰、气结及阴火上炎等六个证型。从辨病论治的角度看,"必用童便、韭汁、竹沥、牛羊乳、生姜汁"。从辨证论治的角度看,气虚右手脉无力,血虚左手脉无力,有热则食入即吐,有痰则寸关脉沉或伏而大,气结则寸关脉沉而涩。再根据兼证不同,气虚入四君子汤,血虚入四物汤,有热用黄连、生姜、山楂、人参等,有痰入二陈汤,入开滞导气之药。尤其是"有内虚阴火上炎而反胃者,作阴火治之。年少者,四物汤清胃脘……年老,虽不治,亦用参术,关防气虚胃虚"一段,以及"切不可用香燥之药""宜薄滋味""大便涩者难治,常令食兔肉,则便利"等,可以看出朱震亨在翻胃的证治方面经验丰富,远超其前代。

(三)分辨痞块痰食血,创制内服外敷方

《丹溪心法》卷三有积聚痞块专论,认为单纯气不能作块成聚,"块乃有形之物也,痰与食积死血而成也。"当然,在具体病人身上,气血痰食偏重不同,而且往往表现在病位上的区别,"痞块在中为痰饮,在右为食积,在左为血块。"论痞块治法,"当降火消食积,食积即痰也。行死血块,块去须大补。"还明确指出:"凡积病不可用下药,徒损真气,病亦不去,当用消积药,使之融化,则根除矣。凡妇人有块,多是血块。"对于治块之药,推崇瓦楞子,认为瓦楞子能"消血块,次消痰"。我在临床应用朱丹溪经验,有一肝癌术后1年,虽查无复发,却时常觉得心口憋闷的患者,加用瓦楞子,3剂见效,9剂疗效巩固。2017年3月30日,这位老太太还到柳州市中医医院门诊找我看太阳风寒、少阳郁热的外感病。但患肝癌已经11年了,瓦楞子功不可没。真正体会到"药不贵繁,独取其效"的道理。朱丹溪还常用醋煮海浮石、醋煮三棱、莪术、桃仁、红花、五灵脂、香附、石碱、白术等。还提出了治不同积块的药物:"木香、槟榔,去气积;神曲、麦芽,去酒积;虻虫、水蛭,去血积;礞石、巴豆,去食积;牵牛、甘遂,去水积;雄黄、腻粉,去涎积;硇砂、水银,去肉积。"

对于治疗痞块的组方,基本上是扶正祛邪并用。所以首推《千金方》的硝石大黄丸,并改名为消块丸(硝石、人参、甘草、大黄)。大消痞丸(黄连、黄芩、姜黄、白术、人参、陈皮、泽泻、炙甘草、砂仁、干生姜、炒曲、枳实、半夏、川朴、猪苓)就是补泻并用的代表方。即使用去诸积聚的阿魏丸(山楂、南星、半夏、麦芽、神曲、黄连、连翘、阿魏、瓜蒌、贝母、风化硝、石碱、萝卜子、胡黄连),

也要注意"诸阿魏丸,脾虚者,须以补脾药佐之,切不可独用,虚虚之祸,疾如反掌"。

外敷膏药治疗肿瘤,基本上以寒热并用、活血化瘀、软坚散结为组方大法,创制的三圣膏(未化石灰半斤为末,瓦器中烧令淡红色,提出火,候热稍减。次下大黄末一两,就炉外炒,候热减。下桂心末半两,略炒,入米醋熬搅成黑膏,厚纸摊贴患处)就是寒热并用治法的体现,符合"寒热胶结致癌"的实际。而琥珀膏(大黄、朴硝各一两,上为末,大蒜捣膏和贴)则是以活血化瘀、软坚散结为组方大法,简便易行,非常实用。适用于肿块热痛明显的病例。

第五节　明清深入

明清两代,抗癌医家辈出,名著迭见。外科当仁不让,专科专著新人耳目;内科博大精深,新说纷呈,有以理论创新擅长,有以临床经验丰富见称,是我国古代肿瘤医学发展的高峰时期。

一、《景岳全书》与肿瘤

张介宾,明代医家,以《景岳全书》在理论、方剂等方面的杰出贡献而驰名医坛。他在肿瘤的病因病机及辨证论治方面有许多新的论述,发挥着承前启后的作用。

(一)善于理论概括

张介宾作为理论大家,在肿瘤方面也往往能在具有极强说服力的情况下,驳倒诸家之说而出新意,且观点鲜明,提纲挈领,高度概括。如"反胃一证,本属火虚,盖食入于胃,使果胃暖脾强,则食无不化,何至复出?今诸家之论,有谓其有痰者,有谓其有热者,不知痰饮之留,正因胃虚而完谷复出,岂犹有热?"对于噎膈,不仅在病因病机上有独到见解:"噎膈一证,必以忧愁思虑,积劳积郁,或酒色过度,损伤而成。盖忧思过度则气结,气结则施化不行,酒色过度则伤阴,阴伤则精血枯涸,气不行则噎膈病于上,精血枯涸则燥结病于下。"而且提出了"凡治噎膈,大法当以脾肾为主"的鲜明观点,谓:"上焦之噎膈,其责在脾;下焦之闭结,其责在肾。治脾者,宜从温养,治肾者,宜从滋润,舍此二法,他无捷径矣。"

张介宾具有相当高的哲学水平,在积聚等治疗上善于把握时机,权衡缓急,举重若轻,说理透彻,颇堪回味。如:"治积之要,在知攻补之宜,当于孰缓孰急中辨之。凡积聚未久而元气未损者,治不宜缓,盖缓之则养成其势,反以难制,此其所急在积,速攻可也。若积聚渐久,元气日虚,此而攻之,则积气本远,攻不易及,胃气切近,先受其伤,愈攻愈虚,则不死于积而死于攻矣。此其所重在命,不在乎病,所当察也。故凡治虚邪者,当从缓治,只宜专培脾胃以固其本,或灸或膏,以疏其经,但使主气日强,经气日通,则积痞自消。斯缓急之机,即万全之策也,不独治积,诸病亦然。"

(二)擅长灸法治疗

将灸法作为治疗肿瘤的常规,与药物相提并论,《景岳全书》可谓无与伦比。在《景岳全书》中用灸很有规律,反胃、噎膈、积聚等相当于恶性肿瘤的疾病,灸法必备,如反胃灸上脘、中脘、下脘、天枢;噎膈灸膏肓、膻中、中脘、膈俞、心俞、天府、乳根、三里;积痞在上者,宜灸上脘、中脘、期门、章门之类;积块在下者,宜灸天枢、章门、肾俞、气海、关元、中极、水道之类。而有些疾病就没有提到灸法,如泄泻、痢疾、痞满、吞酸、恶心嗳气、呕吐、郁证不寐、怔忡惊恐等,究其原因,可能与张景岳作为温阳派的中坚,特别看重寒邪、阳虚在肿瘤发生发展中的作用有关。如"反胃一证,本属火虚""风寒外感之邪,也能成积",以及他力批张子和谓"三阳结,谓之膈"是热结的观点,"愚按此说则大不为然。夫结之为义,《内经》原非言热,如本篇曰:阴阳结邪,多阴少阳,曰石水;又《举痛论》曰:思则气结。是岂以结为热耶?且热则流通,寒则凝结,此自阴阳之至理,故凡霜凝冰结,惟寒冽有之,而热则无也,此天道之显然可见者,人身阴阳之理,无非是耳。"再看书中心腹痛、胁痛、腰痛、头痛等痛症无一不用灸法,当是取寒主凝涩,因寒故痛也之意。另外,《景岳全书·外科钤·论灸法》中也道出了他重用灸法的原因:"凡大结大滞者最不易散,必欲散之,非藉火力不能速也,所以极宜用灸……若毒邪稍缓,邪深经远,而气有不达,灸之为良。"

张景岳并不是不用针,而是以灸为擅长罢了。《景岳全书·杂证谟·积聚·针灸法》仅引用长桑君针积块癥瘕法,"先于块上针之,甚者,又于块首一针",且接着就说"讫,以艾灸之,立应"。对于灸法在本节则大书特书,尽显特色:"凡灸之法,宜先上而后下,脐腹之壮,用宜稍大,皆先灸七壮,或十四壮,以后渐次增加,愈多愈妙。以上诸穴皆能治痞,宜择而用之。然犹有不可按穴者,如痞之最坚处,或头、或尾、或突、或动处,但察其脉络所由者,皆当按其处而通灸之,火力所到,则其坚聚之气自然以渐解散,有神化之妙也。第灸痞之法,非一次便能必效,务须或彼或此,择其要者,至再至三,连次陆续灸之,无有不愈者。"

二、《外科正宗》与肿瘤

《外科正宗》系清代医家陈实功所著,"论证最详,论证最精"[①],对当今中医外科影响最大。书中涉及肿瘤的论述主要有瘿瘤、脏毒、失荣、翻花疮等。"目前肿瘤临床常用的外用方药中,不少是出自陈氏的《外科正宗》。如太乙膏、阳和解凝膏、生肌玉红膏、三品一条枪、如意金黄散、珍珠散、真君妙贴散等等。其中尤以三品一条枪治疗早期宫颈癌的临床应用最广,疗效很好。"[②]三品一条枪锥切治疗宫颈癌的科研成果,已获1986年国家中医药重大科技成果甲级奖。

(一)确定了瘿瘤的诊断及治法规范

《外科正宗》专设瘿瘤论,在总结前人薛立斋有关瘿瘤病因病机论述的基础上,结合自己40余年的临床经验,大胆创新,拟订了大量的专门方剂,全面论述了瘿瘤的证型治法及方药,确定了瘿瘤病的诊治规范。

对于瘿瘤的诊断,总体来看,"初起红色光亮,微热微痛,根脚浮浅,不坚实者为易","初起肉色不变,寒热渐生,根脚散漫,时或隐痛者险。已成坚硬如石,举动牵强,咳嗽痰生,皮寒食少者逆。已溃无脓,惟流血水,肿不消,痛不止,脾气衰弱者逆。破后血水不止,肿硬更增,败腐不脱,菀气恶心者死。"已概括了炎性肿块与恶性肿瘤的鉴别及预后判断。

瘿瘤治法,基本原则是:"初起自无表里之症相兼,但结成形者,宜行散气血。已成无痛无痒,或软或硬色白者,痰聚也,行痰顺气。已成色红坚硬,渐大微痒微痛者,补肾气、活血散坚。形如茄蒂,瘤大下垂者,用药点其蒂茄落,生肌收敛。已破流脓不止,瘤仍不消,宜健脾胃为主,佐以化坚。已溃出血不常,瘤口开泛者,宜养血凉血,佐以清肝。溃后瘤肿渐消,脾弱不能收敛者,补肾气,兼助脾胃。"体现了不同病程阶段的不同治法。

① 李经纬,林昭庚.中国医学通史·古代卷[M].北京:人民卫生出版社,2000:568-571.
② 吴玉生,邱仕君.陈实功《外科正宗》对中医肿瘤学的贡献[J].广州中医药大学学报,1999,16(3):169-172.

筋瘤:肝气郁结,怒动肝火,血燥筋挛。坚而色紫,垒垒青筋,盘曲甚者,结若蚯蚓,遇喜则安,遇怒则痛。治当清肝解郁,养血舒筋,方用清肝芦荟丸:川芎、当归、白芍、生地、青皮、芦荟、昆布、海粉、甘草节、牙皂、黄连,神曲糊为丸。

血瘤:暴急太甚,心火妄动,逼血沸腾,复被外邪所搏而肿。微紫微红,软硬间杂,皮肤隐隐,缠若红丝,皮破血流,禁之不住。治当养血凉血,抑火滋阴,安敛心神,调和血脉,方用芩连二母丸:黄芩、黄连、知母、贝母、川芎、当归、白芍、生地、熟地、蒲黄、羚羊角、甘草、地骨皮、侧柏叶,灯心为引。

肉瘤:思虑郁结伤脾,肌肉消薄,土气不行,逆于肉里。软若绵,硬似馒,皮色不变,不紧不宽,终年只似覆碗然,或微痛,或不痛。治当理脾宽中,疏通戊土,开郁行痰,调理饮食,方用顺气归脾丸:陈皮、贝母、香附、乌药、当归、白术、茯神、黄芪、酸枣仁、远志、人参、木香、甘草、合欢根皮。

气瘤:忧郁伤肺,或劳伤元气,致气浊而不清,聚结为瘤,或腠理不密,外寒搏而为肿。软而不坚,皮色如故,随喜怒消长,无热无寒。治当清肺气,调经脉,理劳伤,和营卫,方用通气散坚丸:陈皮、半夏、茯苓、甘草、石菖蒲、枳实、人参、胆南星、天花粉、桔梗、川芎、当归、贝母、香附、海藻、黄芩、荷叶,灯心、生姜为引。

骨瘤:忧恐损肾,恣欲伤肾,肾火郁遏,骨无荣养而为肿。疙瘩高起,坚硬如石,形色或紫,或不紫,推之不移,坚贴于骨,形体日渐衰瘦,气血不荣,皮肤枯槁。甚者寒热交作,饮食无味,举动艰辛,脚膝无力。治当补肾气,养血行瘀,散肿破坚,利窍调元,方用调元肾气丸:生地、山萸肉、山药、丹皮、白苓、人参、当归身、泽泻、麦冬、龙骨、地骨皮、木香、砂仁、黄柏、知母、鹿角胶,酒、蜜为引。

对于瘿,虽然薛立斋有筋骨呈露曰筋瘿,赤脉交结曰血瘿,皮色不变曰肉瘿,随忧喜消长曰气瘿,坚硬不可移曰石瘿之说,但陈实功根据实际经验,未循旧例,分门别类,而是提出了"通治瘿瘤初起,元气实者,海藻玉壶汤、六军丸;久而元气虚者,琥珀黑龙丹、十全流气饮"的大法。海藻玉壶汤偏重理气化痰,由海藻、贝母、陈皮、昆布、青皮、川芎、当归、半夏、连翘、甘草节、独活、海带组成;六军丸偏重攻毒化瘀,由蜈蚣、蝉蜕、全蝎、僵蚕、夜明砂、穿山甲组成;琥珀黑龙丹以血分为主,由琥珀、血竭、京墨、五灵脂、海带、海藻、南星、木香、麝香组成;十全流气饮以气分为主,由陈皮、赤茯苓、乌药、川芎、当归、白芍、香附、青皮、甘草、木香、姜、枣组成。用要面宽,各有侧重,君臣佐使,独具匠心。

（二）论述了脏毒的病因病机及证治

脏毒基本上相当于直肠癌、肛门癌。《外科正宗》谓其病因病机："醇酒厚味，勤劳辛苦，蕴毒流注肛门结成肿块……又有生平情性暴急，纵食膏粱，或兼补术，蕴毒结于脏腑，火热流注肛门，结而为肿。"尤其是"发于内者，属阴虚湿热渗入肛门，内脏结肿，刺痛如锤，小便淋沥，大便虚秘，咳嗽生痰，脉数虚细，寒热往来，遇夜尤甚，此为内发，属阴难治"一段，甚合笔者"燥湿相混致癌论"之意。而且，结合后边"又有虚劳久嗽，痰火结肿，肛门如栗者，破必成漏，沥尽气血必亡"之说，实质上已经观察到了直肠癌、肛门癌导致的肺转移现象；而"痛连小腹，肛门坠重，二便乖违，或泻或秘，肛门内蚀，串烂经络，污水流通大孔，无奈饮食不餐，作渴之甚，凡犯此未得见其有生"一段，则是对盆腔转移的描述。在距今400年以前，能有如此细致、系统的观察推断，实在难能可贵。

脏毒的证型及治疗方法，分为阴阳两大类型。"发于外者，多实多热，脉数有力，肛门突肿，大便秘结，肚腹不宽，小水不利，甚者肛门肉泛如箍，孔头紧闭，此为外发，属阳易治。宜四顺清凉饮、内消沃血汤通利大小二便；痛甚者，珍珠散、人中白散搽之；脓胀痛者针之。"发于内者，"宜四物汤加黄柏、知母、天花粉、甘草，兼以六味地黄丸调治"。

（三）提出了唇茧的病因病机及治疗方法

唇茧基本上相当于唇癌。《外科正宗》首先明确了唇癌的归经"阳明胃经症"的新说。因为，脾开窍于唇，人所共知，也为临床实践证实。《外科正宗》之所以提出唇茧为阳明胃经症，既是唇癌疾病的特殊性表现，也是伤寒学派"实则阳明，虚则太阴"学说的发挥。对唇癌的病因病机，提出"因食煎炒，过餐炙煿，又兼思虑暴急，痰随火行，留注于唇"之说。虽然对其临床表现只有"初结似豆，渐大若蚕茧，突肿坚硬，甚则作痛，饮食妨碍，或破血流久则变为消渴、消中难治之症"短短一段，但"久则变为消渴、消中"一语却表现出了一个临床医家细致深邃的观察功夫。张仲景在《金匮要略·肺痿肺痈咳嗽上气病脉证治第七》首先指出了"肺痿之病，从何得之？师曰：或从汗出，或从呕吐，或从消渴"之说，而现今恶性肿瘤与消渴（糖尿病）相关已被文献及我们的临床实践所证实。《外科正宗》提出唇茧"久则变为消渴、消中"的见解，是我们发现古代文献中第二个表明了恶性肿瘤与消渴（糖尿病）相关的书籍，难能可贵。

《外科正宗》对于唇茧的治疗方法虽然简单但也颇有特点："初起及已成无

内症者,用麻子大艾炷灸三壮,贴蟾酥饼膏盖,日久渐消。内症作渴者,早服加减八味丸,午服清凉甘露饮,以滋化源。"热疗已经成为肿瘤治疗的常用方法。按中医寒者热之的观点,热疗应该属于寒证的治法,但西医临床并不区分寒热之证,也能取效。《外科正宗》用灸法治疗唇茧,也属于以热治热之法,配合"贴蟾酥饼膏盖,日久渐消"也说明这种方法确实有效,看来对于恶性肿瘤来说,突破常规是必要的。当然,陈实功也知道这种局部疗法只是对于还未出现远处及内脏转移的"初起及已成无内症者",若"日久流血不止,形体瘦弱,虚热痰生,面色黧黑,腮颧红现,口干渴甚者,俱为不治之症也"。

三、《程原仲医案》肿瘤治验

近年来,由国家中医药管理局中医药古籍保护与利用能力建设项目组织出版的"中国古医籍整理丛书"400余种著作中,39种医案医话医论类书籍最有可读性。临证之余,随意翻阅,会心之乐,眼前一亮的时候很多很多。那么多真知灼见的医家竟然不是我们熟悉的,甚至闻所未闻,见所未见。真有"长恨春归无觅处,不知转入此中来"之叹。《程原仲医案》就是万紫千红中的一朵奇葩。

《程原仲医案》,六卷,程仑著,成书于明代天启元年(1621)。程仑,字原仲,号星海。明代新安人。令人耳目一新的是程仑是一个久经沙场的军医。即如其友所谓:"新安原仲羽林参军程君,博雅能诗,善医。尝游诸塞下,熟识地形险要,每谈诸夷情,每聚米然。"读着读着,我觉得程仑的成功,与其军事生涯密切相关。

军队是锻炼人才的大熔炉。古今中外,将帅英雄辈出,著名军医也可谓星光灿烂。华佗以麻沸散家喻户晓,白求恩以精益求精树巍然丰碑。金元四大家张子和成为古今汗吐下三法驱邪的第一人,就与他"从军于江淮之上"[①]的戎马生涯所形成的勇敢果断、敢作敢为、速战速决的军人气质有关。生长于浙江的张景岳长期从军于寒冷的东北地区,感同身受,是他温补学说形成的思想基础。[②]也是他擅长灸法治疗肿瘤的直觉判断。程仑有同样的环境刺激和感悟,也极善用灸法治疗寒疾痞块。例如:"长安酒肆一仆,年十七,未冠患痞,块径大四五寸许,腹亦胀大。予哀其贫苦,为灸脾俞、肝俞、章门、中脘、三里,半

---

①　甄志亚.中国医学史[M].上海:上海中医学院出版社,1984:73.

②　王三虎.军事生涯对张景岳医学思想的影响[J].中华医史杂志,1999,29(2):74-76.

月全消。"这与唐代军医崔知悌擅长"灸癥瘕痃气"[①]如出一辙。

军旅倥偬，也养成了军医单刀直入，敢于担当，用药精练的特点。程仑用两味药治疗类似食管癌的噎膈症："膈噎之症，古称难治。此方曾治，有效用。赤茯苓一两二钱，木香不见火八钱，共为末，用陈年糯米煮粥，加末药二分在内，即食得下。"

程仑也是经方高手。因为经方不仅出自正源，明代已经颇受医家珍重，而且简便廉验，符合军人的性格。本书中有一则运用炙甘草汤治疗"手足抽掣似角弓反张状，遍体动摇，不能安卧"的病案。用炙甘草汤治疗心动悸很常见，用于治疗全身动摇者很少见，这是活用经方的典范。军医我所敬重，经方我的最爱，限于篇幅就不深入展开了。

四、《疡科心得集》与肿瘤

《疡科心得集》是清代外科学家高秉钧的代表作。高秉钧，学验俱丰，清乾隆、嘉庆年间，以疡医名数百里，求治者往来不绝于道，在肿瘤的病因病机及诊断治疗等理论与临床方面也能标新立异，多所发挥。

（一）四绝症经验丰富

《疡科心得集》例言中将外科四绝证与内科四大绝证并列，谓："大方中有四绝证，风、痨、臌、膈是也；疡科中亦有四绝证，谓失荣、舌疳、乳岩、肾岩翻花是也。"已对恶性肿瘤的预后有清醒的认识。失荣，又称失营，相当于发生于颈部的恶性淋巴瘤。而马刀则相当于颈淋巴结核。《疡科心得集》有《辨失营马刀生死不同论》，因为"一为不可治，一为可治，以患处部位相同而形又相似，故并而论之。"在这里，重点论述了失营的病因病机、命名及临床表现："失营者，由肝阳久郁，恼怒不发，营亏络枯，经道阻滞，如树木之失于荣华，枝枯皮焦故名也。生于耳前后及项间，初起形如栗子，顶突根收，如虚痰疬瘤之状，按之石硬无情，推之不肯移动，如钉着肌肉者是也。不寒热，不觉痛，渐渐加大；后遂隐隐疼痛，痛着肌骨，渐渐溃破，但流血水无脓，渐渐口大内腐，形似湖石，凹进凸出，斯时痛甚彻心，胸闷烦躁，是精神不收，气不摄纳也；随有疮头放血如喷壶状，逾时而止。体怯者，即时而毙；如气强血能来复者，亦可复安。若再放血，则不能久矣（亦有放三四次而毙者，余曾见过）。"从上述形象、具体、生动的描

---

① 王三虎.试论军医崔氏及其学术成就[J].中华医史杂志,1996,26(1):50-53.

述中,不难看出一个中医专家观察之详细、经验之丰富。对于失营的治疗,也有全面的认识:"宜戒七情,适心志,更以养血气、解郁结之药常常服之,庶可绵延岁月,否则促之命期已。其应用之方,如加味逍遥散、归脾汤、益气养营汤、补中益气汤、和营散坚丸等,酌而用之可也。"这种以扶正为主的治疗方法,实在是久经临床的无奈之举,大拙藏巧。他何尝不知道古人用雄黄、腻粉、硇砂、水银等以毒攻毒之方法?对于我们现代中医来说,面临经过放化疗仍不能逆转病情的患者,大有借鉴意义。

舌疳,相当于舌癌,而牙岩则是舌癌齿龈转移。高秉钧在《疡科心得集》中将舌疳牙岩相提并论,即《辨舌疳牙岩舌疔论》。先论生理及病因病机:"舌疳者,由心脾毒火所致。盖舌本属心,舌边属脾,因心绪烦扰则生火,思虑伤脾则气郁,郁甚而成斯疾,其证最恶。"恶性肿瘤之所以至今仍是缺乏非常有效治疗方法的疑难病症,关键是对其致病机制不甚了了。看到上述高见,我想,要有所突破,恐怕首先应该从心理、情绪等方面下功夫了。次论临床表现:"初如豆,后如菌,头大蒂小,又名舌菌,疼痛红烂无皮,朝轻暮重……若失于调治,以致焮肿,突如泛莲,或状如鸡冠,舌本短缩,不能伸舒言语,时漏臭涎,再因怒气上冲,忽然崩裂,血出不止,久久烂延牙龈,即名牙岩。甚则颔肿结核,坚硬时痛,皮色如常,顶软一点,色黯不红,破后时流臭水,腐如软绵,其证虽破,坚硬仍前不退,此为绵溃,甚至透舌穿腮,汤水漏出,是以又名翻花岩也。"足见其不仅已经清楚了舌疳与牙岩的关系,也清楚舌癌导致颈淋巴转移的表现。对于治疗,初期"宜用导赤散加黄连""急用北庭丹点之,自然缩小而愈"。中晚期"因舌难转掉,饮食妨碍,故每食不能充足,致令胃中空虚,而怯证悉添,日渐衰惫……虚者归脾汤,便溏者归芍异功汤。然此证治法虽多,百无一生;纵施药饵,不过苟延岁月而已。"既强调早期治疗,内服外用结合,也深切体会到该病预后的凶险。

乳岩,就是乳腺癌。《疡科心得集》对其病因病机和临床表现有具体、详细、全面、准确的描述,指出:"夫乳岩之起也,由于忧郁思虑,积想在心,所愿不遂,肝脾气逆,以致经络痞塞结聚成核。初如豆大,渐若棋子,不红不肿,不疼不痒,或半年一年,或两载三载,渐长渐大,始生疼痛,痛则无解日,后肿如堆栗,或如覆碗,紫色气秽,渐渐溃烂,深者如岩穴,凸者如泛莲,疼痛连心,出血则臭,并无脓水,其时五脏俱衰,遂成四大不救。"至于治疗,仍强调"清心静养,无挂无碍",用药还是坚持扶正为主的治疗原则,"当以加味逍遥散、归脾汤,或益气养营汤主之"。在明代,中医能准确诊断的恶性肿瘤恐怕发病率最高的非乳腺癌莫属,观察详细,治疗经验也多,所以,这扶正为主的治疗原则和治疗方法还是值得我们继承发扬的,切忌草草读过。

肾岩翻花,就是阴茎癌。《疡科心得集》中不仅详细准确地论述了肾岩翻花的病因病机及临床表现,而且强调了早期治疗以及心理调节的重要性。谓:"此证初觉时,须用大补阴丸或知柏八味,兼用八珍、十全大补之属;其病者再能怡养保摄,可以冀其久延岁月。若至成功后,百无一生,必非药力之所能为矣。"值得一提的是,照高秉钧老先生的处方来看,药味都在16味左右,这为我肿瘤临床的大方、复方提供了文献学依据。由于病机的复杂性,治疗癌症,除危重且不耐药者、脾胃虚弱者外,往往需要标本兼顾、整体与局部统筹,味多量大在所难免。

(二) 论肺痿见解超前

就像肺癌既是肿瘤内科的疾病,也是肿瘤外科的疾病一样,《疡科心得集》在肺痿的病因病机、命名及临床表现的论述上也技高一筹。"盖肺为五脏华盖,处于胸中,主于气,候于皮毛。凡劳伤血气,腠理虚而风邪乘之,内感于肺,则汗出恶风,咳嗽短气,鼻塞项强,胸胁胀满,久而不瘥,便成肺痿;又或汗下过多,重亡津液,亦能致之。"又谓:"人有久嗽后肺受损伤,皮肤黄瘦,毛悴色焦,咽喉雌哑,寒热往来,自汗盗汗,气喘不得卧,小便数而不渴,口中有浊唾痰沫而无脓,寸口脉数而虚涩者,此为肺痿。"这些描述,既有生理基础,又提出了肺痿新的病因病机"劳伤血气""痿为正气虚"。对临床表现的观察,不仅超出前代和同时代医家,至今也无出其右者。对于肺痿的治则及治疗方法,提出了"正气虚者,治之宜缓""虚则宜补中带清""治痿宜清燥救肺汤"等新观点。笔者在《肺癌中医病证的基础与临床研究》的博士论文中,提出了"肺癌可从肺痿论治"的观点,并在古代医家治疗肺痿经验的基础上总结出8个证型及代表方剂,尚未包括清燥救肺汤。今读《疡科心得集》于此,倍觉新奇贴切,而且竟与拙文《燥湿相混致癌论》之意暗合,令人不能不感叹中医宝库之博大以及后学如我之渺小。

(三) 诊瘿瘤区分五脏

《疡科心得集》中既区分了瘿瘤之不同:"瘿者阳也,色红而高突,或蒂小而下垂;瘤者阴也,色白而漫肿,无痒无痛,人所不觉。"又明确概括出总的病机:"瘿瘤者,非阴阳正气所结肿,乃五脏瘀血浊气痰滞而成也。"而且创造性提出区分五脏相应肿瘤的具体方法："若怒动肝火，血涸而筋挛者，自筋肿起，按之如筋，久而或有赤缕，名曰筋瘤。若劳役火动，阴血沸腾，外邪所搏而为肿者，自肌肉肿起，久而有赤缕，或皮俱赤者，名曰血瘤。若郁结伤脾，肌肉消薄，外邪所搏而为肿者，自肌肉肿起，按之石软，名曰肉瘤。若劳伤肺气，腠理不密，外邪所搏而壅肿者，自皮肤肿起，按之浮软，名曰气瘤。若劳伤肾水，不能荣骨而为肿者，自骨肿起，按之坚硬，名曰骨瘤。"同时，还拟订了相应的治疗方法："当各求其所伤而治其本。大凡属肝胆二经结核，宜八珍加山栀、胆草，以养气血、清肝火，六味丸以养肺金、生肾水。若属肝火血燥，须生血凉血，用四物、二地、丹皮、酒炒黑胆草、山栀。若中气虚者，补中益气汤兼服之。"

（四）治积聚随机应变

《疡科心得集》中对于积聚的认识相当全面深刻，既能通观全局，又能区别对待，如在病机上强调七情所伤，"盖人之气血，营卫一身，上下周流，无时或间，苟得充实顺序，积聚何由而生？一有所伤，则气液水谷失其运旋，以致稽迟而为积为聚也。"所以，"数证者俱从郁论，病本在于肝脾，而胃与八脉亦与有责。""治之之法，当从诸经，再究其气血之偏胜。气虚则补中以行气，气滞则开郁以宣通，血衰则养营以通络，血瘀则入络以攻痹。"在肿瘤临床上，单纯的气虚、气滞、血衰、血瘀并不多见，也不局限于一个脏腑，往往是夹杂繁复，变化多端。这一点，作为医家自然对应有方："如或营伤气阻者，须于养营之中通泄其气；如或络虚则胀、气阻则痛者，须以辛香苦温和络通降；又如肝胃两病者，宜泄肝救胃；肝胃脾同病者，则扶土制木……病由冲任扰及肝胃而逆乱者，仍从肝胃两经主治，宜疏降温通。凡此皆施治之大要，贵在医者之生心化裁耳。"尤其是对积聚既提出了总治则，又强调随机应变，颇具辩证法思想。"总之用攻法，宜缓宜曲，不可太峻，太峻则正气受伤；用补法，忌涩忌呆，须当疏利，疏利则积滞可去"，这一肿瘤治疗的基本原则，对于现代中医攻补兼施治疗方法的运用和把握尺度、不偏不倚的抗癌思想影响深远。"至于古人调治之方，若金铃子散、疏肝导滞汤、益气养营汤、鳖甲煎丸、旋覆葱绛汤等，俱可酌用，须随机应变，不执方而方始为我用矣。"

明清时期，中医在继承历代学术经验的基础上，分专科专病深入钻研，充分发挥，学科内涵已趋丰富成熟。笔者曾就有代表性的4本现代中医肿瘤书籍做过统计，高秉钧以81次的频率，成为明清时期被引用肿瘤文献最多的医家，再通过上述内容的展现，可以说，明清时期抗癌医家之冠，高秉钧当之无愧。《疡科心得集》是当今肿瘤科医生最应着力研读的古籍。

五、《叶天士医案大全》与肿瘤

就医家个人医案来说，清代名医叶天士的医案影响最大。我们依据潘华信、朱伟常主编的《叶天士医案大全》（上海中医药大学出版社1994年出版），对其中的肿瘤医案进行了统计分析，对叶天士的经验有了更深入的了解。

（一）一般资料

《叶天士医案大全》共有肿瘤医案149则。其中噎膈反胃73则，癥瘕51则，积聚24则，乳岩1则。复诊率：《叶天士医案大全·临证指南医案》中84则肿瘤医案，占《临证指南医案》3 123则医案的2.68%，其中有16则复诊医案，复诊率为19.04%，较《临证指南医案》其他疾病16.96%的复诊率略高。复诊有效率：16则复诊医案中6则症状减轻，10则未表明变化，有效率为37.50%。与《临证指南医案》其他疾病535则复诊医案的23.55%有效率相比高出14%。肿瘤医案中最多复诊2次，而一般疾病最多复诊18次（中风），差别明显。既说明肿瘤的治疗难度高于一般疾病（须多次就诊），也可见叶天士减轻肿瘤症状的水平较高，受到患者信任。由于年龄记载不全，《临证指南医案》中积聚5人，年龄在14~37（平均26.4）岁，可见良性肿瘤多。噎膈反胃17人，年龄在33~78岁，平均56.7岁。年龄明显偏大。癥瘕12人，年龄在16~50岁，平均34.5岁。

（二）病因病机

对于病因，积聚有嗔怒强食、积劳阳伤、骑射驰聚、寒暑劳形、食物不节等；噎膈反胃则特别强调劳力、郁怒、老年阳伤等，还多次指出酒客多发。而我们现在对食管癌、胃癌的病因看法中还缺乏对劳倦、阳虚重要性的认识。这种社会因素和体质在肿瘤发病学上的意义值得研究。癥瘕的病因有忧伤、悒郁、惊恐嗔怒、怒劳伤阳等。几乎均与心理因素有关，是妇女多郁的具体体现。就病机而言，积聚责气责血；噎膈反胃："高年阳气结于上，阴液衰于下""胃阳衰微，开合之机已废""胃汁渐枯……三阳燔燥烁津所致""气火上郁""痰饮内阻，清阳失旷"。且病因上的渐次深入或病机上的互相交织，"忧思郁结、痰凝阻碍""阳气渐衰，浊凝瘀阻""气滞痰聚日拥，清阳莫展，脘管窄隘，不能食物，噎膈渐至矣"。这也正是辨证用药上难以丝丝入扣并取得较好疗效的关键。

（三）治疗方法

治疗方法则多种多样,积聚有和胃、通泄、温通阳明、理气清热、分消湿热、养血通络、破血泻肝、通利二便等治法;噎膈反胃用得最多的治法是开痞通阳(12 次),其次是温补胃阳(11 次),此外,还有理气和肝调肺胃、活血化瘀,滋养肝胃、滋养肺胃、理气化痰、温阳化浊温肾阳等;癥瘕最常用的治法是理气通络(12 次),其次是疏肝和胃(7 次),另外还有宣通气血、苦辛通降、通阳泻浊等。现在看来,别开生面,辨证论治,圆机活法,没有被"抗癌"限定眼目。临床用方,除大半夏汤 8 次用于噎膈反胃外,零散引用的方剂有妙香丸(3 次),炒枯肾气丸、葱白丸、小温中丸、禹余粮丸、阿魏丸(均 2 次),还用过六味地黄丸等。从方剂的运用来看,以止吐止痛等对症治疗为多,迅速达到消除症状、减轻痛苦的效果,容易取得病人的信任与配合,对继续复诊,长期治疗有利。这可以说是门诊艺术,也是叶天士肿瘤医案中复诊率远高于普通疾病复诊率的原因之一。在临床用药方面,叶天士肿瘤医案中共用单味药物 191 个,均为内服,无外用和其他用法,对于肿瘤,尤其是恶性肿瘤来说,多种方法并用,尚且不足,何况只有一种用药途径。在某种意义上讲,这也是他的短处。用药次数依次为:茯苓 67 次,半夏 51 次,桃仁 36 次,人参 34 次,姜汁 30 次,当归 28 次,川楝子 27 次,黄连、延胡索 23 次,干姜 22 次,枳实、香附、小茴香 18 次,吴萸 17 次,橘红 16 次,白芍 15 次,厚朴、陈皮、青皮 14 次,生姜 13 次,瓜蒌皮、附子、桂枝 12 次,白术、麝香、枇杷叶、肉桂 11 次,麦芽、柏子仁 10 次,杏仁、郁金、当归须、川芎、青葱管 9 次,紫苏子、莪术 8 次,泽泻、熟地黄 7 次,炙甘草、旋覆花、山楂、鳖甲、丹皮、葱白、新绛、香豉 6 次。用过 5 次的有栀子等 10 味,用过 4 次的 8 味,3 次的 32 味,2 次的 33 味,1 次的 61 味。值得提出的是,与其在病因病机、治法中重视"阳虚"的论述相对应,在用药上,清热药较少,而温阳药较多且一药往往多用。如葱分青葱管 9 次、葱白 6 次、葱白汁 1 次。再以生姜为例,分姜汁 30 次,生姜 13 次,生姜渣 4 次,生姜皮 1 次,区别使用,确有深意。从每个处方的药物数量来分析,149 则医案共用药物 1 022 味次,平均每个处方 6.85 味,可谓用药精练,名不虚传。从疾病类别来看,药物的作用趋向和部位以及病种等也确有分别。噎膈反胃病属中焦,故茯苓、半夏、人参、姜汁、黄连、干姜等健脾和胃药物频率远大于积聚和癥瘕。厚朴、陈皮等理气化痰散结药物用于积聚的频率最高。当归、川楝子、延胡索、香附、小茴香、青皮、莪术、熟地黄、鳖甲等理气活血、温阳散寒、软坚散结的药物则用于癥瘕的频率明显偏高。噎膈反胃 73 则医案中用姜 52 次（姜汁 25 次、干姜 18 次、生姜 9 次），达 71.23%，反映了一定的规律性。习用瓜蒌皮、枇杷叶、杏仁、紫苏子、旋覆花之类和降肺胃之气的药物治疗噎膈反胃是叶天士的独到经验。

（四）心理调节

叶天士有一定的社会医学思想，强调心理调节在肿瘤治疗中的重要作用。常有"安静快活，可延年岁""当怡情善调""开怀怡养，斯为第一要策"等医嘱，足见高人一等。且常能防患于未然，"以脉论之，日久恐有关格大患，未可不早为图之"等等。当然，他对恶性肿瘤的预后还是很清楚的，诸如："累遭病反，老年难以恢复，自能潜心安养，望其悠久而已，药不能愈是病也""极难调治""仅可延年"，正是基于这种思想，才在对症治疗方面几乎达到了炉火纯青之地步。

六、《临证医案笔记》肿瘤治验

清·吴篪《临证医案笔记》成书于 1836 年，载案 900 余则，叙方 400 余首，间附历代医家有关论述，是一本内容丰富，治法全面，客观公正，实事求是的医案书籍。

某相国太翁，七十有八，精神素健，忽下身浮肿，饮食不进，彻夜不睡，烦渴津少，治总无效。吴"视其肿从足起，上至脐腹，按之随手而起，如裹水之状，肾囊肿如碗大，脉息微细"，据证分析，"此火衰土败，过饮无节，湿热积渐，日久治成水鼓"，相当于酒精性肝硬化腹水甚或肝癌所致鼓胀，确是难治之病。所以，吴篪明确指出："年高得此，服药无益。"当然是指常规利水消胀之方药了。不另辟蹊径，势必重蹈覆辙，自不必著书立说了。吴颇得分寸地说："只宜服生脉散，既能保肺复脉，又可生津止渴，或有生机。"结果不出所料，连服半月，神气苏，肿稍退，能食粥。其后守原方，偶因咳嗽加橘红少许。两月后，饮食大进，肿退囊消。我作为肿瘤科医师，对这则医案很感兴趣。恶性腹水，治疗起来太难太难。主要是此时阴液大伤，舌红少津，裂纹纵横，或猪腰舌出现，且不说利尿无效，真阴即将亏竭，肿胀已不是主要矛盾。《千金方》用麦冬一味成方治洪水，极于此证合拍，想必非大量不可。而本案不到三月，光人参就用了二斤多，足够说明，病重精药量大才是挽狂澜于既倒的奥秘。鼓胀不管是不是肿瘤，都很难治。所以吴篪引用《灵枢·经脉》足太阴"虚则鼓胀"，《素问·异法方宜论》"脏寒生满病"，用四君子加熟附、炮姜。从其"温中补土，单救脾气，以冀渐痊"的语气来看,实无必胜的把握。当然,我们不能以"寒热胶结"的观点苛求古人,但也能看出纯虚寒观点的片面性。纯虚寒,纯实热,就不是肿瘤了。何难之有?

反胃噎膈,基本上就是胃癌和食管癌。将二病相提并论,实在是病因病机相同或相似,病位相近常常难于截然分开,治疗方法可以互相借鉴的缘故。如贲门癌,就兼而有之。《临证医案笔记》中反胃噎膈医案有18则之多,吴篪简直可以称作中医胃肠肿瘤专家了。首先,对于本病的病因病机有真知灼见。"历碌戎行,饥饱失调,寒积中焦,以致胃阳衰败";"酷饮无度,伤于酒食,纵食生冷,败其真阳,致损胃气而然";"忧思伤脾,郁结伤肝,以致痰与气搏,阳气内结,阴血内枯,而使噎塞不通";"血液衰耗,胃脘干槁,痰火气阻,故食物难入而成噎膈"等,辨病求因,揭示病机之语,为"惟内观静养者可治"提供铺垫。就方药来说,博采众方达18首,面面俱到,极尽高明之能事。不仅食疗方豕膏(当归、猪油、白蜜)"用治老人之秘结及噎膈闭结等证,必无不效",还附录简易数方,以备采择。如"甘蔗汁二分,姜汁一分,每服一碗,日三服,即不吐""柿饼,烧灰存性,酒服一钱,数服即效""芦根五两,水二杯,温服,时时呷之,尤效"。联想到芦根就是治疗肺痿肺痈的千金苇茎汤之主药和《日用本草》"解河豚鱼毒",《本草蒙筌》"解酒毒、鱼蟹中毒"等,我们对于癌毒,怎么就想不起芦根呢。至于对于反胃噎膈的疗效,吴篪还是实事求是的,凡是入书皆有效,痊愈者仅两例,也就是九分之一。佟"用六君子加炮姜、白豆蔻、黄连制吴茱萸,早吞八味丸,补命火以生脾土,服药月余,乃愈","徐,胸膈胀满,饮食不纳,大便艰难,气不得下,脉弦滑而数,忧郁气滞,肝虚血燥,瘀血痰火,停滞胃脘,以致浊阴不能下降,故上则噎塞,下则便秘也。即用通幽汤(生地、熟地、桃仁、红花、当归身、炙甘草、升麻)滋阴以养血,润燥而行血,加槟榔、大黄下坠而破气滞,使幽门通利,则膈噎得开,胀满俱除,是浊阴得下归地之法。连服数帖,下燥粪瘀血甚多而痊。"即使症情复杂,也能取得良好的治疗效果,这就是肿瘤治疗的客观实际。正如我常说的:肿瘤是个慢性病,减轻痛苦保住命。

七、吴楚《宝命真诠》论肿瘤

医学传承,古今皆然。名医之后而光于前者很少。著有《宝命真诠》的吴楚,作为明代名医吴正伦的玄孙、吴崑之侄孙,就是超出祖辈的名医。

《宝命真诠》的内容除最后篇幅不大的《前贤医案》部分多为原创。他懂得书不在厚、文贵意新的道理,所以对恶性肿瘤一类疾病的阐发有所偏重,且对我已有的学识和理论有弥补作用。

如膈症,在以往我知道的"粪如羊屎者不治;口吐白沫者不治"的基础上增加"年满六旬者难治""胸腹嘈痛如刀割者死"。相当于肝癌晚期的鼓症死症,他说得相当全面且有理论解释:"唇黑(肝伤),缺盆平(心伤),脐突(脾伤),足心平(肾伤),背平(肺伤),此五伤者死;阴囊及茎肿腐者死;泻后腹胀而有青筋者死;大便滑泄水肿不消者死。"其后"凡肿鼓之脉,实大者可治,虚微者难治……因脾虚渐成胀满,夜剧昼静,当补脾阴,夜静昼剧,当补胃阳"的观点也新人耳目。非具慧眼卓识、临证丰富者岂可想见。

他的"新制阴阳攻积丸"不管选药组方还是服用计略均高出同辈许多。"治五积、六聚、七癥、八瘕、痃癖、虫血、痰食,不问阴阳皆效。吴萸(泡)、干姜(炒)、官桂、川乌(炮)各一两,黄连(炒)、半夏(洗)、橘红、茯苓、槟榔、厚朴(炒)、枳实(炒)、菖蒲、胡索(炒)、人参、沉香、琥珀、桔梗各八钱,巴霜五钱,为末,外用皂角六两,煎汁泛为丸,如绿豆大,每服八分,渐加至一钱五分,姜糖送下。前药虽稍峻,然用之有度,补中数日,然后攻伐,不问其积去多少,又于补中,待其神壮则复攻之。屡攻屡补,以平为期,此独得之秘也。"方中寒热并用,攻补得宜,干姜、黄连、人参、厚朴之用颇得经方辛开苦降、扶正祛邪、分化瓦解之奥妙。

还有令我感兴趣者:"凡痞块在皮里膜外,须用补气药,及香附开之,兼二陈汤。须断厚味。"再向后看可以说是新意频仍,美不胜收。因为消食化积之药多多,我还是第一次看到:"蛋积:白蔻、橘红、豆豉、姜汁""鱼鳖积:紫苏、陈皮、木香、姜汁""狗肉积:杏仁、山楂"。针对性之强,用心思之细,光前裕后,无出其右。

中医书籍,汗牛充栋,但重复率高,陈陈相因者比比皆是。像《宝命真诠》这样让我会心之乐叠涌,拍案叫绝不断者鲜矣。

八、倪士奇《两都医案》肿瘤治验

明代的倪士奇为世医家族子弟,12岁时,患者家属求医而当医师的父亲外出,他问明病情以大柴胡汤一剂治愈。这说明,经方好学好用,经方立竿见影。其后他才专业学医八年。行医十九年后已是家学渊源、医文并茂的巨匠了。《两都医案》收集了倪氏于北京、南京两地行医的验案。

一大官姐姐腹部肿瘤三十余年,他开调经煎剂内服,再用家传千金化痞膏外贴。"贴至中途,痞觉渐消,痛减其半。"可能他有先知,恐怕个案会被21世纪看到的学者"讥笑",同时还绘声绘色地讲了他的弟弟用这种膏药治好另一个患者的故事,且大公无私地把这个膏药的组成和制作方法写到书上,这正是我们现在特别需要的干货啊。原原本本抄录于后,读者不会批评我掠人之美吧。不感兴趣者略过这一大段可矣。

千金化痞膏神应方:连翘 贝母 防风 川乌 草乌 当归 川芎 威灵仙 白鲜皮 赤芍 白芷 生地 熟地 乌药 穿山甲 续断 半夏 青皮 三棱 蓬术 黄柏 黄连 大黄 黄芩 官桂 槟榔 青木香 羌活 独活 苍术 细辛 牛膝 杜仲 金银花 山药 陈皮 甘草 五加皮,槐、榆、柳条各五段。

上药共三十八味,每味各二钱五分,俱咀片。黄丹十两,先用水淘净,炒干。先将真芝麻油二斤八两入锅,慢火熬滚,入群药,熬焦黑色,去渣,用绢滤去滓,净油再熬滴水成珠不散,将丹徐徐入油,用槐、柳棍不住手搅,先文火,后武火,再熬至滴水成珠,手捻成丸,再加细药于后:麝香四钱,另研 阿魏三钱五分 芦荟三钱 乳香三钱 没药三钱 朱砂三钱 轻粉三钱 朝脑三钱 沉香三钱 木香二钱 血竭二钱 牛黄三钱 片脑二钱五分 丁香二钱 胡黄连二钱五分 天竺黄二钱,共为细末,徐徐下油搅匀,将药装磁器内,封固严密,勿近土气。如要用时,放锅内滚汤顿化,用大红缎,或绢或布,加厚棉纸一层,摊药,随病患大小可贴。贴膏时先用热水浴过后贴,再用熨斗在膏上熨百遍,七日一换,熨法如前。忌食生冷、瓜果、油腻、面食、一切发物。其方治痞屡验,更疗左瘫右痪、遍身筋骨疼痛、腰腿软弱、心腹冷痛、瘰疬鼠疮、无名肿毒、男子遗精白浊、妇人赤白带下、月经不调,封贴肚脐,无有不效。

倪士奇引用百余字遗训赞扬他爷爷"研之极精,见之极确",恰恰就像针对现代中医的弊端说的:"疾"字从"矢",谓六淫之中人也,此外因也;"病"字从"丙",从"内",谓之从五脏者,其蒸徐徐,与七情比而为祟,此内因也;"证"字从"干证"之"证",如病在太阳而头痛者,病在阳明而齿痛者,皆证也;"候"之为言,每一疾病俱有几候,即以中风一病而言,凡有三候,有中脏候,有中腑候,有中血脉候。看到这一段对疾、病、证、候的简明扼要总结,我是眼前一亮,犹如耳提面命。足以矫目前轻辨病重辨证,忽辨候之枉。犹如敞开胸襟,直叹大道不孤。

肯将家传秘方公之于众,确是倪士奇过人之处。这不,在"治闵夫人惊恐不寐及经闭腹痛"案中,对"经闭瘀结腹痛之候"又用琥珀膏四两,"痛止瘀散,经事忽下"。琥珀膏是其爷爷"遇异人所传之仙方","此膏治男妇大小一切痞块,无论远年近日,神效。"法用真血珀一两,红花一两,砂仁五钱,归尾五钱,共为极细末,加砂糖八两,以酒稀和……空心热酒送下。

　　我们现在不重视劳伤这个病因,忽略痰饮病名的诊断。事实上,张仲景在《金匮要略》中明言"劳伤""皆为劳得之"。倪士奇"治汪遗民素劳心神兼有积饮"案中,通过诊脉,排除外感,直言:"平日素劳心神,抑遏肺气,兼有积饮在肺胃间耳。不必过虑,但宜速治之,迟则恐成肺痿。遗民闻肺痿二字,愕然曰:第嗽中正带红紫之血痰,此兼之以右胁疼痛,身躯不能展转,兄言是也。余应曰:不妨,但能戒饮酒,茹淡,清心寡欲,慎气以守余戒,余保兄旬日霍然也,否则缠绵,未可速愈。"从这段话中,可以看出"肺痿"在当时人们意识中,就是重病,而且也不少见。医患对话,与我们现今对可疑肺癌患者的应对回答,极为相似。这从"医学社会学"的角度,旁证了我提出的"肺癌可从肺痿论治"观点,也对探讨肺癌产生的原因,预防肺癌的发生发展意义重大。

第二章　理论新探

第一节　病因病机

对于肿瘤的病因病机,中医颇有独到见解。但总体不外六淫外袭、七情内伤、饮食劳伤等病因和正虚邪实、脏腑失调、气滞血瘀、痰湿凝聚、毒热内结等基本病机。

风、寒、暑、湿、燥、火,此六气在非其时而有其气,或太过、不及,或来之太猛,则易侵犯人体,客于经络,扰其气血,使阴阳失调,气血逆乱,气滞血瘀,痰湿凝聚,日久成积,积久不消而为肿瘤。相当于现代医学所谓的化学的、物理的以及病毒等致癌因素。喜、怒、忧、思、悲、恐、惊,属于人体正常的情志活动,过度或持续时间过长,引起气机逆乱,则可导致许多疾病,所谓"百病皆生于气"。从中医的观点看,肿瘤的发生发展几乎都与七情内伤有关。另外,中医早就认识到饮食不节,过食辛辣寒凉,或过度劳伤,从而可导致气虚寒凝等影响到肿瘤的发生发展。

"正气存内,邪不可干""邪之所凑,其气必虚",不仅对普通疾病的发生有概括作用,而且深刻地揭示了肿瘤发生的根本原因。脏腑失调在肿瘤的发生发展中具有重要意义。如心火亢盛,毒热内结,痰火流注之茧唇;肺气不降,水津停聚之鼓胀;脾虚生痰之瘿瘤瘰疬;肝气郁滞之乳癖,肾精枯竭之噎膈。积聚之产生与脏腑功能失调有关。七情内伤导致的气机逆乱与肿瘤密不可分。气行则血行,气滞则血凝。《内经》就有"喜怒不适……积聚以留"的观点。痰湿既是脏腑功能失调的病理产物,有时也是致病因素,故有"百病多由痰作祟"的说法。瘿瘤瘰疬每每是由痰湿凝聚而成。火热炽盛谓之毒,许多肿瘤是由感情抑郁,气滞化火,日久成毒,火毒挟痰血凝结而成。初期火毒鸱张,属于病进之象,若病久体虚,瘀毒内陷,转为阴毒,则成阴疮恶疽,翻花溃烂。

一、风邪入里成瘤说

风为百病之长,对肿瘤类疾病来说也不例外。从擒贼先擒王,打蛇先打头,抓主要矛盾的观点来看,风邪在肿瘤发生发展、诊断治疗以及预后等方面的影响和作用应该是中医肿瘤学的重要研究内容。但近几十年蔚为大观的研究成果专著论文中,这方面的内容少之又少,或者说只是偶尔提及而已。可能因为有形肿块和无形风邪相去甚远的缘故,我们更容易想到的是瘀血、痰浊等有形之邪,这或许是中医治疗肿瘤效果难以进一步提高的症结所在。

(一)风邪入里成瘤的病因病机

《灵枢·九针》"四时八风之客于经络之中,为瘤病者也"一语,是风邪入里成瘤说的经典论述,也是本文立论成说的文献依据。"八风",不能简单地理解为"八面来风",哪八面啊,不同的风真有不同影响吗?西安地处中国中心,人们对八面来风感觉不敏感,所以总是唱着"不管是西北风还是东南风,都是我的歌我的歌"。而柳州地处北回归线附近,对南风、北风的感受最深,所以"翻风了""南风天"等术语体现在大众的日常生活中。不一样,就是不一样。其实,《灵枢·九宫八风》说得非常具体和超前,值得揣摩,"风从南方来,名曰大弱风,其伤人也,内舍于心,外在于脉,气主热。风从西南方来,名曰谋风,其伤人也,内舍于脾,外在于肌,其气主为弱。风从西方来,名曰刚风,其伤人也,内舍于肺,外在于皮肤,其气主为燥。风从西北方来,名曰折风,其伤人也,内舍于小肠,外在于手太阳脉,脉绝则溢,脉闭则结不通,善暴死。风从北方来,名曰大刚风,其伤人也,内舍于肾,外在于骨与肩背之膂筋,其气主为寒。风从东北方来,名曰凶风,其伤人也,内舍于大肠,外在于两胁腋骨下及肢节。风从东方来,名曰婴儿风,其伤人也,内舍于肝,外在于筋纽,其气主为身湿。风从东南方来,名曰弱风,其伤人也,内舍于胃,外在肌肉,其气主体重。此八风皆从其虚之乡来,乃能病人。"而且,紧接着说"故圣人避风,如避矢石焉"。

风邪具有的不稳定和变化多端的特点,入侵人体,或变为寒,或变为热,或进一步造成寒热胶结,气血津液的流动性受到了严重障碍,日久就成了肿瘤。

即如《素问·脉要精微论》："帝曰:病成而变何谓? 岐伯曰:风成为寒热,瘅成为消中,厥成为巅疾,久风为飧泻,脉风成为疠,病之变化不可胜数。"宋代医家的认识进一步深化和细化。《圣济总录》卷第五诸风门:"人生自幼……或冒热冲风,或大寒近火,或暴露寒湿,或刺损肌肤,扑伤肢体,或失节宣,或多嗜欲,缘此风趋诸窍。""盖祸患之机,藏于细微,非常人所预见。及其著也,虽智者不能善其后。""感之浅者,留于肌肤;感之深者,达于骨髓。"最新专著《一个"伤寒天才"的医道求索》也有相同观点:"风为阳邪……凡入里久,夹杂里之湿浊毒气,则发为癥瘕,故风药可消癥瘕,能活血,实为《伤寒论》治法之暗含之秘,人所少识。"

1. 心神不安是邪风入里的内在条件　人处在自然界中,因风气而生长,风与人终生为伍,为什么能成为侵犯人体的邪气呢。关键是内在原因,造成邪气入里的机会,正如《金匮要略·脏腑经络先后病脉证第一》"若人能养慎"则"不令邪风干忤经络",反之,脏腑功能失常,机体防御的空隙就是邪风入里的条件。造成这种空隙的关键在于心神不安,而影响心神的主要因素是伤心、忧心、劳心、惊心等,《灵枢·邪气脏腑病形》"愁忧恐惧则伤心",《灵枢·百病始生》"忧思伤心",《灵枢·口问》"悲哀愁忧则心动,心动则五脏六腑皆摇"。这是百病的始因,当然包括了肿瘤。所以,《素问·生气通天论》有"故风者,百病之始也,清静则肉腠闭拒,虽有大风苛毒,弗之能害"。《圣济总录》卷第一十四诸风门论曰:"风邪中人,以脏腑虚而心气不足也。人以气血荣卫为正,以风气外至为邪,脏腑虚而心气不足,则风邪乘虚而干之。"

2. 肾虚精亏是邪风入里的重要因素　正如我们经常说到的"伤寒偏打下虚人",风邪乘虚而入,肾精亏虚造成的空隙值得重视。《医级》:"惟是房劳内风,深留于阴,其气之游溢于上下者,其变迁情状不一:有为面瘫而作风水;有为攻痛而动疝邪;有风起水涌,而为痰饮泻利;有邪留募原,而结痃癖瘕。"

据我临床观察,肿瘤患者有几乎共同的心理特征,就是操心太久、忧心太过,纠结太多,心急气躁,缺乏宽宏、淡定、从容、平常的心态。

3. 春冬两季是风邪入里成瘤的主要季节　四季均可受风,但以春、冬两季为最。《小品方》:"有恶肉病,身中忽有肉如赤豆粒,突出便长,推出不息,如牛马乳,亦如鸡冠状也。不治其为自推出不肯止,亦不痛痒也。此由春冬时受恶风入肌脉中,变成此疾也。"

4. 腧穴是邪风入里成瘤的通道　风邪在中医病因学说占有重要地位。

《素问·风论》不仅全面论述了风邪致病的广泛性、变化的复杂性,还明确指出了邪风入里的通道:"风中五脏六腑之俞,亦为脏腑之风。"而脏腑之风从其所述的临床表现来看,大多就是肿瘤的表现。如"肾风之状,多汗恶风,面疣然浮肿,脊痛不能正立,其色炲,隐曲不利,诊在肌上,其色黑。胃风之状,颈多汗,恶风,食饮不下,鬲塞不通,腹善满,失衣,则䐜胀,食寒则泄,诊形瘦而腹大。"《金匮要略·五脏风寒积聚病脉证并治第十一》可以说就是讲五脏乃至六腑肿瘤症状、诊断、鉴别及预后判断的。"肝中风者,头目瞤,两胁痛,行常伛,令人嗜甘""脾中风者……按之如覆杯"等,均是其例。清·曹庭栋《老老恒言》就明确指出:"五脏俞穴皆会于背,如不慎则为中风之源也。"

5. 多种因素综合是邪风入里成瘤的病机特点　肿瘤的产生绝不可能只一个成因,而是风邪为主的多种因素交织纠结所致。首先,肿瘤的产生是虚邪之风与身形之风共同作用的结果。《灵枢·百病始生》早有名言:"虚邪之风,与其身形,两虚相得,乃客其形……留而不去,传舍于肠胃之外,募原之间,留着于脉,稽留而不去,息而成积。"其次,风与寒热津液等胶结日久,是形成多种肿瘤的重要特点。《灵枢·刺节真邪》具体论述了虚邪之风入里的病机特点与形成不同肿瘤的各种条件:"虚邪之入于身也深,寒与热相搏,久留而内著。寒胜其热,则骨疼肉枯,热胜其寒,则烂肉腐肌为脓,内伤骨,内伤骨为骨蚀。有所疾前筋,筋屈不能伸,邪气居其间而不反,发为筋瘤。有所结,气归之,卫气留之,不得反,津液久留,合而为肠瘤,久者数岁乃成,以手按之柔。已有所结,气归之,津液留之,邪气中之,凝结日以易甚,连以聚居,为昔瘤,以手按之坚。有所结,深中骨,气因于骨,骨与气并,日以益大,则为骨瘤。有所结,中于肉,宗气归之,邪留而不去,有热则化而为脓,无热则为肉瘤。"充分展示了风邪的多变性和致瘤的多样性。积聚、瘿瘤、恶肉、乳石痈、恶核等现在公认基本上是古代描述恶性肿瘤的疾病,也往往是风邪与其他邪气相互胶结而成。积聚是腹部肿瘤的古代名称,《诸病源候论》:"积聚者,由阴阳不和,脏腑虚弱,受于风邪,搏于脏腑之气所为也。"瘿瘤相当于恶性肿瘤,《诸病源候论》中就提出了"凡肿,挟风冷则不消,而结成核也"的观点。在恶肉候中提出的"恶风所伤,风入肌肉,结瘀血积而生"则明确了风邪与有形的瘀血相合形成肿瘤的情况。核肿候所描写的症状与肿瘤的淋巴转移多所相似,"恶核者,肉里忽有核,累累如梅李,小如豆粒,皮肉燥痛,左右走身中,卒然而起,此风邪挟毒所成。"乳石痈相当于乳腺癌。《诸病源候论》谓乳石痈"为风寒气客之,则血涩结成痈肿"。均提示风邪入里成瘤之不可轻视。

（二）风邪入里成瘤的临床表现

风邪潜伏，症状多端，若不留意，很容易视而不见，听而不闻，徒失中医之独特视角。《医级》说得很全面："风根之结，惟兼行消补，若误治，必转涩癃。若夫病之变迁无定，缠绵不已者，其初极微，其极必甚，或朝暮微咳数声，或经络不时动惕，或筋骨时见酸痛，或大便乍溏忽结，或头目时为眩晕，或饮食忽尔减增，或时汗而多嚏，或痰嗽而面浮。面色乍变，脉情乍更，或指臂时为麻木；或肢体隐现疹斑；或晴雨更风而忽增咳嗽；或天时欲变而忽作汗烦。是皆伏气流变，渐欲发病情状。"结合肿瘤临床，风邪入里成瘤的临床表现主要有：

1. **瘙痒** 瘙痒是风邪入里成瘤的突出临床表现。风胜则痒，在许多情况下，皮肤瘙痒是恶性肿瘤的早期表现，也是恶性肿瘤减轻和恶化的晴雨表。脑肿瘤病变侵及第四脑室底部时，常引起剧烈、持久的瘙痒，尤以鼻孔瘙痒为剧烈。霍奇金病患者，腿部可发生持久的瘙痒。内脏的癌症，如胃癌、肠癌、肝癌及卵巢癌、前列腺癌均可发生顽固性瘙痒。这些肿瘤切除后皮肤瘙痒一般可随之消除，当肿瘤复发时可再次发生瘙痒。腋窝是淋巴结聚集的地方，大多数腋下瘙痒的病例是非癌症皮肤状况引起的。然而，淋巴瘤和炎性乳腺癌是两种可能导致腋下瘙痒的癌症。瘙痒影响约33%的霍奇金淋巴瘤患者和约10%的非霍奇金淋巴瘤患者。瘙痒可能发生在有淋巴结的位置，身体不同部位有数百个淋巴结，包括腋窝，其他可能痒的地方包括小腿等。在某些情况下，瘙痒可能会影响整个身体。炎性乳腺癌是一种罕见的乳腺癌，可能导致乳房和周围区域瘙痒。

2. **疼痛** 疼痛是恶性肿瘤的重要特征，也是多种原因形成的。而痛无定处、环脐而痛、攻冲作痛则是风邪入里成瘤的标志。因风善行而多变，故痛无定处者，多从风立论。《素问·奇病论》："伏梁，此风根也。其气溢于大肠而着于肓，肓之原在脐下，故环脐而痛也。"《金匮要略·腹满寒疝宿食病脉证治第十》："夫瘦人绕脐痛，必有风冷，谷气不行，而反下之，其气必冲。"都明确指出了风邪所致腹痛的病症特点是环脐而痛。腹部恶性肿瘤的晚期，形体消瘦就是恶病质的表现，而且肿块巨大，轮廓可见，痛不欲生，吐不能食，颇似《金匮要略·腹满寒疝宿食病脉证治第十》大建中汤证的生动描述："心胸中大寒痛，呕不能饮食，腹中寒，上冲皮起，出见有头足，上下痛而不可触近。"虽然本段条文没有提到"风"，但从本章"夫瘦人绕脐痛，必有风冷……其气必冲"的描述和仲景风寒互略的行文风格（如伤寒未必不兼风）来看，再结合个人多年肿瘤临床的体验,可以说环脐而痛、攻冲作痛是风邪入里成瘤的标志。肺主皮毛,风邪带领寒湿之邪,经皮毛入里,伤筋动骨引起的关节疼痛在肺癌病中表现明显。医学上将此种现象称为肺癌性骨关节病,是最常见的一种肺癌性肺外表现。出现关节肿胀、疼痛等症状,以髋、踝、膝、腕等大关节为主;四肢骨远端变得粗大且有疼痛;指甲呈圆形凸出(杵状指),甲床周围红晕;肢端有疼痛、发胀及麻木的感觉。当手术切除肿瘤后,关节疼痛、肿大便可迅速缓解、消退,而杵状指需 3~4 个月后才会消失。老年人肺癌合并关节痛的发生率占 10%~20%。这些关节疼痛症状与"关节炎"极其相似,但如果拍 X 线胸片,就会显示出肺癌征象。肺癌性骨关节病变往往先于肺部症状数月或更长时间出现。

3. 面目色变 恶性肿瘤患者的面赤,往往是风邪上扬的表现,所以《金匮要略·脏腑经络先后病脉证第一》有"面赤为风"之说。《素问·风论》则谓"风气与阳明入胃,循脉而上至目内眦,其人肥则风气不得外泄,则为热衷而目黄;人瘦则外泄而寒,则为寒中而泣出"。这里实际上已为目青是胃(肝)经风寒提供了注脚。《素问·风论》指出肺风其色白,心风其色赤,肝风其色青,脾风其色黄,肾风其色黑,则有泛泛而谈之嫌。根据临床体会以及理论探索,我认为[①]以面色黧黑为显著特征的黑疸,多见于肝癌、胆囊癌而伴有黄疸的病例,或者说是伴有黄疸的肝癌、胆囊癌病情进一步发展的一种特殊病症表现。

4. 多汗恶风 临床上肿瘤患者出现多汗恶风的概率很大,既是表虚、气虚、营卫不和的症状,也是风性疏泄的致病特点使然。所以《素问·风论》中的五脏之风均以"多汗,恶风"为首见、必见症状。

5. 完谷不化 传统上将完谷不化责之脾肾阳虚,实际上多为风邪作祟,风性善行故也。临床上胃癌、结直肠癌术后、肝胆恶性肿瘤等患者动辄腹泻,食入即泻,甚至完谷不化,而且多伴有肠鸣腹胀。《素问·生气通天论》"春伤于风,邪气留连,乃为洞泄"。洞泄,就是食入即泻。明代医家王肯堂明确指出"风则米谷不化而完出""风泻,完谷不化"[②],叶天士医案中也有"腹鸣泄泻不止,久风飧泄""腹鸣䐜胀,清晨瘕泄,先以熄肝风"[③]的见解。《名医类案》卷四的小续命汤案:"吕沧洲治一人,病下利完谷。众医咸谓洞泄寒中,日服四逆、理中等,弥剧。诊其脉两尺寸俱弦长,右关浮于左关一倍,其目外眦如草滋,盖

① 范先基,石彧,张定进 . 王三虎治疗黑疸病经验[J]. 中医杂志,2006,46(11):820-821.

② 郭博信 . 明清临证医话精选[M]. 太原:山西科学技术出版社,2006:235-237.

③ 潘华信,朱伟常 . 叶天士医案大全[M]. 上海:上海中医药大学出版社,1994:331.

知肝风传脾,因成飧泄,非脏寒所致。饮以小续命汤,减麻黄,加白术,三五升痢止。"也为佐证。

6. 远处转移　恶性肿瘤的特征之一就是远处转移,而这正是风邪入里成瘤的重要证据。在某种意义上说,没有风邪就不称其为恶性肿瘤了。现代学者[①]虽然已经认识到这一点,即"内风暗旋,肝风内动为恶性肿瘤的病理机制之一,是恶性肿瘤转移的基本条件",但还是局限于内风。实际上,外风入里,为始,为长,更加重要。

(三) 风邪入里成瘤的证治特点

1. 证型复杂　风邪入里成瘤实质是风邪与寒、热、湿、痰、气机、津液、瘀血等夹杂致病,人体阴阳的平衡就是被风邪的变化多端、肆无忌惮所破坏的。表现在症候上是主次先后变化快,涉及脏腑经络多,病情轻重差异大,对辨证的及时全面、精细准确有更高的要求。我们只能以广阔的视角,敏锐的观察,切实的证据,持久战的思想来辨证,使之能曲尽病情,而不是以正虚邪实、癌毒泛滥等简单词语,草草应付。

2. 综合治疗　因为肿瘤往往是以风为主的多种因素共同作用的结果,所以,肿瘤的治疗原则中西医不谋而合,这就应综合治疗。要求多式多样的方法,诸如中西医结合,手术治疗与放疗结合,内服与外用结合,等等。如《小品方》治恶脉病方,"宜服五香连翘汤及竹沥汤。镵去恶血,敷丹参膏""积日则差"。正是古代能够想到做到的多靶点、全方位综合治疗的结果。而且,从全程来说,既要着眼于肿瘤的消退,更要注意风邪等邪气的隐现和脏腑功能的恢复。从未病先防,病中防变,到病后防复,真正建立围肿瘤的战略圈。

(四) 风邪入里的治疗方法和时机

《医级》一书在调理方法上有超人见解:"大凡患是症者,必劳心劳力,纵情竭欲之人。病即及身,要在摄身节欲为主,再调以养身培元药食。妇人逐调经候,男子谨慎滑遗,药毋过敛,治毋亟功。秋冬天气收藏,纵用攻风之剂,亦难捷效。惟春夏气升生长之际,其气上升外达,酌补托渐次调治,则自然渐次达表而愈。"

---

① 　贺用和,韩静. 论"风"与肿瘤转移[J]. 中国中医基础医学杂志,2006,12(2):124-126.

（五）风邪入里成瘤的针对方剂

1. 治万病积聚方　出《备急千金要方》卷十一，仅用蒺藜一味药单行成方，足见此药在抗肿瘤抗癌方面的不可轻视。刺蒺藜，又称蒺藜子、白蒺藜等，功能祛风解郁，明目止痒。治疗肿瘤，源远流长。《神农本草经》谓"主恶血，破癥结积聚"，《名医别录》谓"主身体风痒"，揭示了其治疗"肺痿"的药理机制。其后也有单味刺蒺藜白汤作糊调服治疗"乳岩作块肿痛"[①]的秘方，可能是受本方的启发。

2. 独活寄生汤　出自《备急千金要方》卷第八，由独活、桑寄生、杜仲、牛膝、细辛、秦艽、茯苓、桂心、防风、川芎、人参、甘草、当归、芍药、干地黄共十五味药组成。具有祛风湿、止痹痛、益肝肾、补气血的功效，是中医治疗腰背痛、四肢关节疼痛的效方。我在多年的肿瘤临床中，应用独活寄生汤确实缓解了不少骨肿瘤以及癌症骨转移患者的疼痛，延长了他们的生命，提高了其生活质量。因为抓住了风邪这一主要矛盾，所以独活寄生汤实质上具有了现代意义上的抗肿瘤作用。[②]

3. 丹参膏　出《小品方》，"治恶脉及恶核、瘰疬、风结诸核肿痛"，由丹参、秦艽、独活、莽草、蜀椒、白及、牛膝、菊花、木防己、乌头等，配苦酒、猪膏熬制成膏，"涂诸疾上，日五六，至良。"为外用方治肿瘤开一法门。

4. 冲和膏　李时珍在《本草纲目·紫荆·发明》云："紫荆气寒味苦，色紫性降，入手、足厥阴血分。寒胜热，苦走骨，紫入营。故能活血消肿，利小便而解毒。杨清叟仙传方有冲和膏，以紫荆为君，盖亦得此意也。其方治一切痈疽发背流注诸肿毒，冷热不明者。紫荆皮（炒）三两，独活（去节，炒）三两，赤芍药（炒）二两，生白芷一两，木蜡（炒）一两，为末。用葱汤调，热敷。血得热则行，葱能散气也。疮不甚热者，酒调之。痛甚者，加乳香。筋不伸者，亦加乳香。大抵痈疽流注，皆是气血凝滞所成。遇温则散，遇凉则凝。此方温平。紫荆皮乃木之精，破血消肿。独活乃土之精，止风动血，引拔骨中毒，去痹湿气。芍药乃火之精，生血止痛。木蜡乃水之精，消肿散血，同独活能破石肿坚硬。白芷乃金之精，去风生肌止痛。盖血生则不死，血动则流通，肌生则不烂，痛止则不焮，风去则血自

① 宋立人，洪恂，丁绪亮，等 . 现代中药学大辞典［M］. 北京：人民卫生出版社，2001：1204.

② 张若楠，王三虎，任东青 . 独活寄生汤对荷瘤小鼠的抗肿瘤作用研究［J］. 中国实验方剂学杂志，2007，13（10）：28-31.

散,气破则硬可消,毒自除。五者交治,病安有不愈者乎?"这不仅是对一个方剂的讲解,更是对风邪治病以及祛风消肿瘤的高度概括。其中许多观点,贯穿了肿瘤治疗的多个方面。

（六）风邪入里成瘤的靶向药物

1. 祛风止痛药 防风、羌活、独活、徐长卿等,对肿瘤的疼痛,可以起到标本兼治的效果。

2. 祛风补虚药 山药、石楠、豨莶草、桑寄生、何首乌等。山药,古名薯蓣,既是寻常菜蔬,又是健脾补肾的食疗药。在抗癌方面,长于祛风补虚。《金匮要略·血痹虚劳病脉证并治》"虚劳诸不足,风气百疾,薯蓣丸主之",言犹在耳。《本草纲目·百病主治药·风虚》对薯蓣有"去冷风,头面游风,强筋骨,壮脾胃"的总结,祛风的功能尤其突出,值得深思。石楠是李时珍感叹已经被遗忘的古代三大治风妙药之一,《本草纲目·百病主治药·风虚》条下,有"石南,逐诸风"的总结,《本草图经》有豨莶草"治肝肾风气,四肢麻痹,骨间痛,腰膝无力者"的论述,而临床实际上我体会到一味石楠或一味豨莶草都有独活寄生汤的功能。惟逐风石楠力强,补肝肾豨莶草为胜。

3. 攻毒祛风药 全蝎、蜈蚣、蜂房、乌梢蛇均是以毒攻毒型抗癌常用药,实际上祛风之功大于攻毒。多用于脑瘤、椎管肿瘤等。

4. 化痰祛风药 天麻、天南星作为化痰祛风药,恶性淋巴瘤必用,天麻长于治眩晕,天南星长于消肿块。

5. 活血祛风药 红花、老鹳草。《金匮要略·妇人杂病脉证并治第二十二》"妇人六十二种风,及腹中血气刺痛,红蓝花酒主之",说明红花不仅是活血药,更是祛风药。《本草纲目拾遗》谓老鹳草"祛风,疏经活血,健筋骨,通脉络",《滇南本草》谓老鹳草"祛诸风皮肤发痒,通行十二经络",均是理论依据。只不过,红花以活血为主,长于止痛,老鹳草以祛风为尤,长于止痒。

6. 祛风燥湿药 马齿苋、白鲜皮作为祛风燥湿药,常用于恶性肿瘤的顽固性瘙痒。

7. 祛风散寒药 花椒应该是张仲景治疗腹部肿瘤的要药,以大建中汤、乌梅丸为代表。《名医别录》谓花椒"除六腑寒冷……散风邪瘕结"、《日华子本草》谓其"破癥结",说明花椒以祛风散寒来消肿瘤,颇能新人耳目。《备急千金要方》卷十五的椒艾丸,以蜀椒为君药,配合艾叶、干姜、赤石脂、乌梅,"治三十年下痢,所食之物皆不消化,或青或黄,四肢沉重,起即眩倒,骨肉消尽,两足逆冷,腹中热,苦筋转,起止须扶,阴冷无子。"我们不仅从适应证上看出肠道肿瘤的表现和恶病质,也能从"所食之物皆不消化"——完谷不化,发现风邪入里致积的线索。在《备急千金要方》卷十七《肺脏》、卷十八《大肠腑·咳嗽第五》共 22 方用到川椒或蜀椒,其中单味二方,第一味二方,占两卷 188 方的九分之一强。如江南度世丸:治万病癥结积聚……蜀椒(第一味,还有十九味);大度世丸:治万病与前状同者方……蜀椒;再如蜀椒丸:治上气咳嗽,太医令王叔和所撰御,服甚良方……蜀椒。从发现花椒祛风散寒止痛抗肿瘤到临床每每取得显效,我体会到了读书、看病、写文章的乐趣。

(七)风邪入里成瘤的治疗转归

邪气由表而入,亦当由表而出。当年的临床经验,观察到风邪入里成瘤的患者,服用相关药物后往往出现邪气由里出表的反应。论其表现,一为风团瘙痒,最为常见。多半不是用药之初,每见于一周后,不见得都有祛风药,即使化疗药也可导致。乃邪气凝结得以解散,风邪游离而出使然。这类患者往往反应虽重,疗效却明显。与平平稳稳、不痛不痒者迥异。《金匮要略·水气病脉证并治第十四》"风气相搏,风强则为隐疹,身体为痒,痒为泄风",历历在目。若风寒相伴着,药后身痛或局部反见疼痛,乃药到病所,正邪交争,即将散出之征。风湿混杂者,每每皮肤水疱密集成片,也邪由表出之征,不必惊慌,静观其变可也。严重者,暂停两天,继续服前方,痒痛渐渐减轻为证。我观察到,人参是最多见的驱邪外出药。"副作用"有多大,正作用就有多大。《医级》:"其愈之状,或多汗常濡,反见神强胃健;或陡形疹斑癣疥之类,则内病外出而无大患矣。"不过,从另一方面来看,很可能是我们在攻补上次序出了问题,也就是邪气尤其是腹中痰饮阻滞未祛的情况下,用人参一类大补药使本可和解从大便而出的邪气外溢肌表。《读医随笔》卷四《发明欲补先泻夹泻于补之义》:"胃中痰水,不先涤去,遽行健脾补气,气力充壮,将鼓激痰水四溢,窜入经络,为患更大。每见有服补药,反见遍身骨节疼痛;或有块大如桃李,行走作痛;或肢节忽然不便;或皮肤一块肿麻木,冷痛如冰,如刺如割;或脉伏结不调;人以为补药将痰补住,非也,是补药将痰鼓出也。"

邪气从大便而出的情况更为常见。我们发现,在没有通便药的情况下,服药后往往腹泻不止。对于这种情况,久思不得其解。终有一日,《伤寒论》第278 条"虽暴烦下利日十余行,必自止,以脾家实,腐秽当去故也"映入眼帘,乃恍然大悟。排毒,排毒,机体功能恢复,风为百毒之首,大便是排毒外出的便捷通道。要确认"是福不是祸",当细审药证相符,再问其身体感觉。往往是大便虽多,然精神不减甚至清爽。而且,便次越来越少,终至正常可证。得药而吐者也有邪气外出者,多见于病在中焦或上焦。不能见吐就缩手,有时候,这吐来之不易,往往想让吐而不得呢。服药后迅速吐泻,首先是风邪外出的征兆。

(八) 风邪入里成瘤的预防

孙思邈《千金翼方》卷十七说得太明白了:"当须绝于思虑,省于言语,为于无事,乃可永愈。若还同俗类,名利是务,财色为心者,幸勿苦事,医药徒劳为疗耳,宜于此善以意推之。""不失其所者久,死而不亡者寿"这句出自老子《道德经》第三十三章的名言,也许只有肿瘤科医生才能理解其真实含义。得了大病,只有心如死灰才可能起死回生,心死而身活嘛。知易而行难,与诸君共勉。

明代医家即使强调风药,也语重心长地说出防风的关键在于自身。《医学入门·杂病用药赋》:"风飘浩荡之气,无处不中;头面诸阳之会,有风先入。防风省风,莫要于顺气导痰……御风搜风,不过乎清心换骨。"

清代文献学家俞曲园提倡养善心去恶心的养生理论。其《废医论》第七节为《去疾论》,专讲养生之道:"善养生者,消恶心而长善心,故吾身不病。善心为主,四体从之,其气和调而畅达,流行于营卫之间,而足以御风雨寒暑之变,故其为人也不病,虽有病也不死。不善养生者,消善心而长恶心。恶心为主,四体违之,其气缪戾而底滞,非但不足御风雨寒暑之变,甚者挟吾心而妄行为狂易之疾,故其为人也恒病,病轻者以之重,病重者以之死。唯有长其善心,消其恶心,使太和之气洋溢于体中,而蒸熏乎四肢,颜色悦怿,须发密黑,骨节坚强,寿命久长。"我国传统养生理论与养生方法首重"养心",但大多不举养生细目,俞氏以"长善心""消恶心"两个细目以养心,可谓抓住了养生关键,是养生祛风的另类观点。开一家眼目,值得重视。

(九) 验案

钟女士,37 岁,柳州市人。2011 年 2 月 21 日以腰及全身关节疼痛半年为主诉,在我院行 MRI,发现 L_{4-5} 平面小结节影为 6mm,考虑神经源性肿瘤可能性大。舌淡红,脉沉细。证属肝肾亏虚,气血不足,风寒入中,督脉不通。法当散风寒,补肝肾,益气血,通督脉。以独活寄生汤化裁。药用(中药颗粒剂):独活 12g,羌活 10g,防风 10g,威灵仙 20g,熟地黄 20g,骨碎补 20g,龟甲 10g,当归 12g,川芎 12g,赤芍 12g,葛根 30g,全蝎 6g,蜈蚣 5g,路路通 10g,皂角刺 10g,鹿角霜 10g,5 剂,每日 1 剂,开水冲化,分 2 次服。

2011 年 3 月 13 日第 5 诊,病情稳定,患者自述剧烈运动后遗尿,乃在上方基础上加补气的黄芪 30g,党参 12g,白术 10g,7 剂,每日 1 剂,开水冲化,分 2 次服。

2011 年 5 月 26 日第 18 诊,自述全身关节疼痛渐次消失,小便复常月余。复查 MRI,提示腰椎失稳,未见占位性病变。

按:从某种意义上说,中药颗粒剂就相当于古代的散剂,古人用药剂型很重要,汤者荡也,丸者缓也,散者散也。我以为肿瘤患者用散剂散其邪实非常合适。《景岳全书》引华元化对剂型之论述则更加全面:"散者,能驱散风邪暑湿之气,撼阴寒湿浊之毒,发散四肢之壅滞,除剪五脏之结伏,开肠和胃,行脉通经,莫过于散也。"颗粒剂要能完全按照医生的用量折算,对于不传之秘在于量上的中医来说,非常合适。

(十) 同行评议

周长虹 2018 年 11 月在世界中医肿瘤大会网站上发表一则评论:"拜读了王三虎老师治癌经验,深有同感。回想当年侍诊于恩师赵绍琴之侧,目睹恩师治疗许多癌症病人,常以风药取效。赵老认为癌症的发生常因邪阻气机,郁热不得宣泄,内窜营络,导致气血阻滞而发病。治疗常遵叶天士'入营犹可透热转气'之训,用风药轻清灵动之品,条畅气机,给邪气以出路,药仅数味,轻描淡写,屡收奇功。他自己 50 多岁即患喉癌,自己用中药调理而愈……他最爱用荆芥炭、防风、秦艽、蝉蜕、僵蚕之类,最忌讳大剂寒凉滋腻之品。"大道不孤,前贤认识之深,后学崇拜不已。

二、寒热胶结致癌论

近几十年来,中医抗癌的临床进展迅速,成效也较为突出,已经成为公认的抗癌方法之一而不可或缺。但是,关于癌症病因病机等方面的理论研究却相对滞后,甚至可以说没有明显突破。这也是临床抗癌效果难以大幅度提高的根本原因。我在肿瘤临床中体会到,寒热胶结就是形成多种癌症的主要病机,是癌症之所以成为难治疾病的症结所在。

(一) 问题的提出

首先,食管癌、胃癌、宫颈癌的治疗过程,往往是寒热并用的过程。由于早年我就提出了寒热并用方半夏泻心汤的临床应用指征[1]，并取得了治疗疑难杂症的良好疗效，所以在肿瘤临床上，我尤其注意寒热并用法治疗癌症，每每能药性平稳，渐次取效，消积聚于潜移默化之中。这可能至少是连续用药数百剂，坚持几年时间跟随我单纯用中药门诊治疗的一批癌症患者选医择药的原因之一。然而，寒热错杂是常见的病机，寒热并用诸方的临床效果也很好，少则三五剂，多则二三十剂就能取效以致痊愈。癌症用寒热并用方，即使辨证准确，用药无误，服百余剂也是常事。这就说明，癌症的寒热并见实际上不是寒热错杂而是寒热胶结。再以噎膈为例从理论上分析，尽管早在巢元方《诸病源候论》中就有五噎(气、忧、食、劳、思)五膈(忧、恚、气、寒、热)之说，但历代医家关于噎膈病机的论述还是各有所见，孙思邈主"寒"，朱丹溪、赵献可主"热"，不一而足。明代著名医家张介宾从实践中体会到噎膈的治疗大要，差不多就反证了寒热并存这一基本病机的存在。即："诸家治噎，古法用人参、黄芪以补元气，御米、粟米以解毒实胃，竹沥以清痰散结，干姜以温中，生姜以去秽，牛羊乳以养血润液，当归以润燥，用此数者为主治，其余因证而增减之，俱是良法。"在清代医家如叶天士[2]、吴鞠通、张聿青治噎膈案，也有寒热并用之例。都为提出寒热胶结说做了铺垫。

（二）寒热的来源

素体阳虚寒胜，或嗜食冷饮，喜食生冷食物，或外感寒邪，由表入里，或久居寒凉之地而失于防护，或久病伤阳，或误用、过用寒凉药物，或多种疾病导致阳虚生寒，等等，均是内寒形成的原因。素体火热内盛，或嗜食辛辣厚味和烟酒，喜食热烫食物，或外感热邪，由表入里而化热，或情绪不畅，气郁化火，或病历日久，痰湿、瘀血化热，或阴虚火旺，或误用、过用燥热药物，等等，均是内热形成的原因。单纯寒热的进一步发展，病程日久，往往演变成寒热错杂、寒热并见。素体胃寒而嗜食辛辣厚味、烟酒，常食热烫食物，或过用温热类药物，可以导致胃中寒热错杂。或本是寒病，但用热药不当，寒邪未尽去，邪热已中生，或如因肺热、肠热、肝胆有热等用寒凉药日久，方法不当，也易导致肺热胃寒、上热下寒、肠热胃寒等寒热并见的情况，日久气机不行，寒热与痰瘀相结，成积

① 王三虎，安娜.经方各科临床新用与探索[M].北京：科学技术文献出版社，1992：143.
② 王三虎，刘吉祥，李会云.叶天士肿瘤医案分析[J].第四军医大学学报，2002，23(10)903.

成块,则病位涉及多个脏腑,影响深远。以上都是我们日常可以想到的。风邪有不稳定和变化多端的特点,入侵人体,或变为寒,或变为热,或进一步造成寒热胶结,气血津液的流动性受到了严重障碍,日久就成了肿瘤。即如《素问·脉要精微论》:"帝曰:病成而变何谓? 岐伯曰:风成为寒热,瘅成为消中,厥成为巅疾,久风为飧泄,脉风成为疠,病之变化不可胜数。"《圣济总录》卷第一十三《诸风门》:"论曰:因于露风,乃生寒热。始感于腠理,腠理开则洒然寒,闭则热而闷。其风入于胃经,寒则物不化,故衰食饮;热则气内烁,故消肌肉;寒热相合,交争于中。"风成寒热给我们更多的启迪,使我们超脱视觉,格物致知,进一步理解寒热的产生。

（三）寒邪易侵的脏腑及治疗

寒邪致病的最大特点是疼痛,因寒主凝涩,寒主收敛,影响气血运行,不通则痛。无论寒从外感、内生,还是饮食习惯乃至医源性所致,往往易侵犯肺、胃、脾、肾、肝、心等脏腑。

寒从皮毛而入,肺脏首当其冲。肺癌临床虽然常常表现为肺阴虚内热证,但隐含着尚未全部化热的寒邪,也有寒凉药过度所致者,每每见于肺癌晚期和高龄患者。表现为痰稀如泡沫,色青白,不喜饮水,或只能啜少许热水,少动懒言,语低声微,面色虚浮,表情淡漠,咳则胸痛以致不敢咳嗽,小便清白,舌苔白或腻。治以干姜、细辛、灵芝、冬虫夏草、百部等。《备急千金要方》"治三十年嗽,百部根二十斤,捣取汁,煎如饴",良有以也。

胃是最容易受寒的脏腑,食物药物无不通过胃来受纳。脾与胃以膜相连,相依为用。寒热胶结往往以胃为府。各类癌症,即使表现为局部的热,而脾胃则容易因寒凉而受伤,也可寒从中生,以致寒热错杂。临床上多以脾胃虚寒的证型出现。脾胃虚寒表现为食欲不振,消化力弱,胃脘不适乃至疼痛,以手叉心,喜暖恶寒,或寒热均非所宜,服药则吐,严重时甚至闻到药味就想吐,或吐清涎,腹泻,体瘦如柴,舌苔白厚。以理中汤为的对之方。还可选用川椒、桂枝、砂仁、生姜等。在某种意义上说,治疗癌症的过程,往往是伤胃的过程,癌症的预后与胃气的存亡密切相关,癌症成为不治之症,往往是胃气败亡之时。所以治疗癌症当以顾护胃气为本,尤其重视脾胃之阳气。诚如《内经》所谓:"阳气者,若天与日,失其所则折寿而不彰。"

肾阳即元阳,为人一身之本。久病必及于肾,而且多半是阳虚生寒,或阴阳俱损。表现为畏寒蜷卧,腰肢冷痛,或四末不温,小便频数或失禁,下肢浮肿,面色黧黑,大便完谷不化。往往见于癌症后期的骨转移患者。临床上常用附子理中汤等方,药用附子、肉桂、鹿角霜、淫羊藿、补骨脂、骨碎补等。

肝经寒凝往往表现为面色青滞,少腹疼痛,喜温喜按,或肝癌晚期,剧痛难忍,泛吐涎沫,舌淡苔白,脉弦。常用吴茱萸、山茱萸、台乌药、小茴香。值得一提的是,肝肾虚寒往往同时并见。肝藏血,肾藏精,精血互化,气血互化,而肝肾气血不足,又外感风寒邪气,是许多癌症贯穿始终的重要病机。我在临床上,尤其是癌症骨转移的治疗中,发现独活寄生汤的组方特点,特别适用于癌症晚期疼痛和骨转移的治疗,补肝肾,益气血,散风寒,止疼痛,标本兼治,平稳可行,宜于推广。

寒水侵犯心脏,多见于癌症晚期,肾阳衰微,肾水凌心,心血瘀阻,表现为全身水肿,心胸憋闷疼痛,动则喘息,短气不足以息,心悸,舌淡青有齿痕,舌下脉络迂曲变粗,脉结代。多以参附汤、真武汤、四逆汤加味。

（四）热邪的分类、特点及其治疗

热邪致病的最大特点是发热,也是癌症发热的原因所在。细分之,可有下列原因:

血热:从卫气营血辨证来看,癌症的发热多属热入血分,耗血动血,表现为咯血、吐血、衄血、尿血、便血、崩漏等,血色鲜红,舌红绛,脉数。以犀角地黄汤为基本方。还可依证选用小蓟饮子、槐角丸等。

虚热:癌症病程日久,每每化火伤阴,阴虚则火旺。表现为发热时作,昼轻夜重,五心烦热,甚至骨蒸潮热,口燥咽干,面红颧赤,唇舌色红,脉细数。常用青蒿鳖甲汤、二至丸化裁。

湿热:湿热虽然不是癌症之主要病机,却很常见。湿热缠绵也是癌症病程漫长的一个原因。下焦病变,往往有湿热表现。如小便短赤,淋沥涩痛,大便黏滞不爽,里急后重,肛门外阴灼热湿痒,带下浊臭,舌苔根腻。常用四妙散加味。癌症之所以成为癌症,往往是多种病因病机的交织混杂。如宫颈癌、直肠癌、膀胱癌、输尿管癌等,多是血热、虚热、湿热三者并存,难分难解。若用上述方药相加,则庞杂无章,剂量过大。我在临床上,对这一类疾病,善用《备急千金要方》的三物黄芩汤。

瘀热:瘀血是形成癌症肿块的物质基础。既是癌症产生的因素,也是癌症形成以后影响血运的产物。所以,癌症发热每每兼有瘀血发热的因素。临床上以发热兼有肿块、疼痛、出血、舌质紫暗或有瘀斑,脉细涩为特点。常用水蛭、土鳖虫、桃仁、红花等。

痰热：中医认为怪病多痰，痰多怪病。痰与瘀血相仿，既是癌症产生的因素，也是癌症形成以后影响津液运行的产物。而且痰饮瘀血往往并见。痰饮日久容易化热。痰热的临床表现是头晕，手足麻木，肿块较软，舌苔黄厚腻，脉滑。温胆汤是的对之方。

毒热：毒热有两种含义，一是癌症患者，正气亏虚，易感温热毒邪；二是放、化疗或介入治疗之后，癌细胞大量坏死，癌毒入血所致。前者用清凉解表退热法，兼顾正虚，人参败毒散、小柴胡汤化裁。后者除半枝莲、白花蛇舌草、野菊花、虎杖、重楼等清热解毒药外，还可适当选用利水、通便、发汗等法，促进毒邪外出。

（五）寒热胶结的形成及其致癌机制

单纯的寒热，可以为病多端。但相对而言，诊断和治疗相对容易。寒热错杂、寒热并见等证，虽然病情曲折复杂，甚至属于疑难重症，但势必属于良性病变，也可以寒热并用之方法治疗。但若治疗不当，或病重药轻，浅尝辄止，迁延日久，正气受伤，或其人处境不顺，好钻牛角尖，郁怒难伸，气机郁滞，甚至气滞血瘀，或痰气交阻，有形之邪与寒热相合，则盘根错节，如胶似漆，难分难解，成积化毒而致癌。也就是说，寒热胶结往往是在寒热错杂、寒热并见的基础上，与有形之邪相合，日积月累而成积化毒致癌。这才是部分癌症的主要病机。此外，风邪入里导致的气机紊乱也是寒热胶结进而形成肿瘤的重要原因。

（六）寒热胶结致癌的证候特点

寒热胶结致癌最重要的证候特点是病程漫长，病症复杂，在同一时期，既有寒象，又有热象。如欲冷饮而饮之却不舒，欲热食而稍食即止，或热食则胃胀满而大便匀调，冷饮则胃舒而肠寒腹泻，甚或热凉均非所宜，舌红而苔白厚，舌质暗淡而苔黄。或者，疼痛、麻木等症状，遇寒加重，遇热亦加重，甚或相反，遇热减轻，遇寒亦减轻，但都不彻底。再如有盆腔肿瘤引起小便不通，舌红，应辨为热，但患者自述得热水洗澡则小便稍通。另外，寒热胶结，多与有形之邪相伴而成，表现为肿块坚硬，推之不移，疼痛拒按难忍，而远非普通疾病所能比拟，正如《素问·举痛论》所谓："寒气客于经脉之中，与炅气相薄则脉满，满则痛而不可按也。寒气稽留，炅气从上，则脉充大而血气乱，故痛甚不可按也"。

从治疗过程看,取效容易维持难,单纯用寒药或单纯用热药均非所宜,或者短暂有效,继则无效。即使寒热并用,不但要求寒热药之比例适宜,而且常常需要适时调整用量,或者变换方药,如胶似漆,难分难解,基本上不能一方一药应用始终。另外,癌症作为全身疾病的局部反应,其寒热胶结影响的范围要远远大于肿瘤本身。因此,即使肿瘤被切除或用某种方法破坏,寒热胶结的状况并不会完全消除,而是盘根错节,枝蔓纵横,只不过没有明显的成积化毒而已。仍需要长期用药治疗。不然,就会积少成多,卷土重来。

寒热胶结在临床中的特殊表现举例:广东韶关李女士,肝癌术后复发,胁脘剧烈疼痛,连及腰背1月。读《中医抗癌进行时:随王三虎教授临证日记》一书后来柳州市中医医院求治,服自拟软肝利胆汤3剂,疼痛反而加剧,每天注射2次吗啡仍不能完全控制。经细心问询,得知背痛冲热水方缓解,平素畏寒,只能喝热水,不能喝凉水,其夫也说她家深宅大院,阳光缺乏,自己去住几天就觉不适。方悟阴寒久积必有缘故。在软肝利胆汤的基础上加干姜12g,细辛8g,徐长卿30g,白芍30g。药后即刻痛减,3天来每天夜间注射1次吗啡即可,精神明显好转,食欲增加,舌红变浅,苔稍厚。患者大为感慨,不虚此行,乃极力鼓动其姐前来治疗卵巢囊肿。

广西合山市的张先生,患脊髓瘤,表现为手足麻木,遇冷加重,遇热也加重。

广西柳州市梁女士,患巨块型肝癌,面目黑黄,腹中胀痛,饮水喜欢要么热烫,要么冰凉,舌质淡,小便黄。

广西柳州市凌女士,患肺癌,自述遇冷则咳,遇热则汗多不适,冷水洗脸则头痛。

广西柳州市吴女士,患卵巢癌肺转移,既喜饮冷水,也喜饮热水,就是不喜欢不冷不热的水,舌质淡,苔薄黄。

（七）寒热胶结致癌的治疗方法

大大出乎意料的是,明确针对寒热胶结致癌的治疗方法,或者说把寒热和积聚癥瘕恶疮联系在一起,是从《神农本草经》开始的。开篇的《序录》:"下药一百二十五种为佐使。主治病,以应地,多毒,不可久服。欲除寒热邪气破积聚愈疾者,本下经。"《神农本草经》药物功效中含有"寒热""积聚""坚积""恶疮"者47味,即朴硝"除寒热邪气,逐六腑积聚,结固留癖";矾石"主寒热泄利,白沃阴蚀,恶疮目痛";滑石"荡胃中积聚寒热";禹余粮"主咳逆,寒热烦满,下利赤白,血闭,癥瘕";干地黄"除寒热积聚";卷柏"主五脏邪气,女子阴中寒热痛,癥瘕血闭";柴胡"心腹肠胃中结气,饮食积聚,寒热邪气,推陈致新";肉苁蓉"除茎中寒热痛……妇人癥瘕";熊脂"五脏腹中积聚,寒热羸瘦";雄黄"主寒热,鼠瘘恶疮";姜石(殷孽)"烂伤瘀血,泄利寒热,鼠瘘,癥瘕结气";石膏"中风寒热……腹中坚痛";阳起石"崩中漏下,破子脏中血,癥瘕结气,寒热腹痛";当归"寒热……诸恶疮疡";芍药"邪气腹痛,除血痹,破坚积、寒热、疝瘕";麻黄"除寒热,破癥坚积聚";丹参"心腹邪气,肠鸣幽幽如走水,寒热积聚,破癥除瘕";玄参"腹中寒热积聚";紫薇"妇人乳余疾,崩中癥瘕血闭,寒热羸瘦";鹿角"恶疮痈肿,逐邪恶气,留血在阴中";蜚虻"逐瘀血,破下血积,坚痞癥瘕寒热";蜚蠊"主血瘀癥坚寒热,破积聚,喉咽痹";䗪虫"主心腹寒热洗洗,血积癥瘕,破坚下血闭";海蛤"胸痛寒热";文蛤"主恶疮,蚀五痔";鳖甲"心腹癥瘕,坚积寒热,去痞息肉,阴蚀痔恶肉";鮀鱼甲"心腹癥瘕,伏坚、积聚寒热,女子崩中下血五色,小腹阴中相引痛";乌贼鱼骨"主女子漏下赤白,经枯血闭,阴蚀肿痛,寒热癥瘕";白垩"主女子寒热癥瘕,月闭积聚";大黄"下瘀血、血闭、寒热,破癥瘕积聚,留饮宿食,荡涤肠胃,推陈致新";巴豆"主伤寒温疟寒热,破癥瘕结坚积聚";葶苈"主癥瘕积聚结气,饮食寒热,破坚逐邪,通利水道";莞花"下十二水,破积聚,大坚,癥瘕,荡涤肠胃中留癖饮食,寒热邪气,利水道";狼毒"破积聚饮食,寒热水气,恶疮鼠瘘疽蚀";蜀漆"主疟及咳逆寒热,腹中癥坚痞结,积聚邪气";牡丹"主寒热中风……除癥坚瘀血留舍肠胃";紫参"主心腹积聚,寒热邪气";连翘"主寒热鼠瘘,瘰疬痈肿,恶疮瘿瘤,结热蛊毒";白头翁"寒热癥瘕积聚";蛇衔"主惊痫寒热邪气……恶疮头疡";虎掌"主心痛,寒热结气,积聚伏梁";夏枯草"主寒热瘰疬,鼠瘘头疮,破癥,散瘿结气";石长生"主寒热恶疮大热";天鼠矢"破寒热积聚";斑蝥"主寒热鬼疰蛊毒,鼠瘘恶疮疽蚀";地胆"主鬼疰,寒热鼠瘘,恶疮死肌,破癥瘕";桃核"主瘀血血闭瘕……寒热积聚"。不看不知道,一看吓一跳。这既说明肿瘤在古代不少见,针对性的药物颇多,也从另一个方面丰富了"寒热胶结致癌论"的论据。

寒热并用、辛开苦降是治疗寒热胶结的基本法则,也可以说是有寒散寒、有热清热的直接法。清热解毒法抗癌较为公认,如白花蛇舌草、半枝莲等,但是温热药有目的地用于抗癌为时并不算长。20世纪80年代中期,有人提出"温化扶正"的抗癌方法,"认为在动物体内用这类药物(以附子为主药)能提高化疗药物对肿瘤的抑制作用。"其后有人对附子、肉桂、补骨脂等进行体外实验，"结果显示[①] 这类中药比西药 5-FU 的抑瘤作用强，分别为 100% 和 89%，表明辛温中药在肿瘤治疗上是有前途的。"杨传标[②] 等已用实验证明寒热并用的连黛胶囊（黄连、青黛、吴茱萸）能明显抑制实验性大鼠胃癌相关基因的过度表达和"具有调节胃肠肿瘤 $p21^{ras}$ 和突变型 p53 蛋白的表达作用。"为寒热并用、辛开苦降治疗癌症提供了最新佐证。夏英伟[③] 用寒热相兼法治疗恶性肿瘤呃逆 23 例，结果"显效 14 例，有效 7 例，无效 2 例，有效率 91.3%。"我在临床上也体会到用寒热并用法治疗食管癌、胃癌、结肠癌、子宫癌、卵巢癌、肺癌、肝癌等，用之得当，往往能出奇制胜。除自拟方如"全通汤"[④] 等 10 余首寒热并用方外，也常用经方如半夏泻心汤治疗胃癌、乌梅丸和薏苡附子败酱汤治疗结肠癌、黄土汤治疗直肠癌、温经汤治疗子宫癌、小柴胡汤治疗肝癌和胆囊癌等。常用的寒热并用对药有黄连与干姜、黄连与吴茱萸、黄芩与生姜、黄芩与附子、黄柏与附子、败酱草与附子、丹皮与肉桂、丹皮与桂枝等。

（八）寒热胶结的证候转归

寒热胶结，积聚日久，阻滞气机升降，妨碍血运津行，五脏六腑均受影响。寒重者，脾肾首当其冲，热盛者心肺容易阴伤。若不及时治疗甚或治疗不当，终至气血亏损，脏腑衰竭，消耗殆尽，阴阳离决而亡。寒热胶结作为贯穿癌症始终的主要病机，在疾病的发生发展过程中并非一成不变，而是受多种因素的影响而处于此消彼长、俱损俱盛，甚至或隐或显的动态变化过程。只有把握这个基本病机，才能统观全局，及早觉察被热象掩盖的寒象，或防止炉烟虽熄、灰中有火，从而避免见寒治寒、见热治热的认识局限性。若能认识到寒热胶结的严重性、持久性，并且分清寒热的部位，寒热的比例，以及兼夹证候，立法准确，用药无误，寒热就能渐次化解。当然，处方用药不可能一劳永逸。寒热的比例，伤及的脏腑，兼夹的证候，在疾病中的主次地位，等等，都会发生变化，只有观其脉症，才能知犯何逆，随证治之。在目前癌症综合治疗的大前提下，中医面对的多半是手术、放疗、化疗后的晚期患者。手术、放疗、化疗这些方法虽然在

① 王致谱，蔡景峰. 中国中医药 50 年［M］. 福州：福建科学技术出版社，1999:287.

② 杨传标，陈蔚文，王建华，等. 连黛胶囊对胃肠肿瘤 $p21^{ras}$ 和突变型 p53 蛋白表达调节作用的临床研究［J］. 中国中西医结合杂志，2001，21（10）:736-738.

③ 夏英伟. 寒热相兼治疗恶性肿瘤呃逆 23 例［J］. 中医研究，2001，14（6）:33.

④ 王三虎. 古今专科专病医案. 肿瘤［M］. 西安：陕西科学技术出版社，2001:28.

一定时期、一定程度上解决了寒热胶结的后果,减轻了中医治疗的负担,却忽视了寒热胶结这一基本病机的本身。只有寒热并用,针锋相对,祛邪务尽,才能防止复发,趋于康复。

(九)病案举例

冯某,男,55岁,西安某学院教师。胃中分化腺癌全切术半年后发生肝转移,乃行肝部分切除术,后化疗4次。2001年12月6日初诊:患者精神差,乏力,吐黏痰、食物,时嗳,矢气多,腹中雷鸣,平素不能食凉,但吃饭过多则火胜牙痛。舌暗苔厚,舌有齿痕,脉滑。此乃寒热胶结,上下不通所致。法当寒热并用,疏上通下。方以半夏泻心汤加味:半夏6g,黄连6g,黄芩8g,干姜5g,党参12g,紫苏子10g,枇杷叶10g,威灵仙12g,代赭石20g,乌梅10g,壁虎3g,白芥子12g,薏苡仁20g,苍术12g,云苓20g,白术12g,砂仁10g。6剂,每日1剂,此后,患者连续就诊12次,均以上方为主化裁,逐渐解决了一些病痛。嗣后,坚持就诊,在寒热并用的前提下,随机应变,症状消失大半,能做一些力所能及的工作。至2004年3月10日,已经是第57次就诊。经治2年有余,精神较好,貌似常人,除声音嘶哑近1年改善不明显外,尚无其他不适。

中医虽然以辨证论治为特点,但实质上大多数情况下还是在辨病论治的前提下才辨证论治的。只有辨清病的不同,才能对疾病的病因病机、病情病程、预后转归等有整体上的把握。才能有的放矢,发在机先,截断扭转,不然就成了跟着感觉走,见热退热,见寒散寒,见痰治痰,见血止血,头痛医头、脚痛医脚,极易被临时的、表面的现象所迷惑,即使辨证用药无误,也难免出现热证未已、寒象复起的被动局面。试想,没有诊断出癌症这个病,光用辨证论治能行吗?只有病得以确诊,才能把握其基本规律。由于每个病人的情况千差万别,就需要有《内经》所谓"有者求之,无者求之"的辨证入微功夫了。换言之,抓住了寒热胶结致癌这一特点,我们在肿瘤临床上就有了全局性、预见性和主动性。

(十)同行评议

潘才幸:寒热胶结,"胶"之一字,深受启发!平时做针灸推拿多,触诊若遇到变硬,结节,条索,变韧,乃至于烧糊锅巴粘锅感,都容易治疗些。若遇到"万能胶"胶黏感,普通的治疗有效但不持久,坚持治疗却难以收尾!可以参考王老师的各种经验,或用方剂,或转为毫针、艾灸。不错的思路!

三、燥湿相混致癌论

癌症的疑难性在很大程度上说是由于其病机的复杂性所决定的。探究中医抗癌效果还不尽如人意的原因，也可以认为是以前有关抗癌的著作和论文对癌症病因病机的论述像瘀、毒、痰、火一样过于简单所导致。当然，人们的认识，都有一个由浅入深，由表及里，由朦胧到清晰，由简单到复杂的过程，对癌症的认识也不例外。而临床实践才是促使我们对疾病认识逐步深入的最重要的泉源。每当我看到患者病情每况愈下，或服药后病情得不到缓解甚至加重的情景之时，就是我扪心自问，穷思竭虑，辗转反侧，求诸古籍之日。《灵枢·九针十二原》早有明训："今夫五脏之有疾也，譬犹刺也，犹污也，犹结也，犹闭也。刺虽久，犹可拔也。污虽久，犹可雪也。结虽久，犹可解也。闭虽久，犹可决也。或言久疾之不可取者，非其说也。……言不可治者，未得其术也。"可见病魔虽恶，总有降伏之法。自从我提出"寒热胶结致癌论"后，总算找出了癌症这个复杂的矛盾中的一对主要矛盾。从而使这种问题的解决有了理性的指导，疗效则相应有所提高。嗣后，又发现了一对贯穿某些癌症始终且往往使人颇难措手的矛盾——燥湿相混。这和寒热胶结一样，都是书本上鲜有记载，理论上不好解释，临床上确实存在的对立统一体。简述如下：

（一）燥湿相混的产生机制

燥湿相混产生的原因虽然有内外诸因，也很复杂，但气机升降失常、津液分布不均却是导致燥湿相混的关键病机。气，在人体有举足轻重的地位，正如《灵枢·决气》所谓："余闻人有精气津液血脉，余意以为一气耳。"升降出入是气运行的基本形式，也是脏腑功能活动的基本形式，即《素问·六微旨大论》："升降出入，无器不有。"气血津液都是通过气的运行而敷布全身。所以，气的运行失常则可导致多种疾病。所以《素问·举痛论》就说"百病生于气也，怒则气上，喜则气缓，悲则气消，恐则气下，寒则气收，炅则气泄，惊则气乱，劳则气耗，思则气结。"如上所言，情志的不畅，心理的压力，外邪的侵犯等都可影响气的正常运行。气行则津行，气滞则津凝。气机运行不畅则津液敷布不匀，一方面脏腑组织缺乏津液的濡润而燥涩，另一方面，不能正常敷布的津液则变成痰湿潴留，影响血液运行，日久形成肿块。肿块的增长，又进一步加重了气机与津液的敷布，形成恶性循环。致使燥湿相混这一矛盾难以解决，且日益突出影响全身，这就是燥湿相混致癌论的中心论点。其实这个问题早在《灵枢·百病始生》讨论"积之始生,至其已成奈何"时,就曾提到:"卒然外中于寒,若内伤于忧怒,则气上逆,气上逆则六输不通,温气不行,凝血蕴里而不散,津液涩渗,著而不去,而积皆成矣。"这是说肿瘤产生的原因之一是外受寒邪,内伤于气。尤其是"津液涩渗,著而不去,而积皆成",一语道破了肿瘤产生的重要病机。涩指组织之燥,渗指痰湿之成。可惜未被重视至今。当然,从病因来说那就是多种多样了。寒邪凝滞,热伤气津,湿邪黏滞,燥邪枯津,且风寒湿均以风为先导,又与内伤七情所造成的气机郁滞混杂交织而致病。

此外,还有许多特殊的原因,例如,肺癌与中医所讲的肺痿相当,医圣张仲景的《金匮要略·肺痿肺痈咳嗽上气病脉证治第七》的第一条就讲到了,即:"或从汗出,或从呕吐,或从消渴,小便利数,或从便难,又被快药下利,重亡津液,故得之。"实际上这是气随津脱,津气两伤。看来肿瘤的病因还是很复杂的,不见得古人对癌症的见识都在今人之下,应当把根留住,古为今用,从古籍原文中或许还能找出一些癌症研究的思路和线索。食管癌相当于中医的噎膈,金元四大家之一的张子和谓:"噎食一证,在《内经》苦无多语,惟曰:三阳结,谓之膈。三阳者,谓大肠、小肠、膀胱也,结谓热结也。"对三阳结的解释是对的,但因大便干结就谓热结显然轻率和片面,也不符合临床实际,有谁对食管癌的大便干结用清热通便之法呢?实际上这个"结"应当是气结方才符合实际。明代医家张景岳对噎膈的认识就要全面得多:"噎膈一证,必以忧愁思虑,积劳积郁,或酒色过度,损伤而成。盖忧思过度则气结,气结则施化不行,酒色过度则伤阴,阴伤则精血枯涸。气不行则噎膈病于上,精血枯涸则燥结病于下。"但他毕竟没有揭示出气结就足以导致噎膈病于上,燥结病于下,而且病变部位局部就是燥湿相混这一关键问题。

偏听则暗,兼听则明。蒲志孝老先生:"阳虚气虚,导致气滞血瘀成瘤为医界共知,温阳补气化瘀已为中医界治疗肿瘤的基本思路,但真阴不足,虚阳外浮,虚火烁灼津液,炼液为瘤多被忽视。"为燥湿相混致癌论提供了另一种成因证明。

(二)燥湿相混的临床表现

在临床上,阴虚与水湿同时存在的情况并不少见。问题是即使在癌症中经常遇到,治疗起来左右维艰,医生也没有把这种现象看成是一个问题的两个方面,顶多是认识到病情复杂而已。《金匮要略·肺痿肺痈咳嗽上气病脉证治第七》"曰:寸口脉数,其人咳,口中反有浊唾涎沫者何?师曰:为肺痿之病。

若口中辟辟燥,咳即胸中隐隐痛,脉反滑数,此为肺痈,咳唾脓血。脉数虚者为肺痿,数实者为肺痈。"在肺癌患者中,一方面痰浊上泛,痰中带血,胸闷胸痛,且往往有胸腔积液,舌苔厚腻,或花剥;一方面阴虚燥热,口咽干燥,声音嘶哑,舌红少津。广西柳州市肺癌患者文先生,自述"仰卧则口干舌燥,侧卧则流涎"也是一则临床实例。食管癌则往往食管乃至胃肠津亏血燥,哽噎难咽,甚至胸骨后干痛,口干唇燥,大便干如羊矢,一周甚至半月大便一次,舌暗乏津。一方面痰浊白沫上泛,胸脘憋闷,舌苔厚腻。而正是由于气血津液不能循经运行供养全身才导致津液上泛为痰。明·方隅《医林绳墨》之所以把"凡见粪如羊屎,有颗粒者,或口中白沫,不时吐出者"作为食管癌预后极差的重要指标,就是因为这两个指标的出现标志着食管癌患者燥湿相混的程度特甚,很难治疗。肝癌、胆囊癌等导致的恶性腹水,一方面利水效果太差,需要加大剂量,一方面利水药容易伤阴,又不能大量应用,患者面色黑青,形体瘦削,唇舌色暗,舌上少津,裂纹深陷,甚至舌红光如镜面、如猪腰,这是燥湿相混的晚期阶段,肝肾枯竭、血臟难消的危重局面。在脑胶质瘤、肠癌、膀胱癌、肾癌、输尿管癌、宫颈癌、卵巢癌等恶性肿瘤中,燥湿相混导致的临床表现往往是复杂的、多样的,而且不是一成不变的。有的症状上以湿痰为主,舌脉上却以阴虚津亏为主,也有的正好相反,此不一一列举。值得一提的是,癌症病程的漫长和病机的复杂决定了即使是贯穿始终的燥湿相混病机也可能在一个阶段临床表现出一个方面的问题,而另一个方面的问题被掩盖。这就要求对病以及主要病机有一个全面的整体的把握,不能被一时的、短暂的现象所迷惑,要善于透过现象看本质。这也是我提出燥湿相混致癌论的出发点之一。

（三）燥湿相混的治疗

正因为这种燥湿相混的病机存在,治疗起来每每相互掣肘,滋阴不利痰浊,化痰容易伤津。那么,如何达到趋利避害的治疗目的才是需要我们下大力气研究的重要问题。其实,最有效的方法是从古人的经验中发掘我们需要的东西并加以提高。因为一个人的知识、经验、阅历是有限的,即使是专家教授,在医学发展的长河中也算不上什么。如果我们不充分利用古人的智慧,仅仅凭自己的一得之见就以为是一流水平,就好比守着中国医药学这样一个伟大的宝库,而自己大炼钢铁,从头做起一样,抱着金碗讨饭吃。尽管随着历史的发展我们有许多古人难以比拟的长处,但也毋庸讳言,我们往往有比不上古人的见识之处。不要说张仲景、孙思邈、李时珍,就是清代中等医生的中医水平也远远超过现代的高级中医医生。古代的医生文化水平很高，又不要学数理化，不要背外语，不想出国，清心寡欲，格物致知，一心扑在学问上，用自己的心血写出了汗牛充栋的宝贵典籍，我们怎么能够数典忘祖，自以为是呢？中医现在不是乏人而是乏术，我们不是尊古崇经太过，而是继承得很不够。至少我就是在这种思想指导下挖掘出了治疗燥湿相混的有效方药。

牵牛子，就是治疗燥湿相混导致二便不利的特效药。其味苦辛，性寒。功能利水通便，祛痰逐饮，消积杀虫。《名医别录》"主下气，疗脚满水肿，除风毒，利小便"，《药性论》谓其"治痃癖气块，利大小便"，《本草纲目》"逐痰消饮"，并举验案证之，"外甥柳乔，素多酒色，病下极胀痛，二便不通，不能坐卧，立哭呻吟者七昼夜。医用通利药不效，遣人叩予，予思此乃湿热之邪在精道，壅胀隧路，病在二阴之间，故前阻小便，后阻大便，病不在大肠膀胱也。乃用楝实、茴香、穿山甲诸药，入牵牛加倍，水煎服，一服而减，三服而平。"李时珍这则医案及其论述已经非常准确地认识到前列腺增生症燥湿相混的病机，大大高出古人之见。《医林纂要》谓牵牛子："补肝，润肾命，行水，破痃癖，去下焦积湿郁热。"杨时泰在《本草述钩元》中针对牵牛子是泻气分之湿还是泻血分之湿的争论，提出自己的高见："凡人三焦气壅，有升无降，津液皆化为痰饮，不能下滋肠腑而病肠结，服硝黄，徒入血分，必若罔闻。更有必用大黄之证，无牵牛则不能入胃口以下者，可知此味为血中开导之先驱，即漫然谓其泄气不可也。大抵牵牛属阳中之阴，禀性辛烈，故多就阴湿之气以为开，非治热也。不论寒湿、湿热，但其壅结处，即其奏功处。若寒湿、湿热之痰，上壅下秘，尤其的对。如下焦病于气壅而实，以致胀痛者，用此能达命门，走精隧，以此病亦本于湿所化也。"我在临床上用牵牛子治疗盆腔、前列腺癌及结直肠癌就是受此启发。

对药是精练用药的典型代表。张仲景治疗肺痿的代表方剂是麦门冬汤。麦门冬汤中最出彩的对药是麦冬和半夏。麦冬滋阴润肺兼清虚火，半夏燥湿化痰兼以散结，两药合用，麦冬使半夏不燥，半夏使麦冬不腻，趋利避弊，相得益彰，可谓千古妙对。但以往中医界由于没有从肺癌燥湿相混这个特殊病机考虑，就有曲解良方之嫌。如中医学院2版教材《金匮要略释义》解释本方时只认识到滋阴润肺兼清虚火的一面，没有把滋阴润肺与燥湿化痰放到同等重要的地位，所以说："半夏下气化痰，用量很轻，且与大量清润之药配伍，即不嫌其燥。"而事实上原方半夏一升，在张仲景的组方用药中是中等剂量，即多如大半夏汤之二升，中量如小半夏汤、小半夏加茯苓汤、半夏厚朴汤之一升。而小柴胡汤、小青龙汤、半夏泻心汤、越婢加半夏汤、瓜蒌薤白半夏汤、厚朴麻黄汤、泽漆汤、桂苓五味甘草去桂加干姜细辛半夏汤、苓甘五味加姜辛半夏杏仁汤、苓甘五味加姜辛半杏大黄汤、黄芩加半夏生姜汤、附子粳米汤、温经汤之半升,试问半夏用一升何少之有? 另外,张仲景治疗阴虚水停的名方猪苓汤中的猪苓和阿胶、治疗腰以下有水气的牡蛎泽泻散中的牡蛎与泽泻,葶苈子与天花粉,治疗小便难的当归贝母苦参丸中的当归与苦参,还有现代名医施今墨治疗糖尿病的对药苍术和玄参,都是我用于治疗燥湿相混的常用对药。从清代医家陈莘田治疗直肠癌的医案中可以看出他已经认识到阴虚与湿热并见是癌症的一个重要病机特点,并应用了燥湿化痰而不伤阴、滋阴清热而不助痰的对药。即"阴虚湿热下注,发为合盘肛痈。溃脓不畅,坚肿不化,正虚毒恋,延恐成管,最难速效,治以清化。细生地、沙参、赤芍、茯苓、忍冬、芪皮、当归、川贝、草梢"。从《历代中医肿瘤案论选粹》《古今专科专病医案·肿瘤》两书所选的他的 72 则肿瘤医案来看,陈莘田可谓名副其实的中医肿瘤专家。他的经验是值得学习的。

方剂是历代中医经验的结晶。古人说得好,"药有独选之功能,方有合群之妙用。"几乎家喻户晓的六味地黄丸就是治疗燥湿相混的对证方剂。其中,熟地、山药、山茱萸善补肝肾之阴,茯苓、泽泻、丹皮擅长清泻之功。邹岳的《外科真诠》如对肾岩的病因病机、症状和治疗方法等的论述就很全面而且有创见:"肾岩翻花……多因过服清凉,外搽丹药所致……又有先生杨梅,误服轻粉丹药,结毒下疳所致者";"肾岩翻花,玉茎崩溃,巉癌不堪,脓血淋漓,形如翻花";"宜内服六味地黄汤加人参当归白芍,外用珍珠散。年少气盛者,可保全生。若年迈气衰之人,得此不治……结毒下疳所致者,筋骨必多疼痛,宜内服疏风解毒汤加人参当归补之,外药同上。"在癌症患者病情复杂,用药负担重,用药时间长的情况下,是值得选用的良方。

(四)燥湿相混的临床实例

陈先生,男,58 岁。广西柳州市人。2006 年 4 月 20 日以肺癌脑转移术后入住柳州市中医医院肿瘤科。主诉反复头痛 2 个月,神志清楚,精神欠佳,行走不稳,头痛头晕,咳嗽及排便时加剧。恶心欲吐,眠差食少,口渴便调,舌红无苔,有纵形裂纹,脉细。辨证属痰浊上泛清窍,阴液亏损较甚。当润燥兼施,猪苓汤化裁:猪苓 12g,茯苓 12g,阿胶 12g(烊化),白术 12g,水蛭 10g,葶苈子 12g,泽兰 12g,益母草 12g,石斛 12g,沙参 12g,麦冬 12g,红参 10g,黄芪 30g,甘草 6g。6 剂后查房时患者认为利水药并非抗癌药,而且舌有裂纹,不愿用利水药。经解释燥湿相混就当润燥兼施,猪苓、茯苓同样有抗癌作用,最后还是依照患者意愿,去掉猪苓、茯苓、泽兰、益母草,加玉竹 12g,天花粉 12g,鳖甲 20g,生地 30g,枸杞子 12g。6 日后查房得知,患者服药后口渴更甚,已停药 2 天,只好改用原方。

第二节　综合论述

癌症作为严重影响人类生命和健康的一类重大疾病,仍在肆虐全球,也是我国城乡居民的第一大死因。目前,要战胜癌症,还需要多个学科共同努力,综合治疗。除手术、放疗、化疗、内分泌治疗以外,中医中药也是非常重要的方法,甚至可以说是前途无量,大有可为。之所以这样说,基于如下几点。

首先,中医抗癌历史悠久。早在两三千年以前中医就开始了对食管癌(当时称噎膈)诊断和治疗的探索。到了东汉时期,医圣张仲景的《伤寒杂病论》对肺癌、胃癌、肝癌等已有了丰富的诊疗经验。唐、宋、明、清,医家辈出,代有发展。

其次,中医抗癌方法众多。相当于化疗的以毒攻毒只是治法之一,诸如扶正祛邪、清热解毒、活血化瘀、温阳散寒、燥湿化痰、软坚散结、止血止痛、升清降浊等等,都是抗癌需要运用的方法。因为癌症就是由许多复杂顽固的矛盾长期发展而形成的恶果,涉及面很广,破坏了人体的很多平衡,要降伏癌魔,除以复杂对复杂别无选择。所谓魔高一尺,道高一丈。即使手术切除了肿瘤组织,也并没有改变产生癌症的病因,所以还会复发和转移。只有运用多种方法一个一个解决矛盾,才能斩断和消除肿瘤产生的基础。

再次,中医抗癌药物丰富。目前中药已有 10 000 多种,具有直接抗癌作用的药物就有 400 多种,这不仅为多种治疗方法提供了药物支持,还能通过有意识地主动地调换药物从而更加曲尽病情,防止耐药性和毒副作用的产生。

最后,中医抗癌的整体观念和灵活的思路。中医认为人体是一个统一的整体,对于癌症患者来说,不仅仅是肿瘤本身的问题,在对局部的肿块进行有效打击的同时,还要调整整个身体的不平衡,从而有效地提高患者的生命质量,延长患者的生命。中医整体观念在抗癌方面还体现在配合化疗、放疗,有效地减少了化疗、放疗的毒性及副反应并通过协同作用而提高了抗癌效果。值得提出的是,中医介入要早,不要等到大势已去、全线崩溃之时才想到中医中药。当然,对于不能进行手术及放化疗或者不愿意进行放化疗的患者,单独用中医中药也是积极有效的治疗,这已有大量的事实证明。

一、思维拓展

尽管中医在抗癌方面,源远流长,理论众多,经验丰富,且代有发展,于今尤快,但仍然存在诸多难以解决的问题。故每在回天乏术,扼腕长叹、辗转反侧之际,穷思竭虑。偶得触类旁通,灵感顿悟之机,证之临床,则有"山重水复疑无路,柳暗花明又一村"之感。拣此数条,聚而成文,美其名曰:中医抗癌新思维。

(一)战略的重要性——攻心与审势

在当今临床上,往往有"只见树木,不见森林"之失。仅盯着肿瘤的大小,缺乏整体的、宏观的把握。古语云"用药如用兵"。模拟"不为良相,当为良医"之意,也可得出"治病如治国"之论。我常以成都武侯祠大门长联"能攻心则反侧皆消自古知兵非好战,不审势则宽严皆误后来治蜀要深思"类比抗癌之战略,重视攻心与审势。

1. 攻心　兵法云"攻心为上,攻城为下",不战而屈人之兵,为上之上也。《灵枢·通天》:"谭而不治(张介宾注:谭而不治,无为而治也),是为至治。"俗语有"话为开心的钥匙"之说。对肿瘤患者采取"话疗",可谓谈话攻心法。面对癌症患者,攻心体现在三个方面。①信心:要通过目前号称癌症"三分之一能治愈,三分之一能预防,三分之一能减轻痛苦"的现状,社会上尤其是抗癌俱乐部众多治愈或长期存活的事例,结合患者的癌症类型、身体状况、精神状态等情况的分析讲述,让患者树立战胜癌症的信心——我的病能治好。良好的开端是成功的一半。有了信心,就能充分发挥自身的抗病能力,是治疗的基础。反之,精神崩溃,恐惧万分,自认不治,则病情急转直下,爱莫能助。②诚心:通过医患之间的接触与了解,特别是用医生亲验的病例,让患者从内心体会到医生的权威、认真、负责和同情,诚心诚意地把治疗的权力乃至求生的欲望全然托付,往往就能出奇制胜,正应了古语所谓"心诚则灵"。反之,则如《素问·五脏别论》所谓:"病不许治者,病必不治,治之无功矣。"③坦然之心:癌症获愈者,往往是坦然面对恶疾,解脱世俗烦扰,尽心尽力治疗,横竖都无所谓这种心态之人。正如蒋宝素治乳腺癌案所谓:"是证遍考前贤诸论,皆言不治。盖由情志乖离,人心不能如寒灰槁木故也。若能心先身死,则人活病除……此即昔人……以不解解之之意。"也就是置之死地而后生。非如此,则分崩离析,全盘皆输,也即《灵枢·口问》"悲哀愁忧则心动,心动则五脏六腑皆摇"之意。至于攻心为什么能治病,不攻心则良药反作,陈修园在《长沙方歌括》卷首说得很好,老医老到之语,超出我意。"盖药之所以流行于经络脏腑,内外无不到者,气为之也。气不自到,心气主之,胆气壮之……药乃草根树皮及一切金石之钝物,原藉人之真气以流行。今心气乱而妄行,胆气怯而不行。如芩连入口,其寒性随其所想而行,旋皮毛鼓栗而寒状作矣。姜附入口,其热随其所想而行,旋而心烦面赤,而热状做矣。"所以,孙思邈强调"大医之体,欲得澄神内视,望之俨然",我们在诊疗中举出一些有效病例,使患者看到希望,增强信心,则事半功倍。诚如《素问·经脉别论》:"勇者气行则已,怯者则著而为病。"

2. 审势 也就是着眼于大局之意。面对癌症患者,审势体现在三个方面。①病程与病种:依据肿瘤的临床分期,决定治疗原则。早期以手术为佳,晚期以保守为宜。对适用于化疗的病种,如霍奇金病、绒毛膜上皮癌等,要坚决进行化疗。②西医与中医:一般而言,肿瘤的治疗要中西并用,全面治疗,系统治疗。在癌症这一类严重威胁人类生命和健康的疾病面前,各科医生,尤其是中医,千万要防止或避免潜在已久的"主角情结",应该站在公正的立场、医生的立场(而不是站在西医或中医各自的立场),客观对待,综合判断,该手术就手术,该放疗就放疗,该化疗就化疗,该中药就用中药,该中西医结合就中西医结合。关键是要胸有成竹,着眼大局,知己知彼。即使是配角,只要做得好,功绩未必小。当然,对于失去手术机会,化疗效果不好,或化疗难以进行者,要明确认识到,中医治疗也是积极有效的治疗方法。不能因没有应用化疗(明知化疗也是姑息治疗)就底气不足,自惭形秽而被动应付。③扶正与祛邪:在患者身体强壮之时,要抓紧机会以祛邪,祛邪所以安正。在大肉已脱,食纳不进之时,健脾益胃乃为的对之法。当然,扶正与祛邪并用的机会更多。需要明确的是,能杀死癌细胞的药物,不仅仅是毒药,传统的补养药、延年益寿药如人参、灵芝、香菇等,本身就能杀伤癌细胞。中药复方制剂如十全大补汤、六君子汤、人参养荣汤、小柴胡汤、当归补血汤等均具有诱导不同肿瘤细胞凋亡的作用。

(二) 病因的多样性——寒邪不可轻

对癌症的病因,重视热毒、气滞、瘀血者多。因寒邪可以化热,所以,往往重热轻寒,易被热之表象所掩盖。而临床实际上寒凝日久(即使有部分化热)成为寒毒,胶结难解者并不少见。叶天士温补奇经治癥瘕,张聿青理气活血、散寒止痛治石瘕均有案可稽①。周春祥②提出"寒凝、毒积、血瘀是晚期胃癌形成的病理基础""寒毒内伏、络脉阻滞关乎晚期胃癌预后复发""瘀毒流注、寒邪凝滞促发癌肿转移""寒凝毒积、血络瘀滞引发胃癌病人机体代谢紊乱"等观点，就是其例。即使在寒邪化热毒的情况下，也往往是以寒热夹杂的形式出现。在临床上癌症疼痛尤其是骨转移剧痛，往往以配合温补肾阳、散寒止痛的方法为好。周宜强主编的《实用中医肿瘤学》"常用抗癌中药"一章将温经消积药列为第一节，不无见地。而且颇有经验地指出："本类抗癌药均能不同程度地抑杀癌瘤细胞，但主治有异，如多用治消化系统肿瘤有高良姜、白豆蔻、吴茱萸等，用治生殖系统肿瘤有桂枝、石榴皮、木香、花椒等，应区别使用。"

（三）病机的复杂性——兼夹与胶固

癌症之所以难治，就难在病机的复杂性，经常表现出寒热错杂、虚实夹杂、燥湿相混、阴阳互见、癌毒胶固之特征。近几十年来，过分强调辨证论治，忽略了辨病论治。而八钢、六经、卫气营血等辨证方法，提纲挈领有余，曲尽病情不足。面对肿瘤这一类复杂疑难疾病，望洋兴叹，治疗起来捉襟见肘在所难免。"谨守病机，各司其属。有者求之，无者求之，盛者责之，虚者责之。"（《素问·至真要大论》）病机，就是疾病发生、发展与变化的机要。近年来，我在肿瘤临床上，面对这一类恶疾顽症，不得不进行反思。疗效不尽如人意，究竟症结出在哪个环节上？最早我是从噎膈入手，发现以往资料还是对这个疾病的基本病机缺乏准确把握。尽管在噎膈的不同阶段，在不同的病人身上，可以有热、寒、气、痰、瘀、虚等不同或兼夹，但本病的基本病机"癌毒胶固，阴衰阳结，寒热错杂，痰气血瘀，上下不通，本虚标实"是贯穿始终的，只不过或隐或现，或强或弱而已。如果我们抓不住基本病机，就有见痰治痰、见血治血、见虚补虚之嫌。往往是热尚未已，寒又复起，润燥则痰泛，化痰则伤阴，且痰血未化，则体虚不耐。在清代医家的医案中，也可隐约看出这一基本病机的存在。如吴鞠通治噎膈案，阴衰阳结兼顾，张聿青治噎膈案，寒热并用，辛开苦降。其后，发现胃癌不仅有寒热胶结，而且常常有燥湿相混，痰瘀互结。升降失常。所以我用半夏泻心汤、滑石代赭汤、乌贝散合为主方，还算能切合病情实际。其余诸多癌症大率如此，不必一一列举。

① 　王三虎.古今专科专病医案·肿瘤［M］.西安:陕西科学技术出版社,2001:153-154.
② 　周春祥.寒凝毒结血瘀与晚期胃癌基本病理［J］.中医杂志,1999,40(12):712.

　　另一方面,肿瘤患者兼夹外邪问题也是直需面对的问题。实际上,风邪为长,间杂寒热湿毒燥火等与宿疾胶结不解就是肿瘤形成的原因之一。因为太过复杂,还难以分辨。但内外合邪才是肿瘤治疗难度很大的重要原因。古籍中这方面的论述少之又少,《四库全书·伤寒兼证析义》,就是张璐的二儿子张倬所著。书很薄,能收入《四库全书》是凭其父之名望,所以纪晓岚的提要说:"《伤寒兼证析义》一卷,国朝张倬撰。倬,字飞畴,吴江人。著《医通》之张璐,即其父也。"当然,也不只是名望能决定的,主要是老父指导,命题作文,起点高,针对性强,所以提要又说:"按《伤寒论》所谓合病、并病,止言六经兼证,而不及杂病。医家不明兼证之意,往往于脉证参差之际,或顾彼而失此,或治此而妨彼,为害颇深。此书一一剖析,使治病者不拘于一隅,不惑于多歧,亦可谓有功于伤寒矣!"在其兼证问答中噎膈反胃、积聚动气与肿瘤有关。"噎、膈、反胃,证虽不一,其可治、不可治,可一言而知。在老人,中气久衰,血液枯槁,更加郁结而成真膈者,即不兼伤寒,百不一疗。惟气血未衰之人,因痰饮、死血抟结为患者,纵加表证,尚可图治。其证虽发热、头痛而足必冷。伤于寒则鼻燥身痛,而脉微紧;中于风则鼻鸣干呕,而脉微数。以中气久衰,不能鼓动其脉,热势亦不能盛,与鼓胀之中蕴湿热不同,是以辨治尤难。治此者,虽当散邪为急,然必先安中气,如甘草干姜汤加桂枝、姜、枣之类,切不可杂一味耗气破血攻伐宿病之药。若胃虚而逆,大半夏汤、藿香安胃散,皆以人参助胃气,行药力也。胃中痰湿上逆,肠鸣膈痞者,半夏泻心汤,以干姜、黄连和其寒热,则不致于捍格也。反胃呕吐而渴欲饮水者,茯苓泽泻汤,以泽泻引桂枝、干姜之辛入膀胱,行布水精于五经也。若肾虚水逆而呕,金匮肾气丸减半地黄,倍用桂枝兼散邪以收摄之。热吐酸水、哕逆,橘皮竹茹汤下佐金丸。如见里证,不妨用下夺之法,使气下而不上,正与本病相合,如半夏生姜大黄汤、人参利膈丸皆可应用,但胃中寒冷者,又为切戒。故仲景有客热不能消谷、胃中寒冷则吐之论,当效理中加枳实、加附子等法治之。"在400年前能有如此对待肿瘤兼夹证的认识绝对超前。难怪有人说:"其所用方药,亦多偏僻,恐难取正也。"我要说的是,张倬的这些经方高论,不仅仅是治疗肿瘤兼夹证,实际上就是治疗肿瘤的。

　　(四)治法的层次性——抽丝剥茧说

　　与癌症病机的复杂性相对应,癌症的治法就应该稳扎稳打,步步为营,既要全面考虑,又要有重点,根据不同阶段主要矛盾的不同,采取不同治法。这就要在细微处见功夫,洞察秋毫,证治相对,恰到好处。要做到这一点,没有扎实的中医基本功不行，没有博览群书的阅历不行，没有举一反三的悟性不行，没有抽丝剥茧的技巧不行。仍以噎膈为例，在上述基本病机的指导下，我以抗癌扶正、养阴通阳、清热散寒、化痰活血为大法，拟订了噎膈的基本方——全通汤：石见穿 30g，鹅管石 12g，威灵仙 12g，人参 6g，当归 12g，肉苁蓉 15g，栀子 10g，生姜 6g，枇杷叶 12g，降香 12g，代赭石 20g，瓜蒌 12g，竹茹 12g。水煎服，每日 1 剂。具有药力平稳、见效快而持久的特点。西安交通大学出版社出版的《杨宗善名老中医临证精要》一书中有两个食道癌病例就是用本方获效的。他说："笔者实践认为全通汤治疗噎膈病（食道癌）其效不疑，值得推广应用。"

（五）用药的多样性——石药与耐药

之所以癌症疗效还远不尽如人意，还有两个重要原因：

1. 用药面太窄　代表目前中药研究最高水平的《中华本草》载药 8 000 多种，而中医常用的只有 200 多种。以最简单的药，治疗最复杂的病，岂能尽如人意。何况其中又将古代治疗疑难病症最常用的石类药大部分丢掉了。这是对于沿袭 600 余年的服石风矫枉过正的结果。如今也该到了公正对待的时候了。姜石治疗胃癌，雄黄、砒霜治疗白血病已开其端，近年来我用青礞石治疗脑瘤，海浮石治疗肺癌，鹅管石治疗食管癌，花蕊石治疗肝癌，紫石英治疗宫颈癌等积累了一些经验，显示了好的苗头。

2. 不注意耐药性　临床实际要求我们必须改变认为中药没有副作用和耐药性的传统观念。癌细胞的特点之一就是极易对抗肿瘤药物产生耐药性，中药也不例外。因此，对于癌症患者用药，尤其是具有抗肿瘤作用的中药，我往往采取味少量大，及时更换的方法。在对这种药物将要产生耐药性之前，改用另外的药物，以便对肿瘤细胞持续打击，进而歼灭。更换周期以 2~4 周为度。

二、病名比较

对于肿瘤的中医病名，业界一向比较随便，尚未见到专文论述。往往各自为政，信手拈来，所以人云亦云，辗转抄袭，尤其是对西医学的病名已经中医化的部分，多半视而不见，宁愿抱残守缺，以讹传讹，因而没有多大实际意义。我进行了较为认真的比较，强调出处和临床症状的对比，而且希望对临床有指导意义，尤其是在探讨病因病机方面提供借鉴。并认为已经成为《GB/T 16751.1—1997 中医临床诊疗术语：疾病部分》标准病名者应与时俱进，淘汰非标准病名。

（一）口腔癌——口菌

出《重楼玉钥续编》，指生于口内或牙龈或舌上的紫黑色肿起如蕈状之赘生物。多由火盛血热兼气滞所致。治宜泻火解毒凉血、行气消肿散结。

（二）鼻咽癌——控脑砂；失荣

控脑砂（鼻衄为主）：出《医宗金鉴》卷六十五。指鼻渊日久不愈，鼻中血水淋漓，腥臭难闻，头目昏晕，形体消瘦者。

失荣（颈淋巴结肿大）：初起颈项微肿，皮色不变，日久渐大，坚硬如石，固定不移，不寒热，不疼痛，渐渐加大，隐痛不止，痛着肌骨，后期破烂紫斑，渗流血水，气血渐衰，形容瘦削，状如树木失荣的病患。《外科正宗》卷之四："其患多生面项之间，初起微肿，皮色不变，日久渐大，坚硬如石，推之不移，按之不动。"

（三）喉癌——喉菌

出《杂病源流犀烛》，指喉内生物如菌或如浮萍的一种病证。《咽喉经验秘传》："忧郁血热气滞而生，妇人多有患之者。"有因过食辛辣厚味，热毒积于心脾二经，上蒸咽喉所致者。有因肝肾阴亏，虚火上炎，熏灼咽喉而成者。有因气滞血瘀，痰浊邪毒结聚咽喉而致者。

（四）肺癌——肺痿

出《金匮要略·肺痿肺痈咳嗽上气病脉证治第七》。分型：①阴虚内热，痰浊上泛；②肺中虚寒，痰蒙清窍；③痰热黏滞，气机不利；④顽痰壅滞，肺失宣降；⑤表寒内热，肺气上逆；⑥水积肺痿，正虚邪实；⑦肺肾两虚，摄纳无权；⑧气血双亏，阴阳俱损。

（五）食管癌——食管癌

《GB/T 16751.1—1997 中医临床诊疗术语：疾病部分》标准病名。为痰浊瘀血阻塞胸膈，胃肠津亏，气机升降失常所致。

（六）胃癌——胃癌

《GB/T 16751.1—1997 中医临床诊疗术语：疾病部分》标准病名。为寒热胶结,胃失和降,兼痰浊瘀毒而成。

（七）小肠良、恶性肿瘤——肠瘤

《GB/T 16751.1—1997 中医临床诊疗术语:疾病部分》标准病名。指以腹部不适,检查发现肠黏膜上有结节状隆起为主要表现的积聚类疾病。为寒热胶结,气机升降失常,兼痰浊瘀毒而成。

（八）结直肠癌——肠癌

《GB/T 16751.1—1997 中医临床诊疗术语:疾病部分》标准病名。为血中湿热邪毒壅结大肠而成。

（九）肛门癌——锁肛痔

《GB/T 16751.1—1997 中医临床诊疗术语:疾病部分》标准病名。为血中湿热邪毒壅结肛门而成。

（十）胰腺癌——脾积

出《难经·五十六难》"脾之积,名曰痞气"。《脉经》卷八:"诊得脾积,脉浮大而长,饥则减,饱则见,膜起与谷争减,心下累累如桃李,起见于外,腹满呕泄,肠鸣,四肢重,足胫肿,厥不能卧,是主肌肉损,其色黄。"

（十一）胆囊、胆管癌——胆癌

《GB/T 16751.1—1997 中医临床诊疗术语:疾病部分》标准病名。为湿热邪毒壅结于胆而成。

（十二）肝癌——肝癌

《GB/T 16751.1—1997 中医临床诊疗术语:疾病部分》标准病名。为湿热瘀毒阻滞,肝郁脾虚而成。

（十三）肾癌——肾积

出《难经·五十六难》"肾之积,名曰贲豚"。《脉经》卷八:"诊得肾积,脉沉而急,苦脊与腰相引痛,饥则见,饱则减,少腹里急,口干,咽肿伤烂……骨中寒,主髓厥,善忘,其色黑。"为劳累过度,正气受伤,血水互结,肾气逆乱而成。

（十四）尿路上皮肿瘤（包括肾盂、输尿管、膀胱、前列腺导管、尿道）——
血淋

出《诸病源候论·淋病诸候》："血淋者，是热淋之甚者，则尿血，谓之血淋。"
多因嗜食烟酒及辛辣厚味，湿热内生，成毒下注而成。

（十五）前列腺癌——癥疝

出《医宗金鉴》卷四十二："少腹痛引阴丸，小便不通者为癥疝也。"为肾虚
血瘀，膀胱气化不行而成。

（十六）阴茎癌——肾癌；阴茎岩

肾癌：《GB/T 16751.1—1997 中医临床诊疗术语：疾病部分》标准病名。出
《疡科心得集》。多因肝肾素亏，精血不足，加之肝郁化火，湿热成毒下注前阴
而成。

阴茎岩：《GB/T 16751.1—1997 中医临床诊疗术语：疾病部分》标准
病名。

（十七）睾丸肿瘤——子岩

《GB/T 16751.1—1997 中医临床诊疗术语：疾病部分》标准病名。多因肝
寒气滞，痰浊瘀血凝结而成。

（十八）子宫内膜癌——经断复来；石瘕

经断复来（绝经后患者，早期）：《GB/T 16751.1—1997 中医临床诊疗术语：
疾病部分》标准病名。出《医宗金鉴》。多因血中热毒，气血两虚或寒凝胞宫，
气血瘀滞而成。

石瘕（晚期）：《GB/T 16751.1—1997 中医临床诊疗术语：疾病部分》标准病
名。《灵枢·水胀》："石瘕生于胞中，寒气客于子门，子门闭塞，气不得通，恶血
当泻不泻，衃以留止，日以益大，状如怀子，月事不以时下。皆生于女子，可导
而下。"

（十九）子宫颈癌——五崩；癥瘕

五崩：指崩漏下血之色呈五色者。《脉经》卷九："白崩者形如涕，赤崩者形

如绛津,黄崩者形如烂瓜,青崩者形如蓝色,黑崩者形如衃血也。"多因湿热毒邪下注而成。

瘕瘕(晚期):指腹腔肿块。出《金匮要略》。《诸病源候论·癥瘕病诸候》:"其病不动者,直名为癥,若病虽有结瘕而可推移者,名为瘕。"多为正气亏虚,湿浊气血瘀滞而成。

（二十）卵巢癌——石水

《GB/T 16751.1—1997 中医临床诊疗术语:疾病部分》标准病名。《医门法律·水肿门》:"石水其脉自沉,外证腹满不喘,所主在肾,不和肺而连肝,经谓肝肾病沉为石水,以其水积胞中,坚满如石,不上大腹,适在厥阴部,即少腹疝瘕之类也。"多因寒邪伤肾,阳虚水气不化而成。

（二十一）阴道癌——阴疮

《GB/T 16751.1—1997 中医临床诊疗术语:疾病部分》标准病名。《金匮要略·妇人杂病脉证并治》:"少阴脉滑而数者,阴中即生疮。阴中蚀疮烂者,狼牙汤洗之。"多因湿热毒邪下注而成。

（二十二）乳腺癌——乳岩

《GB/T 16751.1—1997 中医临床诊疗术语:疾病部分》标准病名。出《丹溪心法·痈疽》。多因忧思恼怒,所愿不遂,气滞痰凝而成。

（二十三）甲状腺癌——石瘿

《GB/T 16751.1—1997 中医临床诊疗术语:疾病部分》标准病名。出《备急千金要方》卷二十四。多因肝郁化火,痰气交阻而成。

（二十四）肾上腺肿瘤——积聚

出《灵枢·水胀》,系腹中结块,或胀或痛为主要特征的疾病。多因正气亏虚,气血痰瘀等凝结而成。

（二十五）黑色素瘤——黑砂瘤

出《外科正宗》卷之二:"黑砂瘤,多生臀腿,肿突大小不一,以手摄起,内有黑色是也。"

（二十六）非黑色素类皮肤癌——翻花疮

《GB/T 16751.1—1997 中医临床诊疗术语:疾病部分》标准病名。多因肝郁化火,血燥生瘀,阻滞肌肤而成。

（二十七）脑肿瘤——脑痛

出《中藏经》卷中。系外邪入脑而致头脑剧痛的病证。《医钞类编》:"冬月大寒入脑,令人脑痛连齿痛,名曰脑痛。肾虚者多患之,缓治则死,急宜羌活附子汤。"

（二十八）骨肉瘤——骨瘤

《GB/T 16751.1—1997 中医临床诊疗术语:疾病部分》标准病名。出《外科正宗》卷之二。多因肝肾亏虚,寒痰瘀血入骨而成。

（二十九）软组织肉瘤——肉瘤

《GB/T 16751.1—1997 中医临床诊疗术语:疾病部分》标准病名。出《备急千金要方》卷十一。《外科正宗》卷之二:"肉瘤者,软若绵,硬似馒,皮色不变,不紧不宽,终年只似覆碗然。"多因思虑伤脾,痰气凝结而成。

（三十）胸膜间皮瘤、恶性胸水——癖积

出《儒门事亲》卷三。《医钞类编》:"癖者,血膜裹水,侧癖胁旁,时时作痛,时发潮热,或往来寒热似疟。"为九积之一,多因水血互结而成。

（三十一）腹膜间皮瘤——鼓胀

《GB/T 16751.1—1997 中医临床诊疗术语:疾病部分》标准病名。出《灵枢·水胀》。多因脾虚肝郁,血水互结而成。

（三十二）白血病——急劳;虚劳

急劳(急性白血病)出《太平圣惠方》卷二十七:"夫急劳者,是血气俱盛,积热在内,干于心肺,脏腑壅滞,热毒不除之所致也。其候,恒多燥热,颊赤头痛,烦渴口干,饮食无味,心神惊悸,睡卧不安,骨节酸痛,夜多盗汗,面色萎黄,形体羸瘦,毒热之气,传于脏腑,即难拯疗,故名急劳也。"

虚劳(慢性白血病):出《金匮要略·血痹虚劳病脉证并治》。多因气血脏腑亏虚,或感染时行疫毒、正气大亏而成。

(三十三)恶性淋巴瘤——石疽

《GB/T 16751.1—1997 中医临床诊疗术语:疾病部分》标准病名。出《诸病源候论·痈疽病诸候》。多因痰气凝结而成。

(三十四)多发性骨髓瘤——骨痛

出《素问·脉要精微论》。多因肝肾亏虚,感受风寒,筋骨失养而成。

(三十五)纵隔肿瘤——膈痰

出《圣济总录》卷六十四:"膈痰者,气不升降,津液否涩,水饮之气聚于膈上,久而结实,故令气道奔迫,痞满短气不能卧,甚者头目旋运,常欲呕吐。"

(三十六)腹膜后肿瘤——积聚

出《灵枢·水胀》,系腹中结块,或胀或痛为主要特征的疾病。多因正气亏虚,气血痰瘀等凝结而成。

(三十七)子宫肌瘤——癥瘕

癥瘕:指腹腔肿块。出《金匮要略》。《诸病源候论·癥瘕病诸候》:"其病不动者,直名为癥,若病虽有结瘕而可推移者,名为瘕。"多为正气亏虚,湿浊气血瘀滞而成。

(三十八)附件囊肿——癥瘕

多为水湿痰浊凝聚而成。

(三十九)脂肪瘤——脂瘤

《GB/T 16751.1—1997 中医临床诊疗术语:疾病部分》标准病名。出《三因极一病证方论》卷十五:"唯脂瘤,破而去其脂粉,则愈。"

(四十)腱鞘囊肿——胶瘤

《GB/T 16751.1—1997 中医临床诊疗术语:疾病部分》标准病名。出《儒门事亲》卷八："在手背为胶瘤。"

（四十一）恶性腹水——鼓胀

《GB/T 16751.1—1997 中医临床诊疗术语：疾病部分》标准病名。出《灵枢·水胀》。多因脾虚肝郁，血水互结而成。

（四十二）肺转移瘤——肺积

出《难经·五十六难》："肺之积，名曰息贲。在右胁下，覆大如杯。久不已，令人洒淅寒热、喘咳，发肺壅。"为邪侵于肺，肺气郁积而成。

（四十三）肝转移瘤——肝积

《GB/T 16751.1—1997 中医临床诊疗术语：疾病部分》标准病名。出《难经·五十六难》"肝之积，名曰肥气。在左胁下，如覆杯。有头足，久不愈，令人发咳逆、痎疟，连岁不已。"《脉经》卷八："诊得肝积，脉弦而细，两胁下痛，邪走心下，足肿寒，胁痛引少腹，男子积疝，女子瘕淋，身无膏泽，喜转筋，爪甲枯黑。"为邪侵于肝，气血郁积而成。

（四十四）脑转移瘤——脑痛

出《中藏经》卷中。为肾虚髓枯，风寒痰热等外邪入脑而成。

（四十五）纵隔转移瘤——心积

出《难经·五十六难》"心之积，名曰伏梁。起脐上，大如臂，上至心下，久不愈，令人病烦心。"《脉经》卷八："诊得心积，脉沉而芤，上下无常处，病胸满悸，腹中热，面赤，嗌干，心烦，掌中热，甚即唾血。"多为久病气虚，痰浊瘀血上壅胸膈而成。

三、九大治法

中医对肿瘤的治疗思路开阔，方法众多，这也就是中医能充分发挥、纵横捭阖的原因。但总而言之，有两大治则，九大治法。

（一）扶正

扶正是中医无可辩驳的特色，应该充分发扬，加以提高。

1. 益气健脾法　是治疗气虚的基本法,脾胃为后天之本,气血生化之源,李东垣"治脾胃即所以安五脏","善治病者,惟在调和脾胃"。癌症晚期,用此法,能使全身情况好转,生存质量提高,生存期延长,可能与调整机体免疫功能有关。用于中晚期癌症,或化疗后脾胃功能损害,纳差、乏力、便溏、恶心、呕吐,舌淡,苔白,脉弱。常用药物:党参、人参、太子参、黄芪、白术、山药、薏苡仁、茯苓、扁豆、陈皮、炙甘草。

2. 温肾壮阳法　肾乃先天之本,主骨生髓,主人一身之阳,久病必及于肾,张景岳也谓"五脏之伤,穷必及肾"。肾阳亏虚,元气不足,也是癌症难以痊愈的一个主要原因。这与西医学认为肾虚造成的免疫状态低下与肿瘤的发生发展有关的论点相符。而温肾壮阳药能激活机体免疫系统,提高垂体-肾上腺皮质系统兴奋性,对遏制肿瘤的发生发展有一定作用。用于中晚期癌症,或化疗、放疗后,或老年患者,或乳腺癌行卵巢切除术后,畏寒神疲,腰酸冷疼,尿频便溏,舌淡体胖,苔白脉沉等。常用药物:熟附子、仙茅、淫羊藿、巴戟天、补骨脂、肉苁蓉、冬虫夏草、杜仲、续断。

3. 滋阴养血法　久病必及于肾的另一个方面是肾阴不足,因肾藏精,精血同源,所以常表现为阴血亏虚之象,多见于癌症晚期,因发热、感染、毒血症、肿瘤溃烂、渗液所致,或合并出血,或化疗、放疗后口燥咽干,五心烦热,潮热盗汗,头昏耳鸣,大便干结,舌红少苔,脉细数。常用药物:熟地、当归、白芍、制首乌、女贞子、龙眼肉、大枣、鸡血藤、沙参、玄参、龟甲。实验表明,滋阴药可使抗体存在时间延长,调节交感神经和内分泌功能,使代谢亢进状态有所缓解,以保持内环境的稳定。

4. 养阴生津法　癌症晚期,阴液消耗,或化疗伤液,或肺癌、鼻咽癌、喉癌等出现午后低热,五心烦热,口渴咽干,夜寐不安,舌红,苔薄少津,脉细弦数者适用本法。常用药物:沙参、天冬、麦冬、生地、玉竹、山药、枸杞子、天花粉、知母、鳖甲、乌梅、五味子。上海龙华医院以养阴为主治疗阴虚型晚期原发性肺癌147例,半数以上症状好转。有人用养阴生津法等合并放疗治疗鼻咽癌300例,对减轻放疗副反应、增强放疗敏感性均有一定作用。实验表明,养阴药物使抗体存在时间延长,纠正因虚所致免疫缺陷,并能保护肾上腺皮质免受抑制。

(二) 攻邪

攻邪在肿瘤临床虽不及西医学干净、彻底、峻猛,但因其视角不同,也有不可替代的长处。

1. 活血化瘀法　从肿瘤肿块坚硬不移、剧烈刺疼、多伴舌紫瘀斑等症状来看,活血化瘀法更适合癌症。癌症血液高凝状态是癌症转移、恶化的先决条件,与生存率亦有关。所以,活血化瘀法是治疗癌症最常用的治法。常用药物:川芎、丹参、地龙、葛根、红花、桃仁、当归、血竭、五灵脂、生蒲黄、马鞭草、虎杖、三七、乳香、没药、三棱、莪术、肿节风、喜树、土鳖虫、石见穿、水红花子、刘寄奴、鬼箭羽、水蛭。活血化瘀法抗肿瘤的作用可概括为:①杀灭肿瘤细胞。仙鹤草、败酱草等对癌细胞抑制率达98%以上,对正常细胞有促进增殖作用。②调整免疫作用。对机体免疫功能有双向调节作用。③调节神经和内分泌功能。可恢复内环境平衡,有助于对肿瘤的抑制。④对抗肿瘤细胞引起的血小板聚集及瘤栓的形成。有利于免疫系统对瘤细胞的清除。⑤增强手术、放疗、化疗、免疫治疗的疗效。通过改善微循环,促进炎症吸收起作用,从而减轻病理损害,促进增生或变性的结缔组织复原。通过改善微血液循环及机体的高凝状态,使肿瘤细胞处于抗癌药及机体免疫功能控制之下。

2. 清热解毒法　恶性肿瘤,特别是中晚期患者常有发热、肿块增大、局部灼热、疼痛、口渴、便秘、舌红、苔黄、脉数等,乃邪热瘀毒为患,当以清热解毒为法,常用药物:白英、龙葵、青黛、白花蛇舌草、蒲公英、败酱草、鱼腥草、凤尾草、鬼针草、马齿苋、猪殃殃、猫人参、猫爪草、核桃树枝、石上柏、白头翁、土茯苓、野菊花、连翘、金银花、大青叶、板蓝根、紫花地丁、半枝莲、半边莲、垂盆草、天葵子、七叶一枝花、苦参、黄药子、黄芩、黄柏、山豆根、紫草根、牛黄。清热解毒药能控制和消除肿瘤及其周围的炎症和水肿,又具有较强的抗癌活性,在某阶段能起到一定程度的控制肿瘤发展作用。

3. 以毒攻毒法　癌毒作为一种体内伏邪,具有以下特点:其性属阴,潜伏较深,致病缠绵,常与气滞、血瘀、痰凝夹杂,且易于扩散、泛溢,易于耗散正气,难以根除。常用药物:水银、砒霜、硇砂、牙硝、青矾、雄黄、斑蝥、蜈蚣、蛴螬、蟾酥、蜂房、蛇莓、毛茛、商陆、乌头等。此类药物均有毒性,可直接破坏癌细胞。用法用量,尤宜注意。

4. 化痰软坚法　痰凝湿聚,结成核块,或柔软或坚硬,经久不消,既是病理产物,又是继发病因。《内经》谓"坚者削之""结者散之"。常用药物:半夏、南星、黄药子、海藻、昆布、山慈菇、泽漆、皂角刺、瓜蒌、夏枯草、穿山甲、龟甲、鳖甲、蛤壳、蟹壳、瓦楞子、天葵子。此类药物的抑癌作用从临床和体外实验均已得到证实。与以毒攻毒的药物比,毒性要小得多,只要热毒症状不明显,似乎比清热解毒药更适合癌症。

5. 散寒止痛法 恶性肿瘤的显著特点就是疼痛剧烈,所以在肿瘤的治疗中常自觉不自觉地运用了散寒止痛法。这不仅达到了治标的效果,也往往针对了肿瘤的成因。常用药物:附子、干姜、细辛、麻黄、桂枝、肉桂、乌药、小茴香等。

四、把根留住

抗癌是持久战。要取得这场战争的彻底胜利,除了战略上宏观把握,战术上针锋相对以外,最重要的是"把根留住"! 所谓根,具体表现在以下三个方面。

(一) 留住中医的根

什么是中医的根呢,无疑是四大经典著作——《黄帝内经》《伤寒论》《金匮要略》和《神农本草经》。其中《黄帝内经》是中医理论之根,张仲景的《伤寒论》和《金匮要略》是中医临床之根,《神农本草经》是中药之根。《黄帝内经》中许多关于肿瘤的真知灼见现已被大家忽视了,如《灵枢·百病始生》"黄帝曰:积之始生,至其已成奈何? 岐伯曰:积之始生,得寒乃生,厥乃成积也。"可是临床上往往想到的是以毒攻毒和扶正,并不以为散寒就能抗癌,实际上有些散寒药本身的抗癌作用并不比常用的化疗药 5-FU 差。虽然我早就提出了"寒邪不可轻"的观点,但总因我的人微言轻和专家诸君的成见太深而没有得到应有的重视。张仲景的《伤寒论》和《金匮要略》不仅开中医辨证论治之先河,也是辨病论治的典范。《金匮要略》中的《肺痿肺痈咳嗽上气病脉证治第七》《腹满寒疝宿食病脉证治第十》《五脏风寒积聚病脉证并治第十一》等篇章就是主要论治恶性肿瘤的。读《伤寒论》则有举一反三之妙,清代名医就有"通伤寒者,医门之过半也"和"熟读仲景方,即秘方也"等高论,我等受此影响深矣。况且内容简要,用药精练而易得,83 味药,113 方,几乎都是药中之王,方中精品,历经考验,价廉易得。而两书中的方剂,被后世誉为经方,可以说是挖之不尽的宝藏,是战胜病魔的高精尖武器。我在 1992 年主编的《经方各科临床新用与探索》一书中,虽然几乎没有提到经方在抗癌方面的应用,但关于半夏泻心汤等寒热并用方的深入探讨却是我提出"寒热胶结致癌论"的基础。其中最著名的经方——小柴胡汤、半夏泻心汤、黄连汤,成了我在抗癌临床中最常用的基础方剂。《神农本草经》一书载药 365 种,虽然现在《中华本草》已载药8 980种,但王牌还是老牌药。我在临床上最常用人参抗癌。用麻黄治疗恶性胸、腹水每每收效良好,出奇制胜,就是因为《神农本草经》说麻黄:"主中风、伤寒头痛,温疟。发表出汗,去邪热气,止咳逆上气,除寒热,破癥坚积聚。"常用大热药附子治疗癌症,不仅是因为有"寒热胶结致癌论"和现代药理研究的支持,更重要的是《神农本草经》谓附子"破癥坚积聚血瘕"。古人早有高论,我辈怎能致良药于无用武之地?我以为,中医界到了重新重视经典著作的时期,使继承链接于有源之水,发扬依靠于有本之木。果如是,则中医振兴有望。

(二)留住临床的根

临床的根是什么?临床的根是医德。"医乃仁术",以德为本。我最欣赏的是药王孙思邈的《大医精诚》,不仅医术要精,医德还要诚。孙思邈从小体弱多病,到处求医问药,几乎耗尽了家资,因此就有了"人命至重,有贵千金,一方济之,德逾于此"的深切感触。他指出:"学者必须博极医源,精勤不倦,不得道听途说,而言医道已了,深自误哉!凡大医治病,必当安神定志,无欲无求,先发大慈恻隐之心,誓愿普救含灵之苦,若有疾厄来求救者,不得问其贵贱贫富,长幼妍蚩,怨亲善友,华夷愚智,普同一等,皆如至亲之想。亦不得瞻前顾后,自虑吉凶,护惜身命。见彼苦恼,若己有之,深心凄怆,勿避险巇,昼夜寒暑,饥渴疲劳,一心赴救,无作功夫形迹之心。如此可为苍生大医,反此则是含灵巨贼。……又到病家,纵绮罗满目,勿左右顾眄;丝竹凑耳,无得似有所娱;珍羞迭荐,食如无味;醽醁兼陈,看有若无。"可是,目前的实际状况却不能令人乐观。不是有一句话叫"要发财,就治癌"吗?不设身处地为病人着想,尽心尽力,而只想着在这些身心受到极大摧残,经济到了崩溃边缘的人身上赚钱,于心何忍?

(三)留住患者之根

根也就是本。患者之根,就是心、脾、肾。《灵枢·本神》说的就是神这个根本。虽然神分属五脏,但首要的还是顾护心(精神)这个主根,精神不倒,病就能好。相反,"心怵惕思虑则伤神,神伤则恐惧自失,破䐃脱肉,毛悴色夭,死于冬。"《素问·经脉别论》:"勇者气行则已,怯者则著而为病。"深刻道明了癌症之所以得、之所以重、之所以转移、之所以愈的内在因素。我们要通过摆事实、讲道理的方法,结合现代中西医研究进展,个人的取效病例以及个别癌症不同的恶性程度使患者不再谈癌色变,给患者以光明前景和战胜疾病的信心。

保护肾这个先天之本和脾胃这个后天之本也非常重要。肾为藏精之所,又是元气的根,肾的阴阳是人一身阴阳的根本。中医讲"久病必及于肾",精微物质的大量消耗,既可影响到肾阴,也可影响到肾阳。放疗、化疗,首先影响的是肾精和肾阴,影响的是肾藏精、生髓以及精化血的功能,表现为头发脱落,头晕目眩,口燥咽干,其次也可影响到肾气和肾阳,表现为面白无华,腰膝酸软,乏力畏寒,疼痛加重。而白细胞、红细胞、血小板的减少往往是肾之阴阳两虚的综合表现。核桃、毛栗、桑椹、腰果以及动物性食品如鱿鱼、海参、蛏子、甲鱼、蹄筋、鹌鹑蛋等食疗方法提前顾护,非常重要。症状出现,加大补肾之力度,也可以说是亡羊补牢,犹未为晚。关键是要辨证准确,用药精到。血肉有情之品,鹿茸、龟甲、鳖甲、阿胶、海马、海龙、鱼鳔等效果较好。熟地、山茱萸、女贞子、枸杞子、补骨脂、淫羊藿、肉桂、巴戟天、沙苑子、菟丝子等草木之药也不可或缺。而冬虫夏草则是既介于两者之间又高于两者之上的宝贝,在不同的阶段均可发挥补肺肾、抗癌毒的效果,只是太贵了,常常使我爱莫能助,仰天长叹,安得银钱千万两,能叫癌症患者都用上冬虫夏草尽欢颜!

脾主运化,胃主受纳,共为后天之本。脾胃的重要性不言而喻,饭都吃不成了,病还能治吗? 除脾胃自身的肿瘤和转移的肿瘤(当然,中医的脾胃范围要宽得多,至少包括了小肠的功能)影响其消化功能外,肿瘤组织对营养的大量需求加重了脾胃负担;肿瘤组织以及坏死的肿瘤组织的毒性直接刺激和伤害脾胃的功能;肿瘤患者四处奔波,积劳过度,思虑太甚,损伤脾胃;长期的口服药物,加重肠胃负担,最主要的还是化疗药物,当然也包括有毒中药对胃的直接刺激,都能动摇脾胃这个根本。看来要顾护脾胃这个根本,关键是预防为主,注意饮食,合理用药,劳逸结合,移情易性,尽量减少对脾胃的损害。病人喜欢吃的而且没有可见副作用的食物就不要太多的无确切根据的限制,"以喜为补"。癌症患者需要长年累月地用药,医生处方一定要谨慎行事,莽撞不得,一着不慎,极易导致满盘皆输。用药既要求有功,也要求无过,很不容易。决不能恨病加药,以加重剂量为能事,取快于一时。不很好地把握眼前和长远、局部和全身、治病和护本的关系肯定不行。中医在这个问题上有一句名言,叫"王道无近功"。之所以把党参、白术、茯苓、甘草组成的治疗脾胃虚弱最基本的方剂叫四君子汤,就是因为这四味药平和稳妥,有君子谦和之风。脾胃用药的谨慎,可见一斑,这还不足以发人深省吗? 健脾胃、助消化的药好用,也容易理解。芳香化浊醒脾的苍术、木香、藿香、佩兰、砂仁、豆蔻,养脾阴的山药、白扁豆,养胃阴的麦冬、黄精、玉竹、石斛,升阳益胃的升麻、葛根、柴胡、防风,行气消胀的厚朴、枳实,和降胃气的半夏、生姜、代赭石、旋覆花、竹茹,清胃的黄连,温胃的干姜,以及护胃的白及,解毒的甘草等也应斟酌其用,护脾胃岂能一补了之? 利用静脉、肌肉、皮下、皮肤、鼻腔乃至肛肠、膀胱等用药渠道,为脾胃担忧,分流药物也是行之有效的方法。俗话说"若要身体安,三里常不干",提示我们针灸、推拿等也是不可小视的健脾胃方法。当然,顾护脾胃也是有效的治疗方法。张仲景在《金匮要略》的第一条开宗明义:"见肝之病,知肝传脾,当先实脾……中工不晓相传,见肝之病,不解实脾,惟治肝也。"20 世纪80 年代以前治疗肝癌,多从活血化瘀、软坚散结及解毒消肿方面入手,认为这是针对毒邪、癥瘕、积聚方面的方法,但结果并不理想,一般一年的存活率只有 10%。经过认真分析,大家又认为患者表现主要是正气亏虚,尤其是肝郁脾虚,理当解郁健脾,扶正固本,采用健脾理气的方法,其一年存活率提高2 倍,达到 30%,而 5 年后的存活率已达到 10%。所谓"留得青山在,不怕没柴烧"。

五、攻补有度

2000 年,我看到一个患者正在服用的治疗肝癌的处方,一剂药近 30 味,量达 760g,其中全蝎 18 条。据说,本方还是考虑到患者刚进行了介入治疗而稳扎稳打,否则,会更大,药会更猛,疗程也非短短几个月就能结束。对这个问题如何评说是个困难的事。因为,人的个体差异很大,也可能有人服药后随着用量增加而抗癌作用增强,却没有明显的副作用。但血肉之躯,究非钢筋铁骨,也可能抗癌的目的尚未达到,毒副作用已非常明显,变证蜂起,颇难措手。在恶性肿瘤的治疗中,恨铁不成钢,急功近利,是可以理解的。轻描淡写则往往是不得已而为之。究竟何去何从,并没有一个金标准。但是,以量大而取胜者,仅仅是道听途说(亲自问询一人以砂罐熬药 3 月余,因无效而停药)。反之,有些长期带瘤的人是以平常之心处之,或者漠然置之。记得 1991 年,我一个老师的母亲,患妇科肿瘤。老师要我出谋划策,考虑到患者年龄已 70 多岁,老人症状也不严重,心地坦然,不主张手术而用保守治疗,没有用多少药,没受多少痛苦,过 3 年而终。1993 年 2 月 4 日,河南灵宝肖女士专门到西京医院门诊找到我,自述 1 年前因颈部肿块,在本院 B 超诊断甲状腺瘤,普外要求手术治疗。因惧怕手术,服用我开的中药 10 剂肿块明显减小,继服 15 剂肿块消失,至今未发云云。对于老年人尤其是高龄老人的癌症日本称为"天寿癌",一般进展缓慢,减少痛苦,延长寿命,与癌共存,也不失为一种较好的选择。一味追求彻底消灭癌组织未必是上策,而过度治疗往往欲速则不达,屡屡可见。上述肝癌患者本是一个聪明理智之人,不知何故,竟迷信上方,结果前后花了五六万元,不到半年去世。

临床上太多的病例,都提示用量不见得很大,用药不见得很多,也往往能出奇制胜。《黄帝内经》早有明言:"大毒治病,十去其六……谷肉果菜,食养尽之。"况且古人还有"有病不药,常得中医"的话,这句话的意思是:(当时医疗水平低下,医生用药常常顾此失彼,毒副作用很大,因而)有了病后,就是不用药(依靠自身抗病能力使疾病减轻或消失)也常常得到相当于一个中等医生的治疗效果。可见,即使有个案是以超乎寻常的用量而取效,也未必有普遍性。如果习以为常,都如前所述,用量太大,用药时间过长,甚至以短暂的效果而忘乎所以,变本加厉,其背后也可能有许多人"不死于病,而死于药",正如成语所谓"过犹不及"。我以为用药如用兵,兵不在多,独选其能,药不贵繁,独取其效。尤其是对于肿瘤患者,既不能恨病加药,莽撞行事,又不可因大病当头,瞻前顾后,自虑吉凶,唯求平稳,敷衍了事。关键是对度的把握,做到临危不惧,指挥若定,不偏不倚,恰到好处。

六、预后判断

中医在肿瘤的防治方面,尤其是在手术、放疗、化疗以后的康复和不能进行手术、放疗、化疗的肿瘤治疗方面的重要作用,已经得到了医药卫生专业人员和社会的公认和肯定。在肿瘤的诊断方面,似乎西医学独领风骚。而古今中医在这方面却积累了丰富的临床经验,具有明显的优势,归纳并分析其内容,不仅有历史意义,更有现实意义。

(一) 多渠道的证候采集

中医判断肿瘤预后,既重视全身证候,又强调局部表现,而且在临床实践中还发现了一些有特殊意义的证候。

1. 全身证候　整体观念作为中医学的特色之一,也表现在对肿瘤预后的判断方面。望神就是中医肿瘤医生的直观判断。精气神的多少直接决定患者的预后。精足者吉,精亡者凶。气足者病退,气乏者病进。得神者生,失神者亡。古代中医就有对外科病症预后判断的"五善七恶"说,元·齐德之在其所著《外科精义》中最早提出了五种肿瘤患者最不宜出现的证候,即五逆:"发背、脑疽及诸恶疮,别有五逆之证者,白睛青黑而眼小,服药而呕,伤痛渴甚,膊项中不便,声嘶色败者,是为五逆。其余热、渴、利、呕,盖毒气入里,脏腑之伤也。"笔者在肿瘤临床上遇到问题最多的也正是"服药而呕",因而常发出"不怕肿瘤之顽固,就怕药物之难入"这样的感慨。

2. 局部表现 中医外科对恶性肿瘤预后的判断,除着眼于全身证候外,还重视恶疮局部的表现。如石疽,又名石痈,其初生之时,状如肿,渐渐生根,至牢有根,核皮相亲,肿硬如石,大如升斗,日久患现筋纹,偶作抽痛,溃后流血,或三百日后必发大痛,不溃而死。以上症状与西医学中的骨肉瘤、淋巴系统恶性肿瘤、淋巴转移瘤比较相似。清·许克昌《外科证治全书》:"现红筋者其内已通血海,不治。现斑黑者乃自溃之证,溃则流血,三日内死。现小块高低如石岩者,主三百日后必发大痛,不溃而死。惟现青筋者其内已成黄浆,尚可治。"清·王维德《外科证治全生集》也谓"如现青筋者可治"。这一类恶性肿瘤外现迂曲之静脉,"此由寒气客于经络,与血气相搏"(《诸病源候论》)而成,用阳和汤"温其经络,使热气得通,其毒外泄,故能腐熟而发散,化脓血而出也"(《圣济总录》)。这与西医学采用肿瘤局部热疗,增加血液循环,增加肿瘤局部抗癌药物的浓度从而提高疗效的理论和实践如出一辙。相反,"现红筋者其内已通血海,不治。现斑黑者乃自溃之证,溃则流血,三日内死",乃是肿瘤本身热毒壅盛,癌毒迅速弥漫全身,病涉凶险之途,既不需要增加血液循环,也无暇顾及增加血液循环。失营,也称失荣,多得之于地位巨变和重大的生活事件之后,生于耳前及项间,初如痰核,久则坚硬,渐大如石,破后无脓,惟流血水,坚硬仍作,肿痛异常,乃百死一生之症。相当于西医学淋巴系统恶性肿瘤及淋巴结转移癌。清·高秉钧《疡科心得集》中就有通过局部表现判断预后的记载:"随有疮头放血如喷壶状,逾时而止。体怯者,即时而毙;如气强血能来复者,亦可复安。若再放血,则不能久矣。"

3. 特殊症状 就不同部位肿瘤的预后来说,则各有特殊的判断标准。明代医家陈实功《外科正宗》就指出,茧唇(唇癌)出现"日久流血不止,形体瘦弱,虚热痰生,面色黧黑,腮颧红现,口干渴甚者,俱为不治之症也。"明代医家薛己在《薛立斋医案全集》中就有判断乳岩预后的实例:"其形覆碗,肿硬如石,脓出如泔,余谓脓清脉大,寒热发渴,治之无功,果殁。"分析其预后不良的原因,也基本如同上述。

（二）有特色的脉舌分析

通过脉舌分析来判断肿瘤预后，无疑是中医的特色和优势所在。

1. 脉象 用脉象来判断肿瘤预后，首见于出自西汉名医仓公淳于意之手的中医最早的一则肿瘤医案中，即"齐王中子诸婴儿小子病，召臣意诊，切其脉，告曰：气鬲病，病使人烦懑，食不下，时呕沫，病得之少忧，数忔食饮。意即为之作下气汤以饮之，一日气下，二日能食，三日即病愈。所以知小子之病者，诊其脉，心气也，浊躁而经也，此络阳病也。《脉法》曰：脉来数疾去难而不一者，病主在心，周身热，脉盛者为重阳，重阳者，逿心主，故烦懑食不下，则络脉有过，络脉有过则血上出，血上出者死。此悲心所生也，病得之忧也。"在这则噎膈（相当于食管癌、贲门癌等）医案中，虽言"三日即病愈"，但据所引《脉法》"脉来数疾去难"，可以看出他对本病的严重性是有充分认识的，预后并不乐观。其实，医圣张仲景在《伤寒论·辨脉法第一》中，就明确提出"数为虚""数脉不时，则生恶疮也"，可见数脉在肿瘤发生发展中确有重要意义。笔者在肿瘤临床上屡见肿瘤患者并不发热却有持续脉数而难解其意，读至此则恍然大悟。数脉主热，论述者多，主虚则知道者少。《玉机微义》卷九："数脉为虚为热。"肿瘤乃正虚大实之证，若不因发热而见数脉，正虚必甚，攻补两难，故为难治。

2. 舌象 舌诊用于肿瘤预后的判断，还是近一二十年的事。有人观察表明，在有紫舌及青紫舌、瘀斑的癌症患者中，运用活血化瘀法治疗后，紫舌消失或减轻，则证明治疗有效，病人的临床症状也改善。有人报道，鼻咽癌放疗后，鼻咽癌虽已消失，如果舌质变紫或舌边瘀斑不消，则易转移和复发。也有人统计，放疗后出现青紫舌达 48.1%，5 年病死率为 42.5%。非青紫舌者，5 年病死率仅为 19%。青紫舌经过治疗，如仍无消退者，大都已有向肺、肝、骨骼等转移。此外，据观察，食管癌术后发生吻合口瘘和舌象分析，红舌伴黄厚燥苔者病死率高。燥向润转化，预后佳。白血病出现红舌或苔剥净，或舌绛无苔镜面舌，或苔黄燥、灰黄、干枯等，预后均很差（均引自《中华肿瘤治疗大成》）。总而言之，暗舌较重或由轻转重者，病情多趋向恶化。

（三）关乎预后的治疗方案

可以说，中医对于肿瘤预后的判断是积极的、动态的和辩证的。主要表现在以下几个方面。

1. 治疗越早，预后越好　古代医家认为，恶性肿瘤早治为上，拖延则不救。就乳腺癌而言，未破者尚可治，已溃破者，实难医。如金·窦汉卿《疮疡经验全书》："(乳岩)未破可疗，已破即难治……早治得生。"明·龚廷贤《寿世保元》："未破者尚可治，成疮者终不可治。"《济阴纲目》中载朱震亨一则医案，"此乃乳岩之始，不早治，隐至五年十年已后发，不痛不痒，必于乳下溃一窍如岩穴出脓。又或五七年、十年，虽饮食如故，洞见五内乃死，惟不得于夫者有之。妇人以夫为天，失于所天乃能生此。此谓之岩者，以其入穴之嵌岈空洞而外无所见，故名曰岩。患此者，必经久淹延，惟此妇治之早，正消患于未形，余者皆死，凡十余人。又治一初嫁之女，只以青皮、甘草与之，安。"就举的是治疗越早，预后越好的例子。看来，在我国 14 世纪初年的元代，乳岩若能早发现、早治疗的话，治愈率可达 10% 左右。清·罗国纲《罗氏会约医镜》："(反胃)大凡人得此病者，治之宜早，以真火有根，培之则活。"清·许克昌《外科证治全书》："(失荣症)初宜服紫元丹消之，每隔两日进一服，所隔之两日，以阳和汤、犀黄丸早晚轮服，外敷抑阴散。如溃，贴阳和解凝膏，内亦以阳和汤、犀黄丸轮服，日日不间，可冀收功。若经久溃，气血衰弱，形体瘦削，破烂紫斑，渗流血水；或肿泛如莲，秽气熏人，愈久愈大，越溃越坚者，俱属败证，不治。"

2. 多种治疗方法综合运用的预后较好　《医宗金鉴》强调内服外用相结合，认为喉疳(喉癌)在内服汤药的基础上，"肿吹紫雪散，腐吹八宝珍珠散，其证投方应病，或者十全一二，否则难救"。

对于可见之局部肿瘤，要具体分析，能做手术者，可进行手术，不能手术者，则须保守治疗，若勉强手术，预后不佳。赵濂《医门补要》："一人喉生叠肉，状如鸡冠，当塞要路，惟进米饮，症名喉岩。以火烙烙平，服解郁方乃消。三月后翻肿胜昔，难语难食，时流鲜血，知是冤报，未久遂卒。"火烙手术加解郁方药使喉癌得消已属不易，恐未继续用药，以致死灰复燃，其势愈烈，戒之戒之！《医宗金鉴》："瘿瘤诸证，用药缓缓消磨，自然缩小……不可轻用刀针决破，以致出血不止，立见危殆。"

3. 通过初步治疗来观察预后　对于某些效果较差的证型，通过一定的初步治疗，若能改变病证性质，或可由不治之症变为可治之症。清·张景颜《外科集腋》："下石疽，生膝间如鸡卵，牵筋疼痛，皮色不变，难消难溃难敛。若能化凉为热，少见败症，尚属可治。"

此外，古代医家在肿瘤类疾病预后判断与病后调摄方面均积累了宝贵的经验，前者主要考察病种、病程以及患者年龄、性格等，后者则强调心理、饮食、生活调节。如对于噎膈,李中梓《医宗必读》指出,"年满六旬者难治";方隅《医林绳墨》要求"必须断妄想,绝厚味,戒房室,去劳碌,善能调养"。此类文献较多,兹不赘述。

第三章　方剂新裁

第一节　研方感悟:有方——无方——有方

方剂作为中医理论与临床经验融为一体的结晶,是中医特色的重要支柱。从大的方面来说,中医就是随着方剂的产生而产生,随着方剂的增加而壮大。现存最早的中医古籍《五十二病方》还颇粗糙,《内经》也只有 13 方。到了东汉,张仲景《伤寒杂病论》的 260 多首方剂,已成为中医理论体系发展成熟的显著标志,并被后世誉为经方而赞誉不绝。唐代孙思邈百科全书式的《备急千金要方》中 6 000 多首方剂已显示出中医理论和经验的博大精深。从小的方面来看,多少个中医,正是通过对方剂的学习、理解、运用、领悟、化裁、创新而完成了从学生到老师的转变。至少我就经历了从有方,到无方,再到有方这几个不同阶段。

当年从陕西省渭南中医学校毕业时,我就能够背诵方剂歌诀 600 多首。甚至有死记硬背之嫌。到南京中医学院攻读硕士研究生时,因为是伤寒专业,所以我更对经方感兴趣。1992 年出版的第一本书就是《经方各科临床新用与探索》。到 1997 年又出版了《120 首千金方研究》。这个阶段,基本上可以说是继承阶段,是有方可守、有方可用阶段。往往为对某个方剂正确应用获得良好效果而沾沾自喜,偶尔也撰文宣扬。这就像初学打靶,单射命中就感兴奋不已。

随着临床业务的扩大,自身要求的提高,实践中又觉得我掌握的方剂还远远不能满足需要。也就是说临床的残酷现实,常常使我不满意。我只得在古方的基础上化裁、重组,甚至很多时候,很多情况下我只能用一组或几组药物来治疗某些病症。尤其是面对我们以前知之甚少的癌症,常常是无方可用,但又不能不用。扼腕长叹、辗转反侧,寻求古籍今文,搜索笔记枯肠。正应了古人所说"人之所病,病疾多;医之所病,病道少",这就是经历了多年的无方阶段。这就像专业打靶,单射命中是家常便饭,连射连中才是目标。

　　经过痛苦磨炼的无方阶段,逐步迎来了有创新意义的有方阶段。随着对疾病研究的深入,发现我们以往过分地强调了辨证论治这个长处,而忽略了秦汉时期本来就有的辨病论治优势。而只有辨病,才能对疾病的病位、病因、病机、病程、病情轻重、鉴别诊断、预后判断和基本方剂等有更为全面的把握。《中国中医药报》2005 年 2 月 21 日我发表的《肺癌可从肺痿论治》一文就是这种观点的代表。也正是在此基础上,我总结出了两个治疗肺癌的基本方——海白冬合汤(又称润肺散结汤)、葶苈泻水汤。又从小柴胡汤加味形成了治疗肝胆系统恶性肿瘤的基本方——软肝利胆汤、保肝利水汤。加上我创制的预防和减缓化疗毒副作用的通补三升汤、和胃降逆汤,共 6 种院内制剂,在柳州市中医医院肿瘤科 100 多张病床的病房中观察使用 4 年,疗效平稳可靠,得到医生和患者的肯定。也从某种意义上说明了辨病论治的意义和专病专方的可行性。自拟治疗乳腺癌的基本方经第四军医大学药物研究所制成二贝母胶囊,不仅临床效果确实,而且动物实验证明既能抗癌又能升白细胞,2004 年已获国家新药发明专利。自拟治疗食管癌的全通汤,因符合食管癌燥湿相混、寒热胶结、升降失常的基本病机,效果良好,其病例已在《中医杂志》等多种书刊报道。这也正是近年来我提出"燥湿相混致癌论""寒热胶结致癌论"等观点的理论和实践基础。此外,我还从张仲景当归贝母苦参丸加味创制了治疗泌尿系统恶性肿瘤、半夏泻心汤加味创制了治疗胃癌的基本方。从孙思邈三物黄芩汤加味创制了治疗结直肠癌、温胆汤加味治疗脑胶质瘤、独活寄生汤加味治疗肿瘤骨转移的基本方。至于自拟治疗白血病的三草牛角汤,治疗鼻咽癌的木棉花汤等,无不是在继承基础上创新的产物。这就像从射击运动员到射击教练,不仅要自己打得好,还要把经验和体会进行理论概括,制定程式和规范,让许多人掌握。

第二节　古方发挥

一、小柴胡汤

小柴胡汤仅用柴胡、黄芩、半夏、生姜、人参、大枣、甘草这常用的 7 味药,就有寒热并用,补泻兼施,和解表里,疏利枢机,恢复升降,通调三焦,疏肝保肝,利胆和胃等功能,适应证非常广泛,尤其与癌症的寒热胶结,升降失常,正虚邪实的病机相当合拍。对于肝胆胰胃等部位的恶性肿瘤以及化疗、介入治疗等引起的恶心呕吐,食欲不振,头晕目眩,口苦咽干,胸胁腹中疼痛,发热不退等,只要遵照仲景的名言"但见一证便是,不必悉具",及时应用小柴胡汤往往能收到较好的效果。更主要的是原条文中就说得很明白。《伤寒论》第96条小柴胡汤证的胸胁苦满、默默不欲饮食就是肝癌的常见症状,尤其是方后加减法中"若胁下痞硬,去大枣,加牡蛎"。如果说在太阳病篇的小柴胡汤证胁下痞硬还是或然证的话,在阳明少阳篇的小柴胡汤证中胁下硬满、胁下及心痛就成为主症了,如《伤寒论》第230条:"阳明病,胁下硬满,不大便而呕,舌上白胎者,可与小柴胡汤。上焦得通,津液得下,胃气因和,身濈然而汗出解。"《伤寒论》第231条:"阳明中风,脉弦浮大而短气,腹都满,胁下及心痛,久按之气不通,鼻干不得汗,嗜卧,一身及目悉黄,小便难,有潮热,时时哕,耳前后肿,刺之小差。外不解,病过十日,脉续浮者,与小柴胡汤。"《伤寒论》第266条:"本太阳病不解,转入少阳者,胁下硬满,干呕不能食,往来寒热,尚未吐下,脉沉紧者,与小柴胡汤。"值得深思。《金匮要略·黄疸病脉证并治》:"诸黄,腹痛而呕者,宜柴胡汤。"胁下痞硬、胁下硬满,当然包括肝胆肿瘤,诸黄,自然包括肝胆胰肿瘤引起的黄疸了。在这个意义上说,胁下痞硬、胁下硬满、胁下痛、黄疸就是第二层次的小柴胡汤四大症了。

2004年5月4日,我来柳义诊时就诊的叶某,是我在柳州最早治疗的患者之一。肝癌术后5个月为主诉就诊,依据病位在肝胆,病机属气机不利,升降失常,以小柴胡汤为主方治疗,每月来诊一次,截至2005年9月30日,已历时16个月,生活质量好,药量不多,药费不高,小柴胡汤预防肝癌复发之功,当功不可没。2012年初还亲自介绍患者来诊。生活如常人,未见复发。

二、泽泻汤

我经常以泽泻30g、白术12g的比例作为治疗脑肿瘤、脑转移瘤、脑积水等所致眩晕的主药。乃取张仲景《金匮要略》治疗"心下有支饮,其人苦冒眩"的泽泻汤升清阳、降浊阴之意,效果确实。

验案:西安某设计院退休干部,74岁的麻老,就曾用泽泻汤获得良好疗效。患者于2001年7月发现左肺癌(周围性),后手术切除左下肺,病理检查为鳞腺癌,后化疗4次。2002年3月28日初诊:患者形体尚可,眼睑微肿,脱发,咳嗽有痰,泡沫样,色灰暗,咳之不利,伤口处疼痛拘紧,乏力,食可,睡后易醒,有糖尿病、高血压病史,舌稍黄厚,脉滑。以自拟海白冬合汤加味,根据症状随证加减。患者基本情况良好,各症状逐渐减轻。2003年8月21日,诉头晕,微咳,有灰色块状痰。食欲欠佳,睡眠不好,梦多,全身困乏无力,自觉体重逐渐下降,偶有手颤。舌红苔厚腻,脉弦。属痰浊上蒙清窍,法当化痰通窍为标,扶正益气为本,兼顾糖尿病,处方:瓜蒌15g,夏枯草15g,苍术12g,玄参12g,黄芪30g,山药15g,土贝母12g,山慈菇12g,石菖蒲12g,远志6g,人参8g,海浮石20g,焦三仙各12g。6剂,每日1剂,水煎服。复诊仍以头晕为主,在上方基础上加旋覆花12g(包),竹茹12g,代赭石12g,天麻12g,全蝎4g,蜈蚣2条。头晕有所好转,但效果仍不理想。2003年9月10日复诊,又加了泽泻30g,白术12g,半夏30g。2003年9月18日第39次复诊,精神好转,面色红润,行动自如,头晕霍然消退,自述几如常人,呃逆亦减,舌上齿痕已不明显,食睡均可。嗣后头晕未再发。此人前后治疗2年多,复诊50多次,均能独自前来,泽泻汤功不可没。

三、温胆汤

出自《备急千金要方》卷十二,由半夏、竹茹、枳实、橘皮、生姜、甘草组成。功能清胆和胃、除烦止呕。本方是孙思邈《备急千金要方》中应用最广泛的方剂。在我主编的《120首千金方研究》一书中,竟占46页的篇幅,也有我的验案。在肿瘤临床上,我以本方作为痰热胶结、上蒙清窍的主方,主要用于治疗脑胶质瘤和脑转移瘤。对于防止术后复发,效果明显。

验案:26岁的男性患者,CT检查示左额叶脑胶质瘤,进行手术治疗,术后放疗1个疗程。后复发,化疗2个疗程,并再次手术。初诊:患者精神差,乏力,术后癫痫发作3次,偶有头痛、舌苔黄厚腻,脉滑。证属痰热胶结,蒙蔽清窍。法当清热化痰,开窍醒脑,佐以益气活血。方以温胆汤加味:半夏12g,陈皮10g,茯苓12g,甘草5g,竹茹12g,枳实12g,生姜5g,青礞石20g,石菖蒲10g,远志6g,人参6g,桃仁12g,川芎20g,蒺藜15g,黄芩12g,蔓荆子12g,猫爪草12g,30剂,每日1剂,水煎服。此后6次复诊,上方服用150剂,基本情况尚好,偶然头痛,癫痫1月发作1~2次,记忆力稍减,黄厚舌苔逐步减退,嘱患者恢复工作。在上方的基础上,加强抗癫防癌之力。上方改石菖蒲15g,加灵芝12g,蜈蚣2条,30剂,每日1剂,水煎服。上方服用350剂。第17次复诊,患者精神好,食可,睡眠佳,无明显不适。舌淡红,脉弦,癫痫很少发作,能正常工作。患者两年多来除服用中药外,无其他任何治疗,其间3次复查CT,均无明显变化。

四、三物黄芩汤

治疗直肠癌:我在临床实践中发现直肠癌的主要病机是湿热下注,而且随着病情的进展,往往是湿热、血热、虚热三者同时并见,相互影响,难分难解。清利湿热之药,多易伤阴,不利于阴虚之热的消退。滋阴清热之黏腻,不利于湿热之清除。我推崇《备急千金要方》卷三的三物黄芩汤。该方由黄芩、苦参、干地黄3味药组成。功效为清热泻火,燥湿凉血。其中,黄芩为君药,黄芩善清湿热,又能清血热、虚热,一药三用。

验案:苏某,男,54岁,西安人,2002年11月29日初诊。2001年9月直肠癌术后,口服去氧氟尿苷半盒,于2002年6月复发,会阴疼痛,骶骨前区约3.5cm×4.5cm×4.5cm大小肿块,放疗两次,光子刀治疗5次,症状减,舌苔黄,质红,脉细。此属湿热交结大肠,瘀毒内滞,不通则痛。法当清利湿热解毒,佐以活血。方以三物黄芩汤化裁:黄芩12g,苦参10g,槐花10g,败酱草30g,白花蛇舌草30g,土鳖虫10g,土茯苓30g,椿白皮12g,藤梨根30g,龙葵20g,土贝母12g,莪术12g。6剂,每日1剂,水煎服。此后患者就诊9次,以疼痛严重为主要症状,乃根据病情的变化,以三物黄芩汤为主方加减化裁,并给予肿节风注射液。2003年8月22日第10诊,精神气色好,能正常工作,自觉病情逐渐减轻,从服中药后再未做仪器检查,偶觉会阴跳痛,背部窜通,唇紫舌暗,脉弦。治法仍当清利湿热,活血化瘀,方以三物黄芩汤化裁:黄芩12g,苦参12g,生地30g,墓头回30g,桃仁12g,水蛭10g,延胡索15g,10剂,每日1剂,水煎服。

五、独活寄生汤

治疗癌症骨转移:癌症骨转移的疼痛是肿瘤患者最难忍受的症状之一。我认为,寒邪在癌症发生发展中意义深远,寒邪致病的最大特点是疼痛,因寒主凝涩,寒主收敛,影响气血运行,不通则痛。独活寄生汤符合癌症骨转移疼痛的基本病机。

验案:66岁的男性患者,因甲状腺癌骨转移,进行同位素治疗,有一定疗效。3个月前疼痛加重,行腰骶部局部放疗,疼痛缓解。近1个月来疼痛加剧,腰部及左下肢骨痛难忍,下肢冰冷抽麻,弯腰、咳嗽时疼痛明显。诊见舌质淡,舌苔薄,脉弱。此属癌毒入骨,筋骨受损,寒凝经络,肝肾亏虚。法当益肝肾,补气血,止痹痛,佐以抗癌。方以独活寄生汤加味:独活12g,桑寄生12g,杜仲

12g,牛膝 12g,细辛 9g,秦艽 12g,茯苓 12g,肉桂 3g,防风 12g,川芎 12g,当归 12g,白芍 12g,熟地黄 24g,鹿角霜 18g,穿山甲 5g,延胡索 12g,骨碎补 12g,黄药子 6g。6 剂,每日 1 剂,水煎服。服药后疼痛缓解。一年中前后复诊 15 次,基本以上方为主,有效地减轻了患者的痛苦。

六、金水六君煎

金水六君煎,出自《景岳全书》,由当归、熟地、陈皮、半夏、茯苓、炙甘草、生姜组成。"治肺肾虚寒,水泛为痰,或年迈阴虚,血气不足,外受风寒,咳嗽呕恶,多痰喘急等证。"实际上非常符合燥湿相混的病机,用当归、熟地补肾益阴,二陈汤燥湿祛痰。滋阴与燥湿祛痰同用,使滋阴而不碍痰,祛痰而不伤阴,配伍巧妙,可治肺肾阴阳俱虚、痰湿内阻之证。在肿瘤临床用处多多。

七、当归贝母苦参丸

当归贝母苦参丸出自张仲景《金匮要略·妇人妊娠病脉证并治第二十》:"妊娠小便难,饮食如故,归母苦参丸主之。"由于方义深奥,叙证简略,历代用之不多。《医宗金鉴》甚至认为方证不合,必有脱简,一些医家则认为"小便难"是大便难之误。现代用之亦甚少,有人用本方治疗妇女水肿、小便难而属于血虚热郁者 2 例,虽无一味利尿药而收肿消尿利之效,在实践中证明了原文无误。我认为,本方选药精练,是润燥并用的典范,适用于燥湿并见的病机特点。当归养血润燥,贝母滋水上源,与苦参清热燥湿相对,使润而不腻,燥不伤阴,相反相成。对于妊娠下焦阴虚水不利的小便难非常适合。

近年来,在恶性肿瘤长期的临床实践中,提出"燥湿相混是贯穿某些癌症始终的主要病机"的观点。由于妇科和泌尿系统肿瘤与当归贝母苦参丸证病机上相似,病位上相同,药效相符,所以将当归贝母苦参丸作为妇科和泌尿系统肿瘤的基本方。考《神农本草经》谓当归主"妇人漏下,绝子,诸恶疮疡金疮",《药性论》谓当归主"女子沥血腰痛",《日华子本草》谓当归"破恶血,养新血及主癥癖"。贝母,《神农本草经》谓主"淋沥邪气,疝瘕",《名医别录》谓贝母疗"腹中结实",《药品化义》谓贝母疗"肺痿、肺痈、瘿瘤痰核、痈疽疮毒",《增订治疗汇要》谓贝母"用敷恶疮,敛疮口"。现代有人[1]用贝母、苦参、

---

[1] 马万文,赵文良,白玉林.贝母合剂治疗前列腺肥大 35 例[J].辽宁中医杂志,1986,10(9):29-29.

党参组成贝母合剂,每日1剂。共治疗前列腺肥大35例,结果治愈27例。苦参,《神农本草经》谓主"心腹结气,癥瘕积聚,黄疸,溺有余沥,逐水,除痈肿",《药笼小品》谓苦参"清下焦血热"。可见当归贝母苦参丸活用治疗妇科和泌尿系统肿瘤是有充分的理论和实验依据的,临床上也取得了良好的效果。

验案:韦某,女,72岁,柳州市针织总厂退休职工。外阴癌术后10年,外阴胀辣痒痛2年,2004年7月28日初诊时外阴溃烂、红肿硬痛,涉及整个会阴乃至大腿根部,小便急,舌质红,苔黄腻有裂纹,脉弦细。辨证为肝肾阴虚日久、湿热成毒下注,当归贝母苦参丸加味:当归10g,土贝母10g,浙贝母10g,苦参15g,土茯苓30g,生地30g,黄芩12g,乌梅10g,玄参12g,地肤子30g,黄柏12g,薏苡仁40g,拳参20g,水杨梅30g,青黛4g(冲服),生姜6g。3剂,每日1剂,水煎服。此方服后以渗出减少的效果明显,余症也见好转。该患者前后共就诊10余次,治疗过程中根据症状变化而药物有所加减,但始终不离当归贝母苦参丸这一主方。服药3个月后患者会阴部渗出减少,瘙痒热辣减轻,创面有收敛迹象,舌苔转薄,脉沉。继续以当归贝母苦参丸加味治疗2个月,病情进一步好转。2007年8月,患者仍可到门诊治疗。

八、桃核承气汤

寒热胶结是癌症的主要病机之一,也是形成瘀血积聚的常见病机。所以我喜用桃核承气汤活血化瘀。桃核承气汤为张仲景《伤寒论》中活血化瘀的名方。由桃仁、桂枝、炙甘草、大黄、芒硝组成。虽原书只用于蓄血证,但后世活用甚多。有人对历代应用桃核承气汤方的医案200例进行统计分析,其应用范围包括44种疾病。近年桃核承气汤原方常用于癫狂或如狂,另外还用于头痛、牙痛、瘀血、痫症等有瘀血见证的疾病,还加减运用于慢性荨麻疹、血精、急性脑卒中、高胆红素血症、高脂血症、急性阑尾炎、肝硬化腹水、齿衄、泌尿系结石、高血压、痛经、经前期综合征、闭经、慢性盆腔炎、子宫内膜异位症、陈旧性异位妊娠等,可谓左右逢源。远比后世去桂枝而化裁的三个桃仁承气汤(分别出自明代吴又可《温疫论》、清代吴鞠通《温病条辨》与俞根初《通俗伤寒论》)应用广泛。其中原因,固然与张仲景的名气过大,他们都不是一个重量级有关,还与张仲景桃核承气汤寒热并用,更能符合许多疑难病症寒热并见的病机,尤其是肿瘤这一类疾病寒热胶结的病机有关。与现在广泛应用张仲景的桂枝茯苓丸(由桂枝、茯苓、丹皮、桃仁、芍药组成,也是寒热并用的活血化瘀方)治疗子宫肌瘤等有异曲同工之妙。桃核承气汤更适用于病情急重且伴有大便不通的瘀血证,桂枝茯苓丸则较适合妇科良性肿瘤。

九、温经汤

温经汤见于《金匮要略·妇人杂病脉证并治第二十二》:"问曰:妇人年五十所,病下利数十日不止,暮即发热,少腹里急,腹满,手掌烦热,唇口干燥,何也? 师曰:此病属带下。何以故? 曾经半产,瘀血在少腹不去,何以知之? 其证唇口干燥,故知之。当以温经汤主之。"由吴茱萸三两,当归、川芎、芍药各二两,人参、桂枝、阿胶、牡丹皮、生姜、甘草各二两,半夏半升,麦冬一升组成。该方配伍严谨,用药精辟,疗效显著,流传应用颇多。但对其方义及治疗病症的认识见解不一。至今仍有人[①] 提出异议:(温经汤) "是一首治疗崩漏、月经过多及少腹虚寒,久不受孕的良方,然现行《方剂学》和《金匮要略》教材,均认为本方是一首主治冲任虚寒,瘀血阻滞的方剂,然笔者对此不敢完全苟同。"认为"温经汤的病因是妇女在七七之年复因下血数十日不止,病机是瘀阻胞宫,阴血不足,全方的组方意义在于祛瘀温经,滋养阴血,使瘀祛络通,阴血得补"。

事实上,至今对温经汤是寒热并用之方尚未认识,对方中丹皮、麦冬要么视而不见,要么肆意曲解。只看到温经汤治寒是一偏之见,暮即发热,手掌烦热,唇口干燥,何以为寒? 张仲景是举热而略寒,因为既然是温经汤寒证的表现就不言而喻了。瘀血在少腹不去只是一个病因,究其主治疾病,应是由寒化热或寒热胶结以寒为主的癥瘕,也就是现在的妇科肿瘤了。我照这个思路应用于临床大获效验。

十、人参蛤蚧散

人参蛤蚧散出自《卫生宝鉴》卷十二,由蛤蚧、杏仁、炙甘草各五两,知母、桑白皮、人参、茯苓、贝母各二两组成。用法:上八味,为末,净瓷盘子内盛,每日用茶点服。功能益气清肺,化痰止咳。这个方子我早就知道是平喘的,用于虚喘。而只有我提出"肺癌当从肺痿论治"后再翻书时看到本方的主治竟然是:"肺痿咳嗽,咳唾脓血,满面生疮,遍身黄肿。"所以就成为我治疗肺癌后期肺肾两虚的主方。再看蛤蚧用量和其他药比还是不小的,也与我平时用蛤蚧多是1对的方法不谋而合。

---

① 樊德春,郭万周 . 温经汤小议[J]. 上海中医药杂志,2005,39(3):42.

十一、温脾汤

温脾汤治冷积便秘可谓耳熟能详,但实际上并不是为便秘而设,而是冷痢门的首方。出自孙思邈《备急千金要方》卷十五,由大黄、人参、甘草、干姜、附子组成。主治:"下久赤白,连年不止及霍乱,脾胃冷实不消。"那么,"下久赤白,连年不止"的实质是什么呢?我觉得升结肠癌在发现肿块以前常常表现出大便下血或黏液,腹痛等,临床也常是"正虚邪实、寒热胶结"的证型。很适合本方补虚泻实、寒热并用的组方特点。可惜所能见到的书籍都像对待温经汤一样,只看到本方温阳散寒的一面,忽略大黄清热泻火的一面。甚至不惜曲解原意,改变适应范围,如山东中医学院《中药方剂学》:"本方为四逆加人参汤再加大黄所组成,用于脾阳不足,阳气不行,寒积阻结于肠间,以致大便秘结;虚寒久留,积而不化,脾气虚陷,以致久痢不止。此时脾胃阳气不足,而积滞未尽,单纯温补脾阳,则积滞不去,贸然予以通导又更伤中阳,法宜两顾。故于温补之中佐以导下去积。组成本方之四逆加人参汤,能温补脾阳,再加大黄以泻下除积,由于四逆加人参汤性属温热,可以改变大黄苦寒之性,所以本方功专驱逐寒邪,属于温下范畴。"试问,既然温下,何不直接用巴豆、硫黄,还要走"改变大黄苦寒之性"的弯路?久痢不止何以见得纯属"寒积阻结于肠间"?说到底还是思路狭窄。

十二、三物备急丸

方出《金匮要略·杂疗方第二十三》,有注:"见《千金方》,司空裴秀为散用亦可。先和成汁,乃倾口中,令从齿间得入,至良验。"显而易见,是宋代林亿等整理时加入,弥补仲景书之不足。该方由大黄、干姜、巴豆等量组成,"主心腹诸卒暴百病,若中恶客忤,心腹胀满,卒痛如锥刺,气急口噤,停尸卒死者",实际上是寒热并用的攻下峻剂。在肿瘤临床大便不通比比皆是,常苦无良方。本方消积通便,融寒热霸药于一方,特别适合恶性肿瘤尤其是腹部恶性肿瘤造成的大便不通、腹痛腹胀等危重症。但现在医疗形势绝非昔比,往往使医者"瞻前顾后,自虑吉凶",此等峻猛之剂,实在是战略储备之必须,背水一战的重器。不在万不得已,可用大黄附子汤代替。但大黄附子汤虽是寒热并用的通便剂,却无巴豆的散寒消积之功。所以此方古人名之曰:三物备急丸。可临床实际是,太晚期了必要性也就不大了,只有早一些、小剂量应用,方才不辱名方之力。中医介入要早,于此尤宜。

十三、大黄附子汤

《金匮要略·腹满寒疝宿食病脉证治第十》:"胁下偏痛,发热,其脉紧弦,此寒也,以温药下之,宜大黄附子汤。"由大黄、附子、细辛三味成方。传统认为本方是温下剂,因为张仲景原文就是"此寒也,以温药下之"。但如果是寒积,直接用巴豆温下可也,何必三味同用,寒热相制。对张仲景的原文往往要"从无字处着眼",温经汤、黄土汤等传统的温药方剂,实际上是寒热并用的,实质是这些方剂基本都是针对肿瘤寒热胶结的病机,很少纯寒纯热形成肿瘤者,纯寒纯热要好诊好治得多。正因为肿瘤的寒热胶结,似寒非寒,似热非热,或寒多热少,或热多寒少,甚至一时表现为热,一时表现为寒,证情变化无常才导致肿瘤治疗的复杂性、持久性。我们要以复杂对复杂,决不能以简单对复杂。读书宁涩勿滑,要反复掂量,以药测证;临证宁拙勿巧,当曲尽病情,勿简单粗暴。

至于方中为什么用细辛,关键是用其辛香走窜之性,引药直达病所。张锡纯当年正是看到老师用大承气汤加威灵仙这一(他老师说是导火索)走窜之品而获意外之效,才恍然大悟的。细辛、威灵仙在这一点上应该是相同的作用。

十四、大黄牡丹汤

大黄牡丹汤,出自《金匮要略·疮痈肠痈浸淫病脉证并治第十八》:"肠痈者,少腹肿痞,按之即痛如淋,小便自调,时时发热,自汗出,复恶寒。其脉迟紧者,脓未成,可下之,当有血。脉洪数者,脓已成,不可下也,大黄牡丹汤主之。大黄牡丹汤方:大黄四两,牡丹一两,桃仁五十个,瓜子半升,芒硝三合。上五味,以水六升,煮取一升,去滓,内芒硝,再煎沸,顿服之,有脓当下,如无脓,当下血。"本条是继"肠痈之为病,其身甲错,腹皮急,按之濡,如肿状,腹无积聚,身无热,脉数,此为腹内有痈脓,薏苡附子败酱散主之",治疗肠痈(大肠癌早期)之后,病情的进一步发展。由"腹皮急,按之濡,如肿状,腹无积聚",到"少腹肿痞,按之即痛如淋",由"身无热,脉数",到"时时发热,自汗出,复恶寒。其脉迟紧者",其实就是大肠癌突破肠道浸润下腹部。寒热胶结向肉腐成脓转化,在脓之将成未成之际,所以用大黄泻热通肠,推陈致新,活血化瘀,排毒外出为君药。丹皮凉血活血,桃仁润燥活血,为臣药。冬瓜子排肠中脓血,芒硝软坚散结消肿块,使腑气下行,以通为用,为使药。

十五、大半夏汤

出自《金匮要略·呕吐哕下利病脉证治第十七》："胃反呕吐者,大半夏汤主之。"胃反,是胃癌的古代病名。药仅三味,半夏二升,量大为君,和降胃气,燥湿化痰,白蜜润燥和中,两两相对,君臣互补,是对痰湿中阻日久胃阴必伤,也就是燥湿相混的有力应对。人参大补元气中寓养阴功能,扶持正气中行驱邪之职。虽居臣位,实乃出将入相,辅君以成大业,非不能也,是不为也之辈。

十六、滑石代赭汤

《金匮要略·百合狐惑阴阳毒病脉证治第三》"百合病变发热者,百合滑石散主之",是分利湿热与养阴清热的代表方。"百合病下之后者,滑石代赭汤主之"一条,实际上就是针对下伤中气,湿动胃逆,肺郁生热,阴虚与湿热并见之证。正如曹颖甫《金匮发微》:"下后水液下出大肠,由腑病累及脏阴,湿热逗留为病。"实际上还有寒热胶结之意,从《神农本草经》谓滑石"荡胃中积聚寒热,益精气"一语可以悟出。故本方取滑石利水泻湿而兼分利湿热、分利寒热之能,百合养肺胃之阴,代赭石降胃气之逆。这实际上和临床精神抑郁,久遏情怀,胃失和降,阴虚与湿热并见的胃癌病机非常近似。张仲景的条文简单,实在是一言难尽,不得已而为之。大有"运用之妙在乎一心"的寓意。

十七、交加散

交加散出自许叔微《普济本事方》卷第十妇人诸疾,"治妇人荣卫不通,经脉不调,腹中撮痛,气多血少,结聚为瘕,产后中风。"制方之妙在于药只两味,生地黄取汁,生姜取汁,然后交互用汁浸一宿,各炒黄渍,汁尽为度,末之。"寻常腹痛酒调下三钱,产后尤不可缺。"本方用朱步先老先生的说法是:"冶苦辛、甘缓、凉润、温通于一炉,收交恋阴阳,补中兼通,养营和卫之效,俾营卫畅则经讯调,阴阳和则腹痛已。"我看生地得生姜则寒而不凝,生姜得生地则温而不燥,是寒热并用,相反相成,相得益彰,生地黄调营,生姜和卫,和而不同,各擅其长,为治疗寒热错杂乃至寒热胶结、气血凝滞的腹痛效方。临床上痛经、子宫肌瘤、妇科肿瘤术后、盆腔炎等,往往寒热均非所宜的情况下,可以本方为基础。也可以说本方是温经汤寒热并用的简化版。《临证指南医案》用本方治疗"产后体虚,兼瘀而痛",不仅提出"益体攻病"的大法,还考虑到"日期已多,缓治为宜",还加"丹皮以通外,琥珀以通内",自谓"所以取效"。又有:"吴,产后十二朝,先寒战,后发热。少腹疼痛,腹膨满,下部腰肢不能转侧伸缩,小溲涩少而痛。此败血流入经络,延及变为痃症。议用交加散。小生地、生姜、车前、牛膝、五灵脂、炒楂肉,调入琥珀末一钱。"叶天士变通之法值得学习。

十八、伏梁丸

伏梁是肿瘤的古代名称,见于《素问·腹中论》等篇章。伏梁丸首见于宋代陈言《三因极一病证方论》卷八:茯苓、厚朴(姜汁制,炒)、人参、枳壳(麸炒,去瓤)、白术、半夏(汤洗七次)、三棱(慢火煨熟,乘热温治),上等分,为末,煮糊丸,如梧桐子大。每服二十丸,空腹时用米饮送下,一日两服。或作散,酒调服。主治:伏梁。心之积,起于脐下,上至心,大如臂,久久不已,病烦心,身体髀股皆肿,环脐而痛,脉沉而芤。次见于《东垣试效方》卷二:黄连(去须)一两半,厚朴(去皮、姜制)半两,人参(去芦)五钱,黄芩(刮黄色)三钱,桂(去皮)一钱,干姜(炮)半钱,巴豆霜五分,川乌头(炮制,去皮)半钱,红豆三分,菖蒲半钱,茯神(去皮木)一钱,丹参(炒)一钱。上药除巴豆霜外,为细末,另研巴豆霜旋旋入末,炼蜜为丸,如梧桐子大。初服2丸,每日加1丸,2日加2丸,渐加至大便溏,再从2丸加服,食远淡黄连汤送下,周而复始。积减大半勿服。主治:心之积,起脐上,大如臂,上至心下,久不愈,令之烦心。看来古人还是看过不少腹部肿瘤的。我看好李东垣的伏梁丸,黄连、黄芩清热解毒,桂、干姜、川乌散寒止痛,人参益气,厚朴理气,丹参活血,菖蒲开通经气,茯神安神,红豆利湿,巴豆消积通便,全方寒热并用,扶正祛邪,气血并治,排毒消积,非常全面,也很适用于腹部恶性肿瘤的实际。

十九、血府逐瘀汤

2015年3月26日,患者胡某,女性,60岁,乳腺癌化疗后,5年来经过以二贝母汤为基础方的治疗,患者精神面貌好转,症状减轻,但如口腔异常感觉、口苦、胸中烦热不畅、腹中疼痛、睡眠差等症,虽每次随症加减,症状都能减轻,但就是好得不彻底,拖拖沓沓。今见舌下脉络迂曲增粗,乃认定诸症多因瘀血作祟,一改前方繁杂,单用血府逐瘀汤:红花12g,桃仁12g,桔梗9g,牛膝20g,当归12g,赤芍20g,生地黄20g,川芎12g,枳实12g,柴胡12g,甘草9g。3剂,水煎服。3月29日患者来诊,面带欣喜,直接说着要连开7剂,还是效不更方,继续活血化瘀。临床用药,从简到繁易,化繁为简难。肿瘤患者带瘤生存乃至向愈期间,证候变化多端,方随证变,才显医者手段:守方为常,换方是变,守有守的道理,变有变的根据。莫因常见方而不屑一顾,不因疑难病而加减无度。

二十、苏子降气汤

苏子降气汤是一般中医都应掌握的方剂。出自《和剂局方》,由紫苏子、半夏、前胡、厚朴、陈皮、甘草、当归、生姜、大枣、肉桂(或沉香)组成。具有降气疏壅,引火归原,祛痰止咳之功。紫苏子、半夏降气化痰,止咳平喘,为君药;厚朴、前胡、陈皮下气祛痰,协助主药治疗上实,肉桂温肾纳气治疗下虚,为臣药;当归养血润燥,制约大队燥药伤阴的副作用,为佐药;甘草调和诸药为使药。治虚阳上攻、气不升降、上盛下虚、痰涎壅盛、喘嗽短气、胸膈痞闷、咽喉不利,或腰痛脚弱、肢体倦怠,或肢体水肿。方歌曰:苏子降气橘半归,前胡桂朴草姜随;或加沉香去肉桂,化痰平喘此方推。

刘渡舟教授曾用其治疗食管癌的噎膈病,刘老虽然谦虚但也实话实说:"结果失败了。但在治疗期间,减轻病人痛苦,改善一些症状则是能够达到的。"用刘老总结的话,苏子降气汤"有行有补,有润有燥,治上顾下,标本兼施,为豁痰降气,平喘理嗽,利胸快膈,通秘和中,纳气归元良方"(《刘渡舟医论医话100则》)。现在分析,本方以其巧妙的配伍,明确的病机以及证候,确实对于具有上盛下虚、痰涎壅盛、咳嗽气喘、腰膝酸软、大便秘结证候的食管癌、肺癌、大肠癌等燥湿相混、升降失常、正虚邪实的复杂局面是不可多得的良方。

二十一、启膈散

启膈散是中医人人皆知的治疗噎膈的代表方。因为在现代中医教材编写内容中,像启膈散这样"擒贼先擒王"的名方太少太少。但可能是大家对这样平淡的药能治疗噎膈这样的急症大症心存疑虑吧,真正应用的医师并不多。河北医科大学第四医院中医科李晶主任应用经验较多,感悟很深,认为本方对缓解症状有明显疗效。而且往往加石见穿、急性子、山慈菇、威灵仙、全蝎、壁虎。本方出自《医学心悟》卷三,由沙参、丹参、茯苓、川贝母、郁金、砂仁壳、荷叶蒂、杵头糠组成。我认为,本方针对的是噎膈的核心病机——燥湿相混,气滞血瘀,升降失常。所以用沙参、川贝母养肺胃之阴,茯苓、砂仁壳燥湿化痰,两两相对,再配以润燥于一身的杵头糠和之,郁金、丹参理气活血,荷叶蒂升清而达到降浊的目的。但还缺乏寒热胶结、痰毒阻塞的主要病机。所以作者程国彭也很客观地说:"古方治噎膈,多以止吐之剂通用,不思吐,湿证也,宜燥。噎膈,燥证也,宜润。《经》云:三阳结谓之隔。结,结热也,热甚则物干。凡噎膈证,不出胃脘干槁四字。槁在上脘者,水饮可行,食物难入。槁在下脘者,食虽可入,久而复出。夫胃既槁矣,而复以燥药投之,不愈益其燥乎?是以大、小半夏二汤,在噎膈门为禁剂。予尝用启膈散开关,更佐以四君子汤调理脾胃。挟郁者,则用逍遥散主之。虽然,药逍遥而人不逍遥,亦无益也。张鸡峰云:此证乃神思间病,法当内观静养。斯言深中病情。然其间有挟虫、挟血、挟痰与食积为患者,皆当按法兼治,不可忽也。"他的加减法是:"虚者,加人参。前证若兼虫积,加胡连、芜荑,甚则用河间雄黄散吐之。若兼血积,加桃仁、红花,或另以生韭汁饮之。若兼痰积,加广橘红。若兼食积,加菔子、麦芽、山楂。"

二十二、牡蛎泽泻散

恶性肿瘤患者长期住院卧床,百脉流通不畅,血不利则成水津,痰浊瘀塞也可想见。《伤寒论》395 条"大病差后,从腰以下有水气者,牡蛎泽泻散主之"无疑是的对之方。《本经疏证》对本方的分析比较值得推崇:"下病者上取,上病者下取,牡蛎泽泻散治腰以下水气不行,必先使商陆、葶苈,从肺及肾开其来源之壅,而后牡蛎、海藻之软坚,蜀漆、泽泻之开泄,方能得力,用栝楼根者,恐行水之气过驶,有伤上焦之阴,仍使之从脾吸阴,还归于上。"从牡蛎泽泻散中牡蛎、泽泻、蜀漆、葶苈子、海藻、瓜蒌根、商陆七味药等量来看,可以用常用量。

二十三、皂荚丸

皂荚丸出自《金匮要略·肺痿肺痈咳嗽上气病脉证治第七》:"咳逆上气,时时吐唾浊,但坐不得眠,皂荚丸主之。""皂荚八两(刮去皮,用酥炙),上一味,末之,蜜丸梧子大,以枣膏和汤服三丸,日三夜一服。"实际上本方是皂荚为蜜丸,大枣熬膏化水冲服。药虽两味,却紧紧攥住肺痿(肺癌)"燥湿相混"的基本病机。皂荚性燥化顽痰,大枣滋润养肺阴,相反相成,相得益彰。正如尤在泾《金匮要略心典》之谓:"浊,浊痰也。时时吐浊者,肺中之痰随上气而时出也。然痰虽出而满不减,则其本有固而不拔之势,不迅而扫之不去也。皂荚味辛入肺,除痰之力最猛,饮以枣膏,安其正也。"适用于早期、顽痰壅滞,肺失宣降者。以咳嗽,气急,短气不足以息,痰稠而多,甚至胶黏成条,不能平卧,失眠,舌质暗淡,苔厚,脉滑为主症。从实际来看,证虽典型,方仅皂荚一味,显得药力单薄。而桂枝去芍药加皂荚汤,作为《金匮要略·肺痿肺痈咳嗽上气病脉证治第七》的附方,可见唐代孙思邈、宋代林亿等先哲已经认识到这一点,我等岂能为尊者讳而抱残守缺,崇经太过。

二十四、炙甘草汤

炙甘草汤是治疗"脉结代,心动悸"的名方。作为《金匮要略·肺痿肺痈咳嗽上气病脉证治第七》的附方,出自唐代王焘《外台秘要方》"治肺痿涎唾多,心中温温液液者"。"心中温温液液"和"温温欲吐"近似,心中不适之意。适用于肺癌气血双亏,阴阳俱损,病到晚期,消耗殆尽,舌淡,脉结代之时。现代常用的炙甘草汤歌诀中就有"虚劳肺痿效若神"一语。可见肺痿一病,其研究代有其人。这也是我提出的"肺癌可从五脏论治"的证据之一。

二十五、附子散

附子散出自许叔微《普济本事方》卷第四的翻胃呕吐霍乱,我看就是胃癌的专篇,翻胃就是胃癌的中医病名,呕吐甚至吐泻交加挥霍缭乱就是胃癌的典型症状。所以,第一个方剂是附子散"治翻胃",因为据他的理解,胃癌属寒凝胃脘、胃失和降,所以用附子极大者一枚为主药,生姜汁炮制,粟米同煎,和胃养胃以之辅佐。可能他也在翻胃患者中遇到过属于热吐者,所以后列有槐花散。至于后列有硫黄、水银寒热两极并用组成的青金丹,"治霍乱吐泻不止及转筋,诸药不效者,一粒治一人",虽然临床实际的可操作性大打折扣,但实际上他已经悟出了寒热胶结才是导致翻胃的关键病机,只是临床经验不足,用药风险太大,权列其后,以资参考罢了。本书也就从略其方吧。

第三节　自拟新方

虽然中医古籍汗牛充栋,中医方剂数以十万计,但时代在变化,疾病谱在改变,诊断技术在提高,新的临床问题不断出现,患者的要求也今非昔比,只有创制新方,才能与时俱进,弥补古方之缺漏,提高处方的靶向性、针对性和有效性。我专业从事肿瘤临床以来,结合自身的临床实际,自拟了一些新方,其间也和同道一起进行了临床验证,收集起来也有七八个方子,十来篇文章,虽然多个版本不一,有一些增减,甚至方名也略有变化,但大同小异,渐趋精练,如今终成定稿。展现出来,虽不能免浅显粗疏之讥,但或许可免虚度年华之责。若其中能有一两个方子被同行看得上眼,记得住歌诀,用得到临床,乃至在更大范围里流传,则可谓吾之大幸。

一、二贝母汤

组成:土贝母 12g,浙贝母 12g,山慈菇 12g,瓜蒌皮 15g,青皮 12g,夏枯草 15g,蒲公英 15g,连翘 15g,漏芦 10g,路路通 10g,甘草 6g。

功能:化痰散结,解毒抗癌。

主治:乳腺癌、乳腺纤维瘤、乳腺增生症等证属痰毒交阻,正气不虚,以乳房肿块、胀痛难消为主症。

用法:一日一剂,水煎服。

方解:乳腺癌与情志失调,肝气郁结有关,也与心强气盛,超负荷工作,即《素问·经脉别论》所谓"生病起于过用"密切相连,以致日久天长,气机运行障碍,经络痞塞,津液不循常道,痰浊内生,郁久化热,成毒成积变癌。乳腺纤维瘤、乳腺增生症也有类似病机,只不过程度不同,尚未质变而已。所以本方以土贝母化痰散结,解毒抗癌为君药,浙贝母、山慈菇、瓜蒌皮化痰散结解毒为臣药,增强君药的抗癌力量。青皮、夏枯草、蒲公英、连翘疏肝泻火、消疮散结为佐药,漏芦、路路通穿透力强,引药直达病所,甘草调和诸药,且能使诸药缓慢持久地发挥作用,均为使药。共奏化痰散结、解毒抗癌之功。

歌诀:乳病土浙二贝母,瓜蒌青皮山慈菇,漏芦连翘蒲公英,甘草路路通夏枯。

按语:中医抗癌应该改变一药治疗多种癌症的"大水漫灌"思维,向专病专药方向发展。二贝母汤治疗乳腺癌就是在这方面的探索。用普通的药物组方,就是从辨病论治入手,针对乳腺癌特有的病因病机,在继承的基础上有所创新。二贝母汤由第四军医大学药物研究所制成胶囊,在西京医院临床应用已十余年,疗效可靠。二贝母胶囊 2004 年获国家新药发明专利,专利号:ZL021455112。

二、海白冬合汤

组成:海浮石 30g,白英 30g,麦冬 15g,百合 12g,人参 10g,生地黄 20g,瓜蒌 15g,玄参 12g,半夏 12g,穿山甲 10g,鳖甲 20g,生牡蛎 30g,灵芝 10g,炙甘草 10g。

功能:化痰散结,益气养阴。

主治:痰浊泛肺、气阴两虚型肺癌,以咳嗽、胸闷、胸痛、气短、乏力、口干等为主症。

用法:一日一剂,水煎服。

方解:海白冬合汤是在我提出的"肺癌可从肺痿论治"观点指导下,以经方麦门冬汤集滋阴润肺和化痰散结于一方,扶正与祛邪并用的思路为基础,结合多年治疗肺癌的临床经验和现代实验研究拟定的新方。以海浮石化痰散结,人参气阴双补共为君药。白英清肺解毒抗癌,麦冬、百合、生地黄、玄参滋阴润肺,瓜蒌、半夏化痰散结,穿山甲、鳖甲、生牡蛎软坚散结,共为臣药;灵芝止咳平喘为佐药;炙甘草止咳化痰,调和诸药为使药。共奏化痰散结、益气养阴之功,使化痰而不伤阴,滋润而不腻膈,扶正而不碍邪,祛邪而不伤正,相反相成,相得益彰,符合肺癌主要证型痰浊犯肺、气阴两虚的基本病机。

歌诀:肺癌海白冬合汤,蒌玄二甲参地黄,半夏灵芝生牡蛎,炙草为使不能忘。

按语:肺癌的主打方海白冬合汤,在《中医抗癌进行时:随王三虎教授临证日记》一书的《辨病抗癌有专方,其中肺癌效尤长》《理法方药理服人,海白冬合汤堪珍》《海白冬合汤堪珍,积少成多大样本》《标本兼治留住根,肺癌五月如常人》《厚积薄发显身手,肺癌就是突破口》等篇均能看出具体的应用情况。其后又称润肺散结汤,在广西柳州市中医医院肿瘤科作为协定处方应用8年多,效果平稳可靠。也曾做成润肺散结胶囊进行了一些疗效观察和机制研究,许多同行专家乃至患者也对此方予以肯定。究竟如何,还请诸位临证评判。另外,本方已列入广西壮族自治区卫生厅科研项目进行中药制剂研究。

三、葶苈泽漆汤

组成:葶苈子15g,泽漆20g,猪苓20g,茯苓60g,泽泻12g,车前子15g,楮实子15g,麦冬15g,百合12g,生地黄15g,人参10g,黄芪40g,麻黄4g,大枣30g。

功能:破坚利水,益气养阴。

主治:水积肺痿、气阴大伤型肺癌,以恶性胸腔积液憋闷气促为主症。

用法:一日一剂,水煎服。

方解:肺癌胸腔积液的基本病机是水积肺痿,阴气大伤,证势危急。利水恐伤阴,正虚难支,滋阴恐助邪,缓不济急。惟利水与滋阴并用,祛邪与扶正同施为上策。本方是在《金匮要略·肺痿肺痈咳嗽上气病脉证治第七》的葶苈大枣泻肺汤、泽漆汤基础上组成。葶苈子、泽漆破坚散结、利水逐邪为君药。猪苓、茯苓、泽泻、车前子、楮实子助利水之功，麦冬、百合、生地黄滋阴润肺，人参、黄芪益气利水共为臣药。麻黄宣肺利水为佐药。大枣护胃养营，缓和诸药烈性为使药。共奏破坚利水，益气养阴之功。

歌诀：肺痿葶苈泽漆汤，二苓泽车楮麻黄，参芪大枣能益气，冬合地黄养阴良。

按语：葶苈泽漆汤，最初叫葶苈泻水汤，该方的组成较前增损较大，当以本书为准。葶苈大枣汤是治疗胸腔积液的名方，泽漆汤就少有人知了。其实，泽漆汤就是张仲景《金匮要略·肺痿肺痈咳嗽上气病脉证治第七》治疗肺痿的主方。正因为张仲景"脉沉者，泽漆汤主之"一条太简略，所以这个方剂没有受到应有的重视。就连泽漆这味药也不为中医所熟知。考泽漆，是《神农本草经》所载 365 种药物之一，为大戟科植物泽漆的全草，生于山沟、路旁、荒野及湿地。我国除西藏外，各地均有分布。有行水消肿，化痰止咳，解毒杀虫之功。《神农本草经》谓其："主皮肤热，大腹水气，四肢面目浮肿，丈夫阴气不足。"说明泽漆是一味泻肺降气行水而略具补性的药。至少也如《本草汇言》所谓："主治功力与大戟同，较之大戟，泽漆稍和缓而不甚伤元气也。"值得一提的是，泽漆是张仲景用量最大的草本植物，原书用三斤，先用水单独煮熬，去药渣后再加余药同煎。现在有人也有大量用泽漆的经验，号称 30g、60g、120g、150g，药量越大效果越好。我以为，顽疾绝非一朝一夕所能制服，重在辨证准确，用药无误，持之以恒。药量很重要，但对于有小毒、对脾胃有一定副作用的泽漆来说，还是应以 10g 为始，20g 为基本剂量，视应用情况可适当加量。麻黄方中用 4g，如果有高血压病可以去掉，若血压不高且无汗者可用 10g 左右。

四、软肝利胆汤

组成：柴胡 12g，黄芩 12g，法半夏 12g，红参 12g，田基黄 30g，垂盆草 30g，丹参 20g，鳖甲 20g，生牡蛎 30g，夏枯草 20g，山慈菇 12g，土贝母 12g，延胡索 12g，姜黄 12g，甘草 6g。

功能：软肝利胆，化痰解毒，扶正祛邪。

主治：湿热成毒，蕴结肝胆的肝癌、胆囊癌，以肝区胀痛，肿块石硬，面目黄染，食欲不振，舌红苔厚为主症。

用法：一日一剂，水煎服。

方解：本方是在小柴胡汤的基础上化裁而成。《伤寒论》中小柴胡汤证的胸胁苦满、默默不欲饮食就是肝癌的常见症状，尤其是方后加减法中"若胁下痞硬，去大枣，加牡蛎"和《金匮要略·黄疸病脉证并治》"诸黄，腹痛而呕者，宜柴胡汤"是本方的重要依据。故本方以柴胡疏利三焦气机为君药，是软肝利胆的前提；黄芩、田基黄、垂盆草清热利湿退黄，法半夏、山慈菇、土贝母化痰解毒，丹参、鳖甲、生牡蛎、夏枯草活血化瘀，软坚散结，人参益气扶正，均为臣药，相辅相成，助君药达到软肝利胆的目的。佐以延胡索、姜黄理气止痛；甘草调和诸药中有护肝缓急之力，为使药。共奏软肝利胆，化痰解毒，扶正祛邪之功。

歌诀：软肝利胆柴胡君，三黄三草二夏参，慈菇鳖甲生牡蛎，元胡土贝方是真。

五、保肝利水汤

组成：柴胡 12g，黄芩 12g，法半夏 15g，红参 10g，黄芪 40g，半边莲 30g，茯苓 50g，猪苓 20g，泽泻 20g，白术 15g，鳖甲 30g，大腹皮 20g，厚朴 12g，生牡蛎 30g，穿山甲 6g，生姜 12g，大枣 30g。

功能：理气疏肝，健脾益气，利水消胀。

主治：肝郁脾虚，三焦水道壅塞的肝癌腹水，以腹大如鼓，神疲乏力，下肢水肿，食欲不振，舌体胖大为主症。

用法：一日一剂，水煎服。

方解：本方也是在小柴胡汤的基础上化裁而成。小柴胡汤不仅能和解表里，也能疏利三焦，疏通水道。《伤寒论》第 230 条所谓服小柴胡汤"上焦得通，津液得下，胃气因和，身濈然汗出而解"就是理论依据。故本方以柴胡疏利三焦通调水道，理气疏肝为君药；黄芩、法半夏，助柴胡之泻肝和胃；红参、黄芪益气利水；半边莲、茯苓、猪苓、泽泻、白术健脾利水；大腹皮、厚朴行气消胀利水，均为臣药。佐以生牡蛎、穿山甲软坚散结，直攻病之巢穴；生姜、大枣护肝和胃中有利水制水之力，为使药。药多量重，乃病势之使然。共奏理气疏肝，健脾益气，利水消胀之功。

歌诀：保肝利水柴去甘，四苓黄芪半边莲，二甲厚朴大腹皮，牡蛎利水又软坚。

按语：本方作为晚期肝癌腹水的主方，已列入广西壮族自治区卫生厅科研项目（GZPT1254）进行深入研究。我们选择 2012 年 6 月至 2013 年 6 月在柳州市中医医院肿瘤科治疗的 60 例晚期肝癌患者,随机分成治疗组和对照组各 30 例。对照组采用托拉塞米联合硫普罗宁保肝治疗,治疗组在对照组的基础上加服保肝利水汤,疗程均为 2 周。观察癌性腹水及生活质量改善情况。结果治疗组总有效率 76.76%,高于对照组 43.33%($P<0.05$)。腹围、肝功能(总胆红素、谷丙转氨酶)改善情况,治疗组总有效率明显高于对照组(均 $P<0.05$)。

六、通补三升汤

组成:红参 10g,黄芪 40g,灵芝 10g,熟地黄 20g,山茱萸 15g,黄精 12g,鹿角胶 10g,穿山甲 10g,当归 12g,茜草 30g,鸡内金 12g。

功能:益气阴,补精血。

主治:放化疗所致的气阴两虚,精血亏损,以神疲乏力,面色无华,头晕目眩,口干舌燥,腰膝酸软,皮下瘀斑,舌淡脉弱,白细胞、红细胞、血小板减少为主症。

用法:一日一剂,水煎服。

方解:本方以红参、熟地黄为君药气阴双补;黄芪、灵芝助红参之益气,山茱萸、黄精助熟地黄之养阴,共为臣药。鹿角胶、穿山甲血肉有情填精生血,当归、茜草养血活血为佐药;鸡内金护胃消食,使之补而不腻,运化得宜。共奏益气阴,补精血之功。

歌诀:通补三升参芪灵,熟地山萸鹿黄精,当归茜草穿山甲,妙哉内金补中通。

按语:柳州市科技局立项的科研课题《健脾益肾补血法联合化疗对中晚期非小细胞肺癌治疗的临床研究》,经过 3 年的临床研究,2012 年通过了专家委员会的鉴定。该课题采用随机对照方法研究,将 120 例中晚期非小细胞肺癌患者随机分成两组,对照组予吉西他滨 + 顺铂方案化疗,治疗组在吉西他滨 + 顺铂方案化疗基础上联合具有健脾益肾补血功效的中药汤剂通补三升汤治疗。研究结果提示:治疗组与对照组相比,恶心呕吐、乏力、咳嗽、气促、疼痛等症状改善明显优于对照组;治疗组在增加白细胞、血小板、红细胞数量等方面,也优于对照组($P<0.05$);治疗组肿瘤控制率明显提高,治疗有效率达到 80%,与对照组比较有显著性差异($P<0.05$)。鉴定意见认为,该研究结果在中晚期非小细胞肺癌化疗过程中减轻骨髓抑制、改善骨髓造血功能方面处于国内领先水平。

七、权提汤

组成:马齿苋 30g,叶下珠 30g,水杨梅 30g,夏枯草 20g,田基黄 30g,生牡蛎 30g,山慈菇 12g,半边莲 30g,薏苡仁 30g,生姜 9g。

加减法:肝区疼痛,加延胡索 12g,姜黄 12g;腹水鼓胀加大腹皮 30g,茯苓 30g;恶心呕吐加法半夏 12g,竹茹 12g;肝区肿块明显加穿山甲 10g,鳖甲 20g;体虚乏力去山慈菇,加人参 10g,黄芪 30g;舌红苔黄,大便不通加大黄 10g,虎杖 12g;面色黧黑去夏枯草,加山药 20g,山茱萸 12g。舌红无苔,尿少如滴去夏枯草,加白芍 20g,阿胶 12g,猪苓 15g。

功能:祛风解毒,利湿退黄,保肝健脾。

主治:原发性肝癌。

用法:一日一剂,水煎服。

方解:本方以马齿苋、叶下珠为主药,祛风利湿,清热解毒,导滞开结,平肝消积。马齿苋以祛风利湿见长,叶下珠以解毒散结见长。水杨梅、夏枯草、田基黄、生牡蛎、山慈菇清热解毒,利湿退黄,疏肝保肝,软坚散结,化痰消积,共为臣药。风打相兼,主次分明。其中水杨梅清热解毒,消肿止痛;夏枯草泻肝火,消积聚;田基黄利湿退黄,疏肝保肝;生牡蛎软坚散结;山慈菇化痰消积,以毒攻毒。各具特色,相得益彰。薏苡仁健脾益气中有"导滞开结"之功,生姜降逆和胃中有护胃止呕之效,都有引路药之意,也能防止用药时间过长或寒凉太过造成脾胃的损伤。

歌诀:瑶医肝癌权提汤,马下水枯田基黄,牡蛎慈菇半边莲,苡仁生姜保安康。

第四章　食疗心得

第一节　概　论

自从有了人类,就有了医药。而最早的医药活动"神农尝百草之滋味,水泉之甘苦",显示出神农这位氏族领袖实际上已经兼备了寻找食物与药物的双重责任。"一日而遇七十毒,得茶而解之",既反映了当时条件的艰苦,环境的险恶,也明确了食疗是最早见于传说文献的治疗方法。《太平圣惠方》食治论:"夫上古之人,饮血茹毛,纯一受气,所食无滋味之爽,脏腑无烟火之毒,各遂其性,患害不生。"神农始教播植五谷,钻火变腥,以有营为,触冒寒暑,故生疾苦,因以药石治之。是以有食便有药也。

原始社会的药物治疗基本上是单味药的咀嚼方法,出身于厨子的商代宰相伊尹发明的汤液,也就是把单味药的咀嚼变成现在还应用的以锅煮汤药,已经是划时代的发明了。而他所用的姜、桂、枣、甘草等常见调味品,就是中医最有名气的桂枝汤中的大部分组成药品。一斑窥豹,足见我们对《伤寒论》食疗的广泛性还知之甚少,对食疗的认识还在皮毛阶段。

周代的王宫中将医生分为食医、疾医、疡医、兽医四大类,食医"掌和王之六食、六饮、六膳、百馐、百酱、八珍之齐",再次充分凸显了食疗的地位和作用。

战国时期的经典著作《黄帝内经》就明确了食物的大体分类与养生保健作用:"五谷为养,五果为助,五畜为益,五菜为充。"而"大毒治病,十去其六,常毒治病,十去其七,小毒治病,十去其八,无毒治病,十去其九,谷肉果菜,食养尽之"这一大段名言,何尝不是对经常用有毒药物治疗疾病的肿瘤科医生一种语重心长的教诲呢。

唐代的《备急千金要方》已有"食治"专卷,《食疗本草》竟有200多种食药两用之品。宋代的《太平圣惠方》载有食疗专方160多首。正如毛泽东所谓:"中国医药学是一个伟大的宝库,应当努力发掘,加以提高。"用于社会,服务于人民。《普济方》食治门还从大自然的视角强调了食疗的理论基础:"夫天产动物,地产植物。阴阳禀质,气味浑然。饮食和德,适节而无过。"

《黄帝内经》早就强调"不治已病治未病,不治已乱治未乱",现在"治未病"的观念深入人心,专业人员也已登堂入室,而怎么治未病、用什么治未病的问题并没有明确解决。《备急千金要方》食治:"人之所依者,形也;乱于和气者,病也;理于烦毒者,药也;济命扶危者,医也。安身之本,必资于食;救疾之速,必凭于药……是故食能排邪而安脏腑,悦神爽志,以资血气,若能用食平疴释情遣疾者,可谓良工……夫为医者,当须先洞晓病源,知其所犯,以食治之,食疗不愈,然后命药。"

癌症已经成为我国城乡第一大死因,严重影响广大人民群众的健康和寿命,也对社会的正常发展产生了不良影响。现代研究表明,45%的癌症与饮食有关,正应了古人"病从口入"的名言。所以,管好自己的嘴是最可行的防癌抗癌方法——"让食物成为你的药物,而不要把药物当成你的食物"。

一、饮食四过是导致癌症的主要因素

说癌症与饮食关系密切,主要表现在:①饮食过好。《内经》"膏粱之变,足生大丁,受如持虚",说的就是这个道理。只不过以往中医理解这里所说的"大丁"指疔疮,是感染性皮肤病。问题是这里说的"大丁",应该是恶性肿瘤这一类疾病。②饮食过差。粗糙、霉变的食物才是直接致癌的东西。③饮食过多,过于粗糙,过快饮食。使胃肠经常受伤,反复修补,过度增生而致癌。《内经》所谓"饮食自倍,肠胃乃伤"。④饮食无节,过分生、冷、热、硬,饥饱无常,嗜酒无度,寒热不均。日久生变,寒热胶结致癌。

二、中医古籍对饮食不节形成肿瘤的论述

中医古籍特别强调饮食对肿瘤产生的影响,但往往不受重视。对这个问题,我认为要天天讲,月月讲,年年讲,只给少数人讲不行,要让广大群众

都知道。《济生方》："过餐五味,鱼腥乳酪,强食生冷果菜,停蓄胃脘……久则积结为癥瘕"。《景岳全书》："饮食之滞,留蓄于中,或结聚成块,或胀满硬痛,不化不行,有所阻隔者,乃为之积。"《医碥》中更具体地指出:"酒客多噎膈,饮热酒者尤多。以热伤津液,咽管干涩(观其口舌干涩可知也),食不得入也。"

现代虽然膏粱厚味者众,但消食导滞却未被医家重视。明代嘉靖年间太医院院判余桥,精岐黄术,多有创见,仅《海外回归中医古籍善本集萃·医方集略》明文引用《余桥论》就有 19 处,远高于其他医家的两处和一处。该书在学医之法等绪论之后,首列脾胃门,后引《余桥论》,就食积致病诊疗,颇多心得,读其案例,感慨良多。

我以为,右关脾胃脉滑作为食积依据,余桥之验确有启发,但若能与舌苔滑厚、脘腹胀满疼痛等结合起来可能更有把握。另外,消化系统恶性肿瘤,尤其是胃癌、胰腺癌、胆囊癌、胆管癌等,实在是不能忽略食积这一重要病因病机。因为现代生活水平提高很快,饮食结构中肉食比例大幅度增加,暴饮暴食,肥甘厚味,比比皆是,这不能不说食积是胃病乃至消化系统疾病的主要原因。我们现代中医,熟悉生理解剖,也知细胞、病毒与基因,但对中医传统三因病因学说之一的饮食不节却只停留在书本上、口头上,而没有落实在临证上,正应了老子的话:"为学日益,为道日损"。

三、饮食抗癌的根据

《素问·五常政大论》:"大毒治病,十去其六,常毒治病,十去其七,小毒治病,十去其八,无毒治病,十去其九,谷肉果菜,食养尽之,无使过之,伤其正也。"这说明在抗癌这场持久战中,饮食抗癌是必不可少的重要部分,是激战之后战争创伤的恢复和正常秩序的重建,做得好则事半功倍,否则有前功尽弃之嫌。

四、饮食抗癌的原则

首先,饮食抗癌是癌症防治的一部分,不能以偏概全,主次颠倒。其次,要在中医及现代医学理论的指导下应用、在辨证的基础上应用、在医生的支持下应用。还有,要正确处理食疗与食忌的关系,既不要满目皆兵,也不要百无禁忌。

依靠自己,持之以恒——我将古时一副对联"惜衣惜食非为惜财缘惜福,求名求利但须求己莫求人"改为:节饮节食非仅节财兼求福,防癌抗癌但须求己莫求人。愿与大家共勉。

五、饮食抗癌应注意的几个问题

正常饮食,适口为上。只要是适口的,一般是对人有益的。大家经常吃的才是最益于人的,如小麦、大米、萝卜、白菜等等。价格和价值不一定相符,常食山珍海味者不一定长寿,而长寿老人几乎都是粗茶淡饭。

谷肉果菜,不偏不倚。《内经》讲"五谷为养,五果为助,五畜为益,五菜为充",谷肉果菜,都是人体不可或缺的。我是觉得整天大鱼大肉不好,天天吃素,也不值得提倡。关键是合情合理,不偏不倚,比例合适。我们祖祖辈辈都是以植物性食物为主的,突然大幅度改变饮食习惯,没这个基因啊,营养过剩,就变成毒了。

忌口发物,具体分析。现在有一些人不生病的时候什么都吃,一生病,或者说得了肿瘤等大病,什么都不敢吃,特别讲究忌口,由一个极端走向另一个极端。实际上,是否忌口,还是要听医生的。西医不太讲究忌口,中医比较讲究忌口。比如发物,西医没有这个概念,中医书上却言之凿凿。如果历史地、客观地分析的话,这是由于在抗生素发明以前,感染性疾病尤其是感染性外科疾病,猪头、鲤鱼等所谓发物,以其营养丰富,产热量高,往往加重感染,所以谈发物色变。明白了这些就会正确对待发物了。当然,高热等症导致消化能力下降,还是清淡一点容易消化吸收。

不同病症,食疗有别。作为食物,日常生活问题不大,差别也不大。若要作为食疗用,还是要对证的,最好在中医的指导下应用。不然恐有南辕北辙之误。

六、癌症患者日常饮食的总要求

我很欣赏上海中医药大学何裕民教授提出的"六字诀",略做改动:

"粗"——粗粮、杂粮、粗纤维类食物。

"杂"——食谱宜杂、广,不偏嗜。

"烂"——食物均应煮烂、煮熟,以利消化。

"鲜"——增加新鲜蔬菜和水果在饮食中的份额。

"少"——食物摄入的总量应有所节制。

"淡"——少盐、少辣、少油、少肉。

第二节　食疗选讲

一、茶饮

上古神农尝百草，一日遇七十毒，得茶而解之。现在污染无处不在，污染是肿瘤产生的重要因素，我们离不了茶；抗肿瘤药物的毒性，使我们同样离不了茶。多半人往往轻而易举地说：茶能解药，所以不能喝茶。我呢，首先认为不能一概而论，茶本身就是药，何况还是出门七件事之一，岂能一忌了之？但是，一般来说，不要用茶送药，也就是不要在服药的同时饮茶。

古代对茶的评价，分三种，首先是赞扬者，如汪绂："茶，苦辛微寒，得清高之气。甘则能补而泄肺逆，泻心火，燥脾湿，坚肾水，开爽心神，良品也。能升清降浊，止咳除烦，清头目，去痰热，止咳嗽。醒昏睡，此皆泄肺逆，泻心火之功。又能消宿食，解酒毒，去一切油腻烧煿之火毒、热毒，而利大小便，此燥脾湿和肠胃之功也。浮火去则肾水坚，且使相火不作，又降中有补。"其次是贬低者，如苏轼："除烦去腻，世故不可无茶，然暗中损人不少。空心饮茶，入盐，直入肾经，且冷脾胃，乃引贼入室也。"当然，还有公允说，如《宝庆本草折衷》："宜热而少，不宜冷而多。故冷则停寒聚痰，多则消脂瘦体。"

现代药理研究表明，茶有多种药理作用。如中枢兴奋、心脏兴奋、降血压、松弛平滑肌、利尿、降血脂、抗动脉硬化、抗血栓、抗氧化、抗病原微生物、抗炎、抗过敏等作用。值得提出的是，茶有几种作用与癌症患者关系密切。茶的抑制亚硝基化合物合成和抗诱变作用对癌症高危人群具有防癌效果，尤以绿茶为好。茶叶及其提取物在体外和体内对多种肿瘤均有显著的抗癌作用。体外实验，绿茶或龙雾茶提取物对人胃腺癌细胞、人肝癌 L7402 细胞株和 QCY7703 细胞株有显著细胞毒作用，能直接杀伤癌细胞，并使部分肿瘤细胞形成集落的增殖能力受到抑制。除直接杀伤癌细胞外，茶叶的抗癌功能还与其抑制亚硝基化合物合成、抗诱变、清除含氧自由基以及增强机体免疫功能等多种作用有关。

我的观点，癌症患者没必要不分青红皂白一概忌茶。而且对于火热毒邪内盛之人，茶也是一种抗癌药，尤其是绿茶。素体虚寒、气血亏虚之人不鼓励饮茶，或可适量饮用红茶、姜茶。当然任何事情都有一个量和度的问题，总要适可而止，不要过量和偏嗜。吃柿子、螃蟹时不能饮茶。还有，服用含铁药物或药中有土茯苓、萆薢、威灵仙者,服药期间不要饮茶,以免影响疗效。

二、五谷杂粮

五谷杂粮不仅是人类生命得以延续的基本物质,也是最早、最可口、最方便、最可持续使用、最适宜于疑难危重病的药物。清代有一个医家看不惯藿香正气散这一类"治四时不正之气"的广告用语,开玩笑说,我只知道不饥丸(意即馒头一类食品)能治四时的饿病,还不知道什么药能通治四时的病。现在看来,这话还是偏激,不饥丸不光能治四时的饿病,还是多种疾病甚至是危急疑难病的良药。

(一) 粳米

粳米是五谷之首,具有补中益气、健脾养胃之功。人在重病久病之时,百无聊赖,寝食俱废,这个时候肥甘厚腻,味同嚼蜡,燕窝、鱼翅闻之欲呕,只有米粥,能得入口,方能挽救一线生机。正如《随息居饮食谱》所谓:粳米甘平,宜煮粥食,粥饭为世间第一补人之物。

《伤寒论》中的白虎汤非常著名,中医人人皆知,只有四味药,就有粳米护胃,也有"甘以缓之,使不速于下"之意。因为白虎汤证的特点就是阳明经邪热蒸腾于上。但最易被大家忽略而最不应该忽略的是我们学的第二首方剂(第一首是麻黄汤)桂枝汤后"服已,须臾,啜稀粥一升余,以助药力"这一句话。从这个意义上讲,桂枝汤应该是六味药呀。《伤寒论》中包括"将息如前法(桂枝汤)"的桂枝加附子汤、桂枝去芍药汤、桂枝去芍药加附子汤、桂枝麻黄各半汤、桂枝二麻黄一汤、葛根汤等桂枝汤家族一共6个方剂,均要"啜稀粥一升余,以助药力",也就是其中有粳米。虽然是桂枝汤家族但却不用啜稀粥的有桂枝加葛根汤(有汗出)、桂枝加厚朴杏子汤(平喘,不需助药力使汗出)、桂枝二越婢一汤("脉微弱者,此无阳也,不可发汗")、桂枝去桂加茯苓白术汤(重点是利小便)、桂枝加芍药生姜各一两人参三两新加汤("发汗后,身疼痛,脉沉迟",不可发汗)、桂枝去芍药加蜀漆牡蛎龙骨救逆汤("亡阳,必惊狂,卧起不安",不可发汗)、桂枝加桂汤("所以加桂者,以能泄奔豚气也",不需助药力使汗出)、桂枝加芍药汤(不需助药力使汗出)、桂枝加大黄汤(不需助药力使汗出)等9个方剂,张仲景之严谨可见一斑。

治"少阴病,下利便脓血"的桃花汤,就是赤石脂、干姜、粳米三足鼎立,各当一面。温中止泻,健脾养胃,药味少,肠胃负担轻,化疗后的腹泻以及放射性肠炎有脾胃虚寒型者,此方最宜。

还有《伤寒论》的倒数第 2 条,也就是 397 条,治疗"伤寒解后,虚羸少气,气逆欲吐"的竹叶石膏汤就用粳米,也是许多中医遗忘了的妙方啊。方法是,先煮竹叶、石膏、半夏、人参、麦冬、甘草,再去渣,加入粳米,"煮米熟汤成,去米,温服一升,日三服。"在肿瘤临床上,竹叶石膏汤不仅常用于肺癌,而且和白虎加人参汤一样,适用于多种癌症发热。人们常说中医慢,对于癌症发热这个急症来说,不见得慢,何况还能标本兼治呢。

《伤寒论》中五苓散、白散、四逆散、牡蛎泽泻散 4 个方剂均用"白饮和,服方寸匕",白饮就是粳米米汤。而文蛤散、瓜蒂散(热汤七合,煮作稀糜)、烧裈散等散剂均不用白饮,各有深意。

《伤寒论》393 条"大病瘥后,劳复者,枳实栀子豉汤主之",方后注明"以清浆水七升,空煮取四升",然后再下其他药物煎煮。清浆水就是浸米的水,取其汁液轻清而不恋邪之意,不仅为我们提供了防治外感疾病复发的方法,对癌症复发的治疗也有借鉴意义。

算起来,《伤寒论》与粳米有关的方剂竟达 15 个,占全书 112 方的 13%。真是不看不知道,一算吓一跳,百姓家常物,作用大不同。

《金匮要略》中除白虎汤、桃花汤用粳米和《伤寒论》重复外,治疗肺痿(肺癌)的主方麦门冬汤中粳米就是六味药之一。治疗腹满寒疝的附子粳米汤,粳米就是五味药之一。而腹满寒疝从现在来看主要是腹部肿瘤一类疾病。

唐代药王孙思邈的《备急千金要方》中,80 处提到粳米,涉及内外妇儿各科,足见粳米的食疗作用不可轻视。

相对于粳米,糯米就不是癌症患者的适宜食品,因为黏滞难于消化。李时珍谓:"糯性黏滞难化,小儿、病人,最宜忌之。"何止小儿及患者,常人亦不能多吃,所以,一般要到了端午节才吃糯米粽子。籼米虽然是食物,但一般不入药。就是粳米也以东北米为好,李时珍甚至隐约提到"广东、广西"的大米性热,本地人也可酌用"粳稻六七月收者为早粳,止可充食,八九月收者为迟粳,十月收者为晚粳。北方气寒,粳性多凉,八九月收者即可入药。南方气热,粳性多温,惟十月晚稻气凉乃可入药……若滇、岭之粳则性热,惟彼土宜之耳。"

黑米为米中珍品,素有"贡米""药米""长寿米"之美誉,具有特殊的营养价值。药、食兼用,口味香醇。除煮粥外,还可以制作各种营养食品和酿酒。中医认为,黑米具有滋阴补肾、健脾暖肝、明目活血等疗效。

现在中药房里不供粳米,对于要代煎的患者来说,怎么办呢? 我仿照张锡纯《医学衷中参西录》"通变白虎加人参汤"用生山药代替粳米例,也用山药代粳米之护胃健脾之功,方便简单。

（二）米油与米糠

我对一个问题久思而不得其解,就是杵头糠治疗噎膈(食管癌)。按说食管干涩,汤水难咽,用一些滑溜的东西才对,怎么却用了米糠这样粗糙难咽的东西? 但是,我也认为古代医家能这样说总是有实践依据的,存在的东西往往就有合理的成分,所以存而不论,搁置至今。随着"燥湿相混致癌论"的提出及深入思考,我推测貌似干燥的杵头糠之所以可用于最具有燥湿相混病机特点的食管癌,很可能是该药还具有内在的滋润功能。赶快翻看本草书,这个问题终于得到解答。正如《荀子·劝学》所谓:"吾尝终日而思矣,不如须臾之所学也。"

这还要从米油说起。米油,就是煮米粥时浮于上层的浓稠液体。赵学敏在《本草纲目拾遗》中指出:米油"滋阴长力,肥五脏百窍,利小便通淋,精清不孕""其滋阴之功胜于熟地也",可见米油具有滋阴与利水湿之功,为具有燥湿相混病机特点的食管癌之的对之药。但为什么古人没有用于噎膈(食管癌)呢?《重庆堂随笔》中一段话值得深思,即:"米油,一名粥油。其力能实毛窍,滋养五脏,能肥肌体,填补肾精。每晨撇取一碗淡服,或加炼过食盐少许也可。黑瘦者,服百日即肥白。精清无子者,即精浓有子。愚按精生于谷,粥油乃水谷之精华,补液生精,固胜他药,但必其人素无痰饮者始有效,否则极易成痰。推之鱼鳔、海参及一切浓郁之物,无不皆然。所以治病总要先察其体气脏性之何如,而后辨其药之宜否也。"因为米油滋阴之功太强而利水湿之功偏弱,所以并不适用于燥湿相混为病机特点的食管癌。而滋阴与燥湿之功相当的米糠才是一药多用,非常适合食管癌。当然,任何事情都不是绝对的,假如食管癌患者以食管干涩难咽为主,痰浊上泛不明显者,舍此何求? 鱼鳔、海参也当用之无妨。现在我们之所以比古人先哲看问题更全面,就是因为有了"燥湿相混致癌论"这一理论的指导。没有理论的实践是盲目的实践,此之谓乎?

米糠,又叫杵头糠、细糠、米秕。《本草纲目》谓:"糠,诸粟谷之壳也。其近米之细者为米秕,味极甜。""味极甜"一语,出自李时珍认真细致的观察实验,难能可贵。《食物本草》谓:"米秕,即精米上细糠也。昔陈平食糠核而肥也。"《圣惠方》"治膈气,咽喉噎塞,饮食不下,碓嘴上细糠,蜜丸如弹子大,不计时候,含一丸,细细咽津。"《医学正传》大刀夺命丸:"治膈噎不下食及翻胃杵头糠、牛转草各半斤,糯米一斤。共为细末,取黄母牛口中涎沫为丸,如龙眼大,入锅中,慢火煮熟食之。加砂糖二三两入内丸尤佳。"从化学成分来看,米糠中含有:谷维醇、磷脂、糖脂、甾醇脂化合物、碳氢化合物,还含植酸钙镁、植酸、角鲨烯、阿魏酸、甾醇、高级脂肪醇、鼠李糖、阿拉伯糖、木糖、甘露糖、半乳糖、葡萄糖、乳清酸、糖苷,以及多种具有免疫调节功能或降血糖作用的多糖和具抗肿瘤活性的蛋白质。成分非常复杂多样,具备了多种药理作用的基础。现在有药理研究作基础,理论创新("燥湿相混致癌论")为指导,因此可以认为,米糠应该能够适用于多种癌症。事到如今,还认为米糠只治食管癌,则是小之乎视米糠也。温源凯《常见抗癌中草药》"治各种恶性肿瘤及白细胞减少症取新鲜鹅血滴入米糠中和匀,做成黄豆大小的颗粒,每日服 20~30 粒。无鹅血时以鸭血代之。"可谓先得我心。

(三) 小麦

小麦虽是五谷之一,若论药用则首当其冲,当仁不让。因为再没有像小麦这样秋种冬藏春长夏收得四气之全的粮食了。所以入药才能营养全面,养心调脾,厚肠开胃,除热止咳。平稳纯正,左右逢源。正如陈藏器所谓:"小麦秋种夏熟,受四时气足,兼有寒热温凉。"

小麦入药最有影响的要数张仲景《金匮要略》。"妇人脏躁,喜悲伤欲哭,象如神灵所作,数欠伸,甘麦大枣汤主之。"这一条大家都很熟悉,现在已经成为常用的成药"脑力静胶囊",用于神经衰弱,健忘失眠,头晕目眩,以及身体虚弱,容易疲劳等,为病后恢复的营养滋补药。甘甜可口,味美价廉,在恶性肿瘤患者中,由于重大精神压力,心气受伤,尤其是术后及放化疗后也经常见到此类症状而应用本方。

实际上,小麦在《金匮要略》中最先是应用于恶性肿瘤患者,这就是《肺痿肺痈咳嗽上气病脉证治第七》:"咳而脉浮者,厚朴麻黄汤主之。"也就是肺癌患者又兼外邪的情况下,用麻黄、细辛发表宣肺,逐邪于外,厚朴、石膏、半夏降气于内,干姜、五味子调整开阖之机,小麦养心气而除烦。内外合邪,寒热胶结,虚实并见,非小麦面面俱到巩固后方不可。

大千世界,无奇不有。就好像茯苓多糖、大枣多糖等竟然有抗肿瘤作用一样,《小品方》治疗瘿病(相当于地方性甲状腺肿、甲状腺腺瘤等)的两个方剂,均有小麦。

小麦利小便、治暴淋之功,《本草纲目》附方用小麦、通草二味治"老人五淋,身热腹满"。又有用面麸炒香,以肥猪肉蘸食之方,治疗"小便尿血"。实际上,五淋、尿血就应包括泌尿道肿瘤在内。

用小麦粉"醋熬成膏,消一切痈肿,汤火伤"则是李时珍的发明。具体是:"乌龙膏:治一切痈肿发背,无名肿毒,初发焮热未破者,取效如神。用隔年小(麦)粉,愈久者愈佳,以锅炒之。初炒如饧,久炒则干,成黄黑色,冷定研末。陈米醋调成糊,熬如黑漆,瓷罐收之。用时摊纸上,剪孔贴之,即如冰冷,疼痛即止。少顷觉痒,干亦不能动。久则肿毒自消,药力亦尽而脱落,甚妙。此方苏州杜水庵所传,屡用有验。药易而功大,济生者宜收藏之。"说明李时珍很有实际经验,感叹之余也未灭他人之功,良医之德如此。

现在中药房里也不供小麦,对于要代煎的患者来说,我主张用浮小麦代替。虽然浮小麦是止汗为长,究其实际还是补心气之功,汗为心液是也。而现在药房里供应的浮小麦只是略显瘦瘪而已,实在是责无旁贷。

(四) 大豆

大豆作为药物在我国第一本中药专著《神农本草经·中品》中首先出现,可以说是最早的 365 味药之一。但是作为药用的是黑大豆,而《神农本草经》首先是讲大豆黄卷(实际上是黑豆芽)"主湿痹,筋挛,膝痛",接着才讲:"涂痈肿。煮汁饮,杀鬼毒,止痛。"

黄豆主要是做豆腐、豆豉用。近年来,能不能吃豆浆、豆腐成了乳腺癌患者最关心的话题。不主张吃的人主要是根据大豆中含有雌激素,而雌激素升高是乳腺癌发生发展的一个内在因素。实际上,这个说法是想当然,是道听途说,此激素非彼激素,大豆中的雌激素并不能与人体的雌激素画等号。人们常说的大豆中的雌激素叫作大豆异黄酮。大豆异黄酮是大豆生长中形成的一类次级代谢产物,与雌激素有相似结构,因此称为植物雌激素。大豆异黄酮的雌激素作用影响到激素分泌、代谢生物学活性、蛋白质合成、生长因子活性,是天然的癌症化学预防剂。长期单独服用雌激素可使乳腺癌、子宫内膜癌发生率增加 5~7 倍。大豆异黄酮物质结构和雌性激素相似,所以能结合到细胞表面的雌性受体,同时激活其他抗癌症机制,减少了妇女因雌激素高水平患子宫内膜癌、乳腺癌的危险性。

扩大地说,大豆就是治疗和预防癌症的好药。大豆产品含有 5 种已知的抗癌因子,其中之一是植物雌激素(异黄酮),这是大豆食物特有的抗癌因子。科学家得出结论:染料木黄酮的抗氧化性和防止增生的功效是其抗癌效果的主要原因。大豆异黄酮不仅对乳腺癌,还有结肠癌、肺癌、前列腺癌和皮肤癌及白血病有明显的治疗作用,大豆异黄酮也可预防卵巢癌、结肠癌、胃癌和前列腺癌的发生。大量的研究发现,大豆异黄酮可以使癌细胞转化为具有正常功能的细胞,同时,还可以抑制不良肿块结构,防止肿块增生和癌细胞扩散。与《神农本草经》说大豆"杀鬼毒"不谋而合。我们不能不佩服古代圣贤的远见卓识。

黑豆,补脾益肾,活血解毒。《名医别录》谓"逐水胀,除胃中热痹,伤中淋露,下瘀血,散五脏结积内寒",这些论述和直接说抗癌就差一层纸,而且靶向器官是胃、肝、子宫。李时珍谓黑豆"入肾功多,故能治水、消胀、下气,制风热而活血解毒",不仅为我"风邪入里成瘤说"提供了文献依据,还说明肝癌腹水有了的对药物。更重要的是李时珍在实践的基础上有所创新,"古方称大豆解百药毒,予每试之,大不然,又加甘草,其验乃奇。"

(五)绿豆

绿豆在五谷杂粮中是药力最显著的。其一是泻火,其二是解毒。我只要一上火,先熬两三顿绿豆汤再说,往往能邪热渐退,身心舒泰。西北五省出了一个中医大师——张学文教授,他的妙方是用绿豆甘草汤解急性中毒,包括有机磷农药中毒。虽然现在医院用绿豆甘草汤解急性中毒的机会不多,但居家旅行,有备无患。对于癌毒以及化疗药物的毒力,首选绿豆甘草,非常简捷适用。当然这主要是针对有热毒表现者而言。现代药理证实:"绿豆含丰富的胰蛋白酶抑制剂,可以保护肝脏,减少蛋白分解,减少氮质血症,从而保护肾脏。"实际上绿豆本身就有抗肿瘤作用。有报告称对于吗啡加亚硝酸钠诱发的小鼠肺瘤和肝瘤,喂饲含绿豆粉的饲料,可降低诱发肿瘤的数目和大小。从绿豆芽中分离纯化的苯丙氨酸解氨酶于体外对小鼠L_{1210}白血病细胞的生长有抑制作用。

(六)赤小豆

赤小豆,《神农本草经》明确提出"主下水,排痈肿脓血"。对于肿瘤科的医生而言,癌症引起的恶性胸腹水及四肢水肿非常棘手,元代医家王好古说得好:"治水者,惟知治水而不知补胃,则失之壅滞。……赤小豆消水通气而健脾胃,乃其药也。"《食疗本草》用赤小豆"和鲤鱼烂煮食之,甚治脚气及大腹水肿"。我在临床对于肝癌、胰腺癌、胆囊癌引起的黄疸伴有表证者,多参照《伤寒论》治疗"伤寒，瘀热在里，身必黄"的麻黄连轺赤小豆汤化裁，因为赤小豆不仅清利湿热，健脾益胃，实质上也有针对迟早要发生的恶性腹水治未病之意。

（七）白扁豆

白扁豆能治疗脾虚泄泻，是名方参苓白术散的主药之一，平淡和缓，有益无损。食疗可做粥，当药直接用参苓白术散可也。李时珍在《本草纲目》中引用甄权"解一切草木毒"的话，对肿瘤临床贡献莫大焉。而《肘后方》治疗"恶疮痂痒作痛"，自谓"以扁豆捣封，痂落即愈"，也为肿瘤外治开一法门，令人耳目一新。

（八）薏苡仁

薏苡仁是药也是粮食，是食药两用的典型代表。薏苡仁中提取的西药"康莱特"早已成为抗癌名药，让人们大感不解的是，性味甘淡，健脾利湿、大益肠胃的食物，竟然"对癌细胞有阻止生长作用"。事实上，李时珍在《本草纲目》中已经引用甄权"（薏苡仁）治肺痿"的话。古人之言，绝非空穴来风。话又说回来，即使没有"康莱特"，没有隋唐名医甄权"（薏苡仁）治肺痿"的远见卓识，如今看到《本草新编》"薏仁最善利水，不致损耗真阴之气"的见解符合我提出的"燥湿相混治癌论"，我也会义无反顾地重用薏苡仁抗癌了。

（九）玉米

玉米有健脾益胃、利水渗湿、利胆通便等功能。玉米油含大量不饱和脂肪酸，其中亚油酸占60%，可清除血液中有害的胆固醇，防止动脉硬化。玉米的防癌作用已得到公认，因为不仅富含维生素，而且含有赖氨酸和微量元素硒。这或许是百岁老人农村多见的真正原因。

（十）芝麻

芝麻也是食药两用之物。《天工开物》赞芝麻"冠百谷而不过"。分白黑两种，李时珍明确地说："取油以白者为胜，服食以白者为良。"芝麻具有滋补肝肾，养血明目，生发通乳，润肠通便，益脑生髓，止咳平喘等功效。非常适用肿瘤患者精血亏虚，气力衰微，便秘脱发等情况。至于"煎汤浴恶疮"这可是世界上第一部国家药典唐代《新修本草》的主编苏敬用之"大效"的方法。无独有偶,明代的《普济方》——我国,也可以说是世界上最大的方书,其中就有用芝麻烧灰,与针砂等分为末,醋和敷之,日三,治疗"疔肿恶疮"的记载。

(十一)花生

花生又叫长生果,具有健脾益胃、润肺化痰之功。不仅香浓可口,而且是治疗肿瘤患者血小板减少难得的药物。现在将花生衣制成"血宁"片剂和注射剂,用于血友病,原发性和继发性血小板减少性紫癜,术后止血,胃肠、肺、子宫等出血。人们常说中医是慢郎中,出血应该是急症中的急症了,竟然常见的食物就能治疗,真是不怕做不到,就怕想不到。

三、动物食品

动物既是伴随着人类的诞生就一直发挥着重要作用的主要食品,也是作用明显的药物来源。在千万年间作为食品的应用过程中,动物性食物的强身保健乃至医疗作用逐步明晰和肯定,也就成为饮食抗癌不可或缺的主要内容。关于肿瘤患者能否吃肉的问题,民间有些说法禁忌甚严,以饿死肿瘤细胞为目标,这种玉石俱焚的想法,也太幼稚了。《黄帝内经素问·脏气法时论》是在推荐肝病吃牛肉、心病吃犬肉、肺病吃羊肉、脾病吃猪肉、肾病吃鸡肉以后,才讲到"毒药攻邪,五谷为养,五果为助,五畜为益,五菜为充"的,关键是紧接着就讲"气味合而服之,以补精益气"。恶性肿瘤这一类大病需要"毒药攻邪"的,更需要"补益精气"啊。当然,能补益精气的也不止五畜,飞禽走兽,各取所需可也。

(一)鸽

鸽肉是"解诸药毒"之佳品,又能"调精益气,治恶疮",用于肿瘤患者化疗后,似乎更胜一筹。《本草汇言》已经认识到这一点,引陈月坡言:"诸禽鸟属火者多,此独禀金水之气。其肉柔嫩鲜美,其味美于诸禽之肉。"

(二)鸡

常在门诊听到癌症患者及其家属能不能吃鸡的询问,原因是有些人说的不能吃的许多东西中包括了鸡。我只知道在我参加工作之初,好不容易买了一只农家雄鸡,香味扑鼻,至今难忘,却不知道为什么患者不能吃鸡。

再翻本草书得知,宋代寇宗奭言:"巽为风为鸡。鸡鸣于五更者,日至巽位,感动其气而然也。今有风病人食之，无不发作。罪为鸡，信可验矣。"寇宗奭多处为官，他的书"鉴别药物真伪优劣，研究药物加工炮制，均有卓见"（《历代名医像》），看来临床经验少，论述有虚妄之嫌，不足为凭。所以金元四大医家之一的朱丹溪就对他的话有所批评，同时很客观地指出个中原委："寇言动风者，习俗所移也。鸡性补，能助湿中之火，病邪得之为有助也。若鱼肉之类皆然。且西北多寒，中风者诚有之。东南气温多湿，有风者非风也，皆湿生痰，痰生热，热生风耳。"包括肿瘤在内的许多慢性疾病都有邪，而且往往是正虚邪实，应该补泻并用，驱邪还得药物，补虚有肉当药。不能一概将鸡鸭鱼肉拒之门外。但鸡肉性温，"多食生热动风"，单纯的实证和明显热毒的人，还是少吃为妙。鸡叫天明，鸡不叫天也明。合口的食物多的是。还是苏颂说得好："鸡肉虽有小毒，而补虚羸是要，故食治方多用之。"

如果说《神农本草经》中丹雄鸡治疗"女人崩中漏下，赤白沃"可能包括了某些妇科肿瘤的话，《圣惠方》的黄雌鸡臛索饼则就是治疗食管癌的。原方是："治五噎食饮不下，胸膈妨塞，瘦弱无力黄雌鸡一只(去毛、肠)炒作臛。面半斤，桂心末一分，赤茯苓一分(末)。上以桂心等末和面，溲作索饼，于豉汁中煮熟，入臛食之。"方中臛，是肉羹，索饼是面条，溲，是用水调和之意。《本草纲目》引《乾坤生意》中治疗反胃(包括胃癌、幽门梗阻)的方子是："一只(反毛鸡)煮烂去骨，入人参、当归、食盐各半两，再同煮烂，食之至尽。"《养老书》治"老人噎食不通，黄雌鸡肉四两切，茯苓末二两，白面六两，作馄饨，入豉汁煮食，三五服效"。《本草纲目》引《夏子益奇疾方》："凡口鼻出腥臭水，以碗盛之，状如铁色虾鱼走跃，捉之即化为水，此肉坏也。但多食鸡馔既愈。"口鼻出腥臭水，多半是鼻咽癌。既然能用于某些癌症，简单地说癌症患者不能吃鸡就不合适。总要具体问题具体分析，乌鸡白凤丸这种温补之药也不是什么人都能吃的。

如果说鸡肉性温的话，鸡蛋应该性平。鸡蛋又叫鸡子、鸡卵，李时珍："卵白象天，其气清，其性微寒；卵黄象地，其气浑，其性温；卵则兼黄白而用之，其性平。精不足者，补之以气，故卵白能清气，治伏热、目赤、咽痛诸疾。形不足者，补之以味，故卵黄能补血，治下痢、胎产诸疾。卵则兼理气血，故治上列诸疾也。"尽管如此，《食疗本草》也说"鸡子动风气，不可多食"，就像鸡肉一样，不可多食。什么可多食，馒头、面条吃得多了，人也腹胀不适，甚至翻来覆去。

(三) 猪肉与猪肤

猪肉作为最常用的肉类食品有益于人自在不言中，但大多数医家并不看好它,甚至认为它有毒。《本草汇言》引代表人物邵真人的话:猪,"其一身除肚膏外,余皆有毒发病,人习之而不察也。壮实者或暂食无害,有疾者不可不知。"其后多列其害,此不赘述。我认为,上述偏激之言,多系想象得来,或人云亦云,道听途说。但如今物品之丰,宁可信其有也行。值得一提的是,医圣张仲景却是善用猪胆汁、猪肤的第一人。不仅用之灌肠通便,还在白通汤、通脉四逆汤中反佐用之,倒成了扶危救急之品。

猪肤就是猪皮吗,不能想当然。汪机曾考证过:"革,肤内厚皮也;肤,革外厚皮也。"所以,还是吴绶说得对:"燖猪时刮下毛里白屑是也。"之所以费劲引用解释猪肤,就在于不明所以应用猪肤的人太少,机制也不清楚。《伤寒论》"少阴病,下利,咽痛,胸满心烦,猪肤汤主之。"方用"猪肤(一斤)右一味,以水一斗,煮取五升,去滓,加白蜜一升,白粉五合,熬香,和令相得,温分六服"。对这一条诸家多顺文演绎。我觉得这实质上是恶性肿瘤或多种疾病的晚期,燥湿相混,上热下寒,用药左右为难情况下,张仲景出的奇招。《长沙药解》谓:"猪肤,利咽喉而消肿痛,清心肺而除烦满。"在这种情况下,再好的药也虚不受补,唯有猪肤,不滋腻,能受纳,且猪肤清凉而司皮毛,善于清肺,肺气清降,浮火归根,则咽痛与烦满自平也。再以甘甜之白蜜润燥,炒香之白粉涩肠而收泄利。润燥并用,寓补于食,唯此而已。实际上也是,危重已极之病之时,什么山珍海味都闻之欲呕,只有最易消化的米汤之类日常食物肠胃或可勉强吸收,救危急于万一。

(四) 羊

和猪肉的不公平待遇相反,羊肉可是享尽赞誉之辞。本草书多谓味甘,气热。张仲景用当归生姜羊肉汤治疗血虚寒疝开其端,徐之才"补可去弱,人参、羊肉之属是也"成其名。用羊肉组方,《备急千金要方》治疗"崩中垂死"、《外台秘要》治疗"虚冷反胃"等,均和肿瘤晚期相关。李时珍转载了一个故事:隋大总管麻叔谋病风逆,起坐不得,炀帝命太医令巢元方视之。曰:风入腠理,病在胸臆。需用嫩肥羊羔熟,掺药食之,则瘥。如其言,未尽剂而痊。李时珍感慨言:"观此则羊肉之功,益可证矣。"写至此,我则想,这或许也是"风邪入里成瘤说"的例证呢。

羊胃,孙思邈总结为:治反胃,止虚汗,治虚赢,小便数,作羹食,三五瘥。看来经验丰富,信心满满。而反胃,就是胃癌的古称。

羊乳,甘温无毒,补寒冷虚乏。更是治疗反胃的妙品。李时珍解释了机理:

"丹溪言反胃人宜时时饮之,取其开胃脘、大肠之燥也。"

(五)牛

牛肉味甘,气温。是安中益气,养脾胃,补腰脚之品。李时珍5个附方中就有2个是治疗与肿瘤有关的"腹中痞积""腹中癖积"的,还在发明条下,用大量篇幅引用牛肉治疗胃肠顽疾(当包括肿瘤)的原文并述感想,不然说明不了问题。在此我也"见贤思齐焉"。

牛乳,甘微寒,无毒。冷补之品。李时珍总结了牛乳的食疗功效:"治反胃热哕,补益劳损,润大肠,治气痢,除黄疸,老人煮粥甚宜。"很有意思的是,治疗食管癌、胃癌的反胃及吞咽困难,牛乳虽是佳品,但只有和温性的羊乳同服更符合病情。正如朱震亨所谓:"反胃噎膈,大便燥结,宜牛羊乳时时咽之,并服四物汤为上策。"特别符合我提出的"寒热胶结致癌论"观点。能支持此观点的还有一个典故。唐太宗苦气痢,众医不效,下诏访问。金吾长张宝藏曾困此疾,即具疏以乳煎荜茇方上,服之立愈。宣下宰臣与五品官。魏徵难之,逾月不拟。上疾复发,复进之又平。因问左右曰:进方人有功,未见除授何也? 徵惧曰:未知文武二吏。上怒曰:治得宰相,不妨授三品,我岂不及汝耶? 即命与三品文官,授鸿胪寺卿。其方用牛乳半斤,荜茇三钱,同煎减半,空腹顿服。李时珍的解释诚乃我的先知:"盖一寒一热,能和阴阳耳。"

(六)鹿

鹿虽走兽,现已经常见于餐桌。李时珍在引用"鹿之一身皆益人,或煮,或蒸,或脯,同酒食之良"后,发挥说"大抵鹿乃仙兽,纯阳多寿之物,能通督脉,又食良草,故其肉、角有益无损"。鹿茸是《神农本草经》列入中品的药物:"味甘,温。主漏下恶血,寒热惊痫,益气强志,生齿不老。角,主恶疮痈肿,逐邪恶气,留血在阴中。"其后本草书多有鹿茸"破瘀血在腹""女子崩中漏下、赤白带下"等相关记载,看来鹿肉补益于人,而鹿茸、鹿角则是妇科肿瘤患者的靶向食物。

(七)鳖

2003年末,我应邀到重庆第三军医大学大坪医院心胸外科会诊。药方还没开,已给患者大解其疑而先得其心。这位40岁的肺癌患者说,按某中医的说法,我想吃的都不能吃了,别人送的那么大的野生甲鱼,我却是馋于眼而不让进于口。她问究竟能吃什么,不能吃什么? 我说,你经过了手术、放疗、化疗以后,食疗早就应该提到日程。我的基本观点是"以喜为补",原则上患者喜欢什么就吃什么。当然,不要吃那些很不常见,离奇古怪的东西。对肺癌,对于像你现在肺阴虚和痰湿并存的情况,我最推崇雄鸭和鳖肉。因为鸭肉有滋阴利水之功,鳖肉有滋阴补肾、清退虚热之能,一物多用,一药多用,舍此何求? 至于因一点都不让吃辣子而影响食欲,岂非本末倒置? 她说,"太对了,昨天我终于忍不住了,溜出去大吃一顿,回来美美地睡了一觉,今天精神就好多了。"

古书上记载的一些食物禁忌,我们一定要分析,不要不分青红皂白,一概继承。有多种原因使古人看到了食用某种东西以后出现的不利情况,他就如实记载了。如与病情不相符合(热病用热,简单对复杂),个体差异,甚至是其他原因,只有分析后才能决定是否属于禁忌,不加分析地一概接受,则是"尽信书不如无书"矣。张仲景在《金匮要略》的最后一章就是专讲"禽兽虫鱼禁忌并治"的,现在就拿一开始的几句为例,予以分析:"凡肝脏自不可轻啖,自死者弥甚。"肝脏为解毒器官往往含有毒素,并且假若动物自动死亡,很难排除中毒而死的可能,谁敢不问情况就吃呢? 那么在当时的情况下,看到什么情况时就绝对不能吃呢? 如"凡心皆为神识所舍,勿食之。使人来生复其报对也。"可以一笑了之。"凡肉及肝,落地不着尘土者,不可食。猪肉落水浮者,不可食。"完全是从饮食卫生的角度考虑。因为古人的经济条件太差,所以见到肉舍不得扔,卫生检验条件阙如,所以只得借助动物来观察和实验了:"诸肉及鱼,若狗不食,鸟不啄者,不可食。"

鳖肉是肿瘤食疗的一味好菜。《随息居饮食谱》就指出:"滋肝肾之阴,清虚劳之热。主脱肛,崩带,瘰疬,癥瘕。"《补辑肘后方》:"治心腹坚癥蚕矢一石,桑柴烧灰,以水淋之五度,取生鳖长一尺者,纳中煮之烂熟,去骨,细擘,锉,更煎令可丸,丸如梧子大。一服七丸,日三。"

鳖甲就更是治疗良恶性肿瘤的得力干将了。《神农本草经》谓:"主心腹癥瘕坚积寒热,去痞,息肉,阴蚀,痔,恶肉。"我提出的"寒热胶结致癌论",说的就是"寒热胶结"这个导致癌症的重要病机。而鳖甲,既有效地软坚散结,消除肿块,又能直接消解"寒热胶结",标本兼治,特别符合病机。《金匮要略》的鳖甲煎丸,就是治疗气血痰湿凝聚而致癥瘕痞块的效方。《药性论》治癖病用"鳖甲、诃黎勒皮、干姜等分,研末为丸",应该是治疗表现为中焦虚寒而兼有腹泻的肿瘤患者。或者说本方燥润并用,符合肿瘤"燥湿相混"的病机,至少也能防止大量鳖甲滋腻引起的腹泻等副作用。鳖甲含有骨胶原，碳酸钙，磷酸钙，中华鳖多糖，天冬氨酸等 17 种氨基酸，以及锌、镁等 10 多种微量元素。现代药理研究证明，鳖甲有补血作用，可使小鼠的血红蛋白含量明显增加。它的抑瘤作用更是值得称道，《中华本草》记载，"鳖甲粉末口服 280mg/kg 对小鼠移植实质性癌 MH_{134} 具有抑制作用，使肿瘤直径减小，肿瘤重量显著减轻。""对接种人肠癌细胞的裸鼠每日按 800mg/kg 剂量口服鳖甲粉，治疗 35d 后与对照组比较，抑瘤率为 92.15%，肿瘤坏死面积达 67%，与 5-FU 组比较其优点是不引起宿主白细胞下降，表明鳖甲粉不仅对人肠癌有抑制作用，且副反应小，对骨髓的抑制远比 5-FU 轻。"另外，这个实验结果无意中证实了清代医家陈士铎"宜研末调服"观点的高瞻远瞩，一针见血，也说明我们一定要重视古代医家经验的继承和发展。因为他早就在《本草新编》一书中说过："鳖甲，味咸气平，善能攻坚，又不损气，阴阳上下有痞滞不除者，皆宜用之。但宜研末调服，世人俱炙片入汤，则不得其功矣。"

（八）鸭子与鲤鱼

鸭子和鲤鱼都能利水兼以抗癌，区别在于鸭子滋阴利水，鲤鱼补气利水；鸭子用于癌症的机会多多，而鲤鱼用于癌症的机会就少多了。

我最推崇滋阴利水的雄鸭。因为鸭子肉有滋阴利水之功，一药多用，非常符合我提出的"燥湿相混致癌论"的观点。至于为什么用雄鸭，首先，李时珍谓："鸭，水禽也。治水利小便，宜用青头雄鸭，取水木生发之象。"又解释说："鸭皆雄瘖雌鸣，重阳后乃肥腯味美。"好像是说公鸭因为不鸣叫少运动所以肥美。看来还是没有说到点子上。鸭子又叫鹜，刘河间云："鲤之治水，鹜之利水，所谓因其气相感也。"《本草纲目》中引用《心镜》"治十种水病垂死"的两个方子，想来"十种水病垂死"应该已经包括恶性胸腹水和水肿了。一方是"用青头鸭一只，如常治切，和米并五味煮作粥食"，另一方是"用白鸭一只治净，以豉半升，同姜、椒入鸭腹中缝定，蒸熟食之"。《日华子本草》用野鸭"治热毒风及恶疮疖"就更与癌症有关了。

至于鲤鱼，主要是健脾益胃，下水气，利小便。虽然陈藏器已明确用于腹部肿瘤，即"温补，去冷气，疬癖气块，横关伏梁，结在心腹"，《寿域》也有治疗反胃吐食方："用鲤鱼一头，童便浸一夜，炮焦研末，同米煮粥食之。"但是，《本草纲目》中也有"天行病后，下痢及宿癥，俱不可食"鲤鱼的记载。宿癥就是腹部肿块时间长了。究其原因，鲤鱼虽温，但与癌症"寒热胶结"的病机并不完全吻合,虽能利水,但与癌症"燥湿相混"的病机并不完全吻合,都只治了一半,所以古人应用过程中可能出现过不良反应,就这样如实记载下来了。弄清了原因,我们自然不能因噎废食,鲤鱼还是可以用于癌症的,只是不像滋阴利水齐备的鸭子那样,与某些癌症"燥湿相混"的病机相当吻合而已。

(九) 海蜇

海蜇,又名水母,既是可口的下酒菜,也是具有"清热化痰,软坚消积,润燥解毒"作用的抗癌药。现代著名老中医杨熙龄《著园医话》记载了海蜇治疗"一切痞块虫积"秘方:大荸荠二十四个削去皮,白海蜇八两,切碎,浸出腥气,同入瓷瓶内,用真甜酒浸满,火煨三炷香,每日空心食荸荠五个,饮酒几杯,作五天接连服尽为度。并附一验案:"一媭妇年四十患腹胀疾,俨如怀孕,人多疑之,迨至三四年后,腹胀如故,浮言暂息,一日啖新鲜水母,忽大泻,腹觉稍消,因日日啖之,疾竟愈。"

(十) 蟹

蟹自古就是一味治病的良药,味咸,性寒,入肝、胃经,有散瘀血、通经络、续筋骨、解漆毒、滋阴的作用。《神农本草经》曰:"主胸中邪气,热结痛,㖞僻面肿。"《本经逢原》曰:"蟹性专破血,能续断绝筋骨。"陈藏器曰:"人或断筋骨者,取蟹胫中髓及脑与黄微熬纳入疮中,自然连续。"《随息居饮食谱》曰:"补骨髓、利肢节、续断伤、滋肝阴,充胃液,养筋活血,治疳,愈咳。"《本草纲目》曰:蟹,治疟及黄疸,疗疮癣疮;蟹爪,堕生胎,下死胎;蟹壳,烧存性,酒服,治妇女儿枕痛及血崩腹痛,消积。

蟹不仅味道鲜美,而且营养成分极为丰富。100g 可食部分白蟹含水分80g,蛋白质 14g,脂肪 2.6g,碳水化合物 0.7g,灰分 2.7g,钙 141mg,磷 191mg,铁 0.8mg 和维生素 A、维生素 B_1、维生素 B_2,并含微量胆固醇和十余种游离氨基酸。近有报道,蟹壳中含有一种叫"甲壳素"的物质,它的化学结构与纤维素相似。用甲壳素的粉末制成薄膜,植到烧伤的部位,可成为人造皮肤。这种皮肤不被人体细胞排斥,又可防止伤口感染,而且能吸收伤口流出的液体,从而促进伤口愈合,形成新的皮肤。研究人员还利用甲壳素制成手术缝合线,这种缝合线能被人体吸收,创口愈合后不用拆线,且易于缝合,便于打结,质地柔软,不引起人体排斥反应。甲壳素能阻断癌细胞的转移,活化机体细胞,增强人体免疫功能,调整体液酸碱度,从而对恶性肿瘤、心脑血管病、糖尿病、肝病等有很好的治疗作用。

中医临床上,常以蟹内服、外用治疗湿热黄疸、产后瘀滞腹痛、难产、胎衣不下、跌打损伤、损筋折骨、血瘀肿痛、痈肿疔毒、漆过敏等症。并有抗结核及调节免疫作用。还是治疗肿瘤骨转移的少数续筋骨药之一。

蟹味鲜美,但性寒易伤脾胃,外邪未尽,脾胃虚寒及宿患风疾者,不宜生吃、多吃。《食疗本草》云:"蟹虽消食,治胃气,理经络,然腹中有毒,中之或致死。"蟹体表和体内有很多杂质和脏物,特别是蟹的肠胃、腮内有污沙,食之有害。蟹肠,即蟹脐中之一条黑色污物,有毒性,不可吃;蟹腮,即腹上如扇子状的两排软绵物,食之易引起腹泻等消化道疾病。蟹的蛋白质含量很高,在分解过程中,会产生较多的胺类物质,有致敏作用,能促使过敏体质者发病。所以,吃蟹一定要将蟹蒸、煮熟后,蘸生姜汁、醋等调料食用,这样既清洁卫生、又能去腥提鲜,发热散寒,不失时鲜食蟹之美事。

四、瓜果蔬菜

瓜果蔬菜是人类赖以生存的基本物质,也常常具有防病治病、防癌抗癌功效。当然,瓜果蔬菜,一般都有偏性,我们就以寒性、热性和平性做个大的分别。

(一) 寒性类

1. 西瓜 《本草经集注》称寒瓜,《食物本草》称"天生白虎汤",可见是寒凉类果蔬之首了。一般而言,西瓜味甘性寒,能清热除烦,解暑生津,利尿。用于暑热烦躁,热盛伤津,小便不利,喉痹口疮等。对恶性肿瘤患者热毒炽盛者,为价廉易得的食疗佳品。但是,事物总是一分为二的。《三元参赞延寿书》在讲到西瓜的时候说出了南北方人体质的差异,"北人禀厚,食之犹惯,南人禀薄,多食易至霍乱,冷病终身也"。李时珍也指出了度的问题:"西瓜、甜瓜皆属生冷。世俗以为醍醐灌顶,甘露洒心,取其一时之快,不知其伤脾助湿之害也。"很有意思的是,西瓜一定就是寒性凉性吗? 不一定。瓜农都知道,西瓜吃得多了上火,眼烂、口疮不一而足,为什么呢? 难道"天生白虎汤"药性反转了吗。这实际上有一个品种问题在内,我们家乡有一句话,"三白西瓜利核桃,吃了就向茅房跑",说的就是三白西瓜才是西瓜中的寒凉代表,而随着培植技术的提高,西瓜的含糖量越来越高,甜味大了,寒性减了,甚至还能助湿生热。所以《本草药性大全》就说西瓜"熟者性温不寒"。看来,若要清火泻热还是要选三白西瓜或者不太甜的、不太熟的。或者,直接用西瓜皮好了。西瓜皮的清热、解渴、利尿之功,远胜西瓜,甚至,按照《得配本草》的说法,"伤瓜者,即以其皮煎服。"而《串雅内编》用西瓜皮、砂仁、独头蒜炮制而成粉末治疗的"气臌、水臌"大约已包括了肝癌等导致的恶性腹水在内了。

2. 甜瓜 虽然香甜可口,性寒,也有"清暑热,解烦渴,利小便"之功,但利少弊多,不宜多食,本草书中用于治疗者少,讲副作用者比比皆是。生痰生疮,泄利败脾,消损阳气等。肿瘤患者尤其不宜,即《食疗本草》所谓:"动宿冷病,癥癖之人不可食。"当然,它的"利大小肠"也就是滑肠之功不是正可以治疗习惯性便秘嘛。

3. 冬瓜 味甘淡,性微寒。在某种意义上说,冬瓜虽然不像西瓜甘甜可口,却具有更多的药用价值。因为冬瓜"可升可降,阴中阳也"(《要药分剂》),所以能"治十种水气,浮肿喘满"(《杨氏家藏方》冬瓜丸),还能与黄连相伍治疗消渴(糖尿病),甚至外用"治发背及一切痈疽","削一大块置疮上,热则易之,分散热毒气"(《本草衍义》)。

冬瓜子的药用价值更为突出,在《神农本草经》中称白瓜子,是最早的美容药物,"令人悦泽,好颜色",《肘后方》用白瓜子、桃花、白杨皮为末内服"悦泽面容",并强调欲白加瓜子,欲红加桃花。《日华子本草》用之"去皮肤风,剥黑皯,润肌肤"。而《备急千金要方》苇茎汤,则补充了《金匮要略》治疗肺痈也就是肺癌合并感染的方药不足,其中重用冬瓜子,清热排脓。

节瓜,乃冬瓜中一种小者,"一节生一瓜,得水气最多",广东、广西普遍栽培。"功同冬瓜,而无冷利之患,甘淡益胃,长于下气消水。"(《本草求原》)

4. 黄瓜 味甘,性凉。具有清热,利水,解毒之功。现代药理研究,黄瓜可能有诱生干扰素作用,结合古籍介绍治疗"水病肚胀至四肢肿",我常推荐泌尿系统肿瘤患者食用黄瓜,一举两得。

5. 丝瓜 性凉,有祛风化痰、凉血解毒之功。《医学入门》谓"治疗男妇一切恶疮",原因是风为百病之长,也是形成肿瘤的重要因素,丝瓜之祛风尤其适应于消化、泌尿及生殖系统肿瘤,《采药书》"治妇人白带血淋,臌胀积聚,一切筋骨疼痛",此之谓也。丝瓜的提取物有诱生干扰素作用,可能是其药理作用的一个方面。丝瓜子的细胞毒作用,"可抑制蛋白质合成,对人绒毛膜癌细胞可抑制其对胸腺嘧啶脱氧核苷摄取",还能使小鼠淋巴肉瘤细胞减少。

6. 苦瓜 性寒。北京中日友好医院李佩文教授总结得好:"苦瓜虽苦能解毒,清心凉血又明目。肝火亢盛何须药,凉拌苦瓜把热除。"现代研究认为,一些苦味食品含有维生素 B_{17}，对癌细胞有杀伤作用。苦瓜种仁中提取的 α-苦瓜素和 β-苦瓜素，可干扰癌细胞的正常代谢，达到抗癌目的。

7. 番茄　味甘、酸，性微寒。清热生津，凉血养阴。最新研究成果表明，每天摄取 30mg 番茄红素，可以达到预防前列腺癌、消化道癌以及膀胱癌等多种癌症的效果。人体无法合成番茄红素，必须从膳食中摄取，吃一个生番茄只能吸收 0.05mg 的番茄红素。虽然人们不可能一天吃 600 个生番茄，但是生番茄不仅是阴虚内热患者的食疗佳品，也无疑是预防癌症的最值得信赖的果蔬。

8. 梨　味甘，微酸，性凉。清肺化痰，生津止咳。主治热病烦躁，肺燥咳嗽，消渴等。历史上有两则医话故事都是被前医判死刑，遇明医嘱吃梨而痊愈的。《温病条辨》的五汁饮，就是用梨汁、荸荠汁、鲜芦根汁、麦冬汁、藕汁"治太阴温病口渴甚，吐白沫黏滞不快者"。我在柳州，就地取材，常用上方以鱼腥草根汁代芦根汁，甘蔗汁代替麦冬汁组成新五汁饮治疗肺癌阴虚热燥，口干痰黏，舌红无苔者。而《圣济总录》"治反胃转食，药物不下"，实际上就是胃癌晚期了，取"大雪梨一个，以丁香十五粒刺入梨内，湿纸包四五重，煨熟食之"，还是寒热并用之意。看来梨的药理作用还是蛮大的，正因此有些医家很是对梨耿耿于怀，讲其好处的少，言其弊端者不厌其烦。李时珍非常公允，他说："别录著梨，止言其害，不著其功。陶隐居言梨不入药。盖古人论病多主风寒，用药皆是桂、附，故不知梨有治风热、润肺凉心、消痰降火、解毒之功也。今人痰病、火病，十居六七。梨之有益，盖不为少，但不宜过食尔。"简而言之，"生者清六腑之热，熟者滋五脏之阴。"（《本草通玄》）

9. 芒果　味甘、酸，性凉。被认为是吉祥之果。富含维生素 A、维生素 C，养阴益胃，健脾生津，止呕止咳。《食性本草》"主妇人经脉不通，丈夫营卫中血脉不行"说明有通利血脉之功。现代发现芒果还有预防流感和抗癌的功用。

10. 猕猴桃　性寒之品，是可以推荐给糖尿病患者食用的少糖水果。猕猴桃果汁可阻断致癌物 N-亚硝基化合物在体内的合成，对人体和动物都显示有抑制致突变性。能促进自然杀伤细胞的攻击作用、促进干扰素的形成、产生白介素 -2、增强 T 淋巴细胞的功能，从而间接起到抗癌作用。

11. 莼菜　味甘，性凉。体软柔滑，常做汤或伴食。有败火祛毒，清心除烦，利水消肿之功。可用于防治癌症、高脂血症和高血压等。古代对莼菜的评价也是褒贬不一。我觉得下面这两种意见较为可靠，其一，好菜一碟，没那么玄乎。《调疾饮食辨》："陈藏器、孟诜皆言不堪食……食之多死，未免过情。且张翰因秋风起而思莼泸，则必为吴中常食之物，岂遂害人至死乎。"其二，药力明显。《本草汇言》："凉胃疗疸,散热痹,解丹石药毒之药也。此草性冷而滑,和姜醋作羹食,大清胃火,消酒积,止暑热成痢。"

12. 菠菜 味甘,性凉。养血止血,敛阴润燥,开胸膈,通肠胃。是贫血、视力减退、鼻血、便血、大便干燥者的理想选择。

(二)热性类

1. 榴莲 因其果实大,风味美,被誉为"百果之王"。榴莲果肉呈黄色,黏性多汁,酸软味甜,似有雪糕味道,其气味浓烈。人们对其味道存在争议:爱吃榴莲的人赞美它滑似奶膏,齿颊留香。垂涎欲滴,爱之如命,流连忘返;不爱吃榴莲的人,闻之欲呕,避而远之。对榴莲的性质和药用看法就像对它的风味一样,观点对立。我虽然吃不惯榴莲,但我坚信榴莲性热,具有健脾补气、补肾壮阳的功效,支持《本草纲目》"可供药用,味甘温,无毒,主治暴痢和心腹冷气"的观点。对癌症患者的心腹冷痛可推荐食用。

2. 木瓜 味酸,性温。具有舒筋、化湿、和胃的功效。常用于湿痹、脚气、关节肿痛、小腿抽筋等。《本草衍义》说得好,"此物入肝,故益筋与血,病腰肾脚膝无力,此物不可缺也"。《太平圣惠方》用木瓜、硇砂制成的木瓜丸"治积年气块,脐腹疼痛",现代药理研究也证明,木瓜提取物对小鼠艾氏腹水癌有抑制作用。

3. 萝卜 俗话说"冬吃萝卜夏吃姜,不要医生开药方","萝卜上市,郎中下岗"。萝卜是很多家庭冬季餐桌上不可缺少的菜肴,也是柳州人咨询最多的蔬菜品种。也就是萝卜能不能解药性,吃药时能不能吃萝卜? 实质上,作为中药,萝卜有宽胸膈、利五脏、化痰食、消胀满作用。相传萝卜解药性实际上是它消胀作用明显的结果,人们包括医生言人人殊,褒贬不一,想当然地认为他消解了补养药的作用,道听途说,人云亦云,所以敬而远之。李时珍对此也有同感,用他的新观点"生食升气,熟食降气",据理驳斥,不多引用。还引用了几个故事倒也很有趣味。齐州有人病狂,一道士云:此犯大麦毒也,医经言萝卜制面毒,遂以药并萝卜治之果愈;有人鼻衄甚危,医以萝卜自然汁和无灰酒饮之即止;有人好食豆腐中毒,医治不效,忽见卖豆腐人言其妻误以萝卜汤入锅中,遂致不成,其人心悟,乃以萝卜汤饮之而瘳;有人逃入石窟,追者以烟熏之垂死,摸得萝卜菜一束,嚼汁咽下即苏。物理之妙如此,对于现在的食物污染来说,萝卜或许就是解毒之药。值得重视的是,《普济方》治疗"反胃噎疾,萝卜蜜煎浸,细细嚼咽良""肺痿咳血,萝卜和羊肉或鲫鱼,煮熟频食",以及《本草纲目》用萝卜治疗大肠便血、肠风下血、小便白浊、沙石诸淋、遍身浮肿、偏正头痛、失音不语、喉痹肿痛等附方,足以说明萝卜是抗癌作用最广的蔬菜。

4. 胡萝卜　不是萝卜,本来就是另一种蔬菜,养肝明目。虽然古人不知道它含胡萝卜素,而胡萝卜素能够活化维生素 A,预防夜盲症及视力减退,还能维持和促进免疫功能,具有预防和抑制肺癌的作用,但李时珍说它"下气补中,利胸膈肠胃,安五脏,令人健食,有益无损",也算是远见卓识了。

5. 生姜　是食药两用的代表。中国历史上最早的医生伊尹,就是御用厨子,是他发明了汤液——中药煎熬法,在某种意义上说,生姜既是他的拿手菜,也是拿手药。李时珍对生姜赞叹有加:"姜辛而不荤,去邪辟恶,生啖熟食,醋、酱、糟、盐、蜜煎调和,无不宜之。可蔬可和,可果可药,其利博矣。"我无意和圣贤相提并论,但我要说的是,生姜是我应用最多也最出彩的抗癌药。有一天,西安市中医医院黄琳娜院长的中学老师胃癌晚期,形销骨立,卧床不起,水米不进求救,正好我在旁,便短信告知用人参、生姜、半夏三味煎汤灌服,不期药后竟能渐进米食,来西安住院。还有,我虽然提出"寒热胶结致癌论",特别重视寒热并调,散寒几乎非生姜莫属,但有时远隔千里的电话打来,服药后呕吐、腹泻等等,唯一办法就是加生姜 5 片同煎。平时半夜三更,己亲厚友,电话述说风寒咳嗽、呕吐腹痛等等,我只有生姜红糖(或大枣)煎服这一基本方法,往往能效若桴鼓,药到病除。

6. 胡荽　"辛温香窜,内通心脾,外达四肢,能辟一切不正之气",这是李时珍的话。胡荽能"利大小肠",痔疮出血,小便不通,古人均用之。

(三) 平性类

1. 南瓜　味甘,性平。解毒消肿,能治肺痈。《滇南本草》谓其"横行经络,分利小便",《滇南本草图说》谓其"补中气而宽利",《食物考》谓其"开胃益气",而大多本草书籍均予非议,甚至"百病人皆忌之"。此等非议,想非空穴来风,可能与南瓜产量大,饥年当成充饥主食,"瓜菜代"的主角,所以人们"谈瓜色变",过激之言在所难免。但是,在没有弄清楚以前,患者尤其是肿瘤患者还是避而远之为妙。

2. 菠萝　汁多味甜,香气浓郁,营养丰富,性质平和。维生素 C 的含量是苹果的 5 倍。解暑热,助消化,止烦渴。是阴虚口干、食欲不振患者的有益选择。

3. 葡萄　吃葡萄吐不吐葡萄皮,不是一个习惯问题,而是一个与大众健康有关的大问题。1997 年著名的美国《科学》杂志上刊登了《葡萄的天然产物白藜芦醇的抗癌活性》一文,发现白藜芦醇能有效抑制与癌症各个过程相关的细胞活动,也能有效防治心脑血管疾病。而葡萄皮中的白藜芦醇含量最高。红葡萄酒中最重要的成分就是白藜芦醇。所以,葡萄就是最可口的抗癌药。《神农本草经》就指出葡萄有"主筋骨湿痹,益气倍力,强志"之功,《随息居饮食谱》认为葡萄"补气,滋肾液,益肝阴,强筋骨,止痛,安胎"。

4. 包心菜 味甘、性平。现代认为包心菜、花菜、白菜、油菜、芥菜、大头菜等十字花科植物多含有吲哚类和黄酮类化合物,他们可以分解某些致癌物,降低胃癌、大肠癌的发生。孙思邈在《备急千金要方》中就称包心菜"久食大益肾,填脑髓,利五脏,调六腑",脏腑功能调和,自然就使癌细胞失去生长的基础。

第五章　用药心得

一、人参

人参作为大补元气的名贵中药,历史悠久,作用强大,成分复杂,适应面广。而以人参抗癌则古已有之,尽管褒贬不一,但以褒为主,代有应用,迄今不衰,如汉代医家张仲景在《金匮要略》中,开人参抗癌之先河。即"胃反呕吐者,大半夏汤主之"。用半夏、人参、白蜜治疗胃癌、幽门癌一类疾病所致之呕吐。继之,南朝陶弘景在《本草经集注》中就有人参"除邪气……心腹鼓痛……通血脉,破坚积"的记载。唐代著名军医李绛的《兵部手集方》则以其过人胆识,用大剂单味人参治疗胃癌、幽门癌一类疾病所致呕吐的垂危之证。"疗反胃呕吐无常,粥饮入口即吐,困弱无力,垂死者。以上党人参二大两,拍破,水一大升,煮取四合,热顿服,日再。兼以人参汁煮粥与啖。李直方司徒郎中于汉南,患反胃两月余,诸方不瘥,遂与此方,当时便定。瘥后十余日发。入京,绛每与名医持论此药,难可为俦也。"从这一段话中可见人参对癌症晚期的作用及在当时尚属超前认识。明代李时珍的《本草纲目》已将人参列入癥瘕积聚的主治药物之一。明代医家张璐首倡大剂人参治疗乳腺癌。认为乳腺癌属"肝脾二脏久郁,气血虚损","益气养营汤、加味逍遥散,多服渐散。气虚必大剂人参,专心久服,其核渐消。"如果癌症晚期,什么都不能吃了,还有独参汤:"治诸气虚气脱及反胃呕吐喘促,粥汤入胃即吐,凡诸虚证垂危者。"(《景岳全书》)1993 年,日本学者北川勋首次提出,人参皂苷 Rg_3 具有选择性抑制肿瘤细胞浸润和转移的作用,但人参皂苷 Rg_3 生产纯化工艺难度极高。我国药学博士富力、鲁歧夫妇苦心探索,历时 5 年,终于创造性地发明了工业化特殊制备工艺,使 Rg_3 含量提高 410 多倍,已将人参皂苷 Rg_3 制成国际上第一个具有明确抑制肿瘤新生血管形成作用机制,由我国自行开发的第一个一类中药抗癌药——参一胶囊。该药有效单体纯度高达 95%,具有较好的抗肿瘤和抗转移作用。有关研究表明,该药对多种高转移恶性肿瘤浸润生长的直接抑制率达 90% 以上,对肺转移、肝转移的抑制率为 70%~80%。

中医认为,正气亏虚,脏腑功能衰弱是形成癥瘕积聚等恶性肿瘤的内因。所以,用大补元气之人参扶正消积,于理颇通。据笔者对《叶天士医案大全》149 则肿瘤医案统计分析,在用于治疗肿瘤的 191 味药物中,人参用了 34 次,仅次于茯苓 67 次、半夏 51 次、桃仁 36 次而位居第四。

现代药理研究证明,人参制剂以及人参不同药用部位所含的多种皂苷、人参多糖和人参挥发油均显示有抗肿瘤作用。

对于肿瘤患者来说,人参不仅能减轻疲乏无力等症状,增强体力,延长寿命,使临床得益,更能消积祛邪,抗癌(且增效)杀毒(减轻放疗及化疗的毒副作用),作为首选药的地位是不容置疑的。几乎 90% 的癌症均可从服用人参中获益。当然,就具体病种而言,其重要性并不一致。据笔者对《历代中医肿瘤案论选粹》含人参方治疗肿瘤的内容分析,从绝对数看,反胃、噎膈分别以 42、29 稳居前列,牙岩及眼部肿瘤均为 0。仲景用人参治胃反占三分之一倡导于前,众医家用人参占三分之一强实践于后,绝非偶然。张景岳:"诸家治噎,古法用人参、黄芪以补元气……用此数者为主治,其余因证而增减之,俱是良法。"即使张景岳将治疗噎膈的方剂列入古方八阵之和阵,也是以人参压阵才能和。在其所列严氏五膈散、《局方》五膈宽中散、《选要》十膈散、《局方》五噎散、嘉禾散、《局方》人参豆蔻汤、《良方》紫苏子饮、枇杷叶煎、《统旨》补气运脾汤、利膈散、《发明》人参利膈丸、草豆蔻丸 12 首方剂中,只有《局方》五膈宽中散、《局方》五噎散、枇杷叶煎、草豆蔻丸 4 首方剂没用人参,换言之,三分之二用人参。清·俞震《古今医案按》:"震按,风、劳、臌、膈四大恶病,而噎膈尤恶,十有九死……若忧郁愤懑或纵酒肆欲而成者,惟人参为主,合对症之药投之,十中犹救一二,余皆宛转就死,无法可施也。"古方五膈丸、五噎丸俱用人参,恐怕不仅有理论根据,更主要的是临床的支持。五官科肿瘤用人参比例明显很小,可能与此类肿瘤多见毒火上壅有关。即如清·邹岳《外科真诠》:"牙疔、牙菌二症,俱属阳明胃火所致。"

从相对比例来看,阴菌 50%、乳岩 46%、肺痿 44%,也能反映人参在这些病中的作用。《慎斋遗书》"阴户生菌,宜大补气血"。张璐"曾见一妇乳房结核如杯,数年诸治不效,因血崩后,日服人参两许,月余参尽二斤,乳核霍然。"无独有偶,清代医家吴篪《临证医案笔记》中治王氏乳腺癌破溃案,"年余,计用人参二斤,竟获痊愈。"

从病程来看,人参多用于中、晚期。未破溃者用的机会少,已破溃者用的机会多。正如清·怀抱奇所谓:"岩之为病,内结成核,久乃穿溃,宜开郁为要。贝母、远志之类,不容少弛……至既溃之后,气血必耗,惟以归脾、逍遥、人参养荣无间调之。又必患者怡情适志,寄怀潇洒,则毋论痈症可痊,而岩症亦庶几克安矣。"

从年龄及体质来看,老少用人参的机会多,壮盛用人参的机会少。体质强壮者未必要用,赢瘦体弱者非用不可。但是,总而言之一句话,有是证用是药,具体问题具体分析,这才是辨证论治的精神实质。

笔者体会,在当今社会,既有盲目滥用之嫌,又有畏峻求稳之例。以致人参的抗癌作用没有得到充分的发挥,这也是癌症治疗水平难以提高的一个方面。笔者从事中医肿瘤临床多年,对人参多所思考与应用,在分病种、分病情、分阶段、分步骤的基础上,讲究配伍与剂量的情况下,几乎 80% 的门诊和住院病人都用过人参,剂量从 5~30g 不等,以汤药为主,也用"参一胶囊"等成药,治疗肝癌、胃癌、肺癌、肠癌、乳腺癌、食管癌、白血病等癌症患者,常能挽狂澜于既倒,扶困危于仁寿,并没有见到明显的副作用。在广西、广东、浙江等地患者对人参的"热"有顾虑的情况下,充分解释后运用,往往取得较好疗效,使患者改变了原先的看法。而在没有用人参的另外 20% 患者中,由于患者的食欲、精神状态、白细胞等经常不满意,约 10% 改用人参。体会到人参作为将军级的抗癌药,绝对不应漠然视之,今公之于众,或可为同道作引玉之砖,为患者提供用药之借鉴。

二、蛤蚧

在我最喜欢用于治疗大病重病的药中,可以说得力的有人参,广泛的有柴胡,擅长的有蛤蚧。我自 1993 年以大剂蛤蚧治愈白水县某人顽固性哮喘后,用蛤蚧治疗哮喘的机会非常多,用量也大,一般是重病每天一对,轻病每 2~4 天一对,既不炮制,也不去头足(古人认为要去头足),每每出奇制胜。有一年暑假回故乡,竟因为我的原因导致合阳县城蛤蚧短期脱销,也算一桩趣事。特别是治疗合阳县百良镇陌东村人雷某(男,27 岁)的哮喘持续状态的病例和其他两个病例一起被《中国中医药报》冠以"王三虎急重症医案三则"的巨幅标题给予刊载后,还不等我看到这篇文章,我的同学——陕西省中医医院眼科的郭卫民就以激动的心情专门打电话问是不是我这个王三虎写的这篇文章,因为世上叫王三虎的绝对不止一个。病案原文是:"患者素有支气管哮喘宿疾,20天前因劳累、感冒又发。当地用抗生素及平喘药,症状日渐加重,于1997年9月3日到某县中医院住院治疗。经中西医治疗15天,症状更加严重。已下病危通知3次,1997年10月18日准备到西安治疗。但因患者衰竭已甚,恐经不起长途颠簸,又从救护车上抬下。随即专车到西安邀请笔者会诊。内科主任陪同检查病人后,查阅以往3次会诊记录,各专家均从西医角度提出过不同的诊疗方案,几乎用过各种消炎平喘西药,但未见检讨中医辨证论治有何得失,中医从入院到如今均按"热哮"应用越婢加半夏汤,自忖笔者尚有用武之地。刻诊:张口抬肩,喘息短气,喉中痰鸣,不能平卧,大汗淋漓,时感烦躁欲死,面色灰暗,口中干咳欲饮,痰黏而色黄,小便黄而少,大便偏干,舌质红,舌苔花剥,脉弱尺甚。热哮辨病辨证无误,肾阴亏虚早已存在,如今大汗淋漓,阴亏太甚,肾不纳气,气阴两脱,又兼肝火犯肺,此时不用人参等王牌药,更待何时?乃以参蛤散、射干麻黄汤、黛蛤散加味,大剂给药。人参12g,蛤蚧一对,熟地40g,山茱萸15g,射干12g,炙麻黄8g,细辛3g,五味子20g,半夏10g,生姜5g,炙紫菀12g,炙冬花12g,大枣6枚,小麦50g,青黛5g(包煎),蛤粉20g,白果12g,生龙骨、牡蛎各30g。水煎服,每日1剂,早晚分服。上方1剂后即感症状减轻。原方连服7剂后,哮喘持续状态完全缓解出院,后来西安门诊3次,减蛤蚧为3剂一对,去黛蛤散,或加胆南星、瓜蒌、枇杷叶等,宿疾也大为减轻,可做轻微的体力劳动。2001年5月随访,除天气寒冷、感冒偶有咳嗽气喘外,基本正常。按语:本案要在抓住肾不纳气、气阴两脱这一关键病机,同时兼顾肝火犯肺,重用了人参、蛤蚧、熟地、山茱萸等要药,五味子、生龙牡、白果等敛汗固脱,方能挽狂澜于既倒,救困危于顷刻。"

这几年在肿瘤临床上我根据蛤蚧"补肺肾,定喘嗽"的功能,用于晚期肺癌等所致的咳嗽气喘、短气不足以息等,也能收到较好效果。其实,《海药本草》谓蛤蚧"主肺痿上气,咳嗽咯血",这不就是肺癌及其常见症状吗?《博济方》的蛤蚧散,由蛤蚧一对,以及人参、茯苓、知母、贝母、桑白皮、杏仁、生姜组成,"治患肺痿咳嗽"。著名医家李时珍,则对蛤蚧大为推崇:"昔人言补可去弱,人参羊肉之属。蛤蚧补肺气,定喘止渴,功同人参;益阴血,助精扶羸,功同羊肉。近世治劳损痿弱,许叔微治消渴,皆用之,俱取其滋补也。刘纯云:气液衰,阴血竭者,宜用之。何大英云:定喘止嗽,莫佳于此。"为什么有如此大的效力呢?因为蛤蚧既能补人体之阴液,又能通调水道而防止水不利而成痰饮,有利而无害,与拙文《燥湿相混致癌论》的立意相当吻合。像这样一药两用的好药只恨太少了。缪希雍在《本草经疏》中做了如此阐述:"蛤蚧属阴,能补水之上源,则肺肾皆得所养,而劳热咳嗽自除矣;肺朝百脉,通调水道,下输膀胱,肺气清,故淋沥水道自通也。"可见吾道不孤。

其实,蛤蚧作为补药的基础是因其精微物质的含量丰富多彩,有肌肽、胆碱、蛋白质、鸟嘌呤以及谷氨酸等 14 种氨基酸,5 种磷脂成分,9 种脂肪酸和钙、磷、锌等 18 种元素。现代药理研究表明,蛤蚧具有免疫增强作用,平喘作用,抗应激作用,抗炎作用,雌性激素样作用,雄性激素样作用和延缓衰老作用。若想颐养天年,岂可离了此君?

蛤蚧的药力主要集中在它那长长的尾巴上。以体大、肥壮、尾全、不破碎者为佳。要鉴别蛤蚧的真假,用李珣的话说是:"口含少许,奔走不喘息者,为真也。"《日华子本草》谓蛤蚧"凡用去头、足",为什么?《雷公炮制论》说"其毒在眼",那么,足呢?不得而知。我用了那么多都未去头足,也未见出现中毒症状。《中华本草》谓:"蛤蚧毒性低,未能测 LD_{50}。蛤蚧醇提物灌胃最大耐受量大于 135g/kg。""广西蛤蚧头和尾部醇提取液腹腔注射 24g/kg 生药量,未见毒性反应。"

三、麻黄

麻黄,是中医学习的第一味药。发汗,平喘,利水,如数家珍。而实践中,特别是在恶性肿瘤面前,我们往往只用到了其中的一部分,甚至把非常有用的功能给忽视了。我是在治疗一严重的肝硬化腹水患者,十枣汤、疏凿饮子等多种方药遍试无效的情况下,加用麻黄 8g,一周内肿胀出乎意料地全部消退的验案后,才重读经典,开始重视麻黄的利水作用的。《神农本草经》谓麻黄"主中风,伤寒头痛,温疟。发表出汗,去邪热气,止咳逆上气,除寒热,破癥坚积聚"。《日华子本草》谓麻黄"通九窍,调血脉,开毛孔皮肤,逐风,破癥坚积聚,逐五脏邪气,退热,御山岚瘴气"。"癥坚积聚"多半不就是胸腹部恶性肿瘤吗?何况"除寒热""逐五脏邪气"又与我提出的"寒热胶结致癌论"暗合,所以,临床上对于恶性胸腹水,在血压不高的情况下,我加用麻黄 8~10g,常能取得很好的利水效果。事实上也可能有一定的"破癥坚积聚"作用,只是往往复方应用,很难单独归功于麻黄罢了。阳和汤中用麻黄就不是起发汗利水作用,而是通阳作用,值得深思。王旭高从张仲景治里水脉沉、面目黄肿、小便不利的甘草麻黄汤和治里水脉沉小者的麻黄附子汤中悟出:"盖麻黄气味轻清,无微不入,故能透出肌肤毛孔之外,又能深入积痰凝血之中,凡药力所不到之处,惟此能达之。"真乃善读书者。对于外邪入里未深,结聚未久,麻黄发越以透邪外出,如肺痿脉浮之厚朴麻黄汤。我在肿瘤临床历练已久,越来越喜欢麻黄这味最初学的中药。其中还有难以道明者,正应了所谓"道可道,非常道"。

四、知母

知母在肿瘤临床上最常用于三个方面。一是发热,知母清热泻火,滋阴润燥。既能用于实热,也可用于虚热。二是高血糖。肿瘤患者往往伴有血糖增高,若用于辨证属热,则知母一举两得。三是肢体水肿,尤其是脚肿。《神农本草经》谓知母:"主消渴,热中,除邪气,支体浮肿,下水,补不足,益气。"我是从《金匮要略》桂枝芍药知母汤证中"脚肿如脱"一语受到启发,遇到下肢水肿,尤其是脚肿者,必用知母,效果可靠。从而体会到熟读经典著作的重要性。《理虚元鉴》言"知母滑脾",谓易致脾虚腹泻,也是经验教训之谈。

五、猪苓

猪苓既是常用的利水药,更是常用的抗癌药。《神农本草经》谓其"主痎疟,解毒,蛊疰不祥,利水道,久服轻身耐老"。解什么毒呢,现在看来是解癌毒。《现代中药学大辞典》提示猪苓不仅能解癌毒,而且能减轻放疗引起的毒性,其解毒的机制是:"猪苓多糖给药后荷瘤小鼠肝糖原的积累是通过糖原异生酶活性的增高,加速糖原异生,使机体自稳状态改善而发挥作用。"再分析,蛊疰不祥是什么意思呢,当是肝胆胰等腹腔恶性肿瘤导致的腹水,自然为"不祥"之兆。集利水与抗癌作用于一身,恶性胸腹水舍此何求?

还有,光理解猪苓的利水作用是片面的,李时珍曰:"猪苓淡渗,气升而又能降。故能开腠理,利小便,与茯苓同功。但入补药不如茯苓也。"首先,一药而有升降双重功能,对于肿瘤的核心病机——气机滞涩非常适合;其次,开腠理而利小便,也是难得之品,与麻黄异曲同工,只不过麻黄偏于发散,猪苓偏于淡渗而已。《伤寒论》第223条:"若脉浮发热,渴欲饮水,小便不利者,猪苓汤主之。"就是猪苓"开腠理,利小便"于一身之铁证。至此,不能不叹服李时珍的"慧眼识珠",仲景之后第一人矣。若再看《伤寒论》第319条:"少阴病,下利六七日,咳而呕渴,心烦,不得眠者,猪苓汤主之。"说明猪苓的开腠理实含宣肺止咳之功，此乃笔者臆断，以求证于高明。在抗击新冠疫情中诞生的"清肺排毒汤"中即有猪苓一味，笔者认为，其有利水排毒止咳之功。

值得一提的是，猪苓只有与泽泻合用，才能润燥适均，而无偏颇之患，也符合癌症"燥湿相混"的病机。《本草求真》早有论述：猪苓"性虽有类泽泻，同入膀胱、肾经，解热除湿，行窍利水。然水消则脾燥，水尽则气必走。泽泻虽同利水，性亦类燥，然咸性居多，尚有润存。泽泻虽治火，性亦损气，然润能滋阴，尚有补存。故猪苓必合泽泻以同用，则润燥适匀，而无偏颇之患矣。"

六、泽漆

泽漆，是我们不应该生疏却生疏了的一味好药。在《金匮要略·肺痿肺痈咳嗽上气病脉证治第七》，泽漆汤是治疗水积肺痿的主方。正因为张仲景"脉沉者，泽漆汤主之"一条太简略，所以这个方剂没有受到应有的重视。就连泽漆这味药也不为中医所熟知，还以为泽漆是难于寻找的药，实际上泽漆为大戟科植物泽漆的全草，生于山沟、路旁、荒野及湿地。我国除西藏外，各地均有分布。味辛、苦，性微寒。有行水消肿，化痰止咳，解毒杀虫之功。《神农本草经》谓："主皮肤热，大腹水气，四肢面目浮肿，丈夫阴气不足。"《名医别录》谓："利大小肠，明目轻身。"《医林纂要》谓："泻肺降气，行水去热。"说明泽漆是一味泻肺降气行水而略具补性的药。至少也如《本草汇言》所谓："主治功力与大戟同，较之大戟，泽漆稍和缓而不甚伤元气也。"现代药理研究证实，泽漆不仅有镇咳祛痰作用，而且有抗癌作用。"对小鼠肉瘤 S_{180}、S_{37} 小鼠白血病 L_{160} 等瘤株均有抑制作用。从泽漆中分离得 2 个单体物质泽漆萜 A 和 B，研究证明，均有抗癌活性。"（《现代中药学大辞典》）临床上也有用泽漆治疗淋巴肉瘤和宫颈癌的经验。在泽漆汤中，以泻肺降气、行水去热见长的泽漆用量为"三斤"，作为主药实在是千古妙用。虽然书称有毒，实际上"毒性较小，小鼠灌胃 125g/kg 亦未致死"（《现代中药学大辞典》）。我治疗肺癌咳嗽、恶性胸腹水每每用之，因为既能强力利水、抗癌止咳而又不伤正的药物唯此而已。当然，剂量以 10~20g 为宜，一般不超过 30g，防止出现恶心、呕吐、头昏等反应。但是，王余民、陈晓宏等在《中国中医急症》2000 年 2 期 54 页发表的《〈金匮〉泽漆汤加减治疗肺系疾病 120 例分析》一文中指出，泽漆常用剂量为 15~90g。并对照了剂量与疗效的关系，其中泽漆用量 15~30g（51 人）、60g（38 人）、90g（24 人）、120g（4 人）、150g（3 人）的有效率依次为 35.14%、50.99%、66.22%、75%、100%，可见随泽漆剂量的增加，其显效率亦增高。

七、皂荚

皂荚性烈,是涤痰开窍,疏风通便之品。张仲景《金匮要略》肺痿病"咳逆上气,时时吐唾浊,但坐不得眠,皂荚丸主之"一条,开皂荚治疗恶性肿瘤的先例。而《神农本草经》"利九窍"、《药性论》"破坚癥"以及《长沙药解》"皂荚辛烈,开冲通关透窍,搜罗痰涎,洗荡瘀浊,化其粘连胶热之性,失其根据攀附之援,脏腑莫容,自然外去,虽吐败浊,实非涌吐之物也,其诸主治,开口噤,通喉痹,吐老痰,消恶疮,熏久痢脱肛,平妇人吹乳,皆其通关行滞之效也"等高论,就是我用之治疗恶性肿瘤尤其是颅内肿瘤的理论基础。《中国中医药报》2005 年 6 月 22 日报道,香港理工大学的研究发现,中草药皂荚的浓缩液具有抗癌特性。在实验室的环境通过了西方抗癌研究的机制测试,证实可有效抑制血癌及数种人类固体肿瘤,包括乳腺癌、肝癌、前列腺癌等癌细胞的生长。这在一定程度上说明,古人的见解不可小视。他们格物致知,详于观察,出语不虚,难能可贵。另外,我也用皂荚治疗包裹性胸腔积液,依据则是《名医别录》"除咳嗽囊结"一语。临床上,运用皂荚的辨证要点是舌苔厚浊。

八、地榆

地榆作为传统的凉血止血药,在肿瘤领域发挥了更大、更新的作用。复习文献很有必要。《神农本草经》谓"主妇人乳痓痛,七伤,带下病,止痛,除恶肉,止汗,疗金疮",《名医别录》谓"止脓血,诸瘘,恶疮",《日华子本草》谓"赤白痢并水泻,浓煎止肠风",《本草纲目》引用杨士瀛"诸疮痛者加地榆,痒者加黄芩"之说,均已提示了地榆的止痛作用和在治疗乳腺、妇科、大小肠肿瘤方面的可能性。而且,《本草求真》还指出了地榆在清热止血方面的特点:"既能清降,又能收敛,则清不虑其过泄,涩亦不虑其或滞。"尤其是张隐庵对地榆治疗"带下五漏,止痛"方面的发挥,可谓前无古人,后无来者,是对妇科肿瘤带下疼痛的复杂多样性的全面描述:"带下五漏者,带漏五色,或如青泥,或如红津,或如白涕,或如黄瓜,或如黑衃血也;止痛者,止妇人九种痛,一阴中痛,二阴中痛淋,三小便痛,四寒冷痛,五经来时腹痛,六气满来时足痛,七汗出阴中如虫啮痛,八胁下皮肤痛,九腰痛,地榆得水火之气,能散带下之瘀,能解阴凝之痛也。"(《本草三家合注》)现代药理研究除证明地榆的止血作用外,还证实"地榆体外对多种肿瘤细胞增殖抑制率在 90% 以上。鲜地榆注射液有升高白细胞作用,体外对人子宫颈癌 JTC-26 株有明显抑制作用",甚至还有"抗炎作用""抗病原微生物作用"和"镇吐作用"(《现代中药学大辞典》)。集诸多效能于一身,不可浅之乎视地榆也。

九、龟甲

龟甲的滋阴潜阳、益肾健骨作用容易理解,而软坚散结作用似乎很少提及。事实上,龟甲虽然不及鳖甲、牡蛎的软坚散结作用,但绝不是纯补之品。《神农本草经》的"破癥瘕"就是依据。从其主治"漏下赤白""五痔,阴蚀"来看,古代多用于妇科以及前后二阴的肿瘤。近年来范围扩大,《现代中药学大辞典》指出:"龟甲还能提高机体抗肿瘤的免疫力,对肺癌、肝癌、肾癌及恶性淋巴瘤具有一定的治疗作用。"

滋阴潜阳的药不少,而像龟甲这样正作用强而无碍胃、腹泻等副作用的药就只此一家,别无分店了。在矛盾复杂,左右为难的肿瘤患者面前,殊为珍贵。正如《本草通玄》所谓:"龟甲,大有补水制火之功,能强筋骨,益心智,止咳嗽,截久疟,去瘀血。大凡滋阴降火之药,多是寒凉损胃,惟龟甲益大肠,止泄泻,使人进食。"

龟甲有益肾健骨作用,适用于多发性骨髓瘤以及多种肿瘤的骨转移。

十、杏仁

临床上我主要用杏仁治疗肺癌咳喘,既针对症,又针对病。因为杏仁本身就有抗癌作用。《神农本草经》"主咳逆上气、雷鸣、喉痹、下气、产乳、金疮、寒心奔豚",说得不太清楚,但现代药理研究证明,苦杏仁苷有一定的抗肿瘤活性。"将苦杏仁苷制剂给予晚期癌症患者,可使症状改善,存活期延长。"动物实验证明,"从长白山区苦杏仁中提得抗癌有效成分 ATE,按 300mg/kg、400mg/kg、600mg/kg 剂量给移植性肝癌小鼠腹腔注射 10~14d,其肝癌抑制率分别为 72%、60.8%、61%。"

美国学者用 105 只已自然患上乳腺癌的老鼠做实验,其中 21 只不给任何药物,84 只使用苦杏仁苷混合维生素 A 和某种酶喂饲。结果没吃药的小鼠,乳房肿瘤继续增大;而给药的一组中,有 75 只症状完全消失。因而断言:"尽管杏仁制剂不能为这个世界荡涤全部癌症,但至少可以帮助一些人免遭这种恶疾的蹂躏。"

十一、菊花

菊花,味甘、性寒,具有散风热、平肝明目之功。我在临床上常用菊花作为治疗颅内肿瘤的主药。《神农本草经》谓菊花"主诸风头眩肿痛,目欲脱,泪出,皮肤死肌,恶风湿痹,久服利血气,轻身耐劳延年"。《药性论》谓菊花能治"热头风眩倒地,脑骨疼痛",似乎有所提示。尤其是菊花香而不燥,能疏散风热,清热平肝,有祛风止痛之效,故《神农本草经百种录》云:"凡芳香之物,皆能治头目肌表之疾。但香则无不辛燥者,惟菊不甚燥烈,故于头目风火之疾,尤宜焉。"侯氏黑散的君药菊花一味,就占全方十四味药量的40%。侯氏黑散出自《金匮要略·中风历节病脉证并治第五》:"治大风四肢烦重,心中恶寒不足者。"《外台秘要》治风癫,良有以也。而据《中国中医药报》2005年2月21日报道,新加坡国立大学研究组通过3年的研究发现,菊花有助于消除癌细胞。菊花内所含黄酮的一些类型,其中一种名为木犀草素,这种物质与化疗相结合可以集中病原细胞并除掉它们,使化疗取得更好的疗效,木犀草素对肠部、颈部和胸部的癌细胞的疗效,均取得了满意的结果。这也为临床应用菊花治疗肿瘤提供了有力的理论和实验依据。

十二、猪殃殃

为茜草科植物猪殃殃的全草。广西又叫小茜草、血见愁。味甘微辛,性凉。具有清热解毒,利尿消肿,散瘀止痛之功。临床上用于淋巴瘤、白血病、泌尿系肿瘤以及癌症发热、水肿、疼痛等。用量一般为30g。实验证明"猪殃殃醇浸膏每日以2.2g/kg灌胃或腹腔注射,连续6d,对小鼠白血病L_{615}有抑制作用,抑制率为28.5%。5g/ml在美兰试管法筛选试验中,对急性淋巴型白血病及急性粒细胞型白血病均为阳性。"(《现代中药学大辞典》)

十三、蟾皮

蟾皮是蟾蜍科动物中华大蟾蜍或黑眶蟾蜍等除去内脏晒干而成的商品习称。正名为蟾蜍。像蛤蟆而实非。蟾皮味辛,有毒。功能攻毒杀虫,消肿定痛,行水湿,破癥瘕。第四军医大学药物研究所通过多年研究,证明了蟾皮的抗癌功能。其制剂复方蟾皮胶囊,商品名为安替可胶囊,就是治疗食管乃至消化道肿瘤的效药。实验证明,在抗肿瘤方面,"蟾蜍制剂具有增高小鼠脾脏溶血空斑形成细胞(PEC)活性率,促进巨噬细胞功能以及增高血清溶菌酶浓度等作用。"(《现代中药学大辞典》)其消肿、行水湿作用,可能与增强心肌收缩力,增加心排血量的强心作用有关。虽然好几本书说蟾皮性凉,但从我的临床观察看,患者往往反映服药后胃脘发热,说明本药应属辛热药,适用于寒湿成毒证型。《补缺肘后方》用蟾蜍、芒硝治疗"腹中冷癖,水谷阴结,心下停痰,两胁痞满,按之鸣转,逆害饮食"则是一证。本品内服以3~6g为宜。而且,内服往往有呕吐之副作用。我用干蟾皮泡软外贴肿块处比较顺手。

十四、水蛭

水蛭,我常用8~12g。决非胆大妄为,恨病加药,实是受古代、近代医家的启发。张仲景水蛭30个,若要折合重量约在30~90g。古今度量衡虽异,但水蛭的个头恐怕变化不大。用药量只是张仲景的几十分之一,咋能中病?近代名医张锡纯在《医学衷中参西录》中说得好:"凡破血之药,多伤气分,惟水蛭味咸专入血分,于气分丝毫无损。且服药后不觉疼,并不觉开破,而瘀血默消于无形,真良药也。愚治妇女月闭癥瘕之证,其脉不虚弱者,恒但用水蛭扎细,开水送服一钱,日两次,虽数年瘀血坚结,一月可以尽消。"冲服6g,则煎服10~12g就不为多。我在临床用水蛭对其疗效和平稳也有同感。

十五、木棉花

木棉花,味甘、淡,性凉。有清肝肺之热,利湿热,化痰止血之功。据《现代中药学大辞典》介绍,现代药理研究证明"木棉花水煎剂对小鼠肉瘤180(S)、ARS实体型及肝癌有明显抑制作用"。因为符合鼻咽癌的主要病因、病位,又主产于广东、广西等地,而广东、广西正好是鼻咽癌的高发区,所以,我就将自拟的木棉花为君药的木棉花汤作为治疗鼻咽癌的主方,行之有效。有人以木棉根皮治疗食管癌,观察29例,也获良好效果。

十六、走马胎

广西人有句口诀,叫"两腿迈不开,要用走马胎"。走马胎,为紫金牛科植物走马胎的根茎及叶。主产于广东、广西,入药始载于《本草纲目拾遗》,"研粉敷痈疽,长肌化毒,收口如神"。《本草求原》谓:"壮筋骨,已劳倦。"味辛,性温。功能祛风通络,壮骨止痛,散瘀消肿,生肌敛疮。我常用于癌症骨转移或多发性骨髓瘤等痛证,别开生面,补壮骨散寒止痛药之不逮。

十七、青天葵

青天葵,味甘,性寒。功能润肺止咳,清热解毒,散瘀止痛。主治肺热咳嗽,肺痨咯血,口腔炎,咽喉肿痛,瘰疬,疮痈肿毒,跌打损伤。用量在3~30g,以10g为安全有效剂量。具有"清痰解毒化瘀又不伤阴血耗气的特性"[①],是我临床治疗肺癌以及放射性肺炎咳嗽的常用药。

十八、阿胶

肿瘤患者经常面临阴虚与痰水互见的情况,这是"燥湿相混"的特殊病机造成的。而阿胶就是一味解决燥湿相混的好药。张仲景的猪苓汤中用阿胶就是这个道理。补肺阿胶汤以阿胶为主药,就是因为阿胶既能补肺润燥,定喘止咳,又能化痰清肺。对于阿胶化痰之功,不仅历代论述过少,而且也不大好理解。世界上药物千万种,各有特点,我们不可以常例度之。沈括的《梦溪笔谈》就讲到了。他说:"东阿亦济水所经,取井水煮胶,谓之阿胶。用搅浊水则清。人服之,下膈、疏痰、止吐。皆取济水性趋下清而重,故以治淤浊及逆上之疾。今医方不载此意。"这和枯矾化痰一样,皆古人取类比象所得,颇有"闲观云海会天机"之风。当然,我们也应"静对古书寻乐趣"。李时珍《本草纲目》讲,阿胶能"和血滋阴,除风润燥,化痰清肺,利小便,调大肠"。用于治疗"男女一切风病,骨节疼痛,水气浮肿,虚痨咳嗽喘急,肺痿吐脓血及痈疽肿毒"。不仅明确指出了这种对立统一的适应证,还引用了杨士瀛语:"凡治喘嗽,不论肺虚肺实,可下可温,须用阿胶以安肺润肺,其性平和,为肺经要药……又痢疾多因伤暑伏热而成,阿胶乃大肠之要药,有热毒留滞者,则能疏导;无热毒留滞者,则能平安。数说足以发明阿胶之蕴矣。"正因为阿胶滋阴而不滞痰水毒浊,为肺与大肠之要药,又明言治疗肺痿,所以我在临床上用阿胶治疗肺癌之喘嗽、肠癌之脓血便就有了理论基础。至于其补血作用,防治化疗的骨髓抑制等等,不在话下。

十九、无花果

无花果是一味值得重视的抗肿瘤药。因为一般滋阴药往往都有碍脾而影响进食的弊端,而无花果却能在清肺润燥的同时开胃健脾(《现代中药学大辞

---

① 邱志楠,潘俊辉.青天葵临床新用[J].广州医学院学报,1995(2):96~97.

典》）。这不能不令人感叹大自然之神奇,有一物就有一物不同之处。据《现代中药学大辞典》记载,"(无花果)干果的水提取物经活性炭、丙酮处理后所得的物质有抗艾氏肉瘤的作用。未成熟果实中所得的乳汁能抑制大鼠移植性肉瘤、小鼠自发性乳腺癌,致使肿瘤坏死;又能延缓移植性腺癌、骨髓性白血病、淋巴肉瘤的发展,使其退化。""无花果水提取物250mg/(kg·d)灌胃,连续8d,对小鼠艾氏腹水癌(实体)、肉瘤S_{180}和HEPA肝癌及Lewis肺癌均有显著的抑瘤作用。""无花果口服液10mg/(kg·d)灌胃,连续8d,可提高荷瘤小鼠的红细胞免疫功能。肿瘤患者服后亦能增强红细胞免疫功能。"另外,实验提示的无花果镇痛作用,在肿瘤临床也将大有用武之地。

二十、远志

远志的安神益智、祛痰利窍作用为人所熟知,而《名医别录》谓治"心下膈气"、《本草纲目》谓"治一切痈疽"却值得重视。《三因极一病证方论》远志酒,用远志一味,浸酒饮之,滓敷病处,"治一切痈疽、发背、疖毒,恶候浸大……不问虚实寒热"。王孟英《潜斋医话》治疗"肝胃久痛,诸药不效,或腹有癥瘕,此方皆验"的梅花丸,就有远志。说明我们平时对远志的认识还不全面。张山雷《本草正义》以"温通行血"解释,颇得要义。现代药理研究证实:"远志水提液对Yac-1(小鼠淋巴瘤细胞株)、K_{562}(人红髓白血病细胞株)、L_{020}(小鼠成纤维细胞株)表现明显的细胞毒效应,提示有抗癌作用。"(《现代中药学大辞典》)结合《神农本草经》指出的"利九窍"作用,临床上多用于脑瘤、食管癌、胃癌、肝癌、乳腺癌、淋巴瘤、白血病等。用量以3~6g为好,多则易吐。

二十一、大青叶

大青叶,味苦,性寒,功能清热解毒,凉血消肿。《现代肿瘤治疗药物学》谓大青叶:"用于肝胆实热、火毒上壅的颅脑肿瘤……热毒壅盛的肝癌……热毒郁火上壅的口腔咽喉部肿瘤,如声带癌、扁桃体癌""用噬菌法筛选抗癌药时,提示有抗噬菌体作用。"我对大青叶感兴趣,主要是治疗经常表现为火热毒盛、阴液缺乏的口腔咽喉部肿瘤时,能清热解毒、凉血消肿而无伤津耗液之弊。《本草正义》谓大青叶"为清热解毒之上品,专主温邪热病,实热蕴结,及痈疡肿毒诸证,可以服食,可以外敷,其用甚广……又凡苦寒之物,其性多燥,苟有热盛津枯之病,苦寒在所顾忌,而蓝之鲜者,大寒胜热而不燥,尤为清火队中驯良品也。"

二十二、白术

运用白术健脾利湿者多,生津润燥者少。这是对白术的药理特点理解不全面造成的。五苓散治渴欲饮水就与白术生津润燥有关。假若说《伤寒论》中五苓散证如 71 条"微热消渴者"、72 条"烦渴者"、73 条"汗出而渴者"、74 条"渴欲饮水"、156 条"其人渴而口燥"、386 条"热多欲饮水者"等还不足以说明这个问题的话,那么,386 条理中汤加减法中"渴欲得水者,加术,足前成四两半"、《金匮要略》中越婢汤有"不渴"而越婢加术汤谓"一身面目黄肿,其脉沉,小便不利"则显然提示了白术与渴关系密切。早在金朝的《医学启源》一书中,张元素就在《主治秘要》关于白术"和脾胃,生津液"的基础上,提出"白术,能除湿益燥,和中益气,利腰脐间血,除胃中热"的观点。《医述》引吴天士语:"今人动云白术性燥,冤杀白术矣。盖脾燥而恶湿,脾旺则燥,脾虚则湿。白术补脾,湿去则脾旺而燥矣,非白术之性燥也。且今人动云补阴,绝不知真补阴之法,用白术正所以补阴也。"

白术既能健脾利湿,又可生津润燥,一药双向,非常符合癌症燥湿相混的基本病机。而《日华子本草》谓白术"止反胃呕逆,及筋骨弱软,痃癖气块,妇人冷癥痕"则早已有实践经验。《本草汇言》"温中之剂无白术,愈而复发;溃疡之证用白术,可以托脓"也成为我在肿瘤临床常用白术的依据。现代药理对白术的抗肿瘤作用多有研究,《现代中药学大辞典》:"白术挥发油对小鼠肉瘤 S_{180}、艾氏腹水癌及淋巴肉瘤腹水型均有抑制作用。白术内酯 B 对小鼠肉瘤 S_{180} 的抑制率大于 30%,中性油对 S_{180} 也有一定的抑制作用。白术挥发油尚能增强癌细胞的抗原性抗体的特异性主动免疫。白术的抑瘤机制,同降低瘤细胞的增殖率,减低瘤组织的侵袭性,提高机体抗肿瘤细胞的增殖率,提高机体抗肿瘤反应能力及对瘤细胞毒作用等有关。"再根据白术"利腰脐间血"的特点,所以,在胃肠道、泌尿系统、妇科等肿瘤以及恶性胸腹水,病机上以"燥湿相混"为主,临床表现以二便不利且口干渴为特点的情况下,白术应该当仁不让。

值得一提的是白术的通便作用。一般利水湿的药都能实大便,惟白术能通便。当然,白术通便适用于脾虚不运、肠中津亏型,也就是表现为大便并不一定太干燥,但却解之不爽,或先硬后溏,或大便干结难解,舌苔白厚而口渴者,这与《现代中药学大辞典》谓白术"能使兔离体肠管自发活动紧张性升高,收缩幅度加大(生白术作用强)"的药理作用有关。有人用白术 60~120g,太子参 45g,枳实 4~6g,水煎 2 次,取汁 400ml,分早晚两次空腹服,每日 1 剂,15 剂为 1 疗程,治疗"老年便秘 60 例,治愈 45 例,好转 14 例,无效 1 例"。

二十三、旋覆花

或许由于经方旋覆代赭汤的名气太大,几乎淹没了旋覆花化痰平喘的主要作用。实际上,旋覆花化痰,针对的是顽痰胶结。《名医别录》谓旋覆花"消胸上痰结,唾如胶漆",《滇南本草》用旋覆花治"伤风寒热咳嗽,老痰如胶",并与蒲公英、甘草节、青皮,水酒为引,水煎服,"治乳岩、乳痈、吹乳肿疼"。《本草正》:"旋覆花,开结气,降痰涎,通水道,消肿满。"而顽痰胶结正是形成肿瘤的物质基础。在某种意义上看,旋覆花化顽痰,得力于其辛开走散、能升能降的行气作用,因而能除寒热,正符合"寒热胶结致癌论"的观点,所以其在肿瘤临床的应用就要广泛得多。《神农本草经》谓旋覆花"去五脏间寒热",《药性论》谓"主胁肋气,下寒热水肿",绝非虚语。《景岳全书》总结旋覆花的四大功效"开结气,降痰涎,通水道,消肿满",《本经逢原》则说得更为全面透彻:"旋覆花升而能降,肺与大肠药也。其功在于开结下气,行水消痰,治惊悸,祛痞坚,除寒热,散风湿,开胃气,止呕逆,除噫气。"《本草蒙筌》也谓:"治头风明目,逐水湿通便,去心满噫气痞坚,消胸结痰唾胶漆。惊悸亦止,寒热兼除。"

二十四、茺蔚子

茺蔚子为益母草之子,与益母草活血利水有异的是茺蔚子的益阴利水。《神农本草经》谓"主明目,益精,除水气,久服轻身"。《本草纲目》李时珍:"治妇女经脉不调,胎产一切血气诸病,妙品也,而医方鲜知用。时珍常以之同四物、香附诸药治人,获效甚多。"《本草崇原》谓"茺蔚子明目益精而补肾,复除水气以健脾",《神农本草经疏》言此药"补而能行,辛散而兼润者也"。《本草正义》:"茺蔚,古人只用其子。《本经》之明目益精,则温和养血,而又沉重,直达下焦,故为补益肾阴之用。除水气者,辛温下降,故能通络而逐水。"肿瘤患者,矛盾众多,阴虚水停,颇难措手,故茺蔚子较常用。

二十五、土贝母

土贝母,味苦,性微寒。功能清热解毒,散结消肿,且有抗癌之力。《本草从新》用此"治外科证痰毒",《百草镜》谓其"能散痈毒,化脓行滞,解广疮结毒,除风湿,利痰,敷恶疮敛疮口"。《本草纲目拾遗》等古书中就明确此药用于乳岩的治疗。王士雄《潜斋医话》有"乳岩:土贝母五钱,煎服,数日可消"之说,虽有夸张之嫌，但当不无根据。《现代中药学大辞典》谓土贝母用于"急性乳腺炎、乳腺小叶增生、乳腺癌等，有解毒散结之效"。现代药理研究也证实"土贝母糖苷Ⅰ具有很强的抗癌作用"。

二十六、苦参

苦参是极少数制成抗癌注射液的中药之一。现代药理实验证明，"苦参总碱、苦参碱、脱氢苦参碱、氧化苦参碱对小鼠实体瘤S_{180}，均有不同程度的抑制作用。"还有"对白细胞降低的防治作用"（《现代中药学大辞典》）。"苦参碱有逆转多种肿瘤细胞恶性表型作用，有抑制肿瘤细胞端粒酶活性作用。"（《现代肿瘤治疗药物学》）其实，《神农本草经》时期已经发现这些作用了，只是发现的途径和表达词汇的差异罢了。"主心腹结气，癥瘕积聚，黄疸，溺有余沥，逐水，除痈肿，补中，明目止泪"。其中"癥瘕积聚"与癌症相近，"补中"与升白细胞有关。《景岳全书》讲得更为全面："能祛积热黄疸，止梦遗带浊，清小便，利水，除痈肿，明目止泪，平胃气，能令人嗜食，利九窍，除伏热狂邪，止渴醒酒，疗恶疮斑疹疥癞。"但是，说到底，苦参还是以清热燥湿为主，所以肝癌（肝经湿热成毒）和大小肠、泌尿生殖系统的恶性肿瘤（下焦湿热成毒）更符合中医的意向。当然，舌红、苔黄腻是重要指征。若配合当归则可减少苦燥伤津之弊，而适于"燥湿相混"的证型。

二十七、白英

白英，首见于《神农本草经》，"味甘，寒，主寒热、八疸、消渴，补中益气。久服轻身延年。"《证类本草》始言"极解热毒"，现代多用于清热解毒，而忽视了其补益之功。是现代临床用于肺癌和妇科恶性肿瘤的常用药。也是自拟治疗肺癌专方"海白冬合汤"中主要药物之一，针对"痰毒壅肺"之"毒"而设。《全国中草药汇编》谓白英"清热利湿，解毒，消肿，抗癌"。现代药理研究表明，白英具有对"人肺癌细胞、小鼠肉瘤S_{180}、子宫颈癌U_{14}、艾氏腹水瘤转皮下型、大鼠肉瘤$Walker_{256}$有抑制作用"（《现代肿瘤治疗药物学》）。用量一般在20~30g。

二十八、麦冬

麦冬在治疗肿瘤的最早应用就是治疗肺痿的麦门冬汤，以"火逆上气，咽喉不利"为适应证，取其滋阴泻火、生津润肺之功为君药，而肺痿就相当于肺癌。《药性论》谓麦冬"能治热毒""治肺痿吐脓",《本草汇言》用麦冬治疗"肺痿叶焦,短气虚喘"皆是其例。与半夏相配伍则润肺而不碍脾,化痰而不伤津,这是张仲景的经验。《现代肿瘤治疗药物学》则总结了"麦冬能调动机体免疫机能,增强网状内皮系统吞噬功能,抑制瘤体生长"等功能。黄煌《张仲景五十味药证》总结麦冬主治"羸瘦而气逆,咽喉不利者"确实是临床应用麦冬的指征。

值得重视的是,麦冬还是治疗肺癌所致水肿"大水"的特效药。《药性论》谓麦冬:"主大水,面目肢节浮肿,下水。治肺痿吐脓,主泄精。"《医方考》水肿门有专方麦门冬饮:"麦门冬五十枚,粮米五十粒,水出高源者,此方主之……或问此证何以辨之,余曰:肢体皆肿,少腹不急,初病便有喘满,此其候也。"古人识认之深,此见一斑。

二十九、百合

百合在《神农本草经》中的功用要比我们现在理解的大得多,补中有泻是其长处,实际上具有养阴扶正而不滞邪的特点。"味甘,平。主邪气,腹胀,心痛,利大小便,补中,益气。"正如邹澍《本经疏证》:"于邪气、腹胀、心痛之候,能利其大小便以愈之,似为通利之物矣,何以复能补中益气耶? 不知惟于通利中能补中益气,方足为百合,而其用可明也。"《本草述》谓:"百合之功,在益气而兼之利气,在养正而更能去邪。"2019 年 9 月我网诊用 60g 百合治一尿潴留患者(还有当归贝母苦参丸、麦冬、生地),转方医生不愿意,只能改成 30g,即便如此,3 剂小便通畅。佳木斯张先生呃逆呕吐 1 年余,高热 2 个月,逐渐加重,大肉已脱,形神枯槁,昏昏欲睡,奄奄一息,呃逆不止,食入即吐,喷射而出,暴躁易怒,大便三五天一次,小便不利。舌红少苔,脉细数。我用《金匮要略》"诸药不能治"的百合病变发热的百合滑石散,药虽 3 味的滑石代赭汤,处方用百合 100g,滑石 15g,代赭石 15g。3 剂见效,5 剂热退吐止。《医学入门》则专用于"肺痿、肺痈"。周宜强主编《实用中医肿瘤学》指出:"百合所含秋水仙碱等多种生物碱,对癌细胞有丝分裂有抑制作用。百合能增强激素调节功能,促进免疫系统,促进淋巴细胞转化,并防止环磷酰胺所致的白细胞减少症。"

三十、壁虎

壁虎,消痰软坚,活血散瘀,是治疗有形肿块的效药。元代以前少入药用,李时珍首倡以壁虎炒焦入药为噎膈之主药,《本草纲目》并在发明条下谓壁虎:

"犹蜈、蝎之性能透经络也,且入血分,故又治血病、疮疡。"并附有《青囊》:"血积成块,用壁虎一枚,白面和一鸭子大,包裹研烂,作烙饼熟食之,当下血块,不过三五次即愈,甚验。"《丹溪摘玄》用壁虎等治疗反胃膈气。自20世纪80年代,壁虎成了治疗食管癌的主药之一。我将壁虎用于食管癌、脑胶质瘤、脊髓瘤等热象明显的病例。对于寒热胶结的食管癌来说,往往是壁虎、蟾皮寒热并用,相反相成。多入汤剂,用量在3~8g。

三十一、威灵仙

威灵仙,名如其药,正是李时珍所谓:"威,言其性猛也。灵,言其功神也。"除最常用于风湿关节痛之外,威灵仙还是治疗食管癌的效药。其根据是对平滑肌的特殊作用,《现代中药学大辞典》:"可使麻醉犬食管蠕动节律增强,频率增加,幅度增大。人骨鲠后,咽部或食管上段局部收缩,服用本品后即松弛,同时增加蠕动,使骨松脱。"食管癌患者由于肿瘤梗阻,吞咽食物时的刺激,使食管产生痉挛,吞咽更加不顺,用威灵仙,至少能解除或缓解这个当务之急的症状。虽然现在药理研究只证实威灵仙对肉瘤 S_{180} 有抑制作用,也足以将威灵仙作为食管癌吞咽困难的主药之一,急则治其标。事实上,《新修本草》就谓威灵仙治"积聚肠内诸冷病,积年不瘥者,服之无不效"。《开宝本草》谓威灵仙:"味苦,温,无毒。主诸风,宣通五脏,去腹内冷滞,心膈痰水久积,癥瘕痃癖气块,膀胱宿脓恶水,腰膝冷疼及疗折伤。"说明威灵仙祛风止痛倒在其次,宣通五脏之功不可轻视。唐瑶经验方治噎塞膈气,用"威灵仙一把,醋、蜜各半碗,煎五分,服之,吐出宿痰,愈。"我用含威灵仙的汤药治疗食管癌,吐出黑血宿痰,成条成管,顿觉轻松畅快者大有人在,是不是威灵仙的作用尚不敢断定。我还利用威灵仙宣通五脏、缓解平滑肌痉挛之力,治疗肝、胆、胰肿瘤造成的阻塞性黄疸取效,恐怕也不可排除其本身的抗癌功效。1972年的《中草药通讯》报道,安徽省人民医院用:威灵仙60g,板蓝根、猫眼草各30g,人工牛黄6g,制南星9g,制成浸膏干粉,每服1.5g,日服4次,治疗食管癌300例,有效率88.7%。值得深思。

三十二、冬凌草

冬凌草,味苦、甘,性凉。功能清热解毒,抗癌。王屋山当地人们习用冬凌草为药,治疗口腔及咽喉肿痛、噎膈症(食管炎、食管癌),疗效十分显著。20世纪70年代,国家医药科研部门对王屋山冬凌草做了专题研究,证明该地所产的冬凌草植物有效成分复杂,其杀菌、消炎、清热、解毒作用特别明显,是天然无毒的绿色杀菌消炎药物。其富含的冬凌草甲素和乙素对多种肿瘤有较强的抑制作用,特别是对消化系统肿瘤作用更明显,是不可多得的天然抗肿瘤、增强免疫力的神奇"仙草",具有极高的药用价值(《中国中医药报》2006-6-3)。《现代中药学大辞典》记载用冬凌草糖浆治疗食管、贲门癌80例,总有效率38.8%。用冬凌草多种制剂治疗原发性肝癌31例,随访27例,治疗后半年生存率为29.6%,1年生存率为12%,2年生存率为10%。多数病例症状缓解,以肝痛减轻和食欲增加为明显。药理实验证明,冬凌草对食管上皮增生有轻度抑制作用,冬凌草煎剂及醇浸剂对小鼠肉瘤 S_{180}、艾氏腹水瘤、肉瘤37、子宫颈癌 U_{14} 和大鼠 Walker 癌、Hela 细胞等均有一定抑制作用。冬凌草甲、乙素对人体肝癌细胞(BEL-7401)株的杀伤作用比 5-FU 强两倍。临床上我将冬凌草作为食管癌的辨病用药,也作为肝癌和恶性腹水的辨病用药,用量一般在20~30g。

三十三、穿山甲

穿山甲,李时珍《本草纲目》中谓"古方鲜用",但在不多的应用中,往往都与恶性肿瘤相关。《药性论》谓"恶疮,烧傅之",《日华子本草》用治"恶疮",《滇南本草》言"破血行气,胸膈膨胀逆气"。现在则是肿瘤临床常用药之一,味咸,性凉,能破气行血,散瘀活络,透达关窍,软坚散结。又能升高白细胞,可谓祛邪而不伤正。对于肿块巨大,发展迅速,盘根错节的恶性肿瘤来说,是不可或缺的一味药。《医学衷中参西录》强调了穿山甲的疗效:"气腥而窜,其走窜之性,无微不至,故能宣通脏腑,贯彻经络,透达关窍,凡血凝血聚为病,皆能开之。"《仁斋直指方》的内消散,就是用穿山甲、麝香、瓜蒌治疗"痈疽恶疮方萌"。均为我喜用穿山甲治疗乳腺癌、肝癌、前列腺癌、肺癌等的理论依据。据患者虞女士服药体会,生姜可去穿山甲的腥味,所以,我用穿山甲多伍生姜。

三十四、牡蛎

牡蛎味咸,性凉,能重镇安神,平肝潜阳,软坚散结。《本草纲目》谓:"化痰软坚,清热除湿……消疝瘕积块,瘿疾结核。"《经验方》用煅牡蛎、玄参治疗"一切瘰疬"值得深思。牡蛎的软坚散结之功虽然比不上穿山甲与鳖甲,但其安神除烦之功,对于烦躁易怒、恐惧不安的肿瘤晚期患者可以取得安神镇静之效。而且,现代药理研究证明,牡蛎可增强免疫功能而抗肿瘤,《现代中药学大辞典》："牡蛎提取物可通过增强宿主免疫功能,特别是其中天然杀伤活性而抑制肿瘤生长。"本品价廉易得,用于肿瘤患者,有一举两得之效。究其配伍,据元·王好古《汤液本草》所引《本草》谓："咸为软坚之剂,以柴胡引之,故能去胁下之硬;以茶引之,能消结核;以大黄引之,能除股间肿;地黄为之使,能益精收涩,止小便,本肾经之药也。"

三十五、半边莲

半边莲首载于《本草纲目》,作为治疗虫蛇咬伤之药。味辛、甘,性凉,能利水消肿,清热解毒。现代用于治疗湿热黄疸、水肿、鼓胀等症。现代药理研究表明:"半边莲浸剂麻醉犬静注或十二指肠给药或给清醒大鼠灌胃,均有显著而持久的利尿作用","半边莲对小鼠肉瘤 S_{180} 有抑制作用",所含山梗菜碱"可抑制小鼠腹水癌细胞对氧的摄取"(《现代中药学大辞典》)。所以,半边莲成为当之无愧的治疗恶性胸腹水的辨病用药首选药。用量一般为30g。临床实践也证明本药治疗恶性胸腹水疗效可靠。基于半边莲的呼吸兴奋作用,我常用于肺癌的气急和呼吸困难,尤其是对恶性胸腔积液所致者,两全其美。对于肺肾两虚的呼吸困难,则与蛤蚧成为对药,相辅相成。

三十六、泽泻

泽泻,以利水湿、升清阳、降浊阴为主要功效,治疗脑瘤等所致的头晕,与白术以 5∶2 的比例相伍组成泽泻汤效果确实。明·汪绮石《理虚元鉴》对泽泻颇为推崇,多有见地,"余治劳嗽吐血之症,未有不以导水为先务者。每称泽泻有神禹治水之功,夫亦尝究其命名之义矣。盖泽者,泽其不足之水,泻者,泻其有余之火也。惟其泻也,故能使生地、白芍、阿胶、人参种种补益之品,得其前导则补而不滞。惟其泽也,故虽走浊道而不走清道,不若猪苓、木通、腹皮等味之消阴破气,直走无余。要知泽泻一用,肺脾肾三部咸宜,所谓功同神禹者此也。"

三十七、黄芪

黄芪在肿瘤临床应用甚广。本身有一定的抗肿瘤作用倒是其次,关键是补气利水、升阳托疮之功。气虚,黄芪是仅次于人参的主药,而且量要大,一般都在30g以上。但是,人参和黄芪应用上还是有差异的。明·汪绮石《理虚元鉴》谓:"欲久安长治,非黄芪不可。盖人参之补迅而虚,黄芪之补重而实。故呼吸不及之际,芪不如参……种种固本收功之用,参反不如芪。"另外,黄芪可能有助邪作用,所以张仲景在《伤寒论》中不用。古人也是在疮疡溃破,久不收口,脓水清稀的情况下才用黄芪。我在临床肿瘤未切除的情况下,很少用黄芪,可能与此有关。以后还看到报道黄芪有促进血管生成作用,益见古人的经验和见解绝非空穴来风。当然,在肿瘤溃烂,渗出不止的情况下,黄芪则是必用无疑。治血虚必配当归,即当归补血汤,所谓"归少芪多力最雄"。用黄芪利水要点是"汗出而肿",常与防己、半边莲配伍。肖正明在《山东中医药大学学报》2004 年 3 期 26 页报道,黄芪水提物含抑瘤活性物质,能抑制体外培养的肝癌细胞增殖和降低线粒体代谢活性,提高小鼠抗癌能力,促进小鼠免疫功能,增强小鼠腹腔吞噬细胞活性。总之,黄芪在肿瘤临床的应用还有许多值得探讨的地方。

三十八、石见穿

石见穿,味苦辛,性平,能清热解毒,活血消肿。古代文献中仅《本草纲目》载其"主骨痛,大风,痈肿"。2001 年出版的《现代中药学大辞典》谓"近年试用于食管癌、胃癌、直肠癌、阴茎癌等"。上海瑞金医院以含石见穿的抗癌扶正方为主,结合化疗治疗术后晚期胃癌 56 例。经过长期随访观察,平均 3 年生存率为 40.07%,5 年生存率为 30.36%。(《实用抗癌验方》)《中国医学文摘》1983 年 1 期也有以含石见穿的方剂配合化疗治疗晚期胃癌 53 例报道,其中单纯用中药 30 例,平均生存期 3 年 2 个月;化疗组 7 例,平均生存期 1 年 8 个月;中药加化疗组 16 例,平均生存期 2 年 9 个月。我常以石见穿和蟾皮寒热并用,治疗食管癌、胃癌。

三十九、乌贼骨

乌贼骨,又名海螵蛸,可以说是最早发现的抗癌药。《素问·腹中论》的血枯病就将乌贼骨作为主要药物之一。只可惜其中提到一个症状"月事衰少不来",包括李时珍在内的大多数后世医家就将其定位为"主女子血枯病"。事实上,血枯病应是肝或胃的恶性疾病而不是妇科病。先看原文:"帝曰:有病胸胁支满者,妨于食,病至则先闻腥臊臭,出清液,先唾血,四肢清,目眩,时时前后血,病名为何,何以得之? 岐伯曰:病名血枯。此得之年少时,有所大脱血,若醉入房中,气竭肝伤,故月事衰少不来也。帝曰:治之奈何? 复以何术? 岐伯曰:以四乌鲗骨……"注家也不认为是女子独有,如《素问经注节解》:"出血多者,谓之脱血,漏下、鼻衄、呕吐出血皆同焉。夫醉则血气盛,血气盛则内热,因而入房,水液皆下,故肾中气竭也。肝藏血,以少大脱血,故肝伤也。然于丈夫则精液衰乏,女子则月事衰少而不来。"《黄帝素问直解》:"男子脱血,若醉入房中而阳气竭,气竭不能摄血也;女子脱血,若肝伤,肝伤故月事衰少不来也。"再从前后文来看都是论述有肿块的疾病,这一段是在论述了鼓胀(当包括肝癌腹水)之后的第二段,第三段还接着论述了伏梁,"裹大脓血,居肠胃之外,不可治,治之每切按之,致死。"与现代所谓腹膜后肿瘤相当。关键是从临床表现来看,胸胁支满,妨于食,先唾血,四肢不温,目眩,大小便出血,类似肝癌、胃癌等恶性肿瘤的晚期症状。

《神农本草经》最早用乌贼骨治疗妇科的恶性肿瘤,"主女子漏下赤白经汁,血闭,阴蚀肿痛,寒热癥瘕",《名医别录》则扩大了治疗范围,"惊气入腹,腹痛环脐。"《圣惠方》用乌贼骨末,米饮服,治疗"卒然吐血",也当包括胃癌出血在内。现代多以之治疗胃酸过多的胃痛、胃十二指肠溃疡、上消化道出血等。但《日本水产学会志》1982 年报道的药理研究已经为乌贼骨的抗癌提供了实验依据:"将肉瘤 S_{180} 移植至 ICR-CR 小鼠的皮下或腹腔内,然后连续给瘤内注射海螵蛸丙酮提取物,发现其能抑制肉瘤生长。腹腔注射海螵蛸提取物也能抑制瘤细胞生长,并可延长腹水型肉瘤小鼠的存活时间,具有明显的量效关系。"所以,乌贼骨的功能就不应该是《现代中药学大辞典》总结的"制酸止痛,收敛止血,涩精止带,收湿敛疮",而应该将软坚散结抗癌放在首位。将乌贼骨、浙贝母这一软坚化痰的对药,作为胃癌的辨病用药,先有文献依据,后有临床支持。也用乌贼骨治疗肝癌及腹膜后肿瘤、妇科肿瘤等,平稳可靠。

四十、浙贝母

贝母在《神农本草经》中列为中品,《本草纲目》以前均有贝母而无川、浙之分。《本草纲目拾遗》所引《百草镜》始有"浙贝"之名。这也是造成浙贝母的抗癌作用不为今人重视的一个原因。现在看来,贝母条下《神农本草经》主"疝瘕"、《名医别录》"疗腹中结气,心下满"、《药品化义》"用疗肺痿、肺痈、瘰疬痰核、痈疽疮毒"等功能主治均应在浙贝母的名下。浙贝母味苦,性寒。功能清热化痰,散结消肿。我在肿瘤临床上多用于肺癌、乳腺癌、胃癌。《本草求原》谓其"功专解毒,兼散痰滞",并明确用于"乳岩"。至于在胃癌中用浙贝母是我根据其清热化痰、散结消肿的功能,以及古人用此治疗"恶疮"的论述和乌贝散作为治疗胃十二指肠溃疡胃酸过多效方的实际,认为病因上,慢性溃疡经久不愈常转化为癌,病机上与痰郁成积相关,病位上又相同的一种尝试。临床实践证明,乌贝散作为治疗胃癌的主药,确有化痰消积、制酸止痛的功效。值得进一步观察。李伟报道:浙贝母散剂在安全剂量下,与常规化疗方案合用仍可逆转 P_{170} 高表达;浙贝母散剂与急性白血病常规化疗方案合用可以降低骨髓原始细胞百分比,有可能提高临床治疗完全缓解率。可见浙贝母在抗癌方面还大有潜力可挖。

四十一、山慈菇

山慈菇,味甘、微辛,性寒。功能清热解毒,化痰散结,消肿。《本草正义》"散坚消结,化痰解毒,其力颇峻"一语指出了本药的特点。《本草新编》则论述了本药可作为君药的道理:"山慈菇,玉枢丹中为君,可治怪病。大约怪病多起于痰,山慈菇正消痰之药,治痰而怪病自除也。或疑山慈菇非消痰之药,乃解毒之药也。不知毒之未成者为痰,而痰之已结者为毒,是痰与毒,正未可二视也。"现代以山慈菇为主药制成栓剂治疗宫颈癌 11 例,全部达到临床治愈,随访 1~5 年,未见复发。以山慈菇为主药治疗乳腺增生症 100 例,总有效率93%。本药有小毒,量不宜大,一般不超过 10g,用药时间也不宜长。

四十二、夏枯草

夏枯草,味苦、辛,性寒。长于清肝、散结、解毒。是我在肿瘤临床最常用的清热软坚散结药。尤其适用于乳腺癌、肺癌、淋巴瘤、甲状腺肿瘤等,用量一般 30g。《本草纲目》谓其"解内热,缓肝火",对源于肝气郁结、化火成毒的乳腺癌来说,夏枯草既能"清痰火,散郁结",又能"舒畅气机"。《现代中药学大辞典》记载:夏枯草"100% 煎剂皮下注射对小鼠艾氏腹水癌及肉瘤 S_{180} 均有抑制作用"。

四十三、蒲公英

蒲公英,味苦、甘,性寒。最初入药就是以"主妇人乳痈肿"而载入《新修本草》。继之,《本草衍义补遗》已发现了其治疗恶性肿瘤类疾病的独特功效:"化热毒、消恶肿结核有奇功。"《本草经疏》谓蒲公英"治一切乳痈、乳癌"。清代医家黄宫绣在《本草求真》一书中对蒲公英的功效及配伍等进行了精辟总结:"蒲公英,能入阳明胃、厥阴肝,凉血解毒,故乳痈、乳岩为首重焉。缘乳头属肝,乳房属胃,乳痈、乳岩,多因热盛血滞,用此直入二经,外敷散肿臻效,内消须同夏枯、贝母、连翘、白芷等药同用。"现代中药药理研究,蒲公英具有"抗肿瘤作用"。我在临床除乳腺癌常用蒲公英外,胃癌、胆囊癌、肝癌、胰腺癌等也常用蒲公英30g健胃解毒疏肝,药性平和,没有副作用。

四十四、连翘

连翘,味苦,性微寒。功能清热解毒,消肿散结。《神农本草经》下品,"主寒热,鼠瘘,瘰疬,痈肿,恶创,瘿瘤,结热,蛊毒。"取其"散诸经血结气聚,消肿"之功,然后世用之治疗痈肿者多,治疗恶疮者少,或以为抗癌药力较弱。但药取对证,功到自然成,力求恰到好处,也不必汲汲于一朝一夕。正如《本草汇言》倪朱谟先生所谓:"此药清标芳馥,善解风火痰气郁结所因。其轻扬之性,上行最专,苦寒之气,下行更力。所以耳目口鼻,咽喉齿舌之间,颈腋背脊,胸腹肢胁足膝之处,靡不奏功。"汪昂在《医方集解》中对防风通圣散用连翘的解释是"散气聚血凝",不无见地。近代著名医家张锡纯强调连翘"善理肝气,既能舒肝气之郁,又能平肝气之盛",《圣济总录》卷一百二十六《瘰疬门》及下卷诸瘰疬的122首方剂中,用连翘、大黄、玄参者分别为29、28、19方,其余药物均为个位数。如风毒气毒热毒瘰疬项下的木香丸、连翘丸、木通丸,以及瘰疬寒热项下的射干连翘汤、漏芦汤、知母汤、连翘丸、射干丸等,均为三药并用。由此推理,连翘具消风作用,是风邪入里成瘤初期的必选。所以我在临床对于淋巴瘤首推连翘,且以以上三药组成自拟三推汤。其次,甲状腺癌、肺癌、胃癌、胆囊癌、肝癌、宫颈癌等喜用30g连翘清热解毒散结。至于配伍,则贵沈则施先生之言:"连翘从荆芥而治风热,从芩、连而治火热,从大黄而治燥热,从苍、柏而治湿热,从归、地而治血热,从贝、半而治痰热,从山栀而治郁热,从甘、麦而治烦热,从金银花、紫花地丁而治疗肿疮毒之热。"(《本草汇言》)

四十五、鹅管石

鹅管石之名,首见于《本草纲目》,是石钟乳之如管状者。即陶弘景所谓:"惟通中轻薄如鹅翎管,碎之如爪甲,中无雁齿,光明者为善。"味甘,性温。为温补肺肾,壮阳通乳之品。我常用于肺癌晚期,阴损及阳,肾不纳气,短气喘促,或食管癌、乳腺癌晚期有寒象者。既有比类取象之意,也有文献依据。《神农本草经》谓:"咳逆上气,明目益精,安五脏,通百节,利九窍,下乳汁。"

值得一提的是,石类药的应用已大不如前,甚至有被遗忘之势。这可能是肇始于六朝,风袭600余年,流毒太甚的后果。实在是矫枉过正使然。而关于石钟乳,古人的许多议论,已有石类药的普遍意义,颇令人深思。朱震亨:"石钟乳为剽悍之剂。《内经》云:石药之气悍。仁哉言也。凡药气之偏者,可用于暂而不可久,夫石药又偏之甚者也。"言之有理。而《物类相感志》谓"服乳石,忌参、术,犯者多死"一语则失之偏颇。如果不分体质之寒热以服石为尚,对于热性体质之人,犹如火上加油,若再服参、术,岂非仲景所谓"一逆尚引日,再逆促命期"?所以李时珍有一大段论述和引文,大概也是针对这种不负责任说法的一种回应吧,"石钟乳,乃阳明经气分药也。其气慓疾,令阳气暴充,饮食倍进,而形体壮盛。昧者得此自庆,益肆淫泆,精气暗损,石气独存,孤阳愈炽。久之营卫不从,发为淋渴,变为痈疽,是果乳石之过耶,抑人之自取耶?凡人阳明气衰,用此合诸药以救其衰,疾平则止,夫何不可?五谷五肉久嗜不已,犹有偏绝之弊,况石药乎?种树书云:凡果树,作穴纳钟乳末少许固密,则子多而味美。纳少许于老树根皮间,则树复茂。信然,则钟乳益气,令人有子之说,亦可类推。但恐嗜欲者未获其福,而先受其祸也。然有禀赋异常之人,又不可执一而论。张杲《医说》载:武帅雷世贤多侍妾,常饵砂、母、钟乳,日夜煎炼,以济其欲。其妾父苦寒泄不思食,求丹十粒服之,即觉脐腹如火,少焉热狂,投井中,救出遍身发紫泡,数日而死。而世贤服饵千计,了无病恼,异哉!"最有意思的是,沈括在《梦溪笔谈》中谓:"医之为术,苟非得之于心,而恃书以为用者未见能臻其妙。如术能动钟乳,按《乳石论》曰'服钟乳当终身忌术'。五石诸散用钟乳为主,复用术,理极相反,不知何谓。"然后解释了量有多少,体有火盛衰之不同的道理。体会之深,举例之当,大大超出为医者。正是古语所谓:好方非医也,好文非儒也,好武非侠也,知味非厨也。

四十六、紫石英

紫石英,《现代中药学大辞典》总结其功用为:"镇心安神,温肺,暖宫。"现代仅有用于宫寒不孕等妇科疾患。实际上,此药的功用"以补元气为其主"(《本草述》),作用范围要更大。《神农本草经》谓:"味甘、温,主心腹咳逆邪气。补不足,女子风寒在子宫,绝孕十年无子。"《名医别录》则扩大为上中下三焦:"疗上气,心腹痛,寒热邪气结气,补心气不足,定惊悸,安魂魄,填下焦,止消渴,除胃中久寒,散痈肿。"我在临床上对于肺癌之上气喘促,胃癌寒热胶结,胃失和降及宫寒癥瘕等可用到紫石英,且受"散痈肿"和《本经逢原》"非特峻补,兼散浊阴留结之验也"的启发,认为还有一定的软坚散结作用,符合肿瘤的基本病机。而《本草经集注》谓大黄"得硝石、紫石英、桃仁治女子血闭",李时珍引许之才"得茯苓、人参,疗心中结气",则是用紫石英扶正祛邪配伍的重要参考。

四十七、花蕊石

活血化瘀作为肝癌的治疗方法之一,曾有过度用药和千篇一律之失。我根据多年来治疗肝癌的经验教训,认为并不能排斥活血化瘀,关键是药物的定位上要准确,并不是每个活血化瘀的药物都适用于肝癌的治疗,而是要在寻找针对性强的药物上下功夫,花蕊石首当其冲。花蕊石味酸涩,性平,入厥阴肝经,能化瘀,止血。《十药神书》花蕊石散:"治疗五脏崩损,涌喷血成升斗,可使瘀血化为黄水。"《本草蒙筌》:"治诸血证神效。男子以童便搀半酒和,女人以童便搀半醋调。多服体即疏通,瘀血渐化黄水。诚为劫药,果乃捷方。"《得配本草》:"入厥阴经血分,化血为水。"《本草求真·脏腑病症主药》"败肝血""止肝血"项下,均有花蕊石。《本草求真·六淫病症主药》"血死宜败""血出宜止"项下的花蕊石后均有"(肝)"字样。可见,花蕊石不仅能化瘀血为水,而且以肝为靶向器官。应用多年,确信古人言之有据,诚不我欺也。

四十八、海浮石

海浮石味咸,性寒,能化老痰、黏痰,软坚散结,养阴止咳,且质轻上浮,专入肺经,是自拟治疗肺癌专方"海白冬合汤"中用于化痰的主要药物之一。《丹溪先生心法》:"海粉即海石,热痰能降,湿痰能燥,结痰能软,顽痰能消。"《本草纲目》谓海浮石:"色白而体轻,其质玲珑,肺之象也。气味咸寒,润下之用也。故入肺除上焦痰热,止咳嗽而软坚。"用量一般在 20~30g。

我从张仲景肺痿"或从消渴得之"悟出,消渴和肺痿有共同的病机,就是"燥湿相混"。现代医学越来越证明癌症和糖尿病的密切关系。可以说这是一种互为因果的关系。海浮石化痰而不燥、养阴而不腻的特点,自然是肺癌甚或多种癌症合并糖尿病的首选药物。许叔微《普济本事方》"治消渴方"的浮石、青黛、麝和"治渴疾饮水不止神效散"的白浮石、蛤粉、蝉壳、鲫鱼胆,均可见海浮石确是肿瘤与糖尿病被忽视的良药。

至于《丹溪先生心法》说该药"可入丸子、末子,不可入煎药",临床未得到证实。看到此,直接用颗粒剂吧。

四十九、硫黄

是治疗因痼冷沉寒所致肿瘤的主药。《神农本草经》谓硫黄："主妇人阴蚀，疽痔恶血，坚筋骨，除头秃。"《名医别录》谓硫黄："大热，有毒。疗心腹积聚邪气，冷癖在胁，咳逆上气，脚冷疼弱无力，及鼻衄恶疮。"《和剂局方》用硫黄一味成方，名金液丹，"治男子腰肾久冷，心腹积聚，胁下冷癖"等。《和剂局方》用半夏、硫黄研末等份，以生姜自然汁同熬，成半硫丸，谓能"除冷积，暖元脏，温脾胃，进饮食，治心腹一切痃癖冷气及年高风秘、冷秘或泄泻"。《仙传外科集验方》用硫黄和荞麦粉成方，名为真君妙贴散，"治痈疽诸毒，顽硬恶疮，走散不作脓者。"

五十、当归

当归，养血活血自不待言。我在肿瘤临床用当归，除妇科肿瘤以外，最喜欢用于肺癌和胃癌。当归在《神农本草经》中的第一个适应证就是"主咳逆上气"，还提到"主恶疮"。著名方剂百合固金汤、金水六君煎中用当归就是很好的例子。何况现代药理研究证明，"当归多糖对小鼠多种移植性肿瘤有较好的抑瘤作用，并与某些化学药联用可呈现协同作用。"（《现代中药学大辞典》）当归中性油中主含的藁本内酯有"平喘作用"。用当归治疗胃癌是受当归建中汤以及叶天士医案中常用当归治疗胃痛经验的启发。《药性论》当归的第一句话就是"止呃逆"，还有"下肠胃冷"，均可为文献佐证。有人（《现代中药学大辞典》）用当归 15~30g、贝母 10g、苦参 6~12g 治疗胃炎 155 例，十二指肠溃疡 20 例，胃溃疡 5 例，结果痊愈 146 例，"无效 2 例"，单用当归粉治疗上消化道出血，"有效率 85%"。

五十一、白芍

白芍，我常用于阴虚水停和便秘。白芍养阴人所共知，而利水作用知之者寡。真武汤用白芍值得深思。张仲景是一药多用组方的典范，所以才处方精练。恐怕不能简单理解成制约作用，因为白芍本身就有利水作用。《神农本草经》明言"利小便"，而《名医别录》"去水气，利膀胱、大小肠"则是通利二便的最早论述了。治疗痢疾的芍药汤，用芍药恐怕也和槟榔一样有通便之意。当然，多用之，往往有腹泻的副作用。

五十二、昆布与海藻

昆布，就是日常食用的海带，也包括翅藻科植物昆布的叶状体。海藻为马尾藻科植物海蒿子或羊栖菜的全草。昆布和海藻软坚散结，用于瘿瘤瘰疬，乃中医常识，可用之化老痰，尤其是化肺中之老痰，却是受孙思邈的启发。《备急千金要方》卷十八治疗咳嗽上气的方剂中就有海蛤、昆布、海藻。用于治疗"风虚中冷，胸中满，上气，喉中如吹管声"而得瘥。张璐《千金方衍义》指出："咳逆日久不除，必是寒痰胶结之人，故用……海蛤昆藻以破肺窍之痰气。"（详见王三虎等主编的《120首千金方研究》，陕西科学技术出版社）据此，我以昆布海藻作为肺癌痰浊壅肺的重要药物，与现代药理研究"昆布提取物对体外人肺癌细胞有抑制作用"（《现代中药学大辞典》）可谓不谋而合。还有对肉瘤、白血病等癌细胞有抑制作用。海藻的抗肿瘤作用更广泛，还包括宫颈癌、淋巴瘤、腹水癌等。《圣济总录》的昆布方用于治疗"膈气噎塞不下食"，《太平圣惠方》也用昆布和小麦治疗"胸中气噎不下食，喉中如有肉块"，《本草汇》也指出，"昆布之性，雄于海藻，噎症恒用之，盖取其祛老痰也"，《海药本草》用海藻治"五膈痰壅"，都说明昆布、海藻是治疗癌症不可小看的药物。日本人食用海藻的量为每人每天 4.9~7.3g，甚至构成日本食物的 25%。在海藻中则以昆布最常用，因而日本乳腺癌的发病率很低。看来昆布、海藻应作为防癌抗癌的食疗佳品，大力推广。

五十三、半枝莲与白花蛇舌草

半枝莲和白花蛇舌草是众所周知的抗癌药。两药虽然都是清热解毒抗癌药，都有许多药理研究证明其抗癌作用，而不同点则往往语焉不详，实在有搞清楚的必要。简言之，从性味来说，均味微苦性凉，只不过半枝莲辛味出头，白花蛇舌草兼微甘。从功能看，均能清热解毒，而半枝莲能化瘀止血，利水消肿，白花蛇舌草则兼有消肿止痛之功。所以癌症出血、水肿者，首选半枝莲，有疼痛者首选白花蛇舌草。

五十四、凌霄花

凌霄花，为紫葳科植物凌霄或美洲凌霄的花。味酸，性微寒，归肝经。功能：清热凉血，化瘀散结，祛风止痒。李时珍《本草纲目》发明曰："凌霄花及根，甘酸而寒，茎叶带苦，手足厥阴经药也。行血分，能去血中伏火。故主产乳崩漏诸疾,及血热生风之证也。"《金匮要略》治疗疟母的鳖甲煎丸中用紫葳(即凌霄花)就有引肝中伏火外出的作用。而《本经逢原》"凌霄花,癥瘕血闭,血气刺痛,厉风恶疮多用之,皆取其散恶血之功也",则是另一种功效。我在肿瘤临床喜用凌霄花治疗恶性肿瘤的剧烈瘙痒,取其既能化瘀散结治肿瘤之本,又能凉血息风止痒治肿瘤之标的双重作用。这从《神农本草经》的"癥瘕血闭",《药性论》"大小便不利,肠中结实",《日华子本草》"血膈游风""热风身痒"等均可得到理论依据。顺便还要提到的是,凌霄花的美容消斑之功,雀斑、黄褐斑、面色晦暗等等,舍此其谁? 肿瘤患者家属得此以致容光焕发者,不知多许人矣。

五十五、雪菊花

雪菊花是目前新疆唯一与雪莲齐名,具有独特功效的稀有高寒植物。生长于具有"万山之祖"之称的昆仑山北麓。海拔3 000米左右的野生植物,其花期极短,产量稀少。雪菊花可药食共用,生津止渴、清热解毒,味芳香甘醇,对高血压、高脂血症等病症,长期冲泡饮用能够有效的起到降低和稳定作用。

雪菊中含有挥发油、腺嘌呤、氨基酸、胆碱、水苏碱、黄酮类、菊色素、维生素、微量元素等物质。雪菊花中含有谷氨酸、天冬氨酸、脯氨酸等多种氨基酸,还富含维生素及铁、锌、铜、硒等微量元素。现代药理研究表明,雪菊花具有防治心血管疾病、抑菌、抗癌、抗衰老等作用。尤其雪菊花中的挥发油及黄酮类化合物,为主要活性成分。黄酮类化合物对心血管疾病、癌症、免疫系统疾病有显著的药理作用。

五十六、黄连

清热解毒抗癌法以白花蛇舌草、半枝莲为代表,虽名闻遐迩,却失之浅显。和黄连这个君药相比,这两味药就是典型的使药。白花蛇舌草、半枝莲的抗癌作用是直接的、有限的,而黄连的抗癌作用既是直接的,也是间接的、无限的。黄连抗癌主要是其所含有的小檗碱成分,不论体内体外试验,对小鼠肉瘤 S_{180} 都有明显抑制作用。不同浓度的小檗碱对肝细胞瘤 HepG2、白血病 HL-60 细胞生长有抑制作用。黄连对鼻咽癌和宫颈癌裸鼠移植瘤也有抑制作用。黄连的泻火解毒作用,也不是和黄芩、黄柏相提并论的。《本草纲目》:"火分之病,黄连为主,不但泻心火而与芩、檗诸苦药列称者比也。"黄连作为抗癌诸方的君药,清热泻火只是一个方面,关键是能与多种臣药协同作战而出神入化,左右逢源。李时珍总结得好:"古方治痢香连丸,用黄连、木香;姜连散,用干姜、黄连;变通丸,用黄连、茱萸;姜黄散,用黄连、生姜。治消渴,用酒蒸黄连;治伏暑,用酒煮黄连;治下血,用黄连、大蒜;治肝火,用黄连、茱萸;治口疮,用黄连、细辛。皆是一冷一热,一阴一阳,寒因热用,热因寒用,君臣相佐,阴阳相济,最得制方之妙,所以有成功而无偏盛之害也。"所以,明代李中梓《医宗必读》所载肥气丸、息奔丸、伏梁丸、痞气丸、奔豚丸等五个古代治疗肿瘤代表方剂中,黄连是必备的,甚至在息奔丸、伏梁丸、痞气丸三方中都是用量最大的。

气机滞涩是肿瘤的重要病机。黄连、桂枝的配伍,开恢复人体气机升降的先河。俾气机升降正常,气血津液各归其道,则五脏元真通畅,肿瘤岂能久留。《伤寒论》173条:"伤寒,胸中有热,胃中有邪气,腹中痛,欲呕吐者,黄连汤主之。"黄连汤,即半夏泻心汤去黄芩之苦寒,加桂枝温中止痛,交通上下。正如清代医家喻嘉言在《医门法律·关格门》之阐发:"以其胃中有邪气,阻遏阴阳升降之机,而不交于中土,于是阴不得升,而独治于下,为下寒。腹中痛,阳不得降,而独治于上,为胸中热、欲呕吐,与此汤以升降阴阳固然矣。"他还特别强调黄连与桂枝的配伍:"夫表里之邪,则用柴胡、黄芩;上下之邪,则用桂枝、黄连;表里之邪,则用生姜之辛以散之;上下之邪,则用干姜之辣以开之,仲景圣法灼然矣。"

五十七、黄柏

黄柏抗癌基本上是间接的。肿瘤可以说是大虚大实证,补虚除过人参之属的直接补益,还有黄柏之属的间接补益。《丹溪心法》有两个大补丸,都以黄柏为主,其一是川黄柏炒褐为水丸,"气虚以补气药下,血虚以补血药下,并不单用。"自谓:"去肾经火,燥下焦湿,治筋骨软。"实际上是以泻为补,火泻则阴液得以保持,功同于补,很有哲思。另一个用黄柏、知母、熟地、龟甲、猪脊髓,"降阴火,补肾水"。现在已经以大补阴丸驰名医坛,但不知是何人、何时改的方名。无独有偶,《丹溪心法》以黄芩、黄柏、黄连各等份名为"三补丸","治上焦积热,泄五脏火"也是出于上述观念。这为肿瘤医师"见瘤不治瘤"提供了又一法门。

前列腺癌、膀胱癌等引起的小便不通,正是寒热胶结的表现,我的基本方是李东垣的滋肾丸(又名通关丸,组成:黄柏、知母、肉桂),寒热并用,滋肾清热,化气通关。

五十八、黄芩

黄芩在清热方面范围很广,既能清实热,也能清湿热和血热。我用黄芩抗癌最常用的有三个方剂,小柴胡汤、半夏泻心汤和三物黄芩汤,分别是胃癌、肝胆恶性肿瘤和大肠癌的主方,在这个意义上说,黄芩是我最常用的抗癌药。据《医药卫生报》2010年12月25日报道,国外通过动物实验及初步临床试验,黄芩汤可减轻化疗对结肠癌和直肠癌患者造成的肠道损伤,从而间接地辅助癌症治疗。从而间接证明了将三物黄芩汤作为大肠癌主方的合理性。当然,我临床用三物黄芩汤(黄芩、生地、苦参)预防大肠癌复发转移长期存活的例子多多,而且基本上都是用药精练突出黄芩君药地位者。

但在临床实际中,黄芩常常是作为臣药来应用的。《本经疏证》:"仲景用黄芩有三耦焉,气分热结者,与柴胡为耦(小柴胡汤、大柴胡汤、柴胡桂枝干姜汤、柴胡桂枝汤);血分热结者,与芍药为耦(柴胡桂枝汤、黄芩汤、大柴胡汤、黄连阿胶汤、鳖甲煎丸、大黄䗪虫丸、奔豚汤、王不留行散、当归散);湿热中阻者,与黄连为耦(半夏泻心汤、甘草泻心汤、生姜泻心汤、葛根黄芩黄连汤、干姜黄芩黄连人参汤)。以柴胡能开气分之结,不能泻气分之热,芍药能开血分之结,不能清迫血之热,黄连能治湿生之热,不能治热生之湿。"

广泛应用黄芩多年,直至2019年,我读《神农本草经》才发现本来就治"恶疮疽蚀"。我们习惯用药物的性味解释机制,而且与辨病论治渐行渐远,教训是深刻的。

五十九、蛇床子

蛇床子,是治疗宫颈癌、子宫内膜癌、睾丸癌等生殖器肿瘤必不可少的药物。文献依据有二,其一,《神农本草经》:"味苦,平。主妇人阴中肿痛,男子阴痿湿痒,除痹气,利关节,癫痫,恶疮。久服轻身。"其二,《金匮要略·妇人杂病脉证并治第二十二》:"妇人阴寒,温阴中坐药,蛇床子散主之。"古人言辞简洁,我们自当举一反三。

邹澍《本经疏证》在理论上阐发了蛇床子祛风胜湿的治疗包括"恶疮"在内的机制,很有道理。"六气惟湿最塞滞,惟风最迅疾。蛇床子生阴湿地而得芬芳燥烈之性味,是为于湿中钟风化,能于湿中行风化,则向所谓湿者,已随风气鼓荡而化津、化液矣。男子之阴痿湿痒,妇人之阴中肿痛,何能不已耶!至于肌肉中湿化而痹气除,骨骼中湿化而关节利,肤腠中湿化而恶疮已,皆一以贯之,无事更求他义也。"

六十、商陆

商陆,商陆科植物商陆的根,又称"见肿消""土母鸡"等,已经显示了消肿中略具补性的意思。商陆虽是利水药,但要比常见的大戟、甘遂、芫花要和缓,适用于病后康复之类。当然也适用于正虚邪实的肿瘤患者的水肿,尤其是腰以下肿甚者。《伤寒论》395条"大病差后,从腰以下有水气者,牡蛎泽泻散主之"就可看出端倪。本药首载《神农本草经》,具有通二便、泻水、散结,治水肿、胀满、脚气、喉痹、痈肿、恶疮等功用。《本经疏证》认为:"商陆之功,在决壅导塞,不在行水疏利,明乎此,则不与其他行水之物同称混指矣。"《圣惠方》"治疝癖不瘥,胁下痛硬如石"。现代药理研究证明,商陆有利尿、抗菌、抗病毒、祛痰、抗癌及影响免疫系统的作用,还有升高血小板,治疗原发性血小板减少症的作用。商陆的用量为煎汤5~10g。从《伤寒论》牡蛎泽泻散中牡蛎、泽泻、蜀漆、葶苈子、海藻、瓜蒌根、商陆七味药等量来看,可以用常用量。

六十一、葶苈子

葶苈子,以葶苈大枣泻肺汤治疗胸水为广大中医所熟知。实际上,张仲景三次提出葶苈大枣泻肺汤的应用。《金匮要略·肺痿肺痈咳嗽上气病脉证治第七》两条:"肺痈,喘不得卧,葶苈大枣泻肺汤主之。""肺痈胸满胀,一身面目浮肿,鼻塞清涕出,不闻香臭酸辛,咳逆上气,喘鸣迫塞,葶苈大枣泻肺汤主之。"《金匮要略·痰饮咳嗽病脉证并治第十二》:"支饮不得息,葶苈大枣泻肺汤主之。"葶苈子30g,能使痰从大便而出。黄元御《玉楸药解》说得好:"葶苈苦寒迅利,行气泻水,决壅塞而排痰饮,破凝瘀而通经脉。凡停痰宿水、嗽喘肿胀之病,甚奏奇功。"正因上述效用,使葶苈子成为抗击新冠疫情治疗痰涎壅滞导致呼吸窘迫的不二之选。

葶苈子是被葶苈大枣泻肺汤的大名掩盖了抗肿瘤作用的药物。《神农本草经》谓"主癥瘕积聚,结气,饮食,寒热,破坚",微言大义,昭然若揭,泄水在其次啊。这么重要的药物何以避居冷宫,原因其实还有许多,《本草正义》说清了来龙去脉:"自徐氏之才,论十剂之泄以去闭,偶以大黄、葶苈二物并举,而东垣随谓葶苈气味俱厚,不减大黄;景岳从而和之,石顽且谓苦寒不减硝黄,丹溪也有葶苈性急,病涉虚者,杀人甚捷之说,遂令俗人不辨是否,畏如蛇蝎,即寻常喘满,痰饮窒塞之证,亦几有不敢轻试之意,其亦知实在性质,不过开泄二字,且体质本轻,故能上行入肺,而味又甚淡,何至猛烈乃尔。"《外台秘要方》卷第十二引《肘后》"疗心下有物大如杯,不能食者方"三味药葶苈子、大黄、泽漆,就是上腹部肿瘤应用分消走泄法的代表。

如果说大陷胸丸用葶苈子也是水停胸胁的话,牡蛎泽泻散显然是水在下了。而且,《金匮要略》治疗"肺痈喘不得卧"的葶苈大枣泻肺汤显然不是针对水停的。正如周岩《本草思辨录》所谓:"大黄泄血闭而下热,葶苈泄气闭而逐水。凡水气坚留一处有碍肺降者,葶苈悉主之。"

六十二、紫苏子

紫苏子的利尿作用是我在临床中无意听到的。柳州市一陶姓老先生患肺癌,用我的海白冬合汤加味治疗已 1 年 7 个月了。其女精细异常,扶持甚殷。看到住院期间将我门诊加的紫苏子 30g 开成葶苈子 30g 后,自己决定另买紫苏子,每剂 30g,代替葶苈子 30g,当晚尿量由前几晚的 250~300ml,增加到 1 200ml,脚肿顿消。

紫苏子在《日华子本草》中,得到充分的阐发,尤其是"利大小便",绝非虚语。即:"主调中,益五脏,下气,止霍乱、呕吐、反胃,不虚劳,肥健人,利大小便,破癥结,消五膈,止咳嗽,润心肺,消痰气。"《本草汇》:"苏子,散气甚捷,最能清利诸气,定痰喘有功,并能通二便,除风寒湿痹。"山西名医刘绍武先生治疗肿瘤的攻坚汤用紫苏子 30g(还有夏枯草 30g,牡蛎 30g,王不留行 100g)治疗良恶性肿瘤,不无道理。我已习惯将紫苏子用于肺癌、食管癌、胃癌、大肠癌,喜其滋补与散结于一身,甚平稳。

六十三、滑石

滑石的分利功能值得我们重视。《神农本草经》谓滑石:"味甘寒。主身热泄澼,女子乳难,癃闭。利小便,荡胃中积聚寒热,益精气。"就可看出滑石的分利湿热、分利寒热功能。分利湿热表现在著名方剂六一散,重用滑石分利湿热,故有"通除上下三焦湿热"之能,少用功能是甘草缓滑石之沉降,使之发挥作用的时间更长。若再看方后"中寒者,加硫黄少许",则不仅体现出滑石的分利湿热而不仅仅是利水,也能看出滑石的分利寒热作用。

《伤寒论》第 223 条:"若脉浮发热,渴欲饮水,小便不利者,猪苓汤主之。"《伤寒论》第 319 条:"少阴病,下利六七日,咳而呕渴,心烦,不得眠者,猪苓汤主之。"均提示滑石的分利湿热之功。

《金匮要略·百合狐惑阴阳毒病脉证治第三》"百合病变发热者,百合滑石散主之",是分利湿热与养阴清热的代表方。"百合病下之后者,滑石代赭汤主之"一条,实际上就是针对下伤中气,湿动胃逆,肺郁生热,阴虚与湿热并见之证。取滑石利水泻湿而兼分利湿热、分利寒热之能,百合养肺胃之阴,代赭降胃气之逆。这实际上和临床精神抑郁,久遏情怀,胃失和降,阴虚与湿热并见的胃癌病机非常近似。张仲景的条文简单,实在是一言难尽,不得已而为之。大有"运用之妙在乎一心"的寓意。

《金匮要略·消渴小便不利淋病脉证并治第十三》治疗皮水的蒲灰散,治疗小便不利蒲灰散、滑石白鱼散,皆取滑石分利血水,治疗血水不利病证。《医学启源》"滑则利窍,不与诸淡渗药同",已经看出来端倪,惜未明言尔。《本草原始》"通九窍六腑津液,去留结,止咳,令人利中",《得配本草》"利毛腠之窍,清水湿之源,除三焦湿热",均从不同方面道出了滑石的不同凡响。《本草纲目》则概括得更好:"滑石利窍,不独小便也。上能利毛腠之窍,下能利精溺之窍。盖甘淡之味,先入于胃,渗走经络,游溢津气,上输于肺,下通膀胱。肺主皮毛,为水之上源。膀胱司津液,气化则能出。故滑石上能发表,下利水道,为荡热燥湿之剂。发表是荡上中之热,利水道是荡中下之热;发表是燥上中之湿,利水道是燥中下之湿。热散则三焦宁而表里和,湿去则阑门通而阴阳利。刘河间之用益元散,通治表里上下诸病,盖是此意,但未发出尔。"

已经引用古籍不少了,但我还不能忍痛割爱。《本经疏证》对滑石的论述,不仅是对滑石功用的发挥,洋洋洒洒,涉及多个方剂,揭示出积聚的寒热去向,提示了药物理论研究的方法,值得细细咀嚼:"《本经》于药之去病,不肯轻用荡字。惟大黄、巴豆、滑石则有之……滑石代赭汤与百合同用,夫百合固主邪气腹胀心痛者,亦焉能因病体之如寒无寒,如热无热,而谓既遭攻下,必不得有热哉。矧皮水,脉浮胕肿,按之没指,不恶风,其中岂得无热,中有热而四肢复厥,其为热能不更甚耶?其治小便不利,观其或合蒲灰,或合乱发白鱼,均非温热之品,则必谓无热所不能矣。大抵仲景之书,词简意深,故有反覆推明病候,不出方者,则令人循证以识方;有但出方,不推究病源者,则令人由方以求病……要之滑石非治身热也,以身热而神其用耳,故为烦为渴,皆可以当热。滑石非止泄澼也,水气因小溲利,自不入大肠耳,故咳者呕者,亦得以水气下趋而遂止。明乎此而推广之,盖其用有不止于是数端者矣。"观之上文,我的"寒热胶结致癌论"、经方抗癌心得等等,思维粗浅,论说乏辞,自叹弗如。

总之,滑石分利湿热、分利寒热、分利血水的功能,很有特色。

六十四、槟榔

槟榔之用于治疗肿瘤，以宋初为著。《太平圣惠方》卷四十八《积聚》91首方剂中，含有槟榔的48方，仅次于木香。以槟榔名方者6首，和诃梨勒同在一方者19首，提示此二药敛散并用为对药。恶性肿瘤的产生，除过寒热胶结、燥湿相混等特殊病机，还有气机窒塞，也就是比平常所谓的气滞、肝气郁结等更严重更复杂而达到阻塞不通成积成块的程度。槟榔是比香附、木香等理气药作用更广泛、更对应的药物。《药性论》谓槟榔"宣利五脏六腑壅滞，破坚满气，下水肿，治心痛，风血积聚"就是其经典论述。从临床实际来看，槟榔行中有补，二便皆通，理气、除风、去湿、除烦，颇能在病情复杂的肿瘤患者中左右逢源。《日华子本草》"除一切风，下一切气，通关节，利九窍，补五劳七伤，健脾调中，除烦，破癥结，下五膈气"和《本草纲目》"治泻痢后重，心腹诸痛，大小便气秘，痰气喘急"，以及《本草正》"性温而行，故能醒脾利气，味甘兼涩，故能固脾壮气，是诚行中有留之剂"皆有详细解释。

当代医家秦伯未对槟榔体会颇深，也明确了应用指征："人皆知槟榔用于下痢，而不知湿重之病，无不可用。余见舌苔白腻，腹满溲短者，加入二三钱于剂内，辄奏捷效。因知《御药院方》以槟榔末治痰涎，《千金方》以槟榔、橘皮治呕吐痰水，《宣明方》以槟榔、枳实治痞满，庞安时以槟榔酒煎治伤寒结胸，俱能熟于药性，善于指使。盖痰涎之生，由于湿盛凝聚；呕吐之来，由于湿阻不化；痞满、结胸之成，亦由于湿郁水停而阳气痹闭。槟榔能祛湿，湿去则三焦宣利，诸恙愈矣。"

此次新冠疫情中，部分重症患者双肺布满黏痰，严重影响呼吸，我觉得槟榔堪当治疗之大任。《外台秘要方》卷第九引用《广济》"疗肺热咳嗽，涕唾多黏，甘草饮子方"中槟榔十颗，和甘草六分、款冬花七分、生麦冬八分等相比，鹤立鸡群，良有以也。李中梓《雷公炮制药性解》"主消谷逐水，宣脏利腑，攻坚行滞，除痰癖"，黄元御《玉楸药解》"降浊下气，破郁消满，化水谷之陈宿，行痰饮之停留，治心腹痛楚，疗山水瘴疠"，还有达原饮中的槟榔为君，量最大，都对我们应用槟榔抗击新冠疫情大开法门。

六十五、橘皮

橘皮，常称陈皮，是芸香科植物橘及其栽培变种的成熟果皮。味苦、辛，性温。行脾肺之气，和胃止呕，燥湿化痰。《金匮要略》治"胸痹，胸中气塞短气"

的橘皮枳实生姜汤就是用橘皮行肺气的。这一点,易被人忽略。我从一例误将短气病当作哮喘治疗三年无效而用橘皮枳实生姜汤和茯苓杏仁甘草汤合方治愈的病例中充分体会出陈皮的不同凡响,也体会出陈皮的和缓与橘红犀利断然不同。橘皮的和胃止呕也曾了得,在《金匮要略》治呕吐哕的橘皮生姜汤、橘皮竹茹汤中都是君药。我在肿瘤临床陈皮常用于化疗后的呕吐就是出于上述几个原因。这也就不难理解《济阴纲目》治疗妊娠恶阻用陈皮半夏汤、《太平圣惠方》用陈橘皮散"治小儿咳嗽,胸中满闷,不欲乳实"的原因了。

李时珍《本草纲目》总结了橘皮的药理特点,谓其"治百病,总是取其理气燥湿之功,同补药则补,同泻药则泻,同升药则升,同降药则降。脾乃元气之母,肺乃摄气之籥,故橘皮为二经气分之药,但随所配而补泻升降也。"

六十六、橘红

大名鼎鼎的二陈汤,其实并不是用的陈皮,而是橘红。橘红,是芸香科植物橘及其栽培变种的外层果皮。古代文献上也有"陈橘皮(去白)"的名称,实际上就是橘红。味辛、苦,性温。辛味出头,就决定了它"行气消食,化痰散结"的功能是陈皮不可代替的。橘红的特点是"能升能降,散结利气"(《药品化义》),所以,我常将它作为痰气交阻、升降失常之积聚类疾病的主药。《杨氏家藏方》升降滞气,快膈美食,《洪氏集验方》治冷积,降气快膈逐痰,《太平圣惠方》治乳痈,《摘元方》治风痰麻木,均以橘红为君药。

沈则施先生道出了橘皮和橘红的异同:"橘皮下气消痰,橘肉滞气生痰,一物之性,表里各异如此。又他药贵新,惟橘皮贵陈,入和中理胃药则留白,入下气消痰药则去白。"(《本草汇言》)

六十七、薏苡仁

薏苡仁对癌细胞有阻止生长作用(《现代中药学大辞典》)。从薏苡仁提取而成的康莱特注射液是薏苡仁抗肿瘤最有力的证据。事实上,古籍已有相近记载。《药性论》:"主肺痿肺气,吐脓血,咳嗽涕唾上气。"被学者张瑞贤称为明末本草中出现的一部奇书——贾九如的《药品化义》,在薏苡仁的解释上尤其详尽。"薏米,味甘气和,清中浊品,能健脾阴,大益肠胃。主治脾虚泄泻,致成水肿;风湿筋缓,致成手足无力,不能屈伸。盖因湿盛则土败,土胜则气复,肿自消而力自生。取其入肺,滋养化源,用治上焦消渴,肺痈肠痈。又取其味厚沉下,培植下部,用治脚气肿痛,肠红崩漏。"其中肺痈、肠痈、肠红崩漏就包括了恶性肿瘤。而《本草新编》"薏仁最善利水,不至耗伤真阴之气"一语道破天机,实在是燥湿相混致癌论的对药物。

六十八、蟾酥

蟾酥,是中华大蟾蜍或黑眶蟾蜍的分泌物,经加工干燥而成。味甘、辛,性温,有毒,功能解毒消肿,抗癌止痛。蟾酥是常用抗炎消肿解毒中成药六神丸的主药之一。古人早就用蟾酥治疗类似恶性肿瘤类疾病,如《医学入门》谓其"主痈疽疔肿瘰疬,一切恶疮顽癣",《本草纲目》"治发背,疔疮,一切恶肿"。现代药理(引自《现代中药学大辞典》)也揭示,"蟾酥注射液对大鼠气管体外诱癌过程具有抑制作用","蟾酥制剂有增高小鼠脾脏溶血空斑形成细胞活性,促进巨噬细胞吞噬功能及增加血清溶菌酶浓度等作用,可能是蟾酥抗炎、抗肿瘤的重要机制之一"。现代临床用蟾酥治疗恶性肿瘤的报道很多。

六十九、海蛤

海蛤是以黛蛤散出名的。海蛤是什么呢,简单说即李时珍所谓:"海蛤者,海中诸蛤烂壳之总称,不专指一蛤也。"黛蛤散治肝火犯肺之咯血用海蛤壳的道理历来讲不清楚,我认为其实是分利血热的作用。使血热分离,各个击破。不仅《神农本草经》中所述的适应证"咳逆上气,喘息烦满,胸痛寒热"与胸肺关系密切,朱肱《活人书》治"伤寒血结胸膈痛不可近"而"仲景无方,宜海蛤散主之",并谓"膻中血聚则小肠壅,小肠壅则血不行,服此则小肠通、血流行而胸膈利矣"。我用黛蛤散治疗肺癌咯血,疗效显著。实际上海蛤用于肺癌胸水也是主药,因为海蛤能使水热分利。李时珍的《本草纲目》中总结罗列了前人有关海蛤"主十二水满急痛,利膀胱大小肠,治水气浮肿,下小便"的记载,至于"项下瘿瘤""消积聚""石水肢瘦"均说明了海蛤的分利水热与软坚散结之力。

文蛤虽和海蛤是两个不同的药物,在我看来,作用相差无几。《神农本草经》中文蛤就是附在海蛤之下的。实际上文蛤只不过是海蛤中外壳有花斑者。或者说,文蛤是海蛤中有品牌的一种。《本草汇言》:"文蛤之咸,走肾以胜水气。凡病水湿痰饮,胶结不化,致成中宫否膈,升降失调,滞于气而为咳逆,滞于血而为胸痹者,以此咸寒软坚之物,如气之逆而不下,痹而不通者,可迎刃而解矣。"

早年学伤寒,老师学生未必理解文蛤散用文蛤的用意,甚至我连见也没见过文蛤。现在酒店里海鲜中文蛤颇为多见,也自感眼界渐宽。《神农本草经》

明言文蛤治"恶疮"，李时珍总结其功用是"止烦渴，利小便，化痰软坚"，要言不烦。

随着阅历的增加和反复思考，我将海蛤（包括文蛤）的作用特点概括为分利寒热、分利水热、分利血热。和瓦楞子等贝壳类药的软坚散结相比，文蛤重在分利（详见第一章中《伤寒论》与肿瘤）。

《金匮要略·呕吐哕下利病脉证治第十七》"吐后渴欲得水而贪饮者，文蛤汤主之，兼主微风脉紧头痛"，也是文蛤分利寒热的例子。文蛤汤就是大青龙汤去桂枝，加文蛤，同样是外寒内热。文蛤散治"意欲饮水，反不渴者"，文蛤汤治"渴欲得水而贪饮者"，看来文蛤的应用不在渴与不渴，实在分利寒热。

《圣济总录·瘿瘤门》48个方剂中，含有海蛤的15方。如治气瘿初作的海藻散、治气瘿初结的昆布散，还有以海蛤为主药的海蛤散。而"治瘿瘤服海蛤散后，宜除毒丸"则将海蛤分利痰气，适宜于病初邪结之意暴露无遗。值得一提的是，木通也属同类，11方用到。而两药同见于一方者，竟达7方。如此佳对，岂能视而不见？

我在《结胸病是恶性肿瘤的胸腹部转移》一文中，从文蛤开始，不仅解释了《伤寒论》141条这一古今未解之迷，还为肿瘤的"消法"提供了经典依据。作为新开发的抗癌药，既无毒药之克伐，又有散结的专能，近几年来，用之多多，得心应手。当我打开经典，看到下列文字时仍有怦然心动之感。《神农本草经》："文蛤，主恶疮，蚀五痔。"邹澍的《本经疏证》多有发挥。首先明言"文蛤即海蛤之有文理者"，这样说来，文蛤就是现在的海蛤壳了。他还大段引文，"雀入于海为蛤"，雀属火，伏于水成蛤，则蛤有外刚内柔之性而适宜于水火交互之病。"因而思《伤寒论》病在阳，应以汗解之，反以冷水潠之，其热被劫不得去，弥更益烦，肉上粟起，意欲饮水，反不渴者，非火厄于水而何？《金匮要略》云：吐后，渴欲得水而贪饮，微风脉紧头痛者，非火之溺于水而何。惟其火在水中而病，故以火入水中而生者治之。"道理有点勉强，但后面对恶疮和五痔的解释则新人耳目："恶疮者，火为津液所裹；五痔者，至阴之处为火所伏，生动其火，正欲其得出于水也。"我的理解，本药开宗明义"主恶疮"。恶疮，基本上就相当于恶性肿瘤了。《神农本草经》中药物功效主恶疮的还有雄黄、雌黄、蛇床子、地榆、矾石、松脂、漏芦、白及、藜芦、石灰等。文蛤治疗恶性肿瘤的方法是分消走泄分化瓦解。照这个思路，主要是治疗直肠癌了，下面"咳逆，胸痹，腰痛，胁急，鼠瘘，大孔出血，崩中漏下"就是胸、骨、肝、颈、肛门、子宫转移的具体表现了。

文蛤和瓦楞子功能相似而有别。正如莫枚士《神农本经校注》所谓："此药与瓦楞皆散结为用，而瓦楞优胜。盖瓦楞破已结之水，文蛤破将结之水。"看来文蛤适用于结节肿块之初期，瓦楞子适用于中期。若体检发现肺中的毛玻璃结节，文蛤首选。

七十、高良姜

高良姜之所以是治疗食管癌、胃癌甚或腹部肿瘤的要药，不仅在于其味辛性温，归脾胃经，暖胃温脾，祛寒止痛的基本功能，也在于其作用迅速，适用病变范围宽广，上至咽膈，下及少腹外阴，是不可多得的散寒祛风止痛药。《饮膳正要》的良姜粥就是良姜为君，粳米为臣，治疗积聚停饮，心腹冷痛。李时珍引用《大明本草》"转筋泻痢，反胃，解酒毒，消宿食"后，自谓发明："健脾胃，宽噎膈，破冷癖，除瘴疟。"并于发明条下首引杨士瀛语"噫逆胃寒者，高良姜为要药，人参、茯苓佐之，为其温胃，解散胃中风邪也"。从另一方面来说，和干姜相比，良姜辛热纯阳，暴烈有余，醇厚不足，故临床实际上多以此药为臣，量也不宜大。一般以 3~6g 为宜。正如《本草求真》所谓："良姜，同姜、附则能入胃散寒；同香附则能除寒解郁……此虽与干姜性同，但干姜经炮制则能以去内寒，此则辛散之极，故能以辟外寒之气。"

下篇

医术悟新

第一章 症状论治

一项针对 170 位癌症晚期患者进行的最为常见与严重症状的调查发现，疲乏、疼痛、食欲不振是前三位，其次是恶心、呕吐、压疮、高热、骨髓抑制、便秘、腹泻等，平均每位患者同时具有 9.51 个症状，最多的有 22 个症状同时存在。很多患者的共同感受是疾病可以接受，症状难以忍耐。从而可以看出解决肿瘤患者症状的必要性、复杂性和艰巨性。解决症状困扰这个标证，在某种意义上说就是治本之策，也是中医的优势所在。

第一节 疲 乏

疲乏在肿瘤患者中出现率是百分之百，还相当严重。究其原因，一是正气亏虚在先，正气虚才是肿瘤产生的内因；二是癌毒刺激，正气耗伤；三是恶心呕吐、食欲不振、发热疼痛、大便溏泻等导致进食减少，正气乏源；四是久病及肾，精血耗伤，不能化气。说到底，气虚精亏是乏力的基本病机。气虚包括宗气、中气、元气等匮乏，气虚不足以荣养四肢身躯，也不能送精血以濡润全身，导致神疲乏力。何况，气虚则不能生精血，精血匮乏也无以化气。一损俱损，一荣俱荣。这就是肿瘤患者乏力的特殊性。尽管肿瘤患者的乏力是非常普遍的，但往往是与其他症状混同出现的，辨治方法自然也就一言难尽。但是，当以乏力为主要症状时，我常常选用张景岳的补阴益气煎（人参、熟地、山药、当归、陈皮、炙甘草、升麻、柴胡、生姜），这是张景岳一变东垣"补中益气汤"之法，以熟地、山药易黄芪、白术，治"劳倦伤阴，精不化气，或阴虚内乏"，达到气阴双补之目的。临床细分疲乏的病机，还有精少不能化气、气虚则不能化精的不同，肿瘤病程长，病机复杂，虽以气虚为主，但精血不足往往伴随或先后出现。正如景岳所谓"以精气分阴阳则阴阳不可分"。人参大补元气，既能补虚扶正，又能祛邪抗癌，堪当大任。本书已有专文，此不赘述。我在肿瘤科的病房和门诊含人参的处方超过80%，看不到副作用。常服药的患者也就很少看到乏力异常者。用熟地，因其能"填精髓，益真阴，专补肾中元气"。山药，古名薯蓣、怀山，既是寻常菜蔬，又是健脾补肾的食疗药，长于补虚祛风。和人参扶正祛邪用于危重证候相比，山药就和缓了许多。好比前者是解决敌我矛盾，后者解决人民内部矛盾。风为百病之长，因风而伤气致虚，是一个循序渐进、不断演化的过程。所以，到了疾病的晚期，我们常常忘掉了初期风这个病因。但是古人没有忘记，《金匮要略》"诸虚劳不足，风气百疾，薯蓣丸主之"，言犹在耳。当归补血养血，无此药则气难归附。陈皮理气醒脾，使诸药补而不滞，升麻、柴胡升阳气则浊阴获沉降之机，再配炙甘草、生姜调和诸药而助营卫，使气机升降复常，脾胃康健，气血得充，乏力自减。

对于精神疲惫、下肢困乏、举步维艰，面色少华、头晕腰酸，少气畏寒，眼花耳聋、舌苔薄白、脉沉细弱者，我常用补气养血、滋阴和阳的大补元煎（人参、山药、熟地、杜仲、当归、山萸肉、枸杞、炙甘草）。该方《景岳全书·新方八阵》补阵第一方，所治"男妇气血大坏，精神失守危剧等症"，景岳自云"此回天赞化，救本培元第一要方"，方中人参大补元气，非但补气，又能补血。气虚轻者用 3~6g，重者可用 30~60g。熟地气味纯净，补五脏之真阴，滋肾水，填骨髓，少则 6~9g，多则 60~90g。人参与熟地为本方之君药，景岳云"凡诸经之阳气虚者非人参不可，诸经之阴血虚者非熟地不可"，"熟地之与人参，一阴一阳，相为表里，一形一气，互主生成，性味中正"，再辅以山药、甘草益气健脾，以广生化之源。枸杞、山萸肉滋补肝肾，填精补血。杜仲强腰益肾，增强熟地、枸杞、山萸肉补血之功。更有当归直接补血。诸药协同，共奏补养元气、滋阴补血之功。

第二节　疼　痛

疼痛难忍，刻骨铭心是恶性肿瘤的显著特点，方药妙用则为一个医生水平高低的鉴别标准。70%~80% 的癌症患者都会受到疼痛的困扰。许多患者讲：

"死都不怕,就怕痛。"临床实践证明,虽然中药不能像注射吗啡一样立竿见影,但早用、常用中药治疗的肿瘤患者疼痛发生率低,疼痛的程度也轻。对于多数肿瘤引起的疼痛,中医中药不可或缺。

胃脘痛,肿瘤患者的胃脘痛,以寒热胶结、凝痰聚瘀为常见证型。证见病历日久,情绪烦躁,胃痛屡发,痛甚于胀,食后更甚,部位固定,寒热均非所宜,反酸呕吐,嗳气太息,舌暗苔厚,脉沉弦。法当寒热并用,辛开苦降,化痰行瘀,益气止痛。方选黄连汤加瓦楞子、延胡索。一般用量为黄连 6g,炙甘草 12g,干姜 9g,桂枝 12g,人参 6g,半夏 9g,大枣 20g,瓦楞子 30g,延胡索 20g。水煎二次温服。黄连汤即半夏泻心汤去黄芩之苦寒,加桂枝温中止痛,交通上下。叶天士"胃痛久而屡发,必有凝痰聚瘀"(《临证指南医案》),故用瓦楞子以化痰化瘀、散结消积,延胡索止痛。若寒热胶结可见,凝痰聚瘀不显,且食物汤水不欲咽者,则可选用清代医家陈士铎《辨证奇闻》"百药治之不效,得寒则痛,得热亦痛"之双治汤,药用附子 3g,黄连 3g,白芍 15g,甘草 3g。

腹痛,不仅疼痛范围大,病机往往更加复杂。若以腹中热痛不可按、小便黄赤为主,多是寒邪日久化热,或内热外寒,寒热胶结,气血凝滞使然,正如《素问·举痛论》"寒气客于经脉之中,与炅气相薄则脉满,满则痛而不可按也。寒气稽留,炅气从上,则脉充大而血气乱,故痛甚不可按也。"法当寒热并用,止痛安中,方选《素问病机气宜保命集》的越桃散,常用量:栀子(大者叫越桃)12g,高良姜 12g,共研末,每服 12g,米汤或白酒送服。本方选药精练,确有单刀直入之功。正如《柳选四家医案·环溪草堂医案》所谓:"腹中寒热错杂而痛,古方越桃散最妙。"腹痛喜按,缠绵不已,舌淡脉弱,可选小建中汤温补中脏。若腹痛部位不定,环脐而痛,攻冲作痛,痛不欲生,肿块可及,形体消瘦,吐不能食,则是风寒入腹,当用大建中汤。《金匮要略·腹满寒疝宿食病脉证治第十》对大建中汤证已有生动描述:"心胸中大寒痛,呕不能饮食,腹中寒,上冲皮起,出见有头足,上下痛而不可触近。"大建中汤以花椒祛风寒止痛为主药,我用量在 12g,还有干姜 12g,人参 6g,饴糖 30g。曾有住院治疗恶性肿瘤晚期的腹痛患者,用吗啡等不效,我用大建中汤取效。

骨节疼痛,多是肿瘤骨转移,我认为正体现了中医"最虚之处,便是留邪之地"的学说。证属肝肾亏虚,气血不足,风寒入中,癌毒蚀骨。方选《备急千金要方》的独活寄生汤加味,常用量:独活 12g,桑寄生 12g,杜仲 12g,牛膝 12g,细辛 3g,秦艽 12g,茯苓 12g,桂枝 12g,肉桂 6g,防风 12g,川芎 12g,人参 12g,

炙甘草 12g，当归 12g，芍药 12g，生地黄 30g，土鳖虫 6g，自然铜 20g，骨碎补 30g，石楠藤 30g。具有祛风湿，止痹痛，益肝肾，补气血的功效。我在多年的肿瘤临床中，应用独活寄生汤确实缓解了不少骨肿瘤以及癌症骨转移患者的疼痛，延长了他们的生命，提高了其生活质量。

头痛，多见于脑肿瘤或肿瘤脑转移，诊断容易，取效较难。我以痰浊上犯，气血瘀滞，风毒入脑立论，用泽泻汤加蜈蚣、全蝎、露蜂房、蛇莓、蛇六谷、胆南星、天麻、防风、细辛、蔓荆子、川芎、土贝母、山慈菇、白芍、甘草等，有一定效验。

第三节　食欲不振

食欲不振是肿瘤患者中仅次于乏力、疼痛的最常见症状之一。可以说，有一分食欲，就有一分生机。十问歌将问饮食排在第五问，这是统而言之，古人讲"久病必问寝食"，肿瘤一类疾病，犹如持久战，寝食当是首先要关心的。叶天士有名言"久病以寝食为要，不必汲汲论病"。

要探讨肿瘤的食欲不振问题，首先要弄清肿瘤患者食欲不振的原因。我想，肿瘤的产生在某种意义上说就是因劳致虚在先，没有脾胃后天之本的亏虚，何以导致正气不足而邪气盘踞？其次，在与肿瘤抗争的过程中，大大加重了脾胃运化水谷的负担，使本已受损的胃气雪上加霜。当然，肿瘤患者的长期大量用药直接造成胃肠受伤也自在不言中。

所以，叶天士"当调寝食于医药之先"的观点，简直就是对肿瘤医生讲的。早年我读《叶天士医案大全》就搞不清为什么看似普通的病，他往往在仅有的几味药中用益智仁。从事肿瘤诊疗工作后才体会到，益智仁之用是顾护脾肾的靶向药。对肿瘤患者尤宜从开始就树立顾护脾胃的持久战思想。

在肿瘤临床上，人参是自始至终、当之无愧的开胃药。肝胆脾胰肿瘤，小柴胡汤用处多多。此外，早期患者食欲不振往往是三仁汤证，以胸腹满闷、舌苔厚腻布满舌面为指征。中期以六君子汤最常用，以舌淡脉弱为指征。晚期舌苔花剥，大便不匀，口干不欲饮，脉细沉，麦门冬汤和参苓白术散化裁。

尤其值得注意的是，肿瘤患者食欲不振往往是药物伤胃造成的，所以，多渠道用药，针灸外治等多种方法并用，无疑是防止食欲不振的高招。真到了茶饭不思的地步,要学习张仲景大半夏汤的经验,用药要少之又少,给疲惫不堪的胃气留一线生路,"有病不治,常得中医",此之谓乎。

第四节　发　热

癌性发热是一个肿瘤医生面临的常见问题、令人头疼的问题。我想中医肿瘤界,中医的很多专科,对于恶性肿瘤疾病,诊断、用药、方剂,都有了很多经验。但是,症状研究比较少,在某种意义上说,中医治疗疾病,有一大特点,就是抓主症。就像发热,它是主症、急症,能把发热解决,癌症病人才会相信你,才会跟上你治疗。所以,能不能解决癌症疼痛、呕吐、腹泻等等令病人最痛苦、最急切的问题,就是鉴别一个中医肿瘤医生水平的标志。

癌症发热虽然是多种多样的,但是在临床上,我基本把它分为两大类:一类属阳,一类属阴。属阳的发热,一般来说有外感,体质比较壮实,多半是表证、实证;属阴的发热多半是以虚寒、瘀血论治。属于阳的,伴有恶寒,特点就是发热、恶寒,不管是恶寒发热,寒热往来,还是先寒后热,有一分恶寒便有一分表证。但是癌性发热,复杂就复杂在病人体质虚,外邪容易长驱直入,我们在临床上见到的,常常是三阳合病。往往与风、寒甚至湿邪有关系,也与癌细胞增长过快或者说癌细胞坏死、癌细胞毒素刺激有关,这种多见于早期、中期的病人,体质较强壮,恶寒发热、往来寒热、但热不寒,常常先后见到,对身痛、口渴、面赤的病人,我用的是小柴胡汤、白虎汤、桂枝汤,基本上是以这三个方子(为基础),如果无汗而喘,就改桂枝汤为麻黄汤。在肿瘤临床上,这种三阳合病,同时用三阳的方子治疗的机会非常多,掌握了这一点,能起到举一反三的作用。另一点就是肿瘤晚期的发热,患者体质衰弱,虽有发热,但是热度不是很高,持续时间却比较长,在这种情况或恶病质的情况下出现的发热,我认为它多属里证、虚证。这个虚证,气虚占的比例成分非常大,还有血虚的成分,阴虚的成分,瘀血的成分,也就是说,肿瘤晚期的发热,病因大多不是单一的,是在多种病机交织的情况下形成的,所以诊断治疗格外棘手。怎么能抓住主要病机呢?大家知道,气虚发热,我们用补中益气汤,甘温除热是中医的一大亮点。当归在补中益气汤中作用特殊,因为气血很难分开,当气虚到发热的时候还血不虚的情况很少,但是势必以气虚为主,那么补气的当归本身就有养血益气,使得补之气能够附着的作用。在这种情况下,即使有瘀血,我们用大量的、剧烈的活血化瘀药,不一定合适,但补中益气汤的当归就比较合适。

同时,我最看重、最喜欢的一味药,叫十大功劳或者叫功劳叶。功劳叶是一个退热之中既补中益气,又清热解毒的非常好的药,我一般用功劳叶30g,可以说,它就是为癌性发热而出现的。我还经常使用养阴与润燥并用的三物黄芩汤(生地、黄芩、苦参)和养阴透热的青蒿鳖甲汤。我认为,虽然我们不能用一两个方子、一两个思路解决癌性发热问题,但是这样能够起到执简驭繁的作用。

第五节 便 秘

便秘是肿瘤临床的常见主诉,也是症状持续时间长、远期治疗效果差,涉及面广泛,医生苦无良方的疑难病症。

1. **气机滞涩,燥湿相混** 这既是恶性肿瘤的主要病机,也与肿瘤病人长期卧床,缺乏运动,且郁郁寡欢,心理压力过大有关。气机运行受阻,升降失常,津液不随常道,凝聚成痰,更加阻滞气机运行,肠腑失却正常津液濡润而加重了腑气不通,天长日久,渐失通畅之本能,则便秘愈加顽固。辨证要点是二便不利且口干渴,大便并不一定太干燥,但解之不爽,或先硬后溏,或大便干结难解,满腹胀痛,舌苔厚浊。常用自拟的牵牛通便汤:牵牛子10g,猪牙皂6g,生白术60g,枳实20g,水煎服。本方以牵牛子走气分,通三焦,逐饮痰,通大便为君药。符合气机滞涩、燥湿相混导致二便不利的基本病机。猪牙皂是涤痰开窍,疏风通便之品。《神农本草经疏》谓皂荚"利九窍,疏导肠胃壅滞,洗垢腻,豁痰涎,散风邪",故为臣药,助牵牛子的通便之功。生白术既能健脾利湿,又可生津润燥,一药双向,非常符合燥湿相混的基本病机;一般利水湿的药都能实大便,惟生白术能通便,泻中有补,故为佐药。枳实理气通便,引痰浊从大便而出,故为使药。

2. **正虚邪实,腑气不通** 多种恶性肿瘤都能导致气机紊乱,腑气不通,大便不行。反之,大便不通则往往邪无出路,加重了热毒的集聚,形成恶性循环,日渐正气不支,扶正祛邪,两难措手。辨证要点是卧床不起,大便不通,舌红苔黄厚燥。甚者下利清水,神昏谵语,腹痛拒按,身热而渴,神疲少气,舌苔焦黄或焦黑,脉沉细数。方用《伤寒六书》的黄龙汤,临床常用量:大黄12g,芒硝6g,枳实15g,厚朴15g,人参12g,当归12g,甘草6g,桔梗6g,生姜3片,大枣2枚。方中以大承气汤之大黄、芒硝、枳实、厚朴荡涤胃肠实热,急下存阴;人参、当归双补气血,扶正以助祛邪;桔梗宣肺而通大肠;生姜、大枣、甘草和胃气兼调诸药,共奏扶正攻下之功。

3. 火热内盛,大便燥结 多见于平素体健,体检中查出肿瘤,住院之后营养过程,或突然患重病,思想不通,火从中生,上有口渴欲饮,口腔溃疡,下有大便秘结,少腹胀满,舌红,脉滑者。方用麻子仁丸加石膏、栀子。常用汤药量:麻子仁30g,芍药50g,枳实25g,大黄15g,厚朴25g,杏仁15g,石膏60g,栀子12g。方中麻子仁润肠通便为君;杏仁降气润肠,芍药养阴和营为臣;枳实、厚朴消痞除满,大黄泻下通便,共为佐使。诸药同用,共奏润肠通便之功。加石膏者,因为本方实际应用通便之力不足。我认为麻子仁丸证又称脾约证,古人谓脾不能为胃行其津液,恐怕正好主次颠倒,应该是胃火亢盛,消耗津液,使得转输津液功能受到制约而肠道干涩便难,胃火亢盛才是矛盾的主要方面,所以,我用麻子仁丸多加石膏。《本经逢原》谓石膏:为阳明经辛凉解热之药,专治热病喝病大渴引饮,自汗头痛,溺涩便闭,齿浮面肿之热证。再者,张仲景大承气汤证讲到“胃中必有燥屎五六枚”,胃肠相通,大量用石膏才是釜底抽薪之举。加栀子者,也是增加通便作用,还能引热从小便而出,为热邪寻出路。何况栀子的通便作用仲景早有名言,只不过是反说而已,“凡用栀子汤,病人旧微溏者,不可与服之。”

4. 气血双亏,阴阳两虚 晚期肿瘤病人经常出现少气懒言,表情淡漠,面色无华,食欲减退,手足乏力,腰膝酸软,怕光畏寒,口燥咽干,大便多日不解,舌淡脉弱等,属气血双亏、阴阳精血俱虚的证型。其他症状还可接受,然总是反映大便不通。方用自拟六补润肠汤:人参12g,黄芪30g,当归15g,何首乌15g,锁阳30g,肉苁蓉30g。治疗思路以补气血阴阳精血为主、润肠通便为辅。人参补气、当归补血、锁阳补阳,共为君药;黄芪助人参补气促进脾与大肠运化,何首乌助当归补血而润肠通便,肉苁蓉助锁阳补阳益精血而润肠通便,共为臣药。气血阴阳精血同补,颇具阴阳互补、相得益彰的巧妙,也符合晚期肿瘤患者养命为主、带瘤生存的基本病情。正如“大抵养命之药则多君,养性之药则多臣,疗病之药则多使”之说。

5. 风热所搏,肠胃干燥 风邪入里是肿瘤产生和发展的重要原因,也是肿瘤病人大便干燥的常见原因。除大便干燥、多日不解外,还可见到心烦腹满,或四肢疮疹瘙痒,夜卧不安,或头眩目暗,发作无时,或燥热引饮而苔薄脉弦者。方用《圣济总录》“治风气,润利肠胃”的前胡丸为汤剂,前胡18g,大黄10g,黄芩10g,木通3g,麻子仁20g,白芍30g。前胡有推陈致新作用,首见于《名医别录》,是和消石、柴胡、大黄、朴硝、芒硝并见的特殊药物。推陈致新,实际上就是恢复人体正常的新陈代谢。肿瘤,尤其是恶性肿瘤,往往是细胞代谢异常的结果。该生长的不生长,该凋亡的不凋亡。所以,能推陈致新的药物,都是广谱抗癌药。《日华子本草》谓前胡"治一切劳,下一切气,止嗽,破癥结,开胃下食,通五脏"。《本草纲目》谓其"功长于下气,故能治痰热、喘嗽、痞膈、呕逆诸疾,气下则火降,痰亦降矣,所以有推陈致新之绩,为痰气要药"。而《本草通玄》则要言不烦:"柴胡、前胡均为风药,但柴胡主升,前胡主降为不同耳。种种功力,皆搜风下气之效。"所以,《圣济总录》"治风气,润利肠胃"治疗风秘的前胡丸以前胡为君,搜风下气,通便利肠,别开生面。大黄、麻子仁通便,黄芩泄热,均好理解。用木通者,是《伤寒论》"小便数者,大便当硬"的反证,使热从小便而出,则有利大便畅顺。白芍本身就有良好的通便作用,大柴胡汤、麻子仁丸用白芍就是其例。

《景岳全书·外科钤古方》神仙截法值得推广:治痈疽发背、一切恶疮,预服则毒气不入内。真麻油一斤,银器内熬十数沸,候冷。上用酒两碗,入油五盏。通口热服,一日用尽,缓则数日服之。吴安世云:吾家三世用之,无有不效。又闻猎者云:凡中药箭,急饮麻油,药毒即消,屡用甚。按:上方凡大便秘结而毒蓄于内者,最宜用之以疏通其毒。若阴毒及大便不实者,乃非所宜。

第六节　失　眠

睡眠既是人类生存的本能,也是保健与治病的重要内容。我觉得导致现在疾病种类越来越多、癌症发生率越来越高的一个重要原因,就是随着电灯、电视、电脑的出现,人们的睡眠时间越来越少了。睡眠时间的减少,造成了本可以在睡眠中得以修复的日常的、细微的损伤日积月累,久而成疾。《内经》第一篇,推崇古人良好的生活方式就是"饮食有节,起居有常",旨在说明吃得好、睡得好就是健康的保证。也就是古人所说的"调寝食在医药之先"。清·梅公燮说得好:"非安谷不能生精与气,非安枕不能养血与神。"叶天士也说得好:"久病以寝食为要,不必汲汲论病。"

我第一次到柳州会诊,肿瘤科病房住着一位胰腺囊性肿瘤和前列腺癌骨转移患者,彻夜难眠,我用黄连阿胶汤加味,一剂见效,而后使其带瘤生存多年。以前学《伤寒论》不知道张仲景为什么把黄连阿胶汤证放在危重症起的少阴病篇,现在才明白,病到阴阳俱损的危重阶段,心火亢盛导致的失眠足以在短时间将人的阴液耗干,所以,治疗失眠就是急中之急。看前面"少阴病"就明示病情危重了,且已"得之二三日以上,心中烦,不得卧",其他不适已经不是主要矛盾了,马上用黄连阿胶汤吧,留得一分阴液,就争得一分生机。换言之,ICU 的病人就是"少阴病"人。黄连用量一般可达 15g。在某种意义上说,有效地增加患者的睡眠时间,就是为多种疾病的治疗,尤其是像肿瘤这样的持久战提供了战略储备。

对于胃不和的失眠我喜欢用《内经》的半夏秫米汤。常常以薏苡仁 30g 代秫米,从而避免重蹈不离酸枣仁、柏子仁一类俗套的覆辙。当然,归脾汤、酸枣仁汤等在临床上也可用到。只不过前者是心脾两虚,后者是心经有火。

对兼有情绪不宁的失眠,推荐合欢花猪肉汤食疗。药用合欢花 15g,丹参10g,郁金 10g,香附 6g,薏苡仁 15g,猪瘦肉 100g,陈皮 3g,大枣 10 枚。将猪瘦肉洗净,斩成小块。其余用料洗净,生姜拍烂,陈皮浸泡去白,备用。全部用料放入锅内,加适量水,小火煮 2 个小时,加精盐调味即成。能起到清热健脾、清心解郁、安神镇静的功效。

对于心脾两虚、脾肾气虚的失眠,我往往前者在归脾汤、后者在六四君子汤和八味肾气丸的基础上配合刺五加、灵芝获效。

第七节　腹　水

肿瘤的腹水,从实证方面看,它有一部分是属于结胸病,大结胸病,用的是大陷胸汤,我也介绍过病例。大陷胸汤中可以用甘遂,当然也可以用牵牛子。尤其是偏于热实、体质壮实、早期的患者。对于大多数腹水,我用的是柴苓汤,即小柴胡汤加五苓散,取小柴胡汤疏利三焦水道、寒热并用、补泻兼施、升降气机,五苓散化气行水的作用,这个适用面比较广,脾、肝、膀胱、小肠气化全部牵扯到。当疾病进一步发展,我们经常看到的是阴虚水停,猪苓汤是一个示范,那么瓜蒌瞿麦丸、牡蛎泽泻散这些经方都有案可稽,值得我们去总结经验。其中阴虚水停,基本上是我说的燥湿相混。利湿利小便容易想到,那么滋阴利水用什么药,这就值得探讨了。我一般用的是天花粉、麦冬、白芍这些药,尤其天花粉,是瓜蒌瞿麦丸、牡蛎泽泻散中用的,这个方剂配伍我就不多讲了。天花粉不仅止渴,还利水;大量的麦冬,单味药就成方,古方治疗洪水的,就麦冬一味。白芍在真武汤、小青龙汤中,都是起利水作用的。白芍本身就是通利二便养阴利水的,这点值得大家注意。当张仲景只能用两样药来治病的时候,一方面用葶苈子泄水,一方面用大枣养阴,促进利水,所以大枣值得我们探讨。以往我们对大枣的功效认识得不够。我们虽然知道十枣汤,知道葶苈大枣泻肺汤,但是,大枣在这里边起什么作用?我们往往认为它是一个护胃的,基本上是大错特错,或者是捡了芝麻丢了西瓜。大枣就是养阴利水的,就是针对这种非常复杂情况下水利不下,又要利水又要养阴护胃的情况。另外,久病必及于肾。肾阳虚,往往是阳虚水停,是肿瘤晚期鼓胀腹水的一个证型,真武汤有其应用指征。如果说肾阳虚水饮内停是真武汤应用指征的话,四逆汤的应用指征就是心肾阳虚。有一个肝癌老年患者,治疗两个多月以后,在我从西安回来的第一次查房时发现,脉微细,但欲寐,病入心肾,危在旦夕,因为老人病的时间也长了,我几乎觉得这个病不需要用药,没想到他的女婿坚信中医,他说:王教授,你开方,我马上出去取药。我说:那好吧。四逆汤,病越重,药越少。考虑到患者本身吃得也少,所以我用药量也不很大,附子15g,干姜12g,生姜18g,人参15g。第二天再看的时候,效果出乎意料,患者不但能坐起来了,而且一晚上的排尿量多得异常,使久利不得解的鼓胀塌陷大半,症状大为改观,老人家都感到欣喜。后来半年多了,老人家还在我们科住着。其间阳虚解决了以后,阴虚又出现了,阴虚解决了以后,脾虚又出现了,我想这就是我曾经说过的,我们在一开始用方剂的时候就像射击,单射,只讲究一个真武汤治疗什么,一个五苓散治疗什么。用准了欣喜异常,没效的话,不知所以。到了现在,我们需要的是连射,需要随着病症的变化而变化,步步为营,稳扎稳打,不急不躁,有理有据,这个就比较难了。还有呢,就是肺,肺的宣发肃降与水液代谢的关系问题。我是这样理解的:在某些肿瘤引起腹水的情况下,尤其是有表证的情况下,小青龙汤就是非常适用的方子。因为张仲景在小青龙汤中讲到,"伤寒表不解,心下有水气……或渴,或利,或噎,或小便不利,少腹满,或喘",明明确确说"少腹满",肿瘤引起的腹水,当然不仅仅是少腹满,但是是从少腹满开始的。所以我说,当患者舌质淡胖的时候,当有恶寒发热的时候,当气急或者喘的时候,当用其他方法效果不好的时候,小青龙汤就是一个值得我们应用的好方法。当然,外用的方法,我们是用500g莱菔子,炒热,反复熨敷,虽然不能达到多么好的利水效果,但是消胀满的效果让我们觉得还是有一手的。我还强调活血利水。活血利水的药有蝼蛄(不常用),柳州也用螺蛳,古书上讲它能养阴利水、活血。我常用的是泽兰、益母草、茺蔚子,当然,养阴利水的还有楮实子等。我觉得恶性肿瘤引起的腹水,固然是内科四大难症(风痨鼓膈)中最难治者,但我们还有潜力可挖,有方法可思考,还是《内经》那句话:"言不可治者,未得其术也。"总之,对于恶性肿瘤引起的腹水,多种方法并用是必须的。要能总体上有把握,对不同证型间反复的变化也要应付裕如,方随证转。

第二章　头颅、鼻腔及口腔的恶性肿瘤

第一节　脑　瘤

脑瘤是临床上常见的肿瘤，分为原发性和转移性两种。原发性的脑肿瘤，约占到 2/3；转移性的脑肿瘤，占到 1/3。在原发性脑肿瘤中，胶质瘤、脑膜瘤分别占 50% 和 20%。脑转移的肿瘤中，以肺癌最多见，其次是乳腺癌、肾癌、黑色素瘤。因为脑为元神之府，脑肿瘤几乎就是恶性的，即使有个别良性的，它的治疗难度往往也是和恶性画等号的。至于转移性脑肿瘤，肯定就是恶性肿瘤的晚期阶段。所以，脑肿瘤就是恶性肿瘤中的最后堡垒，是比较难以攻克的。

一、病因病机

脑居人体的最高位，脑瘤与风有直接关系。风邪伤人，从上部开始。脑肿瘤，不管内风还是外风，都是贯穿始终的基本矛盾。用中医术语来讲的话，风为百病之长，善行而数变，易袭阳位，而头为诸阳之会，众邪入脑多以风为先导。所以，《灵枢·九针》就明确提出"四时八风之客于经络之中，为瘤病者也"，强调了风邪与肿瘤的密切关系。实际上，与脑瘤的关系更为密切。其次，就是寒邪。寒主收引，寒邪入中，则令血脉凝涩，气机不通。寒邪造成的疾病主要是疼痛。脑肿瘤的疼痛是剧烈的，是很难缓解的。所以，《素问·奇病论》也说"人有病头痛，以数岁不已""当有所犯大寒，内至骨髓，髓者以脑为主，脑逆故令头痛"。可见,风寒相伴,缺一不可。当然,无风则寒邪难以深入脑,无寒则津液难以凝聚成块。外邪是要在内邪的基础上互相发挥作用的。

脑瘤的病因病机,渐次明朗。营卫不和,风邪乘虚而入,先太阳,后少阳。少阳胆经与髓关系密切,髓通于脑,脑为髓之海。故风邪每每通过太阳少阳直入脑髓,风火相煽,炼津成痰,由气入血,胶结难除。风邪攻窜不定,则抽搐频发。膀胱、胆与骨髓的密切关系,在古代医家已有论述。《太平圣惠方》卷第五十三:"膀胱者,津液之府,宣行阳气,上蒸入肺,流化水液,液达五脏,调养骨髓。"《医心方》引《删繁方》:"凡髓虚实之应,主于肝胆。若其脏腑有病,从髓生。热则应脏,寒则应腑。"《伤寒论》第11条"病人身大热,反欲得衣者,热在皮肤,寒在骨髓也;身大寒,反不欲近衣者,寒在皮肤,热在骨髓也",平时讲,这条就是辨别真热假寒还是真寒假热的。但是我想,这可真是张仲景唯一一次讲骨髓的,他是放在总论最后一条讲的,大意就是,《伤寒论》呢,主要是讲伤寒疾病的基本传变,就是所谓的六经传变,还有一些传变途径比较少见,比如说直接传入骨髓的,就从略了。现在看来,好多骨髓以及脑部肿瘤,多是外伤风寒的传变,直中少阴者有之,直中脑髓者也有之。这还真应了古人"风为百病之长"这句话。

从内因来看,痰浊和髓海空虚,是造成脑瘤矛盾的两个方面。从实来看,痰浊上犯;从虚来看,髓海不足。中医讲最虚之处便是留邪之体。没有髓海空虚,痰浊就无以上犯,风寒就无以进入;没有风寒痰浊的阻滞、凝聚,仅仅有髓海不足,那就是内科病,就是常见的头晕、头痛等等。只有外邪的风寒、内邪的痰浊上犯、内因的髓海不足,这几个条件共同作用,天长日久,寒邪化热,影响到脑主神明,影响到了全身,才是脑瘤的基本病机。为什么髓海不足呢?有先天的因素。先天不足或者胎中热毒,都是小儿脑瘤的常见病因。成年人、老年人多见于后天失养,房事不节、劳脑过度、大病久病、久病及肾,均可造成髓海不足。饮食不节,喜食膏粱厚味,痰浊内生,或者是劳倦太过,脾虚生痰,都是痰浊上犯的一个重要原因。从另一个方面来看,情绪压抑,精神压力过大,所愿不遂,肝气郁结,气郁化火,肝阳化风,风火相煽,挟痰浊上冲于脑,导致清阳不升、浊阴不降,也是一个重要原因。

二、病程

从病程上看,早期的脑肿瘤,风寒势猛,虽然有疼痛,但是外风明显,寒邪明显。中期则见有化热的局势,寒热胶结、痰热交顾,影响气血津液的运行。一方面,脑髓得不到气血津液的足够润养;另一方面,气血津液不能正常敷布,又变成了新的痰浊,形成恶性循环。到了晚期,这一燥湿相混的矛盾就难以解决了,或者说逐渐影响到五脏六腑,颇难着手,以致神机化灭、阴阳离决。

三、治疗方药

最具有代表性的脑瘤的方剂是张仲景《金匮要略》泽泻汤。张仲景讲"心下有支饮,其人苦冒眩,泽泻汤主之",泽泻 30g,白术 12g。非常简单的两味药,泽泻升清降浊,白术健脾燥湿,配伍非常合理。对于脑瘤的基本病机,丝丝入扣,对于脑瘤引起的眩晕,效果明显。它的指征呢,就是舌体胖大、舌上水滑。

温胆汤是最常用的治疗神经系统疾病的方剂,具有健脾燥湿、化痰作用。这个方子,作用平和,效果虽然缓慢,但是可靠。它是治疗以痰浊为主的脑瘤的基本方。温胆汤的指征,主要是舌苔偏厚、脉滑。

还有和温胆汤并列的一个治疗痰浊上犯、头疼头晕、恶心呕吐的主方,叫半夏白术天麻汤。半夏白术天麻汤,健脾化痰、升阳燥湿,具有多种作用,也是治疗脑瘤的主方。它呢,一般多从舌质上辨,舌体胖大,舌苔厚腻,恶心呕吐,头晕目眩,昏昏欲倒。半夏白术天麻汤,相对来说,所治症状重,见效快。

还有一个方子,天麻钩藤饮,是用于肝风内动、风火相冲的,多见于伴有高血压、面赤、头疼头晕、舌红少苔、脉弦数的病人。

这几个主方,用到一起的时候有,分开用的时候也有。除这几个主方以外,还有重要的药物。代表性的药物首先是天麻。天麻是祛头风的妙药,我不多讲,菊花才是被我们忽略了的药。菊花在张仲景《金匮要略》"侯氏黑散"中,表现得尤为突出。在侯氏黑散的 14 味药中,菊花的用量特别突出。它是这方子的君药,占到 14 味药量总量的 4/10。所以呢,在某种意义上讲,我们对菊花的抗肿瘤作用是忽略了,我们似乎觉得菊花是一个非常平淡、非常轻清的药,没有想到它其实就是治疗脑肿瘤最好的药。其实,《神农本草经》就有关于菊花的详细记载,"菊花,主风头眩肿痛,目欲脱,泪出,皮肤死肌,恶风湿痹"。在《药性论》也提到菊花能治"热头风旋倒地,脑骨疼痛",这个似乎已经和脑肿瘤非常接近了。因为菊花香而不燥,能疏散风热,清肝明目,清热平肝,祛风止痛。《神农本草经百种录》中就说,"凡芳香之物,皆能治头目肌表之疾。但香则无不辛燥者,惟菊不甚燥烈,故于头目风火之疾,尤宜焉"。

我用菊花治疗脑肿瘤也是近几年学习学习再学习的结果。自从我重视了菊花这味药以后，我治疗脑肿瘤的效果上升了一个台阶。这就是"木桶理论"，你缺那么一点点，效果就差一大截。搞中医肿瘤，没有现成的方法，我们要不断地发掘完善，不断地提高自己的医疗水平。其实早在2005年，新加坡国立大学就发现，菊花有助于消除癌细胞，菊花中含有的木犀草素，经过研究证实，对肠部、颈部、胸部的癌细胞，有满意效果，这就为菊花治疗脑肿瘤以及其他肿瘤提供了实验的依据。

祛风的防风、藁本、蔓荆子，也是非常常用的。对于比较顽固的，全蝎、蜈蚣、露蜂房，是第二梯队，效果更加明显。早期呢，羌活、防风、荆芥；到中晚期，再考虑全蝎、蜈蚣。全蝎，3g、6g、9g、12g，量可以由小到大。蜈蚣，我一般用2条。还有白僵蚕、白蒺藜，非常好用。

川芎，下行血海、上达头颅，可作为治疗脑瘤的引经药，希望引起大家的重视。

石膏是治疗脑瘤的主药，这一点可能出乎大家意料。《圣济总录》第十六卷诸风门，突显了石膏治疗风头疼的作用。石膏本身不一定止痛，但当风热上冲于头，风火相煽，火退则风息。所以，在这一节的方剂中，有石膏散以及两个石膏汤、三个石膏丸，均以石膏为君药，在41个方剂中占有无与伦比的地位。比如说，治疗头疼的神朱石膏丸，石膏二两、川芎一两、龙脑少许、丹砂为衣，就是代表。我一般用石膏治疗头疼30g起步，不超过60g。

还有一个关于茶叶的问题，经常有人问"喝中药的时候能不能喝茶"，我的观点是茶就是药。一般情况下，当你不是用茶来治病的时候，不和药一起喝，这是第一个观点。第二个观点，茶本身就能抗癌，尤其是绿茶。所以，对肿瘤的患者，我提倡坚决不要喝酒，可以喝茶。对于脑瘤的患者来说，茶就是好药。大家学中医最熟悉的川芎茶调散，就是治疗头疼的。可以说脑瘤的头疼，在某种意义上讲，包括了川芎茶调散治疗头疼的一些问题。当然，如果疼无尽处，在初期，我想用川芎茶调散也是可以的，而且在脑瘤头疼头晕的不同阶段，我都觉得可以甚至鼓励患者喝茶，因为茶能升清降浊、清头目、祛头风、解毒。对于我们现在肿瘤治疗的多种有毒的药物，它去毒不一定能去药性。

对药。就配伍来讲，如果对以肝肾亏虚为主的，我用枸杞子、菊花相配，取杞菊地黄丸之意。如果从升清降浊考虑，我倒是有一个对药，柴胡和前胡。柴胡的升清大家熟悉，前胡的降浊大家不熟悉。其实，在《神农本草经》中，有三个药提到了推陈致新，其中就有柴胡。到了《名医别录》中，有五个药具有推陈致新作用，增加了前胡和芒硝。那也就是说，柴胡和前胡是具有推陈致新作用的药。推陈致新和肿瘤有什么关系呢？推陈致新就是恢复人体正常的新陈代谢。肿瘤，在某种意义上讲就是新陈代谢出了问题。用西医的观点讲，细胞凋亡不正常了，该衰老的、凋亡的，不衰老了，就生成了肿块。《名医别录》中对前胡提出了"风头痛"的明确论述，这就为我在脑瘤中用柴胡和前胡对药升清降浊提供了理论依据。

还有，对于痰浊上犯，土贝母、山慈菇就是治疗痰浊上犯型脑肿瘤的一个对药。

四、医案医话

⚫ **案 1. 脑胶质瘤**　胶质瘤是脑恶性肿瘤中发病率最高的癌症。大家可以意会，因为它胶质，手术呢，割不尽，复发快，它占到恶性脑肿瘤的 35%~60%。我最早用中药治疗的脑肿瘤是胶质瘤，或者说效果最好的，胶质瘤占了很大部分。早在 2004 年第 3 期《中医杂志》上，就有我的研究生写的，我用千金方治疗恶性肿瘤的经验，其中就有温胆汤治疗脑肿瘤的报道。2015 年 2 月 1 日，河北邯郸的王女士，在丈夫和儿子的陪同下到西安来找我。他们来的时候，就拿着当年《中医杂志》这篇文章，说已经用我文中温胆汤的方子治疗了一年多，病情稳定。哎呦，这个真是不容易，也可见我们写的文章还是有一定的读者群的，有一定的社会效益。不过呢，由于她近 3 个月来，症状有所变化，有所加重，反复头疼、头晕、恶心、呕吐，并发生抽搐，打甘露醇只能缓解症状于一时。当时我看她形体衰弱，声低气怯，被人搀扶而行，口中浓痰，昼夜不宁，小便短少，大便不利，舌红，苔花剥，脉沉。苔花剥是我发现的恶性肿瘤中的一个有代表性的舌象。以前我们讲，舌苔花剥的时候就是阴虚，这块儿没有苔了，说明是阴虚，但是就忘了它有苔的部分怎么解释啊，它不是整个没有苔了，它是一部分有苔，一部分剥脱了，所以是花剥舌。花剥苔，就是恶性肿瘤燥湿相混的典型舌象。尽管地图舌、花剥苔有先天的，有不是恶性肿瘤的，但是作为恶性肿瘤的患者出现了花剥苔，它就是燥湿相混的最基本征象。辨证呢，应该属于痰浊上犯、清阳不升、浊阴不降，瘀血仍在阴液以上。大家看看我这个实际上的辨证，已经超脱了我们平时四个字、两个字这种简单的辨证，因为对于恶性肿瘤来说，对于脑瘤来说，简单的四个字的辨证不足以概括它的基本病机，我们不能以简单对复杂，只能以复杂对复杂。在治法上，就是升清降浊、活血养阴，以泽泻汤加味。泽泻 30g、白术 12g、天麻 15g、蒺藜 30g、葛根 30g、川芎 20g、蜈蚣 2 条、王不留行 30g、水红花子 30g、红参 12g、瓜蒌 30g、瞿麦 12g、白芍 30g、灵芝 6g、石斛 15g、天花粉 30g、姜半夏 15g、炒紫苏子 30g，25 剂。大家可以看出，2015 年时候的方子和早年的简单的温胆汤，明显不一样。一方面是证变了，一方面是我自己提高了。虽然升清降浊的泽泻汤没变，蒺藜、天麻祛风，葛根、川芎引药上行，蜈蚣治久病之痰瘀阻清窍，王不留行、水红花子通经活络、活血利水，石斛、天花粉养阴利水，瓜蒌、瞿麦，或者说天花粉、瞿麦，这已经学到了《金匮要略》"瓜蒌瞿麦丸"，就是针对阴虚水停、燥湿相混的方子。尤其是最后用的炒紫苏子 30g，我如果不说出来大家可能不太清楚，这是山西刘绍武老先生所创，老先生有一个治疗肿瘤的方子，四味药，其中就有炒紫苏子 30g，而且呢，他在小柴胡汤的应用中用紫苏子代替半夏。他认为紫苏子既能化痰，又能下气，还能润燥，避免了半夏之燥。我学习了老先生的经验，用紫苏子来代替半夏，不仅有老先生说的这一种理由，更重要的，紫苏子化痰滋阴，非常符合燥湿相混的病机。这个方子就用了炒紫苏子 30g。用了 5 剂以后，患者抽搐减少减轻，问还要用甘露醇吗？我说逐步减少吧，也不能减得太猛。一个月以后，她说 10 剂以后症状大减，抽搐再没有发作，就没有再注射甘露醇了，舌脉同前，效不更方。

案 2. 脑胶质瘤　柳州，侯女士，34 岁的时候开始找我看病。初诊是 2006 年 3 月 31 日，是在脑瘤术后 1 周开始找我看的。她在 2006 年 3 月 24 日做的顶叶脑肿瘤切除术，1 周以后呢，头疼、乏力，左侧肢体麻木，活动不便。我当时辨证是气虚水枯、痰蒙清窍，治法是补气强精、化痰开窍。当时的治法也比较简单，因为刚做完手术，药也开得不多，方子是这样的，红参 10g、黄芪 30g、天麻 10g、当归 10g、熟地 20g、山萸肉 15g、蔓荆子 12g、菊花 10g、白芍 10g、半夏 10g、白术 10g。吃了一段时间以后，气虚得到了好转，手足已不麻木，但是肝肾阴虚还是有。癌毒痰毒根深蒂固啊，所以我就加了蜈蚣 2 条、全蝎 3g、玄参 15g、石斛 12g、麦冬 12g、五味子 10g、石菖蒲 10g。这个思路呢，直到 2007 年 7 月 22 日第 67 诊的时候，也就是已经在我跟前治疗了一年多的时候，出现了腹胀痛、大便稀、舌淡红、苔薄白、脉细、脾虚气滞，厚朴生姜半夏甘草人参汤加味。第 69 诊的时候，我又继续了补肝肾、益气血，化痰开窍，以毒攻毒的思路。到了 2008 年 12 月 31 日第 121 诊的时候，仍然以上方加减，别无不适。

案 3. 恶性室管膜瘤 病例非常特殊,一个姓罗的小伙子。当时他找我的时候是 20 岁,他在做了四脑室恶性室管膜瘤术后,放疗了 37 次,出院 3 天以后,于 2006 年 10 月 20 日找我看病。当时我根据他的行动迟缓,反应欠捷,视物成双,体位性眩晕,右半身无力,面黄食可,大便可,记忆力下降,白细胞 2.6×10^9/L,舌红,苔薄,脉弱。辨证为痰浊上蒙、髓海空虚,治法是升清降浊、补肾强精,用的泽泻汤和定志丸。泽泻汤是我治疗脑瘤的基本方。定志丸呢,是《备急千金要方》中治疗记忆力下降健忘症的,它是人参、茯苓、菖蒲、远志四味药。定志丸对健忘症效果很好,我有多个非常好的应用案例。当然,也不只有这几味药,按照辨证思路,还加了补肾强精的药。全方基本上是这样的:泽泻 20g、白术 10g、半夏 12g、天麻 12g、土贝母 15g、山慈菇 10g、石菖蒲 10g、远志 6g、红参 10g、茯苓 10g、龟甲 20g、鹿角胶 10g、熟地 30g、山黄肉 15g、丹皮 10g、山药 20g、川芎 20g、防风 10g、夏枯草 20g、蔓荆子 12g、鳖甲 30g。大家看我这个方子,怎么这么多药呢? 没有办法,病情复杂。当然,它虽然复杂,但不是那么急。急的话,那我们可能还真需要单刀直入,它慢,我们可以面面俱到。第 18 诊的时候,患者步态不稳、视物成双、头晕等症状好转,但他说他服药欲呕,痰多,舌淡脉弱,我就辨证为痰浊上蒙、脾虚胆郁,用温胆汤加味。到了第 33 诊的时候,患者鼻衄,咽喉异物感,口干,大便可以,舌淡红,脉细,辨证为余毒未尽、虚火灼络,当凉血止血、养阴清热,方用犀角地黄汤加味。到了 2008 年第 35 诊的时候,虽然不流鼻血了,咽喉也好了,就是坐久腰疼,我辨证为病程日久,肝肾亏虚明显,久病及肾,当补肝肾、强腰脊,填精生髓,以独活寄生汤加味。2008 年第 65 诊的时候,患者生活质量很好,但他还坚持吃药。后来小伙子已经上班了,已经正常地成为社会的一员,我很欣慰。

案 4. 脑膜瘤 脑膜瘤生长缓慢,多半是由于风邪直入骨髓,向里发展或者向外发展。你说它是良性的呢,西医还没有好方法,也不主张手术,发展虽然缓慢,但是它有一个风寒入里、寒热胶结、癌毒蚀骨、不断扩大的过程,所以表现是多种多样的。其中一个我印象最深的案例是,福建长乐的蒋先生,54 岁了。他出生就有脑膜瘤,逐步长大,他 20 岁、30 岁的时候,两次手术,但是反反复复地发。到 2015 年 9 月 22 日的时候,他姐姐和他姐夫就到柳州市中医医院找到我。(蒋先生)他当时是头部肿块溃疡,肿块成了溃疡都一年多了,而且大量出血,已经一周了,当地医院的医生没有办法治疗,他(姐姐)才抱着试试看的态度问我怎么办。我看他（蒋先生）的照片，头部肿块如拳头在那里，肿块溃烂，色黑红相间，渗出不断，似脓非脓，似血非血。她告诉我这人一点力气没有，吃不下饭，不能站立，还失眠。我当时认为是血中热毒、热毒变质，我当时用泽泻汤，泽泻 30g、白术 12g、天麻 15g、白芍 20g、白花蛇舌草 60g、牛膝 30g、代赭石 30g、猪苓 30g、石菖蒲 10g、蜈蚣 6g、蔓荆子 15g、藁本 12g。用颗粒剂，冲服。这个方子呢，既有泽泻汤，也用了白花蛇舌草。白花蛇舌草、半枝莲抗肿瘤，已属医家常识。我呢，用得比较少，当然，如有恶疮、疮疡、热毒的时候，我想，白花蛇舌草当之无愧，我用了 60g 作为主药。蜈蚣我用 6g，是因为以毒攻毒，大约 6g，超过 2 条的范围了。牛膝，就是使热毒下撤，代赭石也有这个意思。猪苓，利水排毒的意思。更重要的是，我用这个颗粒剂，给他开了外撒的药。因为他本身是以头部的溃烂出血为主，血止不住，内服药缓不救急，我用的外用药是，大黄 30g、青黛 10g、地榆 30g、黄连 30g，混匀外撒患处。大黄是止血的好药，止血活血、清热解毒。青黛，清热凉血、止血燥湿。地榆，就是诸疮疼痛收敛用得非常好的外用药。还有诸痛痒疮皆属于心，黄连清热解毒、止血。大黄黄连泻心汤就是治头血衄血的，实际上它外用也能起到非常良好的凉血止血敛疮作用。用了 27 剂以后，主症大减，乏力明显，正气亏虚，外用药还没有用完，他认为非常有效，我就换了个思路以扶正为主了。红参 12g、蒺藜 30g、白芷 12g（消疮排脓的）、白花蛇舌草 30g、当归 12g、川芎 12g、防风 10g、半枝莲 30g、生姜 12g，再开了 17 剂。到了 2016 年 3 月 22 日，距他找我已经半年了，他姐姐和姐夫前来感谢再三，说疮面已经愈合，正常生活云云。这个病呢，就是脑膜瘤的一个特殊情况。

第二节　鼻咽癌

鼻咽部，中医称为颃颡，是咽的上部与鼻腔相通的部分，为人体与外界进行气体交换的必经通路。《灵枢·忧恚无言》："颃颡者，分气之所泄也。"鼻咽部既与肺息息相关，又与肝胆关系密切。《灵枢·经脉》：足厥阴肝经"上贯膈，布胁肋，循喉咙之后，上入颃颡"。《素问·奇病论》："夫肝者，中之将也，取决于胆，咽为之使。"鼻咽癌古称鼻渊、控脑砂、失荣或上石疽等，已有不少治疗方法。但限于客观条件，疗效欠佳。近几十年来，中西医结合治疗鼻咽癌，疗效显著提高。尤其是在中医配合放疗和治疗放疗并发症方面发挥了不可替代的作用。

一、病因病机

据我多年临床观察,鼻咽癌的产生是外因和内因等多种因素长期作用的结果。究其病因,内因首推肝郁化火,即所愿不遂,卒失富贵,情绪不畅,或谋虑不决,胆失决断,以致肝胆之气,郁而化火,炼津成痰,凝聚颃颡,日久成毒。其次,鼻为肺之窍,咽为胃之门户,肺失宣发,胃失和降则常常为导致鼻咽癌发病综合因素的组成部分。从外因来看,风寒湿热均可涉及。风为百病之长,轻扬开泄,易袭阳位,风寒外束则肺窍不利,辛苦劳碌之人难免;湿性黏滞,阻遏气机,气不行则湿不化,风湿相合则鼻塞不通。鼻咽癌好发的两广及闽南地区,气候温热潮湿,居民多汗,易于伤阴,多见阴虚兼湿热体质。现代医学认为,鼻咽癌的发病与 EB 病毒关系密切,而 EB 病毒在“毒”的共性下兼夹了“湿”的特征。鼻咽癌患者在感染了 EB 病毒的基础上,比常人更易感受六淫之邪。风、湿、热、毒胶着难解,消灼津液,在内因和外因等多种因素长期作用的情况下,出现了病机上寒热胶结,燥湿相混,难分难解的局面。病久及肾,损血伤骨,泛滥颈肩,气衰形削,阴阳离决,终至莫救。究其病机是寒热胶结,燥湿相混,由实致虚。一句话:外因风寒湿热,内因郁火夹毒。

二、病证特点

鼻咽癌以鼻衄、鼻塞、耳聋、耳鸣、头痛、复视、颈部淋巴结肿大等为常见症状。古代中医对鼻咽癌有一定描述,若以浊涕腥臭为主要症状者,称鼻渊;若以鼻衄为主要症状者,称控脑砂;以颈淋巴结肿大为主要症状者,称失荣或上石疽。正如《医宗金鉴》所谓:“此证内因胆经之热,移于脑髓,外因风寒凝郁、火邪而成。鼻窍中时流黄色浊涕……若久而不愈,鼻中淋漓腥秽血水,头眩虚晕而病者”。《外科正宗》卷之四则有全面论述:“失荣者……其心或因六欲不遂,损伤中气,郁火相凝,随痰失道,停结而成。其患多生面项之间,初起微肿,皮色不变,日久渐大,坚硬如石,推之不移,按之不动……气血渐衰,形容瘦削,破烂紫斑,渗流血水。或肿泛如莲,秽气熏蒸,昼夜不歇,平生疙瘩,愈久愈大,越溃越坚,犯此俱为不治。”从辨病观点来看,本病早期多风寒外束,肺经郁热,以鼻衄、鼻塞、浊涕腥臭为主要表现;中期肝胆相火妄动,痰毒凝结,每致肝气犯胃,胃失和降,以耳聋、耳鸣、头痛、复视、面麻、颈部淋巴结肿大为主要表现,或胃脘痞满,食之无味,嗳气、呃逆、咽喉不舒,所谓“胃不和则九窍不利”;晚期脏腑功能失调,阴损及阳,阴阳俱损,常见失眠、眩晕,乃至消瘦、乏力、腰膝酸软、筋骨疼痛、夜尿频数、短气畏寒等。

三、处方用药

鼻咽癌以浊涕腥臭为主要症状者,以苍耳子散(组成:苍耳子、辛夷、薄荷、白芷)为主方;以鼻衄为主要症状者,多属血中热毒,以犀角地黄汤为主方;以咽喉干痛为主者,以玄麦甘桔汤为主方;以颈淋巴结肿大为主要症状者,病情复杂,涉及面广,以小柴胡汤为主方。这是因为小柴胡汤仅用柴胡、黄芩、半夏、生姜、大枣、人参、甘草这七味药,就有寒热并用、补泄兼施、通调三焦、利胆和胃的功效。不仅对少阳经瘀滞的痰毒有靶向作用,更适合鼻咽癌中期正虚邪实的复杂病机。

鼻咽癌放疗后,体内或颈部肿块尚未完全平复者,往往是热毒尚有残留,阴虚与痰浊并见,难分难解,以自拟木棉花汤为主方。组成:木棉花 12g,玄参 12g,海浮石 15g,辛夷 10g,牛蒡子 12g,柴胡 10g,黄芩 10g,甘草 6g,藿香 10g。方中君药木棉花是产于两广地区的独特药物,味甘、淡,性凉,有清肝肺之热、利湿热、化痰止血之功;玄参、海浮石滋阴化痰、润燥相对,有利无弊,为臣药;佐以辛夷、牛蒡子、柴胡、黄芩、甘草,清肝泻肺,通鼻利咽;使以藿香芳香通窍、引药上行。共奏清热解毒、滋阴化痰之功。若淋巴结肿大未消者,多加连翘、夏枯草,痰涕腥臭者,加金银花、鱼腥草。

鼻咽癌放疗后,口干咽燥,咳嗽胸痛,舌红少津等阴虚热毒症不退者,可用自拟青天葵汤。组成:青天葵、沙参、麦冬、石斛、白芍、炙紫菀、杏仁各 12g,黄芩、当归各 10g,甘草 10g。本方以青天葵润肺止咳,清热解毒,散瘀止痛为君药;沙参、麦冬、石斛、白芍养阴润肺为臣药;炙紫菀、杏仁止咳化痰,黄芩清热解毒,当归润燥止痛为佐药;甘草调和诸药为使药。共奏清热解毒,润肺利咽,止咳化痰之功。为加强止咳之力,我常用瑶药矮地茶 30g,经济许可者,加川贝母 10g。

以舌苔花剥,脉细,头晕,口干,大便干,颈部肿块不消为主症,呈现出燥湿相混病机者,用自拟三白二天汤。白术、白芍、白芷、天花粉、玄参、瓜蒌仁、麦冬、法半夏、天麻各 12g,薄荷、甘草各 6g。

临床实际中,患者往往出现胃脘胀闷、嗳气、不思饮食、便溏等不适,此乃脾胃气机升降失调、寒热胶结之证,应首选半夏泻心汤。半夏泻心汤君药半夏,臣以黄芩、黄连、干姜共奏辛开苦降之功,芩、连清热,干姜温中,守而不走,半夏燮理阴阳,共解胶结之寒热,人参、大枣、甘草扶正和胃,达到胃气和则九窍自通的目的。视物不清、耳鸣耳聋、手足麻木、腰膝酸软、夜尿频数、短气畏寒者,以肾气丸加减。骨转移疼痛者,以独活寄生汤加土鳖虫、骨碎补、自然铜为主方,我尤其擅用石楠藤,认为此药一味就具补肝肾、壮筋骨、祛风湿、止痹痛的多重功效,每用 30g,多有效验。

四、验案举例

案 1. 鼻咽癌放疗后 王先生,32 岁,西安市临潼区人。2004 年 9 月 6 日初诊。患者于 2004 年 7 月确诊鼻咽癌,放疗 3 次,白细胞 $2.2 \times 10^9/L$,出现头闷胀痛,胸闷乏力,口燥咽干,颈痛色赤,食欲、睡眠及大小便正常,舌红,苔少而有黏液,脉沉弦。证属肺肾阴伤,邪在少阳,法当滋养肺肾,疏泄少阳,方用沙参麦冬饮合小柴胡汤加味:沙参 12g,麦冬 12g,玉竹 12g,黄精 12g,白芍 15g,天花粉 15g,熟地 20g,山茱萸 15g,山药 30g,柴胡 10g,黄芩 12g,半夏 10g,红参 10g,炙甘草 10g,茜草 30g,穿山甲 10g,鳖甲 30g。水煎服,每日 1 剂。

2005 年 1 月 3 日第 7 诊,上方依症略有加减,服用 101 剂,完成放疗,口燥咽干减轻,颈痛色赤消失,头痛头晕成为主要不适,已能正常上班,白细胞 $2.9 \times 10^9/L$,舌红,苔黏腻,脉弦。证属肝肾阴伤,虚风内动,兼气虚湿停,法当平肝息风,滋肾益气,佐以燥湿,方用杞菊地黄汤化裁:枸杞子 12g,菊花 12g,熟地 30g,山茱萸 20g,山药 30g,茯苓 30g,泽泻 12g,天麻 12g,女贞子 12g,白芍 15g,桑椹 12g,川芎 15g,蔓荆子 12g,防风 10g,白蒺藜 15g,红参 10g,黄芪 30g,半夏 12g,生姜 5g。水煎服,每月 24 剂。

2006 年 6 月 2 日第 25 诊,以上方为基本方服用 400 余剂,病情平顺,症状减轻,白细胞 $5.9 \times 10^9/L$,惟咽中痰黏不适,舌上少津,脉细弦。病去大半,肺阴未复,脾阴当虑,应减小剂量,以沙参麦冬饮化裁:沙参 12g,麦冬 15g,玄参 12g,女贞子 12g,天花粉 20g,山药 20g,天麻 12g,射干 10g,乌梅 12g,扁豆 30g,桑寄生 12g,葛根 12g,生白术 12g,半夏 10g,党参 12g,甘草 6g,海浮石 20g,龟甲 10g,浙贝母 12g。水煎服,每月 20 剂。

2007 年 7 月 2 日第 34 诊,服上方 150 余剂,症状基本消失,停药 4 个月,几如常人。近 1 周鼻塞,流涕,头痛,舌红,少津,脉弦。阴虚之体,感受外邪,热在上焦,肺窍不利。苍耳子散加味:苍耳子 10g,辛夷 10g,薄荷 10g,白芷 12g,鱼腥草 30g,黄芩 12g,藿香 12g,石菖蒲 6g,荆芥 12g,细辛 6g,桑叶 12g,野菊花 12g,白花蛇舌草 30g,甘草 6g。4 剂,每日 1 剂,水煎饭后服。

服上方4剂,鼻通痛止,表证消失。至2008年7月4日,又续断服用2006年6月2日方80余剂,自谓病去十之八九。

按语:鼻咽癌放疗后,头闷胀痛,胸闷乏力,口燥咽干成为主要问题。本案抓住阴虚痰浊的基本病机,滋阴与燥湿化痰并用,针对口燥咽干之症,辨为邪在少阳,以小柴胡汤进退,是取效的关键。又能依据病涉肺、肝、肾、脾等脏腑的不同,适时变换方药,还顾及气虚等兼证,斟酌主次,把握标本,进退有度,又赖患者信任,坚持诊疗3年多,不仅有效地减少了放疗的副作用,使之顺利完成放疗计划,并在恢复患者体力,支持正常工作,防止复发方面发挥了重要作用。

在肿瘤临床上,能遇到许多像王先生这样的患者,服药就有效,停药则反复,只得长期用药,不厌其烦,甚至还非常感谢云云。对此,我们既不能丧失信心,轻言放弃,也不能急于求成,胸无定见,只能客观考虑,从容应对。像鼻咽癌这样以"燥湿相混"为主要病机的疾病,燥湿则伤阴,滋阴则碍痰,动辄得咎,颇难措手,只有辨证入微,分清阴虚与痰湿的主次,脏腑的不同,再施以对应方药,持之以恒,才能最终成功。当然,患者之所以坚持求诊,至少是通过用药,减轻了痛苦,有一定的临床得益。在某种意义上说,对于最易见异思迁的癌症患者来说,能使其长年累月坚持服药,不急不躁,本身就是医生宏观治疗的一个方面。

案2. 鼻咽癌颈淋巴转移 赵先生,西安市人。2003年2月26日初诊。鼻咽癌颈部淋巴转移3个月。刻诊面黄,左侧颈部肿大如鹅卵,坚硬如石,右侧小于左侧,局部麻木,乏力,食可,睡眠一般,舌淡苔厚,脉弱。病乃中医失荣,证属正虚邪实,顽痰凝聚。当以补气化痰、软坚散结为法。药用:人参10g,炙黄芪30g,半夏20g,陈皮12g,云苓12g,猫爪草12g,白僵蚕10g,藤梨根30g,海浮石30g,土贝母15g,山慈菇15g,生牡蛎30g,夏枯草20g,昆布15g,海藻15g,薏苡仁30g,露蜂房12g,莪术12g,三棱12g,穿山甲10g,生姜6g,水煎服,每日1剂。服上药12剂,较平稳,无明显不适。而后仍以上方为主,每2周就诊1次,都在上方基础上加减,长期服用。考虑肿块无明显变化时,加白芥子12g,壁虎5g以化痰软坚;并给以鸦胆子乳注射液加强抗癌作用。2个月后,肿块有所缩小,患者精神状况良好,无明显不适。仍以上方为主,稳扎稳打,随症加减。阴毒痰聚,脾肾阳虚加鹿角胶、肉桂、补骨脂、砂仁;感冒夹湿加藿香、佩兰；食欲不佳时加焦三仙。又几个月过去，肿块较初来时缩小，无明显不适。

10月8日第19次诊，自觉肿块较前次略有增大，乃加重以毒攻毒的药，仍以软坚散结化痰以抗癌，内外并用，处方为：土鳖虫10g，蜈蚣3条，全蝎5g，昆布15g，海藻15g，穿山甲10g，生牡蛎30g，夏枯草15g，丹皮10g，半夏30g，土贝母20g，山慈菇15g，胆南星10g，白芥子12g，玄参10g，天竺黄10g。水煎服，每日1剂。并以"瘤痛康贴"贴于患处。再次复诊时加人参10g，茯苓20g。患者精神较好，而且有中药配合扶正，给以5-FU口服液，加强对肿块的遏制，以防进一步增大；后因胃脘灼烧，加肿节风、栀子。就诊10个多月，精神一直较好，食可，睡眠佳，除偶觉乏力外，无其他明显不适，肿块虽然没有完全消失，但生活质量较好。

2004年4月21日第29诊，颈部肿块缩小至颌下，质硬，表面光滑，推之不移，四肢乏力，饮食二便正常，舌体胖，苔稍厚，脉弦滑。化痰散结已久，当从"寒热胶结"着眼，药用：白芥子12g，鹿角霜10g，桂枝10g，干姜5g，麻黄3g，石上柏20g，地锦草15g，水红花子30g，蜈蚣2条，穿山甲10g，红参10g，白术10g，茯苓10g，炙甘草6g。水煎服，每日1剂。

2004年10月6日第38诊，肿块明显缩小。近日胃脘及胁痛，舌苔厚，脉弱，B超提示慢性胆囊炎。当此之时，保护后天之本显得尤为重要，以健脾化湿，疏肝利胆，佐以软坚散结为法。用方如下：党参12g，白术10g，云苓10g，薏苡仁30g，佩兰12g，半夏20g，丹参30g，檀香10g，砂仁10g，延胡索20g，川楝子10g，金钱草30g，生姜6g，昆布12g，海藻12g。水煎服，每月20剂。

2005年3月2日第44诊，舌红，苔黄厚，脉滑。痰热之象已显，当清化痰热为要。药用：胆南星10g，土贝母12g，山慈菇12g，浙贝母12g，夏枯草15g，玄参12g，石斛12g，菊花12g，鳖甲20g，生牡蛎30g，穿山甲10g，党参15g，白芍15g，甘草6g。水煎服，每月20剂。

2006年6月2日第56诊，颌下肿块明显缩小。近日头昏乏力，舌淡红，苔薄脉滑。上方去土贝母、山慈菇。水煎服，每月15剂。

2007年1月3日第62诊，颌下肿块同前。近日家事劳累，乏力，舌质淡红，苔中稍厚，脉弱。证属气虚痰阻，药用：红参12g，白术10g，云苓10g，炙甘草6g，半夏12g，陈皮12g，竹茹12g，土贝母15g，瓜蒌壳12g，莱菔子12g，僵蚕10g。水煎服，每月15剂。

2008年4月7日第74诊，颌下肿块同前。精神、食欲、二便均可，仍守方如前。

2014 年 6 月初，老先生仍有人陪而无需搀扶来诊。年迈体弱，调理而已。

按语：赵先生年过七旬，正虚邪实，攻补两难，惟有攻补兼施，留人治病，别无他途。补气抗癌的人参坚持始终，化痰的二陈汤为基本方。当"寒热胶结"为基本问题时，阳和汤当之无愧，脾虚痰凝时，四君子汤和缓见功。芳香醒脾之佩兰、砂仁，温肾壮阳的鹿角胶、肉桂、补骨脂等适时加减。其间攻邪扶正之斟酌，寒热药物之推敲，药味多少之变化，均有轨迹可循。坚持用药 5 年有余，可以说达到了带瘤生存的目的。试看本案，虽然"正虚邪实，顽痰凝聚"的基本病机贯穿始终，但初诊时邪实为主，所以人参、炙黄芪、云苓、薏苡仁等扶正药只占整个方剂的五分之一，而化痰散结之祛邪药半夏、陈皮、猫爪草、白僵蚕、藤梨根、海浮石、土贝母、山慈菇、生牡蛎、夏枯草、昆布、海藻、露蜂房、莪术、三棱、穿山甲等，可谓成群结队。而最后就诊时，邪实已成为次要矛盾，以六君子汤为主方。

案 3. 刘某，男，48 岁，柳州人。2005 年 6 月 11 日首诊。主诉：2001 年 10 月行鼻咽癌放疗术，今头痛、眼睑肿胀近一月，两肩酸痛连背，胁痛，乏困，气短，鼻涕带血丝，大便可，舌暗红，苔薄黄，脉弦数。辨证为肝气郁结，瘀血阻滞，痰浊上泛。拟小柴胡汤加减，处方如下：柴胡 12g，黄芩 12g，半夏 12g，生姜 6g，红参 6g，甘草 6g，茯苓 30g，猪苓 15g，水蛭 10g，延胡索 12g，丹参 15g，姜黄 12g，薄荷 10g，仙鹤草 30g，木棉花 15g，海浮石 20g，夏枯草 15g，野菊花 15g。5 剂，水煎服，每日一剂。多次来诊，均服上方加减，病情减轻。

2006 年 2 月 24 日，第 9 诊。患者诉近日胃脘胀闷，嗳气，食鸡肉则发，食鸭肉、水鱼则舒，寒热饱食均非所宜。鼻塞、脓涕、咽喉不舒，有异物感。舌红苔黄稍腻，脉弦。辨证为胃失和降，寒热胶结。拟半夏泻心汤加减，处方如下：半夏 12g，黄连 8g，黄芩 12g，生姜 6g，党参 12g，蔓荆子 12g，防风 10g，葛根 15，薄荷 10g，鱼腥草 30g，蒲公英 30g，连翘 15g，金银花 20g，辛夷 10g，白芷 12g，延胡索 12g。10 剂，水煎服，每日一剂。

患者一直坚持就诊，正常工作，其间曾几次行 CT 检查，报告均无转移病灶。2010 年 11 月 28 日，已是患者第 68 次复诊。此时患者精神面貌与常人无异，正常上班，仅诉左侧头痛、口干，舌红苔薄脉数，结合患者病史，予对症治疗。

2015 年 8 月 24 日，患者诉因在深圳工作 3 年而停药。今头昏、耳鸣、记忆力减退,鼻塞流脓涕,牙痛,舌红苔花剥,脉细。诊断为鼻渊,辨证为肝肾阴虚,燥湿相混,寒热胶结,治疗予以滋补肝肾,养阴渗湿,清热通窍,治疗予以杞菊地黄丸加减:熟地黄30g,山药15g,山萸肉15g,牡丹皮10g,泽泻10g,茯苓10g,枸杞12g,菊花10g,党参12g,黄芪20g,杜仲20g,龟甲30g,骨碎补30g,白芷12g,辛夷花12g,薄荷12g,远志6g,鱼腥草30g,生石膏40g。

按语:病因病机复杂,寒热胶结、燥湿相混,涉及面广,病程漫长,是鼻咽癌乃至所有癌症的显著特点,治疗上要有持久战的意识,不能急功近利。只有阴阳互济,脏腑功能协调,才能达到防癌抗癌、长治久安的目的。该患者鼻咽癌放疗后仍反复出现头目、眼鼻咽喉部不适症状,在早期主要表现为少阳邪热,燥湿相混及寒热错杂,纵然辨证准确,治疗有效,但始终难以痊愈。不仅在鼻咽癌患者如此,在很多肿瘤患者的治疗中均易如此,反映肿瘤病机复杂,非一般疾病辨证准确可以短期内痊愈,提示长期治疗的必要性。该患者早期以实证表现为主,故始终予以小柴胡汤、木棉花汤、半夏泻心汤加减,病程日久损及于肾,故又以杞菊地黄丸加减。

第三节　鼻腔及鼻窦恶性肿瘤

鼻腔及鼻窦恶性肿瘤较为常见。占全身恶性肿瘤的2.05%~3.66%,占头颈部肿瘤的11.9%。高发于40~60岁,好发于北方地区。鼻腔及鼻窦恶性肿瘤的发病、病理、病机、临床表现及治疗等方面,存在很多相似之处,在中晚期患者中很难分别,所以一起讨论。

一、病因病机

鼻腔及鼻窦恶性肿瘤以鼻塞、脓血鼻涕、疼痛与麻木、流泪、张口受限、恶病质及淋巴与远处转移为主要症状。这样发病率不算低的病症,在中医文献中,鼻腔及鼻窦恶性肿瘤的记载不像鼻痿和肺癌一样高度相关,这也是现代中医肿瘤专著很少提及这个疾病的主要原因。从主症上看,鼻塞和鼻鼽接近、脓血鼻涕和鼻衄接近。这样说来,眼界大开。风为百病之长,风邪入里是形成肿瘤的重要原因。这个张仲景知道,所以在《伤寒论》第6条只作了原则性的提示就避而不谈了(因为不是要讨论的重点,他的经验也不足)。尽管如此,他对这种病的脉证、严重程度和预后还是给了相当篇幅的论述。"太阳病,发热而渴,不恶寒者,为温病。若发汗已,身灼热者,名风温。风温为病,脉阴阳俱浮,自汗出,身重,多眠睡,鼻息必鼾,语言难出。若被下者,小便不利,直视,失溲;若被火者,微发黄色,剧则如惊痫,时瘛疭;若火熏之,一逆尚引日,再逆促命期。"风温,显然不是我们理解的风热感冒,病因上是明确的,症状上"鼻息必鼾"就是严重的鼻塞,他这里有和第12条桂枝汤证的"鼻鸣"相鉴别的意思,也有和以后几次提到的"鼻衄"相鉴别的意思。正如成无己《伤寒明理论》所谓:"杂病衄者,责热在里;伤寒衄者,责热在表。"即《伤寒论》46条"其人发烦目瞑,剧者必衄,衄乃解,所以然者,阳气重故也",47条"太阳病,脉浮紧,发热身无汗,自衄者愈",55条"伤寒脉浮紧,不发汗,因致衄者,麻黄汤主之",56条"若头痛者,必衄"。而86条的"衄家不可发汗,汗出必额上陷,脉急紧,直视不能眴,不得眠",衄家,显然已经包括了鼻腔及鼻窦恶性肿瘤的患者了。而110条:"太阳病中风,以火劫发汗,邪风被火热,血气流溢,失其常度,两阳相熏灼,其身发黄。阳盛则欲衄,阴虚小便难,阴阳俱虚竭,身体则枯燥。但头汗出,剂颈而还,腹满微喘,口干咽烂,或不大便,久则谵语,甚者至哕,手足躁扰,捻衣摸床。小便利者,其人可治。"这就几乎提示了以"衄"为主要症状的鼻腔及鼻窦恶性肿瘤的一些病因——风温,误用火热疗法,以及到中晚期的景象了。甚至294条"少阴病,但厥无汗,而强发之,必动其血,未知从何道出,或从口鼻,或从目出者,是名下厥上竭,为难治"也未尝不是多种恶性肿瘤晚期的一种表现。

　　虽然张仲景在《伤寒论》中力图将外感的衄血和杂病的衄血分辨清楚,但实际上很难分得清楚。中医上讲的肺开窍于鼻,风温上扰,侵犯鼻腔,与现代医学认为鼻腔及鼻窦恶性肿瘤接触镍、砷、铬及其化合物,鼻烟、木屑、氯酚等长期吸入的病因,是不谋而合的。同样的外因环境,为什么只有一部分人发病呢? 嗜食辛辣炙煿,阳明经火热内盛,上熏肺脏,不仅发病,而且发展转移快,预后差,正如张仲景所谓"两阳相熏灼,其身发黄"。足阳明胃经"鼻翼旁(迎香穴),挟鼻上行,左右侧交会于鼻根部",手阳明大肠经"左右交叉于人中,至对侧鼻翼旁,经气于迎香穴处与足阳明胃经相接",所以鼻腔及鼻窦恶性肿瘤与阳明经关系密切,也就是阳明经热毒的集中表现。而临床实际上,常常是阳明经热毒与肺热、心火、肝火的相互交织为患。

二、辨病论治

　　从辨病来看,鼻渊与鼻腔及鼻窦恶性肿瘤有相似之处。清·高秉钧《疡科心得集》:"鼻渊者,鼻流浊涕不止,或黄或白,或带血如脓状,久而不愈……然究其原,必肾阴虚而不能纳气归元,故火无所畏,上迫肺金,由是津液之气不得降下,并于空窍,转为浊涕,津液为之逆流矣。于是肾阴愈虚,有升无降,有阳无阴,阴虚则病,阴绝则死。"这事实上是提出了肾阴虚是这个疾病重要的内因。

　　总而言之,鼻腔及鼻窦恶性肿瘤的病因病机是:肾阴素亏,火不归原,津液不降;嗜食辛辣炙煿,阳明经火热内盛,上熏肺脏;加之情绪不畅,心高气傲,所愿不遂,郁火中生,上扰空窍;又受风温邪气入侵,诸多因素导致夹杂混淆于鼻,炼津成痰,阻血成块,阻气动血,灼肉成疮,成为恶疮。

　　对于鼻腔及鼻窦恶性肿瘤的治疗,清·高秉钧《疡科心得集》提出:"初起用苍耳散,久则六味地黄汤、补中益气汤、麦味地黄汤、加味逍遥散,酌而用之。"而诸多伤寒注家将伤寒鼻衄作为重要病症来研究。不像我们现在把伤寒研究变成了《伤寒论》研究。"伤寒有五"《内经》早有明训。尤其是《圣济总录》中治"伤寒衄血不止"的茅花汤、竹茹汤、黄芩汤、金黄散(郁金、甘草、黄药子、黄柏),《太平圣惠方》治疗"伤寒心肺热毒,鼻衄不止,或兼唾血"的黄连散,治疗"伤寒鼻衄,可及一斗,已来不止方"黄药散(黄药一味),尤其《普济方》"治少阴病气厥发衄者"的血溢汤(黄药、炙甘草、牡蛎、石膏)对我启发很大。说明后世医家不局限于《伤寒论》中的鉴别诊断以及禁汗等,已经扩大研究范围,涉及治疗层面了,而且经验丰富,方法众多。

　　我在总结前人经验的基础上,结合多年的临床观察,自拟了五白五黄饮作为鼻腔及鼻窦恶性肿瘤的主方。白芷 12g,桑白皮 12g,白花蛇舌草 30g,白茅根 60g,生石膏 60g,知母 12g,甘草 15g,粳米 30g,黄连 9g,黄芩 12g,黄柏 12g,黄药子 6g,生地黄 60g。1 日 1 剂,水煎成 800ml,分 4 次饮用。取其清肺胃心肝之火而凉血养阴、止血解毒作用。除学习张仲景用以护胃的粳米外,余药均是不可或缺之品。论其加减,鼻衄为主,加水牛角 30g,必要时加羚羊角 3g;鼻塞为主,加苍耳子 12g,辛夷 12g,薄荷 15g,鹅不食草 12g;疼痛为主,加乳香3g,没药 3g,冲服;咳嗽痰黄,加瓜蒌 30g,清半夏 12g;大便不通,加大黄 12g,栀子 12g;病程日久,体力不支,加人参 12g。舌光红无苔,加五味子 12g,天花粉 30g,沙参 15g,麦冬 30g,白芍 20g。食欲不振,加生姜 15g,陈皮 6g。

三、病后调养

　　清·高秉钧《疡科心得集》提出:"宜戒怒以养阳,绝欲以养阴,断炙煿,远酒面,以防作热。然后假之良医,滋肾清肺为君,开郁顺气为臣,补阴养血为佐,俾火息金清,降令胥行,气畅郁舒,清窍无壅,阳开阴阖,相依相附,脏腑各司乃职,自慎以培其根,药饵以治其病,间有可愈者。苟或骄恣不慎,或误投凉药,虽仓扁不能使之长生矣。"语重心长,深得我心。

第四节　牙龈癌

牙龈癌是仅次于舌癌的口腔癌,占口腔癌的 20%~30%,以下牙龈癌多见。男性多于女性。其临床表现为起源于牙齿间乳头或牙龈边缘的溃疡或外生肿块。渐至牙齿松动、脱落,牙龈出血、肿痛、坏死,可向颌下及颈淋巴转移。牙龈癌中医文献中被称为"牙岩",指牙龈赘生肿块,因其质硬如石而名之。还伴见牙龈出血、溃烂等证候。已成为《GB/T 16751.1—1997 中医临床诊疗术语:疾病部分》标准病名。清·高秉钧《疡科心得集》:"若失于调治,以致焮肿,突如泛莲,或状如鸡冠,舌本短缩,不能伸舒言语,时漏臭涎,再因怒气上冲,忽然崩裂,血出不止,久久烂延牙龈,即名牙岩。甚则颌肿结核,坚硬时痛,皮色如常,顶软一点,色黯不红,破后时流臭水,腐如软绵,其证虽破,坚硬仍前不退,此为绵溃,甚至透舌穿腮,汤水漏出,是以又名翻花岩也。"也有称为"牙菌""牙蕈"者。

一、病因病机

从牙龈癌的病因病机来说,牙龈属胃,牙齿属肾,一切辛辣炙煿,肥甘厚味,睡眠过少,饮水不足引起胃火的因素,只有在肾虚、正气亏虚的情况下,更要在重大精神刺激,所愿不遂,肝郁化火,天长日久的情况下,才会变生成癌。

二、辨证论治

治疗牙龈癌的代表方剂是白虎加人参汤。石膏泻胃火,量要大,60g 以上。知母滋阴降火中有补肾坚阴之意,一般 12g。粳米护胃,按照张锡纯的经验,可用山药代替,一般 20g。甘草泻火解毒补中气中寓抗癌之意,可用 12g 以上。生晒参 3g 起步,渐次增加。

当然,在实际应用过程中,可以适当加味。烦躁失眠加黄连 12g,栀子 12g;大便干燥加大黄 12g,当归 12g,玄参 15g;牙龈出血加犀角地黄汤(水牛角 30g,生地 30g,丹皮 12g,赤芍 12g);牙龈肿痛加升麻 15g,白花蛇舌草 30g,白芷

12g,连翘 18g,细辛 3g,防风 12g。颌下肿痛加瓦楞子 30g,海蛤壳 30g,土贝母 15g;颈部淋巴结肿大加夏枯草 30g,浙贝母 12,猫爪草 15g,山慈菇 10g;急躁易怒,口苦头晕,加青黛 3g^冲,郁金 12g,柴胡 12g,黄芩 12g;牙齿松动,腰酸腿软,加龟甲 30g,骨碎补 30g,生地 30g。

此外,可参考《外证医案汇编》余听鸿的验案,内服外用:牙蕈形似核桃,坚硬如石,由心胃之火煎熬而成,不可针破,失血难痊。宜耐性调理,可免性命之忧。鲜荷叶、远志炭、丹皮、白芍、生地、茜草根、丹参、川石斛。附末药方:珍珠一钱,牛黄一分,黄连五分,茧灰五分,蒲黄灰五分,橄榄核灰三分。

三、方药分析

石膏在本病中的作用值得深思,不能简单地以清胃热了事。《金匮要略·痰饮咳嗽病脉证并治第十二》"膈间支饮,其人喘满,心下痞坚,面色黧黑"的木防己汤证,石膏是张仲景用量最大的药,实际上是针对本证水饮痰热瘀毒的热而设。在这里主要起到分利邪热、分散邪热解凝结的作用。清·张秉成《成方便读》在释仙方活命饮时说:"肿坚之处,必有伏阳,痰血交凝,定多蕴毒",伏阳就是内热郁久的意思,即《素问遗篇·本病论》"民病伏阳而内生烦热"。石膏集透邪解凝泄热作用于一身,非常难得,也是胃经病症的靶向药。

如果说甘草能治肿瘤似乎失之宽泛,好像什么样的药都能治肿瘤了。但甘草中的有效成分"甘草酸、甘草次酸及一系列衍生物对诱导性或移植性肿瘤均有不同程度的抑制作用"则是《现代中药学大辞典》综合了 6 篇现代药理研究结果得出的结论。事实上,我在肿瘤临床 60% 以上的处方用甘草。这首先是因为甘草主治"五脏六腑寒热邪气"(《神农本草经》),与我提出的"寒热胶结致癌论"相洽。其二,肿瘤患者久服多种药物所蓄的药毒无疑是需要甘草"解百药毒"这种解药的。其三,肿瘤患者病情复杂多变,需服用的药多而杂,但往往群龙无首,更需要甘草这样的"国老"从中斡旋,曲当病情方能合力对敌而不至于相互抵消甚至相反害人。这一点《本经疏证》说得好:"《伤寒论》《金匮要略》两书中,凡为方二百,用甘草者,至百。非甘草之主病多,乃诸方必合甘草,始能曲当病情也。凡药之散者,外而不内(如麻黄、桂枝、青龙、柴胡、葛根等汤);攻者,下而不上(如调胃承气、桃仁承气、大黄甘草等汤);温者,燥而不濡(四逆、吴茱萸等汤);清者,冽而不和(白虎、竹叶石膏等汤);杂者,众而不群(诸泻心汤、乌梅圆等);毒者,暴而无制(乌梅汤、大黄䗪虫丸等),若无甘草调剂其间,遂其往而不返,以为行险侥幸之计,不异于破釜沉舟,可胜而不可不胜,讵诚决胜之道耶?"其四,肿瘤总体上不外本虚邪实,疲乏是肿瘤患者的第一症状,出现率是百分之百,而且相当严重。究其原因,正气亏虚在先,正气虚才是肿瘤产生的内因。而甘草就是《神农本草经》中明言"倍力"的4个药物之一(还有葡萄、远志、蓬藟)。其实,甘草就是张仲景拿手的补药,首先是补气,《伤寒论》第64条"发汗过多,其人叉手自冒心,心下悸,欲得按者,桂枝甘草汤主之",第76条"若少气者,栀子甘草豉汤主之",就是明证。观《金匮要略》血痹虚劳病篇,治虚劳八方中,甘草居其六可知,而炙与不炙,则无关紧要。陈修园《长沙方歌括》:"至于金匮一百四十三方,大旨是调以甘药四字。后世之四君子汤、补中益气汤及四物、八珍、十全、归脾、逍遥等剂,颇得甘调之意,而偏驳不驯,板实不灵,又不可不知。"确得要领。而甘草就是甘药的杰出代表。

人参既能扶正又能祛邪,是集补虚抗癌于一身的好药,详细论述可见"第五章",此处从略。

第五节　舌　癌

舌癌是口腔中最常见的恶性肿瘤,占口腔癌的20%~40%,而且呈逐年上升的趋势。舌癌的治疗,虽然西医可以放疗、可以手术,但是因为每日吃饭、说话、受刺激,复发率高,症状明显,中医有它不可取代的优势。

一、病因病机

究其原因,我想有四大原因:抽烟;戴假牙(质量太差的假牙),或者是反复牙齿的刺激;烧烤;情绪压抑,思虑过度,心急火燎,日久心脾之火成毒。舌癌在中医文献中称为舌疳、舌菌。《医宗金鉴》说得全面准确:"此证由心、脾毒火所致,其证最恶。"

二、辨证论治

1. 心经热毒,痰瘀互结　心经热毒,痰瘀互结是最常见的证型。因为心开窍于舌,心经的热毒集中表现在舌的部位,再加之不良的刺激,气血瘀滞形成肿块,痰瘀互结,疼痛难忍。在这种状况下,多半失眠、烦躁、舌红、大便干、小便黄、脉数。以清热凉血解毒、活血化痰为治则,用的是导赤散、犀角地黄汤为基本方。因为导赤散引心经热下行,生地、木通、竹叶、甘草,引心经之火下行。那么对血中的热毒呢,用犀角地黄汤。犀角虽然不用了,但是我们用水牛角30g代替。水牛角30g、丹皮12g、生地30g、赤芍30g,我一般是这两个方子加起来,再加上土贝母、山慈菇、黄连、连翘、金银花、白芷、白花蛇舌草、半枝莲、甘草。这个证型大约占到舌癌整体类型的50%以上,非常常见。中医的效果也比较明显,但是要彻底使他的心火平息,还是比较难的。这是因为病人很难摆脱他当时所处的环境,很难心平气和,或者说体质的改善太不容易了。也可配合局部外用药。

　　附:清溪秘传北庭丹是一主治心脾毒火,致生舌疳,初如豆的药方,出自《金鉴》卷六十六。药物组成:番硇砂五分,人中白五分,瓦上青苔一钱,瓦松一钱,溏鸡矢一钱。将药装在罐内,将口封严,外用盐泥封固,以炭火煅红,待三炷香为度,候冷开罐,将药取出,入麝香、冰片各一分,共为细末。用磁针刺破舌菌,用丹少许点上,再以蒲黄盖之。

　　2. 肾阳虚衰,痰浊凝滞　年老体弱,舌头上的肿块,长得也比较慢,舌红得不明显,多涎唾。有耳鸣头晕,腰膝酸软,小便频数,大便干燥,睡眠不好,脉弱,甚至耳聋,还感到怕冷,喜欢喝热水,但是又喝不多。这个证型占到舌癌的25%左右,我用的是十味肾气丸加减。《千金方》中的十味肾气丸,就是治疗肾阳虚,甚至虚火上炎的,口腔溃疡,口舌生疮。这一种舌癌呢,多半是长期的口腔溃疡难以愈合,反复刺激形成的。对于老年性的口腔溃疡,口舌生疮,用这个方子啊,常常是出奇制胜。我就是用这个十味肾气丸,作为这个证型的基本方剂。(此方)在临床上好像觉得都习以为常了,在我写的病案中,以及我们学生写的病案中,好像这一型我还没有举出一个典型的病例。因为太平常了,但效果是可以为同道坦言的。

　　3. 寒热胶结,久病及肾　久病必及于肾,因为心肾同属少阴,关系密切。而舌癌,当我们看到心经热毒的时候,其实也不能排除他肾水不能上泽于心的一个基本病机。舌癌病人有肾虚,有心理压力,风寒之邪从口腔直接影响到舌头。又由于思虑过多,烦热累肾,心经有火,才造成了寒热胶结于舌,影响到气血运行。我讲的验案就属于寒热胶结型,一开始是以寒为主的。这个证型在舌癌里占到20%,不是很常见。

三、病后调理

　　舌癌的特点特别明显,什么灵芝呀,什么所谓的补品啊,我建议不要用。

饮食清淡，喝绿茶。羊肉、虾，不要吃，因为它上火。那么相反，蔬菜、水果（梨、苹果、猕猴桃），当然就可以吃了。更主要的是，戒烟、戒酒，因为酒能促进血液循环，促进新生血管形成，而且直接刺激口腔、食管以及胃肠。所以，所有肿瘤病人，我都是建议戒酒的。

四、验案

案 1. 舌癌　2015 年 5 月 12 日，马来西亚的郑女士，当时 56 岁，已舌癌四个月，化疗三次，效果不佳，来到柳州找我治疗。我看她面黄无华，左舌肿块已消，舌紫黯，疼痛连齿及左耳、左侧头部，颌下肿块如枣大。这个在舌癌中就是中晚期，而且预后不良。舌淡苔白，舌难以伸出来，脉细弱，吃饭差，睡眠差，大便很硬，尿频，咽喉没有红肿。我辨证她属于寒痰凝结、肺卫不和，用《伤寒论》的著名方剂半夏散及汤。张仲景《伤寒论》"少阴病咽中痛，半夏散及汤主之"，它只有半夏、桂枝、甘草三味药。我当年十几岁学《伤寒论》的时候就用过（半夏散及汤）治疗咽喉疼，效果非常好。所以我给这个患者就用的是，法半夏 20g、桂枝 12g、炙甘草 12g、甘草 12g、土贝母 15g、山慈菇 15g、瓜蒌 30g、白芥子 12g、知母 15g、川贝母 12g。这都是化痰散结解毒的。有人可能对我这种方法会问，你怎么土贝母、浙贝母、川贝母三个都用？土贝母化痰解毒强，浙贝母（12g）化痰散结强，川贝母宣肺止咳，各有它的不同作用。还用了我最拿手的红参，因为她正气虚弱明显，红参用了 12g。还加了牛蒡子 12g、山豆根 6g、桔梗 10g、木蝴蝶 12g、瓦楞子 20g、猫爪草 15g。这就是既有利咽的、解毒的，也有散结的，瓦楞子、猫爪草就是散结的。我还加了 3g 细辛和 30g 徐长卿，祛风止痛的，还有肿节风 30g。我们虽然辨证她是寒痰凝结、肺卫不和，但不能否认她风寒入里的存在。山豆根，量不要大，6g，细辛我也是用了 3g。用这个方子的同时，在我们科进行放疗 30 次。2015 年 7 月 15 日（郑女士）回国的时候，肿块缩小不明显，疼痛还存在，咳嗽、乏力。但是经过放疗以后啊，舌偏红，脉数。这个寒证呢，得到了一定程度地减缓，而热邪出现了。本来就是寒热胶结，当时以寒为主，所以我们用的温药多，比如说桂枝、白芥子、红参、细辛、徐长卿。但是呢，也不排除冰中有火，所以加了牛蒡子、山豆根。那么再加上放疗以后呢，对这种寒热胶结的，寒多少热多少的症候有了变化。热邪有了，气阴两虚有了，寒痰还未去，我就用了我治疗肺癌的基本方，海白冬合汤加味。海浮石 30g、白花蛇舌草 30g、麦冬 12g、百合 12g、杏仁 12g、瓜蒌 15g、党参 12g、桔梗 10g、甘草 10g、款冬花 12g、熟地黄 20g、黄连 10g。看！热毒炽盛我们已经考虑到了,肉桂 6g,因为她有心肾不交、睡眠不好,所以用交泰丸,黄连、肉桂交通心肾。那么,红参 12g、浙贝母 12g、木蝴蝶 12g,加了藏青果 6g、射干 12g、马勃 6g,加强了利咽消肿的作用。虽然它(病)在舌头上,但是舌和咽离得非常近,我们考虑到了部位上的相连、用药上的相近,而且时间长了以后,我们考虑到她有脾肾虚的倾向,所以加了菟丝子 12g、益智仁 12g、炙甘草 12g、白芍 30g。我给她带药 60 剂。到了 2016 年 3 月 28 日,面色偏黄。复查的结果,舌上及颌下肿块消失,效果非常明显。偶尔出现舌体的肿和麻,疼痛不明显了,睡眠偶尔还是差,食欲可以,二便可以,舌体瘦小,脉寸浮尺弱。我诊断就是心肾不交、气血两虚、痰浊未尽,仍在上方基础上加减,变化不大,因为我们还有守方再进的意思。再以后呢,曾经委托柳州的朋友照上方找我再取了两次 60 剂。2017 年 4 月中旬,她又到柳州来了,病去八九,我也就在上方的基础上缩小剂量,再给她 60 剂。

案 2. 舌后癌 瑞士人,男性,67 岁。平时身体状态很好,但睡眠不好,入睡难,也有一年半银屑病史,主要在背上及股后。晚上偶有潮热,经服用知柏地黄丸半年,以上症状均得到很好改善。2017 年 1 月因感觉吞咽困难,咳痰带血丝,伴有咽痛,查内镜并取样化验,2017 年 2 月确诊舌后癌,同年 5 月 10 日结束 40 次放疗和 3 次化疗。放化疗期间在医院住院时有过一次短暂昏迷,短时自醒。疗养 2 周回家后也有一次无明显原因而感到胃脘部以下有牵扯样痛,并伴剧烈寒战,乏力并口唇青紫,意识尚清,持续 4 小时后未做处理自行缓解。现在症状(6 月 11 日前):寒热往来,夜热昼冷,白天四肢冷,偶有盗汗,头晕目眩,吐白沫,恶心,时呕吐,少许胃脘胀痛,呃逆,惊悸时作,胃纳尚可,欲食,进食疼痛,口渴多饮,喜凉饮,大便日一行,小便棕黄,尿频,夜尿 4~5 次,睡眠差,夜不能寐,在晨 4—5 点睡得好。两眼色青暗。这段时间有服用生脉饮每天 9g。2017 年 6 月 11 日经王三虎专家会诊并开处方如下:

麻黄 9g、升麻 12g、生石膏 30g、黄精 10g、玉竹 10g、柴胡 12g、黄芩 12g、人参 12g、半夏 15g、生姜 12g、炙甘草 10g、生龙骨 12g、煅牡蛎 12g、桔梗 10g。

服药 20 天。并每天一杯红参、花旗参浓汤。

在服药 1 周后,以上症状全部缓解,精神好,没有再出现其他不适。1 周前因中药已服完而没有再续,故暂时服生脉饮。这两天情况又转差(三天前完全停服西药,包括止痛药、止呕药、通便药),现在状况:失眠严重,疲乏嗜睡,后腰背痛,双腿沉重,作呕,夜有潮热,心烦,并停中药后又开始有白沫,口干咽燥,夜尿 3~4 次。

请问：是否继续原方，可否加酸枣仁（养心益肝、安神敛汗）和丁香（温中降逆、散寒止痛）？答曰：舌红少苔，有心肾不交之象，原方加黄连 9g、阿胶 9g、酸枣仁 12g、竹茹 12g。

按语：这是我在瑞士讲学的示教病例。所以，前面是学员写的，回答是我于 2017 年 7 月 15 日清晨写的。麻黄升麻汤又一次显现威力，也验证了我"风邪入里成瘤说"和将麻黄升麻汤作为舌后癌主方的观点。

第三章　呼吸系统及胸部肿瘤

第一节　喉　癌

喉癌,相当于中医的"喉菌"。这个病名首先见于清代医家沈金鳌《杂病源流犀烛》:"喉菌状如浮萍,色紫生喉旁。"在其后的《秘传喉科十八证》中也提到,"软如猪肺,或微痛,或不痛,硬塞咽喉间,饮食有碍",这说明我们中医在清代已经认识到了喉癌的局部表现。

一、病因病机

从传统的病因病机上讲,喉癌是嗜食膏粱厚味,热毒积于心脾二经,上蒸咽喉所致。95%以上的患者有吸烟喝酒的习惯。这种认识只看到了内热成毒、上壅咽喉的一方面,没有或者忽略了寒邪外束,寒热胶结,导致肺胃不和的另一方面。天长日久,病情进一步发展,寒热胶结、气机不利、肺气不宣、卫气不和,津液不循常道,夹痰、夹瘀血成团成块,壅滞咽喉。简而言之,内热外寒、寒热胶结、肺卫不和、燥湿相混,才是喉癌的基本病机。

二、选方用药

《伤寒论》厥阴篇的麻黄升麻汤证就是喉癌的有效方证。《伤寒论》357条是全书中最难解的条文,众说纷纭,莫衷一是,可谓千古疑案。虽然有些注家在某种程度上提出本方证的一些见解,只是解释了一些难治的原因,没有搞清究竟是什么病,对方药的分析更是谈不上什么奥妙。比如说,尤在泾《伤寒贯珠集》强调了本方证阴阳寒热相混,他说,"阴阳上下并受其病,而虚实冷热,亦复混淆不清矣;是以欲治其阴,必伤其阳,欲补其虚,必碍其实。"尤在泾已经认识到了阴阳相混、虚实夹杂,非常难治。曹颖甫《伤寒发微》强调了上热下寒的尖锐矛盾:"欲清上热,则增下寒,欲温下寒,则增上热。故曰难治。"我在长期的肿瘤临床上认识到这一条论述的是喉癌。主要着眼点是"咽喉不利、唾脓血",它在病位、病证上是相符的。它出自厥阴病篇,是疾病发展到后期阶段的一种必然,也和肿瘤的实际相符合。麻黄升麻汤,恰恰是符合这种寒热胶结、燥湿相混病机的有效方剂。本方用麻黄散寒、宣肺、开解,升麻清热、解毒、利咽,共为君药。麻黄,《神农本草经》中是这样说的:"主中风,伤寒头痛,温疟,发表出汗,去邪热气,止咳逆上气,除寒热,破癥坚积聚。"后八个字更重要,然而它是被我们忽略了的。"除寒热"是什么意思? 就是麻黄的发散作用,不仅仅辛温能发汗,发散风寒,更主要的是,它能直接解除寒热胶结,所以后边还有一句话,"破癥坚积聚"。可以说这是治疗恶性肿瘤的一种很直白的语言。在其后的《日华子本草》中,麻黄的第一个作用就是通九窍。九窍,难道不包括喉吗。还有,调血脉,开毛孔皮肤,逐风,破癥坚积聚,走五脏邪热,退热。升麻,清热解毒、利咽止痛,是治疗口疮的首选药,可惜被中医轻视很久了。因为升麻的名字,太容易让人想起它的升提作用,大家对于补中益气汤中用升麻,均误以为是升提作用,可谓一叶障目。事实上,升麻性微寒,在补中益气汤中,让我看,升麻不是升提中气的,它是对补药、温补升阳药的一种制约,相当于张锡纯升陷汤中大量用黄芪的时候用知母、升麻来制约它,中医叫"方成知约"。不能因为它名字中间有"升"字,我们就理解它是升提,升提中气的根据不充分。中医讲究孤证不立,不能凭这一条证明它有升提作用。还有证据吗? 据我看,没有。事实上,升麻性微寒,是治疗咽喉病的首选药。《太平圣惠方》三十五卷,治疗咽喉闭塞不通、喉痹等咽喉病症的 171 个方中,用升麻者 48 方,位居第二;用射干者 35 方,屈居第三;而升麻、射干同见于一方者,27 方,过半也。升麻、射干的药对,值得我们记住。这和玄参,21 个方子用,牛蒡子,15 个方子用,桔梗和半夏才 8 个方子和 7 个方子用,比较一下就值得我们另眼相看。在这本书的代表方中,有治咽喉风热不利、疼痛、咽干舌涩的射干煎;有治疗咽喉热毒上攻、干燥疼痛的含化升麻散;有治疗咽喉肿如有物噎塞的射干散,均以升麻和射干对药出头。即使是治疗眩晕肿痛、不下饮食的玄参散,也用射干和升麻,只不过是外加大黄和甘草而已。另外,治疗咽喉闭塞、胸膈热毒所致疼痛的方剂,也用这两味药,全方仅仅有三味药,还有朴硝,说明升麻和射干配伍是清热利咽止疼的药。《金匮要略》中治疗阴阳毒的升麻鳖甲汤,有咽喉不利、唾脓血;《伤寒论》的麻黄升麻汤中,有咽喉不利、唾脓血,均说明升麻的清热利咽作用是不容忽视的。而我们大家更熟悉的清胃散用升麻,纯粹就是清热解毒。这个时候还要升提阳气吗,所以《神农本草经》讲升麻主解百毒,是有深刻含义的。火热炽盛谓之毒,在这里得到了证明。

本方中用桂枝干姜助麻黄辛开,黄芩知母助升麻苦降,使寒热之邪各自解散,共为臣药。麻黄本来就是寒热之邪同时都能解除。当然,麻黄作为君药直接使寒热之邪散解的情况下,寒热并用有助于君药达到作用。更主要的是,本方中用当归、玉竹、芍药、天冬养肺胃之阴,照顾到了病程日久、阴液耗伤重的特点,这就是我所谓的"燥湿相混致癌论"的"燥"。与此相反,白术、茯苓燥湿化痰。滋阴而不致腻、化痰而不伤阴,主次分明,恰到好处,为佐药。如果说君药麻黄、升麻是辨病论治的,那么臣药就是辨证了,针对寒热胶结,佐药就是针对燥湿相混。甘草,解毒利咽,非此莫属,为使药。

三、个人经验

自从我 2016 年初在肿瘤临床上豁然开朗,突然意识到麻黄升麻汤证就是喉癌以后,终于峰回路转,开始应用麻黄升麻汤,基本上是原方不动。这样前后一年多以来,我在门诊上至少治疗了二十多例喉癌患者,基本上都反映药性平稳、止疼开音,病情都得到了一定程度的缓解[①]。我仿照张仲景的原意和我的临床经验制定基本剂量:麻黄 12g,升麻 12g,当归 12g,知母 9g,黄芩 9g,玉竹 10g,芍药 10g,天冬 12g,桂枝 6g,茯苓 6g,甘草 15,石膏 15g,白术 6g,干姜 6g。

在实际临床上,我们还能经常遇到的就是张仲景的桔梗汤、半夏散及汤,阴虚的我们平时用玄麦桔甘汤,还有咳嗽气喘的话,我们也用射干麻黄汤。牛蒡子是我们常用的,12g、15g、20g 不等。还有一味药,山豆根,这一味药效果不错,但是它有一定的肾毒性,所以一般不超过 6g。土茯苓也是辨病用药。《景岳全书·外科钤古方》土萆薢汤:"治杨梅疮及痈疽、咽喉生恶疮,痈漏溃烂,筋骨拘挛疼痛皆妙。用土萆薢,即土茯苓二三两,以水三盅,煎二盅,不拘时徐徐服之。若患久,或服攻击之剂,致伤脾胃气血等证,以此一味为主,外加对证之

---

① 王欢,谢红东,申朝霞,等.中医抗癌进行时Ⅲ:随王三虎教授临证日记[M].西安:西安交通大学出版社,2018:151.

药,无不神效。"我个人觉得方有配伍之奥妙,药有轻重的变化,不是所有药都是量越大越好,合适为度。这就像厨师做菜,要把这盘菜做好,好多味都要配合、要调和,不能某一个过分出头,即使有出头的,也要有根据。

四、典型医案

案 1. 董某,男,43 岁,陕西渭南人。2017 年 11 月 5 日初诊:喉癌术后半个月,皮肤癌十余年,银屑病。全身多处皮肤结节,伴大面积皮疹发红发痒。怕冷,自汗,眠可,大便可,食欲可,咳黏稠白痰。舌淡红苔薄,脉数。诊断完毕后,有一个小插曲,我针对患者皮肤的病情,专门询问了一句:"回忆一下,你在发病以前,有没有淋过大雨、吹过大风之类的情况呢?"患者恍然大悟地说:"我在 16 岁的时候,有一次在大雨中赶路,大风大雨中走了很长时间,当时没在意,三年后开始患银屑病,紧接着全身的皮肤,包括手心手背都溃烂流水,然后结硬痂子,厚得深入到肉里面像钉子一样,而且红肿发痒,就这样痛苦地过了十多年后,又被诊断出得了皮肤癌,再后来得了喉癌,半个月前刚做完手术。"我说:"风邪入里,我们整天说风邪入里,这种皮肤癌和喉癌的病因,就是典型的风邪入里成瘤,历久不散,进而致癌。那么邪从哪里来,就要从哪里去,这个不用麻黄来宣散邪气是不行的,再结合喉癌的病情,我看用麻黄升麻汤合桂枝汤化裁。"麻黄 10g,升麻 10g,红参 12g,射干 12g,桔梗 12g,牛蒡子 12g,蝉蜕 12g,山豆根 6g,杏仁 12g,白蒺藜 30g,防风 12g,荆芥 12g,桂枝 12g,白芍 12g,炙甘草 12g,甘草 12g,25 剂。水煎服,每日一剂。

2017 年 12 月 3 日第二诊,人还未到声先到。自诉:"吃了药见效太快太神奇了,服药第三天,身上的痒就止住了,第五天开始,恶风恶寒消失。继续服药,全身溃烂后长硬块的皮肤就开始陆续脱落,有的地方用手轻轻一搓,就哗哗地往下掉硬皮,会露出里面已经长好的新皮肤。25 剂药喝完,全身的皮肤都换了一层,现在已经正常了。这个病让我痛苦十几年了,每年皮肤癌都需要做一次手术治疗,把溃烂后变硬结痂地方连肉挖掉,但是不行,每次挖掉后很快就又溃烂结硬痂,14 年做了 14 次手术。"我结合主诉,继续诊断:精神状态好,口干,胁痛,放疗后白细胞数下降,舌淡红苔薄,脉弦。上方加柴胡 12g,黄芩 12g,姜半夏 12g,生石膏 40g,35 剂。水煎服,每日一剂。冀小柴胡汤疏利枢机,助邪外出,石膏清热散结。

2018 年 3 月 4 日第五诊,患者精神焕发,全身舒泰,皮肤平整光滑,症状消失。用一篮子土鸡蛋表达了他的感激之情。我宠辱不惊,守方再进。

2018年10月7日第十二诊,状如常人,近日复查未见复发转移迹象。守方再进。

> **按语:**两种以上癌症同时或先后出现在一个人身上的情况愈来愈多见,这正是发挥中医整体观念的时机。不要说麻黄升麻汤是个难解之谜,就连《伤寒论》厥阴病篇也几乎成为千古疑案。临床实践才是创新的源头,也是揭开众多医学难题包括经典著作无解之处的必由之路。我自从发现麻黄升麻汤证的主要临床表现几乎就是喉癌后,用这个看似杂乱无章,因而被众多医家误解的方剂,寒热并用,补泻兼施,润燥同调,对数十个喉癌患者带来了和缓稳定的临床疗效。本案的关键是我们找到了典型的风邪入里成瘤,历久不散,进而致癌的活生生的证据。而且依照邪从哪里来,就要从哪里去的原则,麻黄升麻汤合桂枝汤取效。方中麻黄宣散邪气,升麻清热解毒,红参扶正祛邪,射干、桔梗、牛蒡子、蝉蜕、山豆根,利咽解毒,杏仁助麻黄宣肺,白蒺藜、防风、荆芥祛风止痒,桂枝、白芍调和营卫,润燥同调,甘草炙生同用,既能补虚,又能解毒利咽。有了理论自信,就有了相应的回报。第二诊根据脉弦用小柴胡汤疏利枢机,助邪外出。石膏清热散结,其得益于木防己汤的灵感,而清热也是息风的高招,这从风引汤中的石膏,小续命汤中的黄芩就可看出端倪。要不然,风火相煽何时了?

案2. 周某,女,64岁。广西柳州市人。喉癌术后3年余,术后辅助放化疗。2016年4月26日就诊,舌尖刺痛,口干喜热饮,怕冷,口苦,口中痰黏感,不易咳出,颈部麻木感,食之无味,喜甜食,偶有胃部不适感,寐差,二便调,舌红少苔,伸舌左偏,脉弦。既往有高血压、高脂血症病史。辨证:寒热胶结,肺气不宣。麻黄升麻汤:麻黄10g,升麻12g,当归12g,知母12g,黄芩10g,玉竹15g,麦冬15g,桂枝9g,茯苓6g,甘草6g,生石膏20g,白术12g,干姜9g,白芍12g。4剂,水煎服,日一剂。2016年4月30日复诊,诉舌痛、口干较前好转,舌红少苔,伸舌左偏,脉弦。上方10剂。2016年5月17日第三诊,已服上方14剂,现口干,有痰,余症明显减轻,舌脉同前。守原方7剂。

第二节 肺 癌

中医对已经积累了相当丰富的认识和诊疗经验,之所以这样说,是因为我通过多年对恶性肿瘤的理论探索和临床实践发现,张仲景在《金匮要略·肺痿肺痈咳嗽上气病脉证治第七》中有关肺痿的内容基本符合现代医学有关肺癌的论述,而且在病名、病因病机、临床表现、鉴别诊断、分型论治、预后判断及病情转归都有详细具体甚至可以说是超前的论述,在《金匮要略》乃至整个中医体系中,是很少有某一个病能达到这样全面丰富的程度的。可是,在以前的有关书籍讲到肺癌与中医有关病症的关系时却往往忽略了肺痿,如"在中医学文献中,类似肺癌的证候,散载于肺积、息贲、咳嗽、喘息、胸痛、劳咳、痰饮等病证中"[①]。即使有提到肺痿的也多半是泛泛而谈,一带而过,如"根据本病的临床表现,可归属于中医学'久嗽''虚劳''胸痛''咯血''肺痈''肺痿''痰饮'等范畴"[②],几乎对临床起不到指导意义。以内行引用最多的认为相当于肺癌的"肺积"为例,仅见于《难经·五十六难》:"肺之积,名曰息贲。在右胁下,覆大如杯。久不已,令人洒淅寒热、喘咳,发肺壅。"前半部分与肺实体关系不大,后半部分说的是肺痈,正是应该和肺癌相鉴别的疾病。如此片言只语也不能够有效地指导肺癌的诊断和治疗。这可能也是中医治疗肺癌疗效不尽如人意的原因之一。

一、肺癌应从肺痿论治

我认为,讨论肺癌从肺痿论治,不仅是如何继承和发扬中医学术的理论问题,也是一个迫切需要解决的临床问题。

(一)病名

毋庸置疑,肺痿这一病名是张仲景在《金匮要略》首先提出的。我们已经从字面意思上接受了积聚与肿瘤的关系,却不大容易理解"痿"与肿瘤的关系。在肺曰痿,是有其病理基础的。"这可能是由于肿瘤沿支气管壁浸润生长,造成广泛狭窄,以致产生通气不良所致"或"因支气管阻塞发生肺不张"[③],或肺癌造成的恶性胸腔积液使患肺的体积大为压缩的直观理解和推测而来。现代CT诊断肺癌的一个依据就是"胸膜凹陷征",也提示用"痿"来形容肺部的癌

---

① 陈贵廷,杨思澍.实用中西医结合诊断治疗学[M].北京:中国医药科技出版社,1991:1370-1373.

② 凌昌全.肿瘤辨病专方治疗[M].北京:人民卫生出版社,2000:200-201.

③ 陈贵廷,杨思澍.实用中西医结合诊断治疗学[M].北京:中国医药科技出版社,1991:1370-1373.

症是恰如其分的。因为肺在胸腔,肿块是摸不到的。相比之下,腹部尤其是上腹部的肿块就常见得多,且多坚硬而推之不移。而盆腔的肿瘤如膀胱、直肠等部位的肿瘤也往往不是早期能摸到,而主要凭特殊症状来诊断的。这可能就是张仲景在《金匮要略·五脏风寒积聚病脉证并治第十一》中所谓"热在上焦者,因咳为肺痿;热在中焦者,则为坚;热在下焦者,则尿血,亦令淋秘不通"的注脚。

（二）病因病机

《金匮要略·肺痿肺痈咳嗽上气病脉证治第七》首先明确指出了肺痿的病因:"肺痿之病,从何得之? 师曰:或从汗出,或从呕吐,或从消渴,小便利数,或从便难,又被快药下利,重亡津液,故得之。"张仲景在这里明确指出津液耗伤是造成肺痿的一个重要原因。值得一提的是,本条指出的消渴是肺痿(肺癌)的原因之一,目前已得到佐证:"恶性肿瘤患者存在胰岛素抵抗,而胰岛素抵抗是恶性肿瘤形成、发病的一个相关因素。"[①]中国 2 型糖尿病患者肿瘤发生风险的流行病学注册研究 2011—2017 年,25 家医疗机构通过社区整群随机抽样开展队列研究,共调查 25.9 万人,结果表明,糖尿病患者恶性肿瘤患病率显著高于糖尿病前期及正常糖耐量人群。男性糖尿病患者中患病率显著增高的四大恶性肿瘤是结直肠癌、肺癌、膀胱癌和肾癌。

"热在上焦者,因咳为肺痿"提出了肺痿的病机是"热",根据本条"其人咳,口中反有浊唾涎沫"的症状论述以及临床考察,我才提出燥湿相混是肺癌的主要病机。"在肺癌患者中,一方面痰浊上泛,一方面阴虚燥热……此正是由于气血津液不能循经运行供养全身才导致津泛为痰。这种燥湿相混的病机,往往贯穿在疾病始终,而且相互影响,形成恶性循环,治疗起来每每相互掣肘,滋阴不利痰浊,化痰容易伤津。"[②]

（三）临床表现

1. 咳嗽、咽喉不利、浊唾涎沫、气急、喉中水鸡声 咳嗽是肺痿的主要症状,是肺失宣降,气机逆上所致。所以《金匮要略·肺痿肺痈咳嗽上气病脉证治

① 张怡梅,刘斌,任朝英,等.恶性肿瘤与胰岛素抵抗[J].肿瘤防治杂志,2003,10(1):24-26.

② 王星.中医抗癌进行时:随王三虎教授临证日记[N].中国中医药报,2004-04-26(6).

第七》第一句话就是："问曰：热在上焦者，因咳为肺痿。"咳嗽往往伴有气急、气喘且哮鸣音，即"咽喉不利""咳而上气，喉中水鸡声"，但也有"吐涎沫而不咳者"。现代医学的描述与此何其相似乃尔（均见《实用中西医结合诊断治疗学》）："肺癌以咳嗽为临床第一症状出现的约有 54.7%……典型的咳嗽多为阵发性刺激性呛咳，常有咳不净的感觉……无痰或有少量泡沫白腻痰……甚至伴有气管鸣。"气急，或叫气短，张仲景称为"上气"，在《金匮要略·肺痿肺痈咳嗽上气病脉证治第七》中 5 次提到这个症状，"这可能是由于肿瘤沿支气管壁浸润生长，造成广泛狭窄，以致产生通气不良所致。晚期淋巴结转移压迫大支气管或隆突、弥漫型肺泡癌、胸腔积液、心包积液等均可引起气短。约 12.8% 的患者以此为第一症状。"

2. 咯血或血痰 "由肿瘤组织破溃所致，一般为痰中带血丝或血块等，大量咯血少见。以咯血为第一症状出现的约有 18.9%。"张仲景虽然没有明确提出肺痿有咯血或血痰，但将"咳唾脓血"的肺痈和肺痿并列提出，按他省略互见的语言风格，咯血或血痰在肺痿中出现就是不言而喻了。一个有脓有血，一个有血无脓，非常清楚。明代医家王肯堂在《杂病证治准绳》中就明确指出："肺痿，或咳沫，或咳血。"

3. 胸痛 张仲景将肺痈和肺痿并列提出的另一个原因可能是，肺痿也有"咳即胸中隐隐痛"，所以指出"若咳即胸中隐隐痛，脉反滑数，此为肺痈咳唾脓血"。"反"字提示重点讲的是肺痿。为了进一步强调同是"咳即胸中隐隐痛"却有两种截然不同的疾病，他紧接着就从脉象上加以鉴别："脉数虚者为肺痿，数实者为肺痈。"

4. 发热、脉虚数 从张仲景原文"脉数虚者为肺痿"和"数则为热"来看，肺痿是有发热的，这也与现代医学关于肺癌"以发热为第一症状者约有 30.9%"的认识相吻合。

此外，张仲景描述的"遗尿，小便数……必眩"来看，与肺癌脑转移的症状相似。

（四）鉴别诊断

首先要与普通的咳嗽相鉴别。普通的咳嗽不应该有"浊唾涎沫"，所以他说："寸口脉数，其人咳，口中反有浊唾涎沫者何？师曰：为肺痿之病。"

和肺痈的鉴别诊断讲得最多，上已多处提到，此不赘述。

因为肺痿和肺胀，均有咳而上气，所以同时列出，以资鉴别。肺胀以喘为主,严重者目如脱状,也没有肺痿的胸痛、浊唾涎沫等症状。即"咳而上气,此为肺胀,其人喘,目如脱状,其脉浮大"。

对于肺痿属于"肺中冷"而用甘草干姜汤治疗者,根据服药后的反应也要与消渴相鉴别,"若服汤已渴者,属消渴。"为什么呢? 因为肺痿的寒属于痼冷沉寒,不像消渴寒邪较轻,用热药易于消散。

（五）分型论治

1. 阴虚内热,痰浊上泛　这是初中期的主要证型,症见咳嗽,咽喉不利,浊唾涎沫,气急,胸痛,或痰中带血,发热,舌红而干,苔少或花剥,脉虚数。治宜滋阴清肺,化痰降气。主方:麦门冬汤。

2. 肺中虚寒,痰蒙清窍　这是晚期的主要证型,属于阴损及阳,阴阳离决的危重阶段。症见吐涎沫而不咳,口不渴,甚至拒绝饮水,表情淡漠,气力全无,遗尿,小便数,头眩,舌体瘦小,舌质暗淡,苔白滑,脉虚数。治宜温阳散寒。主方:甘草干姜汤。对于这个不常见不易理解的证型,张仲景讲得非常耐心,"肺痿吐涎沫而不咳者,其人不渴,必遗尿,小便数,所以然者,以上虚不能制下故也。此为肺中冷,必眩,多涎唾,甘草干姜汤以温之。"

3. 痰热黏滞,气机不利　早中晚期均可见到,突出表现是咳嗽气急,喉中痰鸣,甚至连续咳喘,痰黏难出,涕泣俱下,胸痛,痰中带血,舌质偏红,苔薄白,脉数。治宜化痰利咽,清肺降气。主方:射干麻黄汤。"咳而上气,喉中水鸡声,射干麻黄汤主之。"虽短短数语,却抓住了特征。是一个在肺癌临床相当常见而且取效迅速的方证。

4. 顽痰壅滞,肺失宣降　病在早期,素体偏于阳虚者易见。咳嗽,气急,短气不足以息,痰稠而多,甚至胶黏成条,不能平卧,失眠,舌质暗淡,苔厚,脉滑。治宜温阳益气,化痰降气。主方:桂枝去芍药加皂荚汤。张仲景"咳逆上气,时时唾浊,但坐不得眠,皂荚丸主之"一条,证虽典型,方仅皂荚一味,却显得单薄。所以选用《千金》桂枝去芍药加皂荚汤。此方作为《金匮要略方论》的附方,可见唐代孙思邈、宋代林亿等先哲已经认识到这一点,我等岂能为尊者讳而抱残守缺,崇经太过。

5. 表寒内热,肺气上逆　病在早期,或兼夹外邪,以"咳而脉浮"为特征,当有气急,喘息,恶寒发热,舌质红,苔薄白,脉虚数。急则治其标,法当降肺气,解表寒,清里热。主方:厚朴麻黄汤。方以厚朴降肺气为君药,麻黄解表寒,石膏清里热为臣药,半夏、杏仁化痰并助厚朴降肺气平喘,干姜、细辛、五味子通降肺气为佐药,再以小麦甘平养正为使,面面俱到。

6. 水积肺痿,正虚邪实 多见于中晚期,胸腔积液,胸闷胀满,气急,喘咳身肿,体力不支,舌体胖大,舌质红,脉沉。治宜泻肺行水,扶助正气。主方:泽漆汤。泽漆《神农本草经》谓:"主皮肤热,大腹水气,四肢面目浮肿,丈夫阴气不足。"《本草汇言》:"主治功力与大戟同,较之大戟,泽漆稍和缓而不甚伤元气也。"现代药理研究证实[①],泽漆不仅有镇咳祛痰作用,而且有抗癌作用,作为主药实在是千古妙用。紫参就是拳参,作为臣药不仅是止胸痛的效药,也有清热利湿、凉血止血、解毒散结之功。人参补气扶正抗邪同为臣药。半夏、白前止咳化痰,桂枝、黄芩寒热并用,均为佐药,甘草止咳化痰,调和诸药为使药。主次分明,扶正祛邪,寒热并用,不愧为治疗癌症的经方。

7. 肺肾两虚,摄纳无权 久病及肾,肾不纳气,咳嗽喘满,短气不足以息,甚至张口抬肩,虚汗不止,失音,舌体淡胖,脉浮而虚。治当补肺肾,定喘嗽。方用元代罗天益《卫生宝鉴》中治肺痿的人参蛤蚧散。以人参大补元气,蛤蚧补肺肾、定喘嗽为君药,茯苓、甘草和中健脾为臣药,杏仁、贝母化痰下气,知母、桑皮滋阴清热,共为佐药。可谓千古名方。

8. 气血双亏,阴阳俱损 病到晚期,消耗殆尽,全面崩溃,君臣不保,心肺双竭。症见:多唾涎沫,气急心悸,动则虚汗淋漓,消瘦已极,不能自理,畏寒咽干,大便难解,舌淡,脉结代。治当大补心肺之气血阴阳,炙甘草汤主之。此条仍为《金匮要略方论》的附方,出自唐代王焘《外台秘要方》"治肺痿涎唾多,心中温温液液者。"可见肺痿一病,其研究代有其人。

9. 其他型 是指上述证型仍不能概括的证候,如有以瘀血为主证,有以热毒为主证,有证候混杂,难以分辨者,均属于此型。

（六）预后判断

对于肺痿的预后判断,张仲景经验丰富,指出"上气面浮肿,肩息,其脉浮大,不治,又加利尤甚",这实际上是肺大面积癌变,胸腔积液,心包积液或纵隔淋巴结转移造成的上腔静脉综合征、心力衰竭的危重表现,如果再加腹泻,则水电解质平衡进一步紊乱而更加复杂,几至无力回天。

---

① 国家中医药管理局《中华本草》编委会.中华本草[M].上海:上海科学技术出版社,1998:782-785.

(七) 病情转归

从上述可以看出,肺痿基本上就是肺癌,与伤津耗液有关,以咳嗽为主要症状,以肺热阴伤、痰浊上泛为主要病机。阴虚内热,痰浊上泛,是初中期的主要证型,治不得法,迁延日久,往往阴损及阳,渐至阴阳离决,或气血双亏,阴阳俱损,消耗殆尽而亡。这就提示我们要有全局观念,注意主动地把握肺痿(肺癌)的病情转归规律,发在机先,早为预顾。如在应用滋阴清热的时候就要考虑到癌症往往寒热胶结,阴损日久势必及阳,若早加用甘草干姜汤或可夺得治疗的有利时机。这就是中医不仅要辨证,更要辨病的意义所在。

《素问·玉机真脏论》云:"五脏相通,移皆有次,五脏有病,则各传其所胜。"从五脏相关的角度来看,肺朝百脉,为五脏六腑的华盖,且肺为娇脏,不仅易受外邪,更易传变或遭受相关脏腑的凌强欺弱。肝木肺金的关系,最易导致木火刑金,肝火犯肺,灼伤脉络,则见咯血量大色红,我用黛蛤散,以青黛、海蛤壳凉肝止血、清化痰热,止血效果明显。肺金肾水为母子关系,从体质上、先天来说,肺癌的产生与肾精密不可分,这就是常能见到的抽烟的人没得肺癌,而不抽烟的人倒得了肺癌的一个原因。何况母病及子,久病必及于肾,所以补益肾气、养精蓄锐是肺癌治疗的一个重要观点。由此可见,元代罗天益在《卫生宝鉴》中用人参蛤蚧散治疗肺肾两虚的肺痿实在是高明之极。肺金脾土是子母关系,子病累母在临床上每每遇到。在此情况下,健脾益胃、培土生金就是上上策,留得一份胃气,就有一份生机。饭都吃不成了,何谈灭癌。心肺同居上焦,是最重要的君臣关系,但心火往往克金,君臣不和,国之将倾。心火的产生,多半是从欲望无涯而来,日积月累,火盛灼金,心肺共病,表现在肺癌伴有严重的失眠烦躁,情绪失控。不降心火,肺何以堪? 但降心火光用黄连行吗? 草木无情人有情,动之以情,晓之以理,把不切实际的想法欲望彻底抛弃,身体才是唯一的本钱。或者说要痛定思痛,患病以后就到了急流勇退,深刻反思的时候了。争名夺利,曲尽机谋,或工作狂热,都是超负荷的表现,也是患病的根源。《周易》"亢龙有悔",此之谓也。肺癌就是肺痿,肺痿不能朝百脉,最易使心脏受伤,所以唐代王焘《外台秘要方》早就用炙甘草汤"治肺痿"了。我们仍停留在用炙甘草汤治疗"脉结代"、用毒药抗癌上,已不是猴子掰苞谷,而是捡了芝麻丢了西瓜,得不偿失。

二、用药心得

治疗肺癌我擅用海浮石、白英、麦冬、百合、人参、蛤蚧。肺癌的基本病机为痰毒壅肺，气阴两虚，燥湿相混。海浮石味咸，性寒，能化老痰及黏痰，软坚散结，且质轻上浮，专入肺经。正如朱震亨所谓："海浮石，咸，清金降火，消积块，化老痰。"海浮石是我治疗肺癌专方"海白冬合汤"中用于化痰的主要药物之一。用量一般在20~30g。

白英，又名白毛藤，味苦，性微寒，具有清热解毒的作用，是现代临床用于肺癌和妇科恶性肿瘤的常用药。《全国中草药汇编》谓白英"清热利湿，解毒，消肿，抗癌"，现代药理研究表明，白英对"人肺癌细胞有抑制作用"（《现代肿瘤治疗药物学》）。也是我治疗肺癌专方"海白冬合汤"中主要药物之一，乃针对"痰毒壅肺"之"毒"而设。用量一般30g，应用多年，未发现毒副作用。

麦冬可以说是张仲景用药量最大的药物之一，治疗肺痿的麦门冬汤中就用到"七升"，取其滋阴泻火、生津润肺之功为君药。《药性论》谓麦冬"能治热毒""治肺痿吐脓"，《本草汇言》用麦冬治疗"肺痿叶焦，短气虚喘"，皆是其例。与半夏相配伍适合肺癌"燥湿相混"的病机特点，而且润肺而不碍脾，化痰而不伤津。我治疗肺癌麦冬以30g起步，常用至60g，还有进一步加大用量大的空间。

百合，功能养阴润肺，清心安神。实际上具有养阴扶正而不滞邪的特点。《本草述》谓："百合之功，在益气而兼之利气，在养正而更能去邪。"甚至《神农本草经》首言"主邪气"。所以张仲景将其作为外感病后邪热未清之证的主药。《医学入门》则专用于"肺痿、肺痈"。因此，麦冬、百合就作为针对肺癌阴虚的主要药物。其用量根据阴虚和痰湿的不同而异，一般为12g。

人参不仅能扶正气，不敛邪气，而且能抑制癌细胞生长（《现代中药学大辞典》），又能解诸药之毒，一药三用，对于恶性肿瘤这种病机复杂、病情危重的大症而言非常适合。我治疗肺癌80%的处方有人参，小量6~8g，中量10~12g，大量15~30g。

蛤蚧是我最为推崇的补肾纳气药。肺癌往往涉及肾，使得肾不纳气而短气不足以息。蛤蚧补肺益肾，降气定喘，与人参合用，相得益彰。是在肺癌后期必用药之一。第四军医大学出版社出版的《中医抗癌进行时：随王三虎教授临证日记》一书中"人参蛤蚧挽狂澜，黄连阿胶非等闲"等篇中就多次记载了我应用人参、蛤蚧治疗肺癌等恶性肿瘤取得显著效果的病例。用药特点是不去头足，每日 1 对，或 2~4 日 1 对。

拳参是治疗肺癌胸痛的效药。最早见于《神农本草经》，以紫参为名，列为中品，唐代《新修本草》也收载之。《神农本草经》谓紫参"主心腹积聚，寒热邪气，通九窍，利大小便"，现代用拳参治疗肺热咳嗽、慢性气管炎等，均提示张仲景方中所用紫参应该就是拳参。

矮地茶，是瑶医治疗肺病咳嗽的要药。瑶语名平地亮，"属打药，性辛温，味微甘平。添火逼寒，导滞开结。"本药有显著的止咳祛痰作用，略兼平喘之功。因其性平，故证情无问寒热均可配伍应用，这恐怕也是以"茶"命名的缘由吧。其利水作用与肺癌胸腔积液合拍，而活血化瘀止痛功能也符合肺癌胸背痛的基本病机。

此外，我建议读者诸君细细体会《太平圣惠方》卷第二《诸疾通用药》中，肺痿条下列有的蒺藜子、人参、茯苓、天冬、麦冬、猪蹄、白石英、蛤蚧、薏苡仁等药。这些药十分精练和全面，非常符合"肺为娇脏"的生理特点和从风邪、阴虚、气虚以及从五脏论治肺痿的高见。

三、验案举例

案 1. 肺癌术后　马先生，57 岁，西安供电局职工。患者 1999 年 12 月以胸痛咳嗽为主诉初诊，确诊左肺上叶鳞癌后，建议先手术治疗。但因白细胞偏低，医院本不准备手术，患者坚持进行了手术，但因同样原因未进行放化疗。2000 年 2 月 16 日第 3 诊。左肺癌术后 50 天，形瘦面黄，目干，咽干，唇红而干，动辄气短，大便稍稀，小便可，舌红苔黄干，有裂纹，脉细数。辨证：阴虚火盛，痰热成毒。法当滋阴降火，兼以抗癌。百合固金汤为主，处方：百合 15g，生地 15g，熟地 15g，玄参 12g，川贝 10g，桔梗 10g，生甘草 10g，麦冬 12g，白芍 12g，当归 10g，白花蛇舌草 30g，鱼腥草 30g，茜草 15g，槐花 15g，女贞子 18g。6 剂，每日 1 剂，水煎服。而后在上方基础上随症加减。患者自我感觉尚好，半年后白细胞也几乎达到正常。考虑到患者年龄不太大，体质还好，建议配合化疗。住院后注射升白针剂反而白细胞降低，只得出院，放弃化疗方案。仍在门诊以海白冬合汤为主化裁治疗，效果虽有，火热总难平息。乃改弦易辙，以补肾滋水降火之法，着重在前方的基础上加冬虫夏草、山萸肉、桑椹，结果火热明显消退。然而随着时间的推移，火热内盛的体质，肺肾阴虚兼有痰热的基本病机仍然存在。乃在上方基础上随证加减，服药近 600 剂，达到了近 4 年没有复发转移、生活质量较高的效果。上次复诊时患者仍以火盛为主,考虑按散肺中火郁的思路,以射干麻黄汤化裁6剂试之。

2003年10月30日第100诊,服上药后睡眠不佳,目干,头晕,舌红苔黄,脉细。散火之法不对证,乃考虑患者性情急躁,郁久化火,木火刑金使然,今拟滋肺肾,化痰热,泻肝火法。方以百合固金汤为主:百合12g,生地30g,熟地20g,玄参12g,白芍12g,沙参15g,麦冬15g,黄芩12g,龙胆草6g,柴胡12g,山萸肉12g,丹皮12g,菊花12g,女贞子12g,旱莲草12g,地骨皮12g,海浮石20g,天竺黄12g,瓜蒌15g。6剂,每日1剂,水煎服。

2004年10月4日第118诊,精神爽朗,谈笑自如,少量白痰,偶见青色或黄色,舌红苔薄黄,脉弦。因诉偶有感冒,要求开以前开过的方备用。因要开1个月的药,所以开两方,一方针对原发病,以自拟方海白冬合汤为主:海浮石20g,百合12g,麦冬15g,白英30g,山慈菇15g,土贝母15g,杏仁12g,半夏10g,陈皮10g,鳖甲15g,紫菀12g,款冬花12g,甘草10g;另一方准备感冒时用,如下:白前12g,陈皮10g,桔梗10g,甘草6g,荆芥10g,紫菀12g,百部12g,桑叶12g,黄芩12g,连翘15g,薄荷10g,芦根20g。每日1剂,水煎服。

2005年10月3日第130诊,2006年5月1日第138诊,检查未见复发,偶有咳嗽白痰,舌红苔薄黄,脉弦依然,基本都以前方化裁。

2007年11月2日第139诊,患者于2006年5月1日后因基本康复未再就诊,1个月前因咳嗽胸痛,在某医院CT诊断右上肺癌。而左肺癌术后,未见复发迹象。舌红少津,苔黄而燥,脉滑细数。仍以海白冬合汤为主予服,重整旗鼓,再接再厉。

按语:患者左肺癌术后,因身体状况未能化疗,坚持用中药治疗6年半,生活质量良好,多次复查,未见异常,实属不易,海白冬合汤功不可没。初诊根据患者形瘦面黄,目干,咽干,唇红而干,动辄气短,舌红苔黄干,有裂纹,脉细数等,辨为阴虚火盛,痰热成毒,以滋阴降火兼以抗癌为法,用自拟海白冬合汤化裁。海白冬合汤是在经方麦门冬汤的基础上结合个人临证经验拟定的治疗肺癌的基本方。由海浮石30g,白英30g,麦冬15g,百合12g,半夏10g,红参10g,土贝母15g,鳖甲30g,杏仁12g,陈皮10g,紫菀12g,款冬花12g,甘草10g组成。以善化老痰及黏痰、软坚散结,且质轻上浮、专入肺经的海浮石,清热利湿、解毒、消肿、抗癌的白英,共为君药,有专病专药之意。麦冬、百合养阴润肺,半夏燥湿化痰,红参益气扶正,共为臣药。乃法仲景麦门冬汤用药精义,是为肺癌燥湿相混、正虚邪实的基本病机而设。佐以土贝母解毒化痰抗癌,鳖甲软坚散结,杏仁、陈皮、紫菀、款冬花宣肺止咳,使以甘草止咳化痰,清热解毒,调和诸药,以期祛邪而不伤正,和缓中见大功。本方应用多年,尤其是作为院内协定方在柳州市中医医院肿瘤科病房集中观察使用 4 年来,作用平稳,疗效可靠。

本例患者虽白细胞偏低,但从形体脉舌来看,正气不衰,故未用红参。患者前后 130 余诊,服药 800 余剂,症状十去八九,但舌红苔薄黄,燥热之体质变化不大。自行停药,也在情理之中。不料停药 1 年半后,又新发右肺癌,既说明热毒之深伏与根深蒂固,也应了"炉烟虽熄,灰中有火"那句古训。可见,江山易改,体质难变,应对癌症,论持久战。

案 2. 肺癌术后 文先生,76 岁,广西柳州市人。2004 年 9 月 10 日初诊:咳嗽气短半年多。2004 年 3 月 3 日行"左下肺切除术 + 肺门淋巴结清扫术",术后病理为:左下肺叶低分化鳞癌。术后化疗 2 次,出现严重胃肠道反应和Ⅳ度骨髓抑制反应,白细胞下降至 0.5×10^9/L,无法再继续化疗。刻诊:乏力,下肢软困,左胸部有紧压感,活动后加重,纳差,舌淡红有裂纹,脉缓弱。脾胃虚弱,肺阴亏虚,故以培土生金、滋阴散结为法,方为:红参 12g,白术 10g,云苓 10g,白扁豆 30g,黄精 12g,百合 15g,麦冬 15g,半夏 10g,沙参 10g,山药 30g,当归 12g,炙黄芪 30g,山茱萸 15g,杜仲 12g,鳖甲 30g,生牡蛎 30g。水煎服,每日 1 剂。以该方为基础服用一月,患者感觉精神好转。10 月 15 日第 4 次就诊时诉气急,活动则甚,耳鸣,大便稀。辨证为肾不纳气,加入蛤蚧 1/3 对煎服以补肾纳气后症状减轻,以后将蛤蚧加至 1/2 对,气急明显好转。

2005 年 9 月 18 日第 35 诊,症见:面黄无华,四肢乏力,手足不温,大便偏稀而不爽,矢气多,食欲不振,呃逆耳塞。舌淡,苔白,脉滑。中医诊断:肺痿。辨证:肺脾肾阳虚。以温补肺脾肾为法,用《金匮要略》治肺痿的主方之一甘草干姜汤和四君子汤加味:炙甘草 6g,干姜 8g,白术 12g,云苓 12g,红参 12g,木香 6g,半夏 15g,苍术 12g,川朴 12g,山药 15g,薏苡仁 30g,补骨脂 10g,灵芝 12g。水煎服,每日 1 剂。

2006 年 3 月 26 日第 47 诊,半年来续断服用上方,6 剂后大便改善。其后时有呃逆、胸痛,随症加入代赭石、白豆蔻、何首乌等,病情平稳。刻诊:面黄,多涎唾,口淡不渴,手脚凉,腰膝以下冷痛,纳寐可,二便调。舌淡红,中有裂纹,苔黄厚,脉细。辨证属肺脾肾阳虚,血虚寒厥。治宜温补肺脾肾,养血通脉。方用甘草干姜汤和当归四逆汤加减：炙甘草 10g，干姜 10g，当归 10g，桂枝 10g，细辛 6g，通草 3g，大枣 10g，红参 10g，黄芪 30g。水煎服，每日 1 剂。其后就诊中，上述症状逐渐减轻，偶出现腰酸，呃逆，纳差，遂加入肉桂 6g，补骨脂 12g。大便偏稀，又加巴戟天等温补脾肾药物，旨在温补肾阳，补火以生土。

2006 年 9 月 26 日第 55 诊，近日复查肝、胆、脾、胰彩超，肿瘤系列，血脂四项，血常规等，除总胆固醇略偏高外，余均未见异常。诉已无明显不适症状，状如常人，精神好，纳寐可，二便调，舌淡红，苔白，脉弦。嘱停药观察，顺其自然。

2014 年 4 月随访，康健如常。

按语：本例患者肺癌术后又加化疗，病邪虽去，正亦大伤。根据乏力，下肢软困，左胸部有紧压感，活动后加重，纳差，舌淡红有裂纹，脉缓弱，辨为脾胃虚弱，肺阴亏虚，故以培土生金、滋阴散结为法。取效后，肾不纳气证见，乃加补肺肾、定喘嗽的蛤蚧，肺脾肾三脏并治而稳定大局。此后阴损及阳，乃改弦易辙，以甘草干姜汤和四君子汤加味。随着病情的演变，手脚趾凉，腰膝以下冷痛，提示血虚寒厥，乃以甘草干姜汤和当归四逆汤加减，诸症逐步消失，患者自我感觉良好，复查也无复发转移迹象。符合《内经》"谨察阴阳之所在而调之，以平为期"之旨。

肺癌属于肺脾肾阳虚的情况比较少见，而且癌症患者面临的问题非常复杂，能为无为之事，始终以补肺脾肾为大法，未用现在所谓的抗癌药而达到康复的目的，并非偶然。《金匮要略》将甘草干姜汤作为治疗肺痿的主方之一，选药精练，思路超脱。假若没有圣贤指路，后学岂能避免瞻前顾后、人云亦云之失？文先生的事例，不仅说明中医中药抗癌同样是一种积极有效的治疗方法，更主要的是提示了继承经典的必要性。癌症虽恶，只要医者有一套正确的辨病辨证思路，准确地诊断和遣方用药，患者有战胜病魔的信心和乐观的态度，并能持之以恒，我们就可以向癌症说不！

案 3. 肺癌脑转移 郑先生，42 岁，西安市北郊徐家湾人。2003 年 6 月 CT、支气管镜活检检查，确诊为左肺中心型肺癌，2004 年 4 月 26 日来初诊时，脑部转移 1 个月，已化疗 6 个疗程，头颅放疗 24 次。刻诊：左胸部难受，头木，面赤有血丝，左上臂不适，可上举，大便可，口不干，舌红苔黄，脉数。证属肺热阴虚，痰浊上蒙，血中热毒，燥湿相混，以海白冬合汤加味为治。处方：海浮石

30g,白英 30g,冬凌草 30g,百合 15g,生地 20g,熟地 20g,石上柏 15g,鳖甲 20g,瓜蒌 15g,玄参 15g,枳壳 10g,延胡索 12g,胆南星 6g,麦冬 15g,天冬 15g,半夏 12g,桔梗 10g,射干 10g,甘草 10g。水煎服,每日 1 剂。上方随证加减治疗 2 个月后,病情平稳。

2004 年 8 月 4 日第 7 诊,以眩晕为主症,是风痰上壅,蒙蔽清窍。则法随证变,当益气升清,散结降浊,解毒抑瘤,以泽泻汤加味,处方:泽泻 30g,白术 12g,天麻 12g,白蒺藜 15g,防风 10g,全瓜蒌 20g,枳壳 20g,半夏 15g,丹参 30g,郁金 12g,姜黄 12g,红参 12g,旋覆花(包)12g,茜草 30g,黄芪 40g,土贝母 15g,葶苈子 15g,鳖甲 30g,蜈蚣 2 条。水煎服,每日 1 剂。以夏枯草、穿山甲、山慈菇、三棱、莪术等出入加减。服药 7 个月余,除左胸略感不舒外,余无不适。

2006 年 3 月 8 日第 17 诊,头颅 CT 示病灶无变化,胸片示放射性肺炎,睡起咳嗽,偶感头疼,舌淡红苔薄,脉弦。仍以海白冬合汤加味为治。

2006 年 10 月 2 日第 31 诊,精神状态转佳,胸闷不适减轻,无明显不适,生活工作照常,舌红苔薄,脉弦。继以益气扶正,升清降浊,散结抑瘤,巩固善后。处方:泽泻 20g,白术 10g,半夏 15g,天麻 10g,红参 10g,茯苓 30g,防风 6g,壁虎 6g,远志 6g。水煎服,隔日 1 剂。

2007 年 7 月 4 日第 40 诊,除左胸前稍有不适外,体健如常,舌红苔薄黄,脉弦。以通胸阳、祛风痰、益肾精为法,适当减药,既除残根,又免药过其度。药用:全瓜蒌 15g,薤白 10g,半夏 12g,天麻 12g,蛤粉 20g,海浮石 20g,白蒺藜 20g,菊花 10g,防风 10g,龟甲 12g。水煎服,隔日 1 剂。

2008 年 7 月 2 日第 55 诊,患者确诊肺癌至今已逾 5 年,脑转移 4 年多,正常工作已 3 年多,半年多来无明显不适,坚持每月就诊 1 次,服上药 12 剂左右,只希望断续用药,预防复发。

2014 年 7 月,郑先生因工地忙碌,已停药半年。

按语:肺癌脑转移可谓重病中的重病,海白冬合汤滋阴化痰是治疗原发病肺癌的基本方。所以在所必用。而病有千变万化,证人人殊。本例初诊在把握肺癌基本病机的基础上,还根据面赤有血丝,舌红,脉数,抓住该患者血中热毒的特点,加用了冬凌草、石上柏清热解毒,凉血抗癌,从而力挫锋芒,稳定大局。当第 7 诊以眩晕为主时,泽泻汤升清降浊,就是脑转移不可替代的基本方。加天麻、远志化痰,白蒺藜、防风轻扬以引药上颠顶,蜈蚣、壁虎虫类入络之药,

解毒而善搜剔,无孔不入,至于补气益精、软坚散结,皆在临证随机应变,择善而从。药随症减,理出当然。医患配合默契,不掉以轻心,坚持用药才可长治久安。

☑ **案4. 肺癌脑转移** 左某,64岁,住广西柳州市屏山大道。2004年5月确诊肺癌脑转移并脑积水,正进行放化疗。2004年7月9日初诊,症见形体消瘦,面容苍老,精神疲倦,头晕目眩,睡眠不佳,咳嗽气促,夜尿频多,腰膝酸软,口干舌燥,咳痰黄稠,舌质暗,光红少津,剥苔,脉细数。辨为痰瘀阻肺,清窍被蒙,年老肾衰,燥湿相混,以海白冬合汤加化痰开窍、活血化瘀、培植根本及滋阴软坚之品,方用:海浮石30g,白英30g,百合15g,沙参12g,麦冬15g,天麻10g,石菖蒲10g,半夏10g,瓜蒌30g,杏仁12g,紫菀12g,款冬花12g,鳖甲30g,水蛭10g,赤芍20g,桃仁12g,西洋参10g,龟甲12g。

服用5剂后,复诊时诉诸症减轻,仍有头晕,心悸时作,舌象同前,脉呈结代。辨证为肺癌晚期,消耗殆尽,群臣不保,气血亏虚,心神受损,病情趋重,急当顾护心神,以图长远,用治疗心律不齐的著名经方炙甘草汤气阴双补,兼顾心阳,同时针对脑积水而使用泽泻汤利湿泻水,升清降浊,方用:炙甘草20g,生姜6g,桂枝10g,人参10g,生地20g,阿胶10g(烊化),麦冬10g,麻仁10g,大枣4枚,泽泻30g,白术12g,葛根30g,山药30g。服用2剂后便无结代脉,自觉精神及诸症状好转。继用原方巩固疗效。

2004年7月27日第5次就诊时,咳痰黄稠而多,舌光红,脉数,阴虚与痰热混杂再次成为主要矛盾,再以海白冬合汤、千金苇茎汤、小陷胸汤合方加减服用至9月11日,此时痰热终被化解,已无咳痰,诉眼花、夜寐差,舌脉同前。以滋阴清热、清心安神、软坚散结为法,以海白冬合汤加味守方服用。

2005年4月12日就诊时,精神爽朗,诸症均减,头晕明显好转,复查CT示脑部转移的病灶及脑积水消失。

按语:本例初诊就面临复杂局面,即痰瘀阻肺,清窍被蒙,年老肾衰,燥湿相混,除以海白冬合汤为基本方外,天麻、石菖蒲开窍化痰,西洋参、龟甲益气养阴,填补先天,水蛭、赤芍、桃仁活血化瘀,面面俱到,药证相符,故首战告捷。

中医历史的悠久和内容的博大精深,决定了要成为好的中医关键在于继承基础上的发扬光大。而充分的继承,是发扬的前提和必要条件。抗癌不仅要靠满腔热情和主观愿望,决定性的因素是要从中医宝库中挖到真金。本案不仅用到经方千金苇茎汤、小陷胸汤、泽泻汤,尤其值得一提的是炙甘草汤的应用。唐代医家王焘在张仲景用以治疗心动悸、脉结代的基础上首先将炙甘草汤作为治疗肺痿的代表方剂,因而宋代在整理《金匮要略》时将这个创新附在了《肺痿肺痈咳嗽上气病脉证治第七》,即:"《外台》炙甘草汤治肺痿涎唾多,心中温温液液者"。实际上,将炙甘草汤作为肺痿的附方在宋代已经是个创新。说明中医并不抱残守缺,而是及时更新知识体系。炙甘草补心气为君药,生地黄养阴补血为臣药,人参、大枣补心脾,阿胶、麦冬、胡麻仁充血脉,桂枝、生姜通心阳,同为佐药。实践证明,炙甘草汤是肺癌晚期,心肺气血阴阳俱虚的危重证的有效方药。结合本案来看,在当时的情况下,"逆传心包"已成为主要矛盾和必须首先解决的问题,非此方不足以挽狂澜于既倒。

🔅 **案 5. 右肺中心型肺癌伴纵隔淋巴结肿大** 于先生,76 岁,广西柳州市离休干部。2005 年 4 月 16 日初诊。主诉:咳嗽,黄痰,气短 3 周。在柳州市人民医院 CT 诊断"右肺中心型肺癌伴纵隔淋巴结肿大",因拒绝放化疗要求中药治疗。患者形体可,近 2 个月体重减轻 5kg,咳嗽,黄痰,气短,头晕,眠差,下肢酸软困麻,舌质暗红,苔黄厚,脉弦数。病属肺痿,证为痰瘀互结,肺失宣降。自拟海白冬合汤加味:海浮石 30g,白英 30g,百合 12g,麦冬 15g,胆南星 10g,半夏 20g,山慈菇 15g,土贝母 15g,瓜蒌 15g,浙贝母 10g,穿山甲 10g,鳖甲 30g,水蛭 10g,露蜂房 12g,川贝母 10g,红参 10g,白术 10g,熟地 20g,龟甲 10g,山萸肉 15g。水煎服,每日 1 剂。并配合成药金龙胶囊。考虑到本病尚需进一步诊断和治疗,同时动员入院治疗。入院后诊断同前,拒绝放化疗而门诊治疗。

2005 年 8 月 24 日第 14 诊,复查 CT,示"右肺门区结节阴影较前明显缩小"。症状以气短为主,走路则明显,舌质暗红,苔黄厚,脉弦数。上方加夏枯草 30g,蛤蚧 1/3 对,仍配合成药金龙胶囊。

2005 年 11 月 27 日第 31 诊,复查 CT,示"右肺门区肿块及上纵隔肿大淋巴结均较前缩小"。坚持用药,大致同前。

2006 年 2 月 22 日第 38 诊,气短,用力及走路时间长则明显,不咳,少痰,大小便正常,时有畏寒,脚麻,舌质暗,苔黄厚布满舌面,脉滑数。证属痰浊壅肺,皂荚丸加味:猪牙皂 5g,半夏 20g,土贝母 15g,山慈菇 10g,猫爪草 12g,薏苡仁 30g,昆布 12g,海藻 12g,杏仁 12g,桃仁 12g,茯苓 12g,白术 12g,苍术 12g,夏枯草 30g,生牡蛎 30g。水煎服,每日 1 剂。

2006 年 3 月 13 日第 42 诊,气短已不明显,几如常人,偶有头晕,胸闷,面红,口干,舌质红,苔黄厚,脉弦数。证属痰热壅肺,以小陷胸汤加味:黄连 8g,半夏 15g,瓜蒌 30g,黄芩 12g,海浮石 30g,土贝母 15g,薤白 10g,枳壳 12g,鸡内金 12g,鳖甲 30g。水煎服,每日 1 剂。

2006 年 5 月 13 日第 54 诊,复查 CT,与 2005 年 11 月 27 日片大致相同。无明显自觉症状,仍以上小陷胸汤加味。

2006 年 10 月 31 日第 90 诊。1 年半来,都是单独就诊,情绪乐观,精神振作,显示了良好的生活质量,患者非常满意。仍以上小陷胸汤加味,巩固疗效。

> 按语:该患者形体壮实,虽气短、下肢酸软困麻,有气虚肾亏之象,但综观以邪实为主,所以抓住时机,力主攻邪。胆南星、山慈菇、浙贝母、穿山甲、水蛭、露蜂房等强力化痰化瘀之药集中应用,以冀邪去则正安。皂荚丸、小陷胸汤、金龙胶囊等的应用也有此意。当然,已逾七旬之人,年老肾亏在所难免,红参、龟甲、山萸肉、蛤蚧的配合也很到位。前后 90 诊,取得了影像及自我感觉均满意的双重效果。

单纯用中药治疗肺癌能达到本案效果的病例不多。这既归功于患者信心坚定,持之以恒,也得力于张仲景治疗肺痿的皂荚丸和治疗结胸的小陷胸汤。难怪张仲景自谓:"若能寻余所集,思过半矣。"当然,现代抗癌药金龙胶囊也发挥了重要作用。该药用科学方法提取,避免了同大队药物一起煎服对虫类药有效成分的损失,装入胶囊也便于长期服用。

案 6. 肺癌粒子植入术后 王先生,71 岁,广西柳州市干部。因咳嗽、血痰 10 天,于 2004 年 6 月在柳州市人民医院行磁共振示:左肺下叶基底段占位,大小约 6cm×5cm,考虑周围型肺癌。在柳州市中医医院于 2004 年 6 月 7 日在 CT 引导局麻下行经皮肺活检术,术后病理示(左下肺)高分化支气管腺癌,因拒绝手术治疗,于 6 月 23 日和 7 月 13 日行经皮肺癌粒子植入内放射治疗术,并静脉化疗 5 个周期。7 月 13 日开始服用中药治疗,症见:咳嗽,时有血丝痰,伴有颜面虚肿,胸闷气紧,软困乏力,纳少寐差,大便秘结,舌体肿胀,色暗青紫,苔白腻,脉虚数。辨证属肺中虚寒,予甘草干姜汤主之。拟方:炙甘草 6g,干姜 8g,红参 10g,半夏 15g,大枣 6 枚,厚朴 15g,苍术 12g,薏苡仁 30g,鸡内金 15g,陈皮 6g。12 剂,每日 1 剂,水煎分 2 次服。药性平和,7 月 26 日再诊,咳嗽、血痰和乏力减轻,纳寐转佳,便秘依然,舌脉象均较前好转,考虑为阳虚便秘,予甘草干姜汤合半硫丸加减,拟方:炙甘草 10g,干姜 12g,半夏 30g,生硫黄 3g

(冲服),红参 20g,黄芪 60g,炒白术 40g,茯苓 30g,桂枝 12g,鹿角胶 12g(烊化),当归 15g,肉苁蓉 30g。每日 1 剂,水煎分 2 次服。服后诸症好转,持续用药至 10 月份,开始出现气喘,大便已通畅,舌体肿胀减轻,色转暗红,苔薄白,脉浮而虚,考虑肺病及肾,肾不纳气,予甘草干姜汤合人参蛤蚧散加减,拟方:炙甘草 10g,干姜 12g,红参 15g,蛤蚧 1/2 对,半夏 30g,生硫黄 3g(冲服),白术 60g,茯苓 20g,桂枝 12g,细辛 8g,砂仁 6g。每日 1 剂,水煎分 2 次服。

2004 年 12 月 13 日复诊,症见:貌如常人,精神好,时有咳嗽,偶有胸闷气短和血丝痰,纳寐可,大小便调。舌无肿胀,质淡红,苔白,脉弦细。续前甘草干姜汤加减。拟方:炙甘草 12g,干姜 10g,仙鹤草 30g,灵芝 12g,海浮石 20g,薤白 12g,酸枣仁 30g,红参 12g,半夏 20g,阿胶 10g(烊),当归 12g。10 剂,每日 1 剂,水煎分 2 次服。

按语:肺痿属于阳虚者比例较小,该患者确系痼冷沉寒,以大便秘结,舌体肿胀,色暗青紫,苔白腻为征。除用经方甘草干姜汤外,还用了生硫黄。"硫黄原是火中精"早已是中医人所共知的名言,但却是一个很少见用的冷僻药。关键是一般人认为硫黄有毒,所以置良药于无用武之地。化疗药也有毒,以毒攻毒何妨?而近代著名中西汇通派医家张锡纯对生硫黄有深入研究,他认为硫黄之毒,就是硫黄之热,热药治疗寒病才是正理。所以在他的《医学衷中参西录》一书中列举了大量用生硫黄治疗疑难病的验案。我受该书启发,用生硫黄治疗遗尿成功,并撰文发表在 1984 年的《陕西中医》上。本案中用生硫黄取效也是我力排众议,拿上《医学衷中参西录》让患者自己看才愿意用药的。

案 7. 肺癌术后骨转移 陈女士,50 岁,柳州市退休工人。2004 年 12 月 20 日初诊,主诉肩胛疼痛 6 年,咳嗽,痰白,舌质暗红,苔黄,脉细弦。既往史:1997 年 1 月行右肺癌切除手术。1998 年 11 月复查发现肩胛骨转移,行放化疗治疗。诊断为肺癌术后骨转移。有胆囊结石病史。病属肺痿,证属血虚受风,癌毒入骨,法当养血祛风,壮骨止痛,方选蠲痹汤加味:处方:姜黄 12g,羌活 10g,防风 10g,黄芪 40g,当归 12g,自然铜 20g,骨碎补 20g,土鳖虫 10g,百部 12g,杏仁 12g,灵芝 10g,泽漆 20g,金钱草 30g,鸡内金 12g,熟地 20g。4 剂,每日 1 剂,水煎服。

2005 年 1 月 17 日复诊:药后上症减轻,诉肩胛痛,失眠,咳嗽,舌苔黄,脉细。遂予原方改灵芝 12g,加徐长卿 20g,黄连 8g,肉桂 3g。5 剂,每日 1 剂,水煎服。

2005 年 3 月 11 日第 3 诊,自觉右上肢体困倦不舒,肩背疼痛,舌有齿痕,舌苔厚,脉弦。上方加九节风 30g,红参 10g,桑枝 30g。5 剂,每日 1 剂,水煎服。

2005 年 6 月 15 日第 12 诊,服上方 50 剂,肩胛痛消失,睡眠尚可,近来咽喉痛,咳嗽,舌苔中稍黄,脉弦。证属肺失宣降,方选射干麻黄汤加味,处方:射干 12g,麻黄 8g,细辛 6g,五味子 12g,半夏 12g,生姜 3g,紫菀 12g,款冬花 12g,牵牛子 10g,姜黄 12g,防风 10g,杏仁 12g,白芍 20g,甘草 10g。6 剂,每日 1 剂,水煎服。

2005 年 6 月 22 日第 13 诊,诉咽痛减轻,咳嗽甚,咳白色痰,恶寒,舌淡苔白,脉浮。证属风邪犯肺,以宣利肺气、疏风止咳为法。方选止嗽散加味,处方:白前 12g,前胡 12g,陈皮 10g,桔梗 10g,甘草 10g,荆芥 12g,紫菀 12g,百部 12g,杏仁 12g,泽漆 20g,灵芝 12g。6 剂,每日 1 剂。

2005 年 12 月 10 日第 19 次复诊,患者诉 3 日前因感受风寒后,咳嗽气急,痰白夹黄,影响睡眠,右肩胛仍有压痛,舌淡红,苔黄白,脉浮。辨证为风寒咳嗽,以疏风散寒、宣肺平喘为法,仍以止嗽散加味。3 剂,水煎服,每日 1 剂。

2006 年 3 月 14 日第 20 次复诊,主诉腰痛,脚冷,舌淡苔薄,脉弦。以肾虚腰痛立论,右归丸加味,处方:狗脊 15g,杜仲 15g,龟甲 12g,熟地 30g,山茱萸 12g,独活 12g,防风 10g,当归 15g,炙黄芪 30g,天麻 12g,枸杞子 12g。24 剂,每日 1 剂,水煎服。

2006 年 9 月 30 日第 36 次复诊,貌如常人,偶有腰痛,脚冷,舌淡苔薄,脉弦。仍用上方予服。

2007 年 11 月 15 日第 64 诊,近日全面复查,未有复发转移之征,偶感腰痛,余无不适,舌淡脉弱,以独活寄生汤补肝肾,益气血,止痹痛。

按语:癌症骨转移,以骨节疼痛为主要症状,基本病机是肝肾不足,气血亏虚,风寒入络,补肝肾、壮筋骨、祛风寒、止痹痛是基本治法,独活寄生汤是基本方剂,自然铜、骨碎补、土鳖虫是必须的辨病用药。当然,也要辨病位,像本例,病在肩胛,则以蠲痹汤加味获效。方中姜黄活血利气,引药入上肢,羌活、防风善除上部的风邪,黄芪既助祛风药之力,又能补气固表以善后,均属必用之品。然原发病在肺,肺气先伤,易受风寒侵袭,能辨证用射干麻黄汤、止嗽散等方,宣肺散寒,疏风止咳,恢复气机升降,肿瘤就失去了适合发生发展的微环境。

案 8. 肺癌术后骨转移　裴女士,50 岁,柳州市退休工人。2005 年 11 月 21 日初诊,左胸胀痛 3 年,加重半年。刻诊:左胸胀痛,剧烈难忍,面黄虚浮,失眠,舌暗红苔白厚,有瘀斑,脉弦。既往史:1999 年 11 月行"左下肺叶切除术",病理检查诊断为"左下肺低分化腺癌"。术后化疗 6 个疗程,之后 3 个月行免疫治疗。2003 年背部疼痛,咳嗽,查 ECT 提示有左侧第 2、4 肋骨肺癌骨转移,予核素治疗;2004 年再次复查 ECT,提示第 2、4、6、7、8 肋骨肺癌骨转移,并继续予核素治疗,效果不佳。后转至某肿瘤医院行 X 刀进行局部放射 30 次,随后予紫杉醇化疗 3 个疗程,效果差,改用骨磷等治疗。后注射哌替啶等,虽短暂缓解,但便秘等副作用明显,遂决定停用西药而改求中医。病属肺痿,证属肺失宣降,气虚瘀血,癌毒入骨,法当益气宣肺,化痰活血,壮骨止痛,方选蠲痹汤加味。处方:红参 10g,海浮石 30g,瓜蒌壳 30g,八月札 20g,薤白 12g,细辛 8g,半夏 30g,薏苡仁 30g,延胡索 30g,姜黄 12g,郁金 12g,佛手 15g,穿山甲 15g,枳壳 20g,土鳖虫 10g,自然铜 20g,骨碎补 20g,水蛭 10g。3 剂,水煎服,每日 1 剂。同时予中成药金龙胶囊口服,配合治疗。

2005 年 11 月 29 日复诊,诉左胸痛且高出呈团块状,有灼热感,口苦,大便可,舌淡苔黄,脉细。证属寒热胶结,热象已显,原方加柴胡 12g,黄芩 12g,黄连 8g,天花粉 15g,徐长卿 20g,夏天无 15g,白芷 10g,土贝母 15g。6 剂,水煎服,每日 1 剂。予中成药金龙胶囊口服。

2005 年 12 月 10 日第 4 诊,上述症状减轻,但偶有出现左肘部疼痛,舌淡苔黄,脉细。用初诊方,改姜黄为 20g,红参 15g,加桂枝 10g。水煎服,每日 1 剂。

2006 年 2 月 12 日第 15 诊,诉咳嗽消失,左胸痛连腹,舌苔薄,脉弦。以芍药甘草汤缓急止痛为主,处方:白芍 50g,甘草 12g,瓜蒌壳 30g,八月札 20g,薤白 12g,细辛 8g,半夏 30g,薏苡仁 30g,枳壳 20g,水蛭 10g,土鳖虫 10g,自然铜 20g,骨碎补 20g,延胡索 30g,姜黄 12g,郁金 12g,佛手 15g,红参 10g,海浮石 30g,徐长卿为 30g。3 剂,水煎服,每日 1 剂。

2006 年 2 月 23 日第 18 诊,诉胸胁胀痛,背部见一红色斑丘疹,病变范围约 3cm×4cm×3cm 大小,痒痛,舌暗红苔黄,脉细。辨证为痰瘀互结,火毒又起,以清热化痰、解毒止痛为法。处方:2006 年 2 月 12 日方加大青叶 20g,龙胆草 6g。3 剂,水煎服,每日 1 剂。

2006年2月28日第19诊,诉仍胸胀,左臂痛,背部斑丘疹消退大半,有压痛,舌暗红,舌苔薄,脉细。仍守2006年2月12日方,8剂,水煎服,每日1剂。

2006年3月16日第22诊,诉左胸胀,晚间前半夜左臂疼痛,舌暗红苔薄,脉弦。仍守2006年2月12日方,4剂,水煎服,每日1剂。

2006年5月31日第36诊,坚持服用上方,疼痛得到有效缓解。生活质量尚可,但体质逐渐衰弱,建议住院复查和进一步治疗。由于经济等原因,未再来诊,不知所终。

按语:患肺癌近7年,骨转移后疼痛剧烈,多种方法均不理想的情况下,中医治疗半年多,停用哌替啶等止痛西药,而疼痛明显缓解,生活质量尚可。或许也能提示中医在恶性肿瘤的综合治疗中占有不可或缺的地位。值得提出的是,寒邪凝滞往往是疼痛的主要因素,所谓"因寒故痛也",但癌症之所以难治就在于其病因病机的复杂性、特殊性,这就是"寒热胶结"。温阳散寒是中医的长处,也能解决一些问题。但肿瘤临床,常常需要寒热并用。温阳散寒止痛药诸如附子、干姜、肉桂、细辛等比比皆是,而清热止痛药就显得薄弱得多,因此,除选用八月札、夏天无、川楝子、青天葵等偏于寒凉的止痛药外,主要针对邪热的不同部位及性质而选用适当的清热药,热去痛自止。如本案黄芩、黄连、大青叶、龙胆草之应用就是其例。当然,辨清寒有几分,热有几分,从而决定相对应寒性热性药物的品种及用量则看自身的临证功底了。所谓"中医不传之秘在于量上"就是这个道理。

案9. 肺癌术后 汪先生,78岁,广西柳州市离休干部。2006年1月20日初诊。右肺癌术后2个月,行伽玛刀治疗2次。刻诊:咳嗽,颜面虚浮,浑身软困,出虚汗,手抖动,胃脘痛,食欲不振,喜热饮,畏寒,舌红苔薄,脉虚数。辨证:脾肺两虚,胃失和降。治法:补益脾肺,辛开苦降。半夏泻心汤加味。处方:半夏12g,红参10g,黄连6g,干姜8g,生姜8g,白术10g,茯苓10g,甘草6g,延胡索12g,麦芽12g,鸡内金10g,蒲公英30g,当归10g。每日1剂,水煎服。

2006年3月16日第3诊,服用上方后饮食增加,虚汗减,行走较前轻快,生活逐渐能够自理,自觉头晕,活动1小时后气短、冷汗、眠差,舌红苔薄,脉虚数。气虚明显,上方去干姜,改红参为15g,加灵芝12g,天麻12g,山茱萸20g,黄芪30g。每日1剂,水煎服。

2006年4月20日第5诊,坚持服用中药3个月,活动能力增强,纳食增加,身体逐渐恢复,复查CT未发现新病灶,血常规、肝功能基本正常。现咳嗽喉痒,腹胀,动辄气喘,眠差,舌红苔薄,脉弱。上方加夏枯草30g。每日1剂,水煎服。

2006年5月18日第8诊,症状消失大半,诉胃脘不适,眠差,目蒙,舌红,苔稍厚,脉虚数。证属脾胃虚弱,寒热错杂。处方:半夏15,黄芩12g,黄连6g,蒲公英30,党参12g,薏苡仁30g,连翘15g,麦芽20g,甘草6g。每日1剂,水煎服。

2006年9月25日第24诊,以上方为主加减服用4个月余,病情稳定,近日复查胸片,CT与2006年4月第一次复查相比,未见新病灶,原有纵隔肿大淋巴结缩小至正常。自述胃脘胀满辛辣,喜热饮,喜用毛巾被捂胃脘,偶见咳嗽,痰白,少见胸闷气短,舌质偏红,舌苔薄黄少津,脉弦数。证属脾胃虚弱,寒热错杂,痰浊犯肺。半夏泻心汤合栀子豉汤加味。处方:半夏15g,黄连6g,黄芩12g,干姜8g,红参10g,大枣10g,甘草6g,枳实12g,栀子10g,淡豆豉10g,山茱萸15g,海浮石30g,白英30g,竹茹12g,白术10g,蒲公英30g,连翘15g,杏仁10g,当归12g,鳖甲30g,穿山甲10g。每日1剂,水煎服。

2006年10月14日第26诊,因低热住院10余天,热仍在38℃左右,刻诊:软困失眠,面黄,咳嗽,痰多白色,不欲食,厌油,欲吐,时恶寒,汗出,口苦,舌红苔薄,脉弦。证属少阳枢机不利,治以和解少阳,小柴胡汤加味。处方:柴胡12g,黄芩12g,半夏12g,瓜蒌壳20g,芦根20g,红参12g,生姜9g,杏仁12g,大枣10g,炙甘草6g,半边莲30g,肿节风15g,鸡内金15g,麦芽30g,川贝母12g。每日1剂,水煎服。

2006年10月18日第27诊,服用上方1剂则热退,咳嗽、睡眠、饮食均好转,仍气急,软困,胃脘辣胀,舌红苔稍黄厚,脉数。2006年9月25日方,每日1剂,水煎服。

2006年12月14日第37诊,患者动则气甚,上楼尤甚,咳嗽减轻明显,胃脘仍胀,食之不香,眠差,舌红苔稍厚,脉滑。2006年10月14日方加蛤蚧0.5对。每日1剂,水煎服。

2007年1月10日第42诊,咳嗽减轻,食少,厌油,舌红苔黄,脉虚数。胆胃不和,仍以小柴胡汤加味。处方:柴胡10g,黄芩12g,半夏12g,鸡内金20g,麦芽12g,红参12g,莱菔子12g,生姜9g,大枣10g,炙甘草6g,鸡骨草20g,金钱草30g,神曲12g。每日1剂,水煎服。

2007年5月28日第73诊,服上方病情稳定。近日自觉内热,睡眠差,舌红少津,脉细数。证属心肾不交,气阴两虚。黄连阿胶汤加味。处方:黄连8g,白芍12g,阿胶10g,黄芩12g,玄参12,麦冬12g,沙参12g,石斛12g,鳖甲30g,红参12g,瓜蒌壳15g,鸡子黄1枚(冲)。每日1剂,水煎服。

2007年7月9日第83诊,胃脘胀,口稍苦,舌红而干,脉弦。2007年1月10日方加鳖甲30g,龟甲20g,沙参12g,麦冬12g,枳实12g。每日1剂,水煎服。

2007年8月9日第90诊,略感气急,胃胀,饮食可,舌红苔薄,脉数。2006年12月14日方加厚朴15g。每日1剂,水煎服。

2007年11月28日第119诊,上方药效平稳,变化不大,坚持服用,精神气色好转,略感气短外,无明显不适。守方再进,后天之本得补,则土能生金,生化之机不绝。

2008年7月14日第167诊,肺癌术后2年8个月,坚持服中药2年有余,活动自如,精神爽快,偶有胃脘不适,时感辛辣,是仲景所谓"心中如啖蒜齑状",守2006年9月25日半夏泻心汤合栀子豉汤加味方,略有进退,自觉效果满意,毫无厌倦之心,并诉继续坚持服药之意。

2015年8月10日,早已超过500诊次的汪老先生,破天荒地提出吃些西药吧,我以乌苯美司与之,行提高免疫力之实。

按语:我写的《把根留住抗癌论》一文中重要观点就是在长期的抗癌过程中要留住脾胃这个后天之本。脾为生痰之源,肺为贮痰之器。强调的是脾胃在治疗痰饮方面的重要性。本案虽属肺癌,但根据临床表现,以胃脘不适为主要表现,喜热饮,畏寒,舌红苔薄,脉虚数,就是寒热并见的征象,经治2年有余,自我感觉满意而仍需服药,则印证了"寒热胶结致癌论"的客观存在。脾胃居中,为人身之枢纽,适逢寒热胶结,则气机升降失常,继而导致气机窒塞,随之痰瘀并至,上行于肺,积聚成块,则成肺癌。即所谓病在肺,关在胃。论及治法,舍辛开苦降何求? 干姜、黄连、半夏为主药,半夏泻心汤为主方。气机顺畅,升降复常则病安从来? 即使还未尽如人意,势必撼动病魔根蒂,阻遏其锋芒,生化之源不竭,给带瘤生存和持久战提供了物质保证。本案对于老年肺癌的治疗有一定的启示。当然,古人还有"久病必问寝食"之说,黄连阿胶汤、小柴胡汤的成功应用也很重要。

💊 **案 10. 肺癌合并胸腔积液** 张女士,78 岁。2001 年 12 月 5 日初诊:患者 1994 年 5 月于西京医院诊断为左肺下叶肺癌,因为癌组织与降主动脉粘连,未做手术。后行放疗,但放疗几疗程后,经检查肿块增大,其间患者出现阻塞性肺炎,不能走路,说话无力,经治疗疗效不明显,要求出院。出院后用中药和针灸治疗,同时患者自己查找资料进行自然疗法、气功疗法、食疗、中药治疗,经这些自称为"综合疗法"的治疗后,患者病情有所改善,肿块缩小。刻诊:自述肺癌 7 年多,近来因心包胸腔积液,胸部憋闷,经抽水治疗积液未曾减少,反倒加重,面黄,舌苔中厚,脉弦。方以:葶苈子 15g,大枣 6 枚,瞿麦 15g,白芥子 12g,薤白 10g,瓜蒌 12g,桂枝 12g,大腹皮 20g,黄芪 40g,猪苓 20g,焦三仙各 12g,泽兰 12g,益母草 15g,白英 30g。6 剂,每日 1 剂,水煎服。其后来诊 3 次,随症加减,症状有所减轻。

2002 年 1 月 11 日第 5 诊,患者面黄,自感胸闷减轻,舌红苔薄,脉弱。方以:葶苈子 15g,人参 6g,夏天无 15g,白蒺藜 15g,瞿麦 15g,瓜蒌 15g,葛根 15g,赤芍 30g,枳实 15g,当归 12g,炙甘草 6g。6 剂,每日 1 剂,水煎服。配合利水消肿胶囊。患者自从开始服用利水消肿胶囊,胸腔积液得到有效控制,停止抽水。到今天复诊之时已服用利水消肿胶囊近 80 盒。

2002 年 3 月初患者因外出,停止服用汤药,购买利水消肿胶囊 40 盒服用,2002 年 7 月 6 日外出归来,第 11 诊,患者下肢水肿尤甚,面色偏黄,头痛,上午乏力,下午稍好,食可,舌淡,脉弱。以海白冬合汤化裁,继续服用利水消肿胶囊。坚持至 2003 年 3 月,水肿消除,诸症减轻,而后出现过感冒、头晕、失眠、口干等病症,及时根据病情调整用药。

2003 年 10 月 23 日第 29 诊,胸闷、气短、头晕好转,大小便不能很好控制,舌红苔中厚,脉弦。方以:蝼蛄 6g,茺蔚子 12g,水红花子 15g,茯苓 30g,桂枝 10g,白术 20g,猪苓 20g,泽泻 20g,柴胡 12g,黄芩 12g,半夏 12g,生姜 6g,人参 10g,黄芪 40g,葶苈子 15g,半边莲 30g,白英 30g,车前子 20g(包)。6 剂,每日 1 剂,水煎服。自 2001 年 12 月 5 日初诊至今近 2 年,心包积液及胸腔积液得到有效控制,未再抽过一次水,现在患者生活仍能基本自理,其间还到外地旅游。

按语:本案是早期治疗肺癌合并胸腔积液的案例。考虑到原始资料的特有作用,本书未做整理。从本案可以看出,我早期对于肺癌合并胸腔积液是以葶苈大枣泻肺汤、海白冬合汤和利水消肿胶囊组合应用的。而利水消肿胶囊是我在《伤寒论》治疗太阳病蓄水证的五苓散基础上,根据自己多年的临床心

得提出的处方,经第四军医大学药物研究所制成成药。本药以茯苓、猪苓、泽泻淡渗之品利水消肿为君药,白术健脾利水、黄芪补气利水、泽兰活血利水、大腹皮行气利水为臣药。佐以桂枝辛温通阳,外达皮肤,内行三焦,助君药化气行水为使。共奏利水消肿,补气行气活血之功。我们曾总结了应用利水消肿胶囊与海白冬合汤治疗恶性胸腔积液 22 例,疗效较好。22 例患者年龄 54~73 岁,均为第四军医大学肿瘤研究所和西京医院门诊部经胸片或 CT 片确诊属于恶性胸腔积液、不能手术的晚期患者,口服利水消肿胶囊,4 粒 / 次,3 次 /d。同时每日一剂海白冬合汤,28 天为 1 个疗程,连续服用 2 个疗程。采用实体肿瘤近期疗效通用指标,完全缓解(CR):胸腔积液完全吸收,肿瘤缩小;部分缓解(PR):胸腔积液吸收超过 50%,肿瘤有所缩小;无变化(NR):胸腔积液吸收不足 50%,肿瘤无变化;病变进展(PD):胸腔积液没有变化或增加,肿瘤未缩小甚至增大。治疗结果:22 例患者总缓解率(CR+PR)为 77.3%。2004 年初我通过对肺癌就是古代肺痿的新认识,在上述三方的基础上,结合张仲景的泽漆汤,拟订了治疗肺癌合并胸腔积液的专方葶苈泻水汤。本方作为院内协定方在柳州市中医医院肿瘤科病房集中观察使用 4 年,作用平稳,疗效可靠。

案 11. 肺癌　徐某,男,88 岁。西安市人。咯血 10 天。无明显诱因出现咯血,伴有咳嗽白沫痰,CT 示:左肺癌,左胸腔积液。止血消炎一周不效,2009 年 4 月 8 日初诊。形容佝偻,面青恶寒,咳嗽白沫,黏滞不利,痰中带血,甚或纯血无痰,夜尿多,食少呃逆,腹泻和便秘交替出现,舌淡,苔白滑,脉弱。病属肺痿,肺中虚寒,水气不化。治宜温肺散寒,止血泻水,方用甘草干姜汤加味。

处方:干姜 12g,炙甘草 9g,麻黄 9g,细辛 6g,红参 12g,黄芪 40g,仙鹤草 40g,血余炭 9g,白及 12g,阿胶 12g(烊化),葶苈子 15g,枸杞子 12g。水煎服,每日一剂。

服 5 剂后血止,20 剂后,已不恶寒,咳嗽减少,大便复常。40 剂后,夜尿减少,貌似常人,信心倍增。嘱效不更方,继续服用。

按语:肺中虚寒,这是肺癌晚期的证型之一,较为少见,张仲景在《金匮要略·肺痿肺痈咳嗽上气病脉证治第七》中明确指出:"肺痿吐涎沫而不咳者,其人不渴,必遗尿,小便数,所以然者,以上虚不能制下故也。此为肺中冷,必眩,多涎唾,甘草干姜汤以温之。"实际上,干姜,尤其是炮姜,本身就有止血作用。缪希雍在《先醒斋医学广笔记》中言"熟读仲景书,即秘法也",此之谓乎。

案 12. 肺癌脑转移 袁女士,女,73 岁,广西柳州市人。以左手无力、背隐痛 1 个月,在某三甲医院 CT 诊断原发性支气管肺癌脑转移为主诉,2009 年 11 月 12 日初诊。CT 示左颞叶肿瘤 1.4cm×1.4cm,右肺肿瘤 3.9cm×3cm×2.4cm,CEA7.4μg/L,CA199 111U/ml,临床分期 T4N0M1。精神形体尚可,舌红,脉数。患者要求纯中医门诊治疗。病属肺痿,证系肺气阴虚,痰浊上蒙。方用海白冬合汤加味:海浮石 30g,白英 30g,麦冬 15g,百合 12g,石菖蒲 10g,远志 6g,蜂房 15g,土贝母 15g,浙贝母 15g,川贝母 10g,穿山甲 10g,鳖甲 30g,蜈蚣 2 条,杏仁 12g。5 剂,水煎服,每日 1 剂。金龙胶囊 0.25g×30 粒 ×2 盒,每次 4 粒,每日 3 次,水冲服。

2010 年 12 月 16 日第 50 诊,患者坚持门诊,基本用上述方法,精神状态一直良好,生活质量高,无明显不适,舌红,脉数。今日述在原医院复查 CT,两相比较,脑内与肺内病灶较前明显缩小,其中示左颞叶肿瘤 0.5cm×0.5cm,右肺肿瘤 1.8cm×1.2cm×1cm,经老太太自己计算:"按数据缩小一半,按面积缩小80%。"CEA2.99μg/L,CA199 18.28U/ml。仍用前法。

2012 年 5 月底,患者仍坚持就诊,无明显不适,仍用前方。

2013 年后半年肿瘤进展,在我科住院行放化疗,2014 年 7 月仍在住院中。

按语: 当前情况下,纯中医门诊治疗肺癌脑转移的病例少之又少。该患者意志坚决,坚持用药,也是治疗有效的一个重要方面。当肿瘤进展,需要住院行放化疗,我问她后悔吗,她斩钉截铁地回答:"不后悔,因为我还在啊。"我们在《中医抗癌进行时》一书中说"癌症没有绝奇方,患者精明医好当",指的就是这种情况。就具体方剂来说,还是以我在经方麦门冬汤基础上自拟的新方海白冬合汤治疗肺的原发病灶。石菖蒲、远志通脑化痰直达病所,蜂房、蜈蚣取虫类攻窜以毒攻毒之效,土贝母、浙贝母、川贝母、杏仁化痰止咳标本兼治,穿山甲、鳖甲软坚散结,是单纯中药抗癌的将军级药物。因体力较好,声音洪亮,以实邪为主,开始没有按常规用人参,或许也是取得成功的经验之一。

案 13. 肺癌脑转移 覃女士,女,35 岁,柳江人。2007 年 8 月右上肺癌手术,术后放疗。2009 年 4 月,发现肺癌脑转移,行头部放疗。2011 年 6 月 15 日初诊。肺癌脑转移 2 年余。搀扶而行,神清,左眼盲,有光感,右眼视物模糊,晨起痰中带血。舌淡苔薄黄,脉弦。诊断:肺痿,痰浊上泛,气阴两虚。泽泻汤加味(颗粒剂):泽泻 3 袋,白术 1 袋,蜈蚣 1 袋,川芎 1 袋,天麻 1 袋,半夏 1 袋,蛇莓 1 袋,蛇六谷 1 袋,红参 2 袋,玄参 1 袋,细辛 1 袋。每日一剂,开水化服。

2011 年 8 月 11 日第 11 诊,自觉服药有效。神清,头痛,眼困,舌淡红,苔黄厚,脉沉。因经济问题,改为汤药,上方增强化痰之力,处方:胆南星 10g,泽泻 20g,白术 12g,蜈蚣 2 只,川芎 15g,天麻 15g,半夏 12g,白花蛇舌草 15g,红参 10g,玄参 10g,细辛 5g。7 剂,水煎服,每日一剂。平消片 6 片,一日 3 次,口服。

2012 年 3 月 28 日第 31 诊,头痛好转,左眼胀痛,鼻塞流清涕,舌淡红,苔白,脉沉。证兼外感,酌加解表药。处方:上方加桑叶 12g,白芥子 12g,夏枯草 30g,芜蔚子 20g。7 剂,水煎服,每日一剂。平消片 6 片,一日 3 次,口服。

2012 年 5 月 24 日第 37 诊,头痛及左眼胀痛好转,恶心欲吐,舌红苔黄,脉细。顽痰胶固,不能功亏一篑。处方:上方再加土贝母 15g,制蜂房 10g,竹茹 12g。7 剂,水煎服,每日一剂。平消片 6 片,一日 3 次,口服。

2012 年 12 月 22 日第 47 诊,病情稳定,无明显不适,已能自行来诊。舌淡红,苔薄白,脉弦。仍用上方 7 剂。

按语:当肺癌脑转移,尤其是肺癌术后以头晕目眩、头痛欲呕为主要症状时,泽泻汤就成为主方。蜈蚣、全蝎攻窜之力强,颠顶之上,非此莫开,非川芎莫达。细辛、蜂房、天麻也常选用。半夏、蛇莓、蛇六谷、白芥子化痰必用。

案 14. 肺癌　陶某,男,75 岁,肺癌。患者 2014 年 9 月 28 日检查发现左肺占位病灶 11.2cm×11.2cm,穿刺活检提示:小细胞肺癌,未手术,行化疗 3 次,放疗 5 周后病灶缩小为 4.5cm×4.2cm,但因患者不能耐受放化疗,遂门诊单纯服中草药治疗。

首诊日期 2015 年 1 月 24 日,患者诉精神疲软、下肢酸软,气短,纳差,无咳嗽、咳痰、咯血,口干不欲饮,大便时溏时结,舌红苔白厚有裂纹,脉弱。诊断为肺癌(西医),肺痿(中医),辨证为气阴两虚,燥湿相混,痰浊犯肺,以益气养阴、化痰散结为治,予海白冬合汤加减:海浮石 30g,白英 30g,麦冬 15g,百合 15g,瓜蒌皮 15g,厚朴 12g,杏仁 12g,法半夏 12g,生牡蛎 30g,熟地 20g,鳖甲 30g,炮山甲 6g,红参 12g,炙甘草 6g,苍术 12g,炒白术 12g。7 剂,日一剂,水煎分两次服用。

2015 年 2 月 1 日第 2 诊,患者诉精神好转,大便正常,仍气短,纳食稍好转,舌脉同前,守前方 7 剂,日一剂,水煎分两次服用。后基本以此方加减。

2015年6月22日第26次复诊，治疗5个月后复查胸部CT，提示病灶大小2.7cm×2.3cm，患者诉自觉无明显不适，面色稍青，舌暗红苔白，舌体胖有齿印，继续守前方加薏苡仁30g，土鳖虫6g，7剂，日一剂，水煎分两次服用。

2015年8月13日第32次复诊，患者诉夜间睡眠欠佳，偶饭后腹胀，面色偏青，舌尖红苔白，舌体胖有齿印，脉稍弦。金虚不能克木反为木辱，故面色青，因此在海白冬合汤基础上泻心火培脾土，正所谓虚则补其母，实则泻其子。处方：海浮石30g，白英30g，麦冬12g，百合12g，瓜蒌皮15g，杏仁12g，法半夏12g，当归12g，熟地12g，白芍12g，炙甘草6g，鳖甲30g，炮山甲9g，生晒参12g，紫苏子20g，黄连10g，苍术12g，白术12g。7剂，日一剂，水煎分两次服用。

2015年8月20日，治疗近7个月，今复查CT提示病灶稳定。患者诉腹胀好转，睡眠可，舌面色青，诉近5个月体重增加1.5kg，舌尖红苔白，舌体胖有齿印，脉弦。继用原方。

按语：本案在此证明了一病有一主方，在辨病条件下辨证用方的重要性。本案虽无咳嗽、咳痰但舌苔白厚有裂纹，脉弱，气阴两虚，燥湿相混，痰浊犯肺的病机就能成立。所以在海白冬合汤四味主要药物的基础上，加瓜蒌皮、杏仁、法半夏化痰，苍术、白术健脾化痰则舌苔厚渐消，当归、熟地治肾虚痰泛，取金水六君子汤之意。紫苏子化痰降气而滋润不燥，实在是单味成方，只有在大队药中才体现出复方的厚重。厚朴化痰下气，实取仲景治疗肺痿的厚朴麻黄汤用厚朴分离邪气化凝结之气的心法，是早中期肺癌的不传之秘。在此邪实正虚的情况下，人参自然当堪大用，其应用经验可见本节"用药心得"。

第三节　胸腺瘤

胸腺瘤约占前纵隔肿瘤的50%，临床表现各异，可以无症状，50%的患者有胸痛、胸闷和呼吸困难，部分患者有消瘦、乏力等。从临床表现来看，中医典籍中对本病有一定认识。

《伤寒论》166条"病如桂枝证，头不痛，项不强，寸脉微浮，胸中痞硬，气上冲咽喉，不得息者，此为胸有寒也，当吐之，宜瓜蒂散"，说明病因是风寒入胸中，症候是寸脉微浮，胸中痞硬，气上冲咽喉，不得息，证系胸中寒痰阻滞，病位在上，有上冲之势，于法宜吐，方选瓜蒂散。我说这一条是描述肿瘤的，还有一个佐证就是，紧接着的167条就是"脏结"，张仲景条文排列的意义昭然若揭。

一、病因病机

由于本病的病因比较复杂,临床症状不典型,病位与心脏很近,所以在《金匮要略·五脏风寒积聚病脉证并治第十一》又有一些类似的论述:"心中风者,翕翕发热,不能起,心中饥,食即呕吐。心中寒者,其人苦病心如啖蒜状,剧者心痛彻背,背痛彻心,譬如蛊注。其脉浮者,自吐乃愈。心伤者,其人劳倦,即头面赤而下重,心中痛而自烦,发热,当脐跳,其脉弦,此为心脏伤所致也。心死脏,浮之实如麻豆,按之益躁疾者,死。"可以看出,本病的症状有所补充,还有和胸痹心痛的鉴别诊断,治法上从"自吐乃愈"可以意会,脉象在诊断上意义重大,预后更符合胸腺瘤的晚期实际。

如果胸腺瘤晚期导致上腔静脉综合征,那就是《金匮要略·痰饮咳嗽病脉证并治第十二》:"膈间支饮,其人喘满,心下痞坚,面色黧黑,其脉沉紧,得之数十日,医吐下之不愈,木防己汤主之。"看看,"医吐下之不愈"嘛,病情进展了,该改弦易辙了。

宋代的《圣济总录》较全面地反映了北宋时期医学发展的水平、学术思想倾向和成就。其中"膈痰者,气不升降,津液否涩,水饮之气聚于膈上,久而结实,故令气道奔迫,痞满短气不能卧,甚者头目眩晕,常欲呕吐"一段,承上启下,是对胸腺瘤病位病因病机症状的权威论述。

明代王肯堂的《证治准绳·杂病》也认识到以往说的膈痛"与心痛不同","心痛则在歧骨陷处,本非心痛,乃心支别络痛耳。膈痛则痛横满胸间,比之心痛为轻,痛之得名,俗为之称耳。"对病机和治疗方法多有经验:"膈痛多因积冷与痰气而成,宜五膈宽中散,或四七汤加木香、桂各半钱,或挝脾汤加木香。膈痛而气上急者,宜苏子降气汤去前胡加木香如数。痰涎壅盛而痛者,宜小半夏茯苓汤加枳实一钱,间进半硫丸。"值得借鉴之处甚多。

二、辨病辨证论治

张锡纯的升陷汤实际上就是治疗早期胸腺瘤的主方。"治胸中大气下陷,气短不足以息,或努力呼吸,有似乎喘;或气息将停,危在顷刻。其兼证,或寒热往来,或咽干作渴,或满闷怔忡,或神昏健忘,种种病状,诚难悉数。其脉象沉迟微弱,关前尤甚。其剧者,或六脉不全,或参伍不调。"由黄芪、知母、柴胡、桔梗、升麻组成。尤其是他对大气下陷证的病因及病程发展的看法和我提出的"结胸病是恶性肿瘤的胸腹部转移"有异曲同工之妙。"其证多得之力小任重,或枵腹力作,或病后气力未复,勤于动作,或因泄泻日久,或服破气药太过,或气分虚极自下陷,种种病因不同,而其脉象之微细迟弱,与胸中之短气,实与寒饮结胸相似。然诊其脉似寒凉,而询之果畏寒凉,且觉短气者,寒饮结胸也。"

我认为胸腺瘤的产生,内因是肾虚。胸腺可以说是先天精气的另一处储藏室。20岁以后,退出历史舞台。所以,当20岁以后,先天之精得不到后天之精及时补充的情况下,才多发本病,因此发病年龄多在20~40岁。先天之精得不到后天之精及时补充的最主要原因是劳力伤脾,大气下陷。所以,本病常伴有重症肌无力,约占本病的9%~28%。临床上我用大剂补中益气汤(我平时还真不讲究以量大取胜,但在这里黄芪100g,人参15g,太子参30g,党参30g同时用)加牛大力30g、五爪龙30g、千斤拔30g,往往取效。这实际上是以脾虚气陷为主要病机的主方。我对《本草纲目》黄芪"逐五脏间恶血"理解深入。胸腺瘤无论良恶,皆是心肺间的恶血,所以,非100g以上之大量黄芪不可。

第四章 消化系统肿瘤

第一节 食管癌

食管癌是《GB/T 16751.1—1997 中医临床诊疗术语:疾病部分》标准病名。以其症状的显著性、特殊性和残酷性而成为中医认识最早的恶性肿瘤。

一、噎膈病机论

食管癌相当于中医的噎膈等。早在两千年前的《内经》中就有"噎膈"病之描述,嗣后,有关"噎膈"病的文献十分丰富,其资料之众多、学术思想之活跃、不同学术观点争论之激烈,均居各肿瘤论述之首。

然而,时至今日,中医治疗噎膈的总体疗效并未尽如人意。究其原因,主要是对本病的病机缺乏全面、准确把握。换言之,就是说尽管历代医家对噎膈的病机各有建树,但也不免有观点偏颇,各执己见之处。例如《内经·素问》提到噎膈,最重要的就是对其病因病机的简明论述:"三阳结谓之膈""隔塞闭绝,上下不通则暴忧之病也"。隋·巢元方的《诸病源候论》则强调气结:"此由忧恚所致,忧恚则气结,气结则不宣流,使噎。噎者,噎塞不通也。"唐·孙思邈《备急千金要方》引《古今录验》之说,提出了"寒"在本病中的作用,谓"此皆忧恚嗔怒,寒气上入胸胁所致也"。元·朱震亨《丹溪心法》则强调"虚":"噎膈反胃名虽不同,病出一体,多由气血虚弱而成。"金·张子和认为《内经》"三阳者",为大肠、小肠、膀胱;结,结热也,并引经文"气厥论云:肝移寒于心,为狂膈中。阳气与寒相搏,故膈食而中不通,此膈阳与寒为之也,非独专于寒也",体会到噎膈病机的复杂性,即"阳气与寒相搏"。明·张介宾:"气不行,则噎膈病于上,精血枯涸,则燥结病于下。"提出了"精血枯涸"这一病机概念。认为"三阳结谓之膈",《内经》原非言热结,并举"热则流通、寒则凝结"的自然现象来说明"结非热结也"。进一步指出,噎膈并非由一种病因所致,气能结,血亦能结,阳能结,阴亦能结,因此"证有不同,有不可不辨耳"。明·李中梓《医宗必读》中较为全面地认识噎膈病机,且提出了新的重要病机——痰,"大抵气血亏损,复因悲思忧患,则脾胃受伤,血液渐耗,郁气而生痰,痰则塞而不通,气则上而不下,妨碍道路,饮食难进,噎塞所由成也。"明·邵达在《订补明医指掌》中谈到了噎膈病机中痰的特殊性——顽痰胶固。"多起于忧郁,忧郁则气结于胸,臆而生痰,久则痰结成块,胶于上焦,道路窄狭,不能宽畅,饮或可下,食则难入,而病已成矣。如好酒之徒,患此者必是顽痰,盖酒能发火,火能生痰,胶结不开,阻塞道路,水饮下咽,亦觉痛涩。"明末清初的张璐提出了"冲脉上行,逆气所作"的新观点。以至清代徐灵胎才明确了噎膈的又一重要病机——瘀血,"噎膈之症,必有瘀血,顽痰逆气,阻隔胃气。"叶天士则进一步指出噎膈是"高年阳气结于上,阴液衰于下"。在清代医家的医案中,也可隐约看出这一基本病机的存在。如吴鞠通治噎膈案,阴衰阳结兼顾:癸亥十月十三日,李,五十四岁。大凡噎症,由于半百之年,阴衰阳结。古来纷纷议论,各疏所长,俱未定宗。大抵偏于阳结而阴衰者,宜通阳气,如旋覆代赭汤、进退黄连汤之类;偏于阴衰而阳结者,重在阴衰,断不可见一毫香燥,如丹溪之论是也。又有食膈宜下,痰膈宜导,血膈宜通络,气膈宜宣肝,呕吐太过而伤胃津液者宜牛啜草复其液;老僧寡妇,强制太过,精气结而成骨,横处幽门,宜鹅血以化之;厨役受秽浊之气伤肺,酒肉胜食气而伤胃,宜化清气,不可胜数。按此症脉沉数有力而渴,面色苍而兼红,甫过五旬,须发皆白,其为平日用心太过,重伤其阴,而又伏火无疑。议用玉女煎法。煅石膏八钱,麦冬(不去心)六钱,牛膝三钱,旋覆花(新绛纱包)三钱,白粳米一撮,知母二钱,炙甘草三钱,大熟地六钱。每日早服牛乳一茶碗。(《吴鞠通医案》)

再如张聿青治噎膈案,寒热并用,辛开苦降:胡云台方伯,年逾花甲,阴液已亏,加以肝气不和,乘于胃土,胃中之阳气不能旋转。食入梗阻,甚则涎沫上涌,脉两关俱弦。噎膈根源,未可与寻常并论。姑转旋胃阳,略参疏风,以清新感。竹沥半夏一钱五分,炒竹茹一钱,川雅连五分,淡黄芩一钱五分,淡干姜三分,白茯苓三钱,桑叶一钱,池菊花一钱五分,白蒺藜一钱五分,白檀香(劈)一钱。二诊:辛开苦降,噎塞稍轻,然左肩作痛,寐醒辄觉兼渴,脉细关弦,舌红,苔黄心剥。人身脾为阴土,胃为阳土,阴土喜燥,阳土喜润。譬诸平人,稍一不慎,饮食噎塞,则饮汤以润之,噎塞立止,此即胃喜柔润之明证。今高年五液皆虚,加以肝火内燃,至胃阴亏损,不能柔润,所以胃口干涩,食不得入矣。然胃既干涩,痰从何来?不知津液凝滞,悉酿为痰。痰愈多则津液愈耗,再拟调达肝木而泄气火,泄气火即所以保津液也。然否?即请正之。香豆豉,光杏仁,郁金,炒蒌仁,桔梗,竹茹,川雅连(干姜六分,煎汁收入),枇杷叶,黑山栀,白檀香。三诊:开展气化,流通津液,数日甚觉和平,噎塞亦退。无如津液暗枯,草木之力,不能久持,所以噎塞即退复甚。五脏主五志,在肺为悲,在脾为忧。今无端悲感交集,亦属脏躁之征,再复开展气化,兼进润养之品。光杏仁三钱,广郁金一钱五分,黑山栀三钱,竹沥七钱(冲),姜汁少许,炒蒌皮三钱,白茯苓三钱,枳壳五分,炒苏子三钱,大天冬三钱,池菊花一钱,白檀香八分,枇杷叶(去毛)四片。四诊:开展气化,原所以泄气热而保津液也。数日来舌心光剥之处稍淡,然左臂仍时作痛。噎塞时重时轻,无非津液不济,胃土不能濡润,咳嗽多痰,亦属津液蒸炼,肺络被灼,所以脏躁乃生悲感。再化痰泄热,以治其标,润养津液,以治其本。白蒺藜三钱,黑山栀三钱,光杏仁三钱,淮小麦六钱,池菊花钱五分,广郁金钱五分,炒蒌皮三钱,生甘草三分,大南枣四枚(劈去核),盐水炒竹茹一钱。接服方:鲜生地五钱,天花粉钱五分,大麦冬三钱,甜杏仁三钱,生怀药三钱,白蒺藜三钱,焦秫米二钱,青果三枚(打),梨汁一两(温冲)。(《张聿青医案》)

二、组方用药经验

根据对于食管癌病机的新见解,并结合当年的临床经验,拟定了治疗食管癌的主方——全通汤,这是我最早的抗癌自拟方,颇受医界好评。《王三虎抗癌经验》《杨宗善名老中医临证精要》可参。经过多年临证揣摩,确定如下:近多年来,不断完善,逐步成型的是下面的内容。

组成:威灵仙 30g,白芍 30g,甘草 12g,壁虎 10g,冬凌草 30g,姜半夏 15g,人参 12g,黄连 10g,生姜 12g,枇杷叶 12g,代赭石 12g,竹茹 12g,麦冬 18g,瓜蒌 12g,当归 12g。

用法:水煎服,每日 1 剂。

功效:散结开窍,辛开苦降,润燥并用。

主治:食管癌吞咽困难,痰浊上泛,大便干涩。

方解:威灵仙与芍药甘草汤缓解食管痉挛,治其标,壁虎、冬凌草辨病论治,治其本。姜半夏、人参、黄连、生姜取半夏泻心汤意,寒热并用,辛开苦降,扶正祛邪。枇杷叶、代赭石、竹茹降肺胃之气。麦冬、瓜蒌、当归滋润胃肠,与半夏相对,润燥并用,适应燥湿相混的复杂病机。

加减法:水米不入者,加硇砂、硼砂各 1g 冲服。大便干结严重者加大黄 15g、芒硝 12g。瘀血征象明显加桃仁 15g、水蛭 12g,伴疼痛明显加血竭 6g、琥珀 6g。纯中医治疗者加蟾皮 10g。

我还从治疗噎膈的古方启膈丸中的杵头糠得到启发,提倡食疗药——米油,经济实用,简便易行,依据充分,疗效确实。

本方具有药力平稳,见效快而持久的特点,部分患者经活检证实已查不到癌细胞,证明了"谨守病机"的重要性。近阅一国医大师主编的名中医治疗肿瘤经验书籍,使我颇多感受。该书所选均为 20 世纪下半叶活跃在医坛的医家,基本上是大内科出身,治疗方法多以毒性药、烈性药为主,以求短期效果。如治疗食管癌目的在于开通食管,常用硼砂、硇砂等,这可能是当时西医的治疗方法和效果有限,人们谈癌色变,中医也受西医以毒攻毒的影响,或者说当时人们的经济落后,医疗条件差,保健意识弱,检查手段单一,所以发现的多半是晚期患者。而医疗技术如今已不可同日而语,我们面对的患者往往是放化疗后主动要求中医综合治疗的,虽也常有单纯中药治疗的,也是发现的要早得多,多种疾病同在的多,治疗的目的已经不是怎么样吃得下饭,而是怎么样减少痛苦、延长生命、提高生活质量。

值得重点阐述的药物有开关通噎的壁虎、威灵仙,解毒抗癌的蟾皮、冬凌草,敛泄并用的诃子。

壁虎 味咸,性寒,能消痰软坚,活血散瘀,是治疗有形肿块的效药。元代以前少入药用,李时珍首倡以壁虎炒焦入药为治噎膈之主药。现代药理研究表明,壁虎水溶液对癌细胞的呼吸有抑制作用。结合多年的应用,《中医抗癌进行时:随王三虎教授临证日记》多有案例,我认为壁虎虽有小毒,但特点是通透性好,取效快。用量在 3~8g。适用于热象明显的病例。

蟾皮 味辛,有毒。功能攻毒杀虫,消肿定痛,行水湿,破癥瘕。第四军医大学药物研究所通过多年研究,证明了蟾皮的抗癌功能。对于寒热胶结的食管癌来说,我往往是壁虎、蟾皮寒热并用,相反相成。

诃子 噎膈往往大量吐痰涎,需要收敛津液,又有大便干结需要通利。在这个意义上说,诃子是治疗噎膈病的效药,与其集敛散于一体的特点有关。除收敛止咳止泻外，还有通利的一面。唐代甄权《药性论》谓诃子"能通利津液，主破胸膈结气"，在宋初的两大医书中已有充分体现。《太平圣惠方》治五膈气诸方共 24 方，含诃子的有首方"治五膈气，胸中烦满，否塞不通，心腹虚胀，心下结实，饮食不下，诃梨勒散方"和"治五膈气，久不下食，心胸妨闷，多吐酸水，诃梨勒丸方"等 15 方，几近三分之二。而《圣济总录》治五膈气共 15 方中，含有诃梨勒的有 4 方，所以《海药本草》有诃梨勒"主五膈结气"之说。我用诃子，是辨病用药，与症状关系不大。一般 12g。

三、食疗方法

噎膈食疗方法众多，多以徐饮汁液取效，虽因噎膈气塞吞咽不利不得已而为之，但也不乏效验。牛乳、羊乳、果汁、藕汁、荸荠汁、甘蔗汁、姜汁等混合饮用不在话下，古书有白鹅血、驴尿等则少有用者，笔者最常教人者惟米汤、米油为食药两用之品。至于肉汤，想来也在此列，不然正气不资，恐非长久之计。近日四川马宇医师寄赠其参与整理出版之《曾懿集》，颇感兴趣。这名历史上不多见的有著作有创见的女医师，阅历丰富，自谓："西穷雪山，北涉燕山，游将周悉五岳。南浮闽海，东遵渤海，迹几遍于四渎。"其中最感兴趣者："治膈噎二症，总以养血健脾为主，多由脾气亏败，血液枯耗，隧道涩而成病，治之非易，前在皖北闻一弇云，昔日从军至汴省，中途得膈噎病，能饮不能食。遇一集镇以大锅煮鸡十余只卖者，因口渴而即市其汁，饮之，味浓而极鲜，食下即达于下焦，不似前之饮水格格不入，遂连购数碗饮之，则渐能进食。此后每食，必用鸡汤煮粥食之，胃膈即开，病即愈矣。可见此病之亏损，非赖肉汁不能补也。而况十余只之鸡汁，其浓可知，此方真可传也。如遇此症，可用极肥老母鸡，杀剖洗净，剁其融碎，和冷水漫火熬成浓汁，不加盐，略加姜汁饮之，无不见效。"

《太平圣惠方》食治五噎诸方有三方，第一方是羊肉索饼，第二方是黄雌鸡臛索饼，乌雌鸡切面羹，看来羊肉面、鸡汤面对于噎膈病人来说还是比馒头米饭顺溜，另一证也。

我还有老公鸭炖汤的经验，已在《中医抗癌进行时：随王三虎教授临证日记》2003 年 12 月 19 日"食疗抗癌好方法，滋阴利水有雄鸭"中有了详细介绍，此不赘述。

我在 2000 年出版的《中医 1000 问：食疗篇》中介绍的治疗食管癌的牛奶四汁饮：牛奶 60ml，韭汁 10ml，姜汁 10ml，藕汁 10ml，梨汁 10ml。将牛奶与四汁混合煮沸即成,频饮。

对于酒,肿瘤患者是要忌的,但食管癌例外。壁虎 5~10 条,白酒 500ml 浸泡两天即可服用。每次 10ml,一日三次。

四、验案举例

案 1. 食管癌 杨先生,68 岁,西安市公安局家属。2000 年 8 月 23 日初诊。患者自诉饮食吞咽困难 1 个月,在西安某大学附属医院胃镜检查并活检,确诊为食管癌。已进行化疗一个疗程。但吞咽困难仍在,随到第四军医大学肿瘤研究所门诊部求治。刻诊:面色萎黄不华,神疲乏力,食欲不振,胸骨后疼痛,不喜生冷,大便经常干燥,舌质暗淡,体胖,苔厚腻略黄,脉滑。此乃噎膈,证属:癌毒胶固,阴衰阳结,寒热错杂,痰气血瘀,上下不通,本虚标实。以抗癌扶正,养阴通阳,清热散寒,化痰活血为大法。以自拟方全通汤予服。处方:石见穿 30g,威灵仙 12g,人参 6g,当归 12g,肉苁蓉 15g,栀子 10g,生姜 6g,枇杷叶 12g,降香 12g,代赭石 20g,瓜蒌 12g,竹茹 12g。6 剂,水煎服,每日 1 剂。

2000 年 8 月 30 日复诊,自诉食欲增加,吞咽较前畅顺,大便不干,精神好转。舌苔见退,嘱其开怀静养,仍以上方加丹参 30g,桃仁 12g,以加重活血化瘀之力。6 剂,水煎服,每日 1 剂。

2000 年 9 月 8 日第 3 诊,药后腹泻,停药又恢复正常。上方减石见穿为 20g,去栀子,与本所"带瘤生存胶囊"交替服用。

2000 年 11 月 2 日第 4 诊,自觉症状消失,情绪乐观,精神有加,舌淡红,苔薄,脉缓滑。近日复查胃镜,食管黏膜正常,活检未见癌细胞。效不更方,仍以 9 月 8 日方案继续服用。

2001 年 1 月 5 日第 5 诊,再次活检,未找见癌细胞。嘱其常服平消片,以巩固疗效。

2001 年 4 月 25 日随访,身体康健,无不适。

按语:本案是笔者早期的典型案例,所以案中只认识到病机为"寒热错杂"。在日后诸多癌症面前我才逐步体会到"寒热胶结"才是癌症的基本病机。古人有"见血不止血""见痰休治痰"等强调抓住基本病机而不一定只针对症状用药的名言。在肿瘤临床,由于受到现代医学主要针对癌组织治疗的影响,中医也往往着眼于直接有抗癌作用的药物而忽略了对其病机的探寻与把握。

事实上,已经现代医学药理研究证明或中医临床经验提示有抗癌作用的中药有300种左右,而常用的中药只有200余种,换句话说,多数中药都有一定的抗癌作用,如本案初诊方12味药中,已经证明有抗癌作用的有石见穿、威灵仙、人参、当归、栀子、生姜、瓜蒌等7种,但实际上几乎所有的癌症都不可能用单味药治愈。这就有立法组方和用量疗程等问题。我们不可能按图索骥,只能在中医理论的指导下,讲究理法方药的一线贯穿,才能技高一筹,彻底铲除癌症长生的根源,从而标本兼治,防治同工。

案 2. 食管癌 王先生,65岁。陕西省渭南市人。2000年10月,因吞咽困难,在医院经胃镜活检,确诊为食管上端鳞状细胞癌,建议放疗。因家庭经济困难,只用中药治疗。刻诊:形体虽瘦,精神尚可,吞咽困难,时感胸骨后疼痛,不吐白沫,大便尚可。自知病情,心疼钱财,勉强愿意服药。舌暗红,脉弦滑。病属噎膈,预后较好。虽然症未全现,辨证当属癌毒胶固,阴衰阳结,寒热错杂,痰气血瘀,上下不通,本虚标实。癌毒胶固与阴衰阳结,寒热错杂,痰气血瘀,上下不通互为因果,形成恶性循环,难分难解。用自拟全通汤化裁:石见穿30g,威灵仙12g,紫苏梗15g,代赭石30g,半夏20g,生姜6g,枇杷叶12g,枳实12g,竹茹12g,瓜蒌15g,人参6g,云苓12g,白术12g,白芍12g,炙甘草6g。7剂,每日1剂,水煎服。二诊自述噎膈大为减轻,愿意继续服药。每次7剂,连用21剂后,症状消失。因其人吝啬,加之不愿给儿女增添负担,从此再不服药。虽经儿女苦劝,也无济于事。卒于2002年1月15日。

按语:本案再一次说明自拟全通汤符合噎膈病机,看似无毒药抗癌,但确有一定临床疗效。只不过癌症势必是恶性疾病,盘根错节,非持久战不可,若浅尝辄止则前功尽弃。"病不许治者,病必不治,治之无功也",此之谓乎?

案 3. 食管癌 郑先生,50岁。陕西省岐山县人。因饮食吞咽不利,遇怒加重2个月,在医院经胃镜活检,确诊为食管癌。因多种原因未行手术及放化疗。2001年4月1日,适逢我到该村,顺便就诊。以全通汤化裁予服。2001年11月17日,我在陕西省医史学术会议上做"中医抗癌新思维"的学术报告后,陕西省中医药研究院郑怀林研究员即席发言说:"今年4月1日,我请王教授到周原旅游时,为本村患食管癌的郑某某开了一张并不复杂的处方。最近见到他时,告诉我服药18付,已在医院做了两次胃镜并活检,都未发现癌细胞。这件事还没顾得上给王教授说,今天讲出来,是想说明王教授刚才报告中提到的治疗食管癌的自拟新方——全通汤,确有效验。"会后我请郑研究员在 2002 年春节将原方要回,即:人参 10g,柴胡 10g,黄芩 12g,半夏 12g,紫苏子 12g,枇杷叶 12g,生姜 6g,白芥子 12g,威灵仙 12g,瓜蒌 12g,半枝莲 30g,代赭石 20g。每日 1 剂,水煎服。

按语:癌症的发生和发展是多种因素综合作用的结果,其预后也受多种因素的影响。本案获得痊愈,却不敢贪天功为己有。但尽心尽力,无疑是医生的本分。

案 4. 食管癌放化疗后复发　雷女士,67 岁,西安市人。2003 年 11 月 27 日初诊。2000 年 8 月确诊为食管癌,后进行放疗、化疗,至 2001 年 6 月,病检病灶处已无癌性病变,但纵隔淋巴结肿大。2002 年 9 月复发,见一 1.8cm×0.6cm 大小肿块,后又放疗。2003 年 6 月复查,食管距门齿约 28cm 处可见一 1.2cm×1.2cm 大小黏膜粗糙面,病检为中分化鳞癌。7 月开始进行 X 刀治疗,但患处仍灼痛,症状不断加重。刻诊:患者痛苦貌,面色暗黄,身体消瘦,患处疼痛难忍,左背部近日作痛,干咳,头晕,食欲差,梦多,口水多,不能食凉,舌红,苔稍黄,脉弦。考虑当前以疼痛为主要症状,在基本病机的基础上以阴虚为主,顾及气虚。处方:沙参 10g,麦冬 10g,玉竹 10g,徐长卿 20g,半夏 15g,姜石 20g,枇杷叶 12g,生姜 8g,冬凌草 30g,延胡索 20g,白芍 20g,甘草 10g,人参 10g,白及 20g,栀子 10g,干姜 6g。水煎服,每日 1 剂。瘤痛康贴 1 盒,外用。复诊时,症状已有所缓解,但咽干,项强,胸背痛,舌红,脉弦数。于是上方去干姜,加葛根 20g 缓解项强,加行气活血、止痛抗癌的夏天无 12g、郁金 12g、血竭 4g(冲)。嘱常服米油。

2003 年 12 月 18 日,胸背痛甚,夜间腿肿,舌红少津,无苔,脉细。改麦冬 30g,徐长卿 40g,延胡索 30g,加壁虎 6g,当归 12g。一周后复诊,疼痛大减,肿消,但食少,加鸡内金 12g。

2004 年 1 月 15 日,患者精神较好,面色稍黄,食欲较差,其他尚好,舌红体瘦,脉细。仍在原方基础上略加改动,方为:沙参 10g,麦冬 20g,半夏 15g,姜石 30,枇杷叶 12g,生姜 8g,冬凌草 30g,延胡索 30g,白芍 20g,甘草 10g,人参 10g,白及 20g,栀子 12g,夏天无 12g,葛根 20g,郁金 12g,灵芝 12g,当归 12g,炒酸枣仁 20g,壁虎 8g,鸡内金 12g,代赭石 30g,黄芪 40g,焦山楂 12g,龟甲 12g。

水煎服,每日1剂。

在半年多调理下,病情慢慢缓解,症状则似有若无。至2004年4月30日来诊时,患者精神较好,面色稍黄,仅谓食醋则胸前不适,下肢拘挛,舌苔薄,脉弦。改用初诊方。此后病症虽减,仍不能掉以轻心,谨防死灰复燃,希冀长治久安。

按语:雷女士是我遇到的患者中以症状杂、痛苦多而印象深刻,所以,当患者来诊时总是提心吊胆地听其诉说,一旦得知症状渐次减少,往往有一展胸臆之感。以致后来症状十去八九,喜笑颜开,我也得到了成功的快乐。细审本案,以胸骨后疼痛为主要症状。中医所谓"痛则不通""不通则痛"的理论已相当普及,但导致不通的因素却只有气血瘀滞和寒凝为人所熟悉。其实,气虚鼓动无力也能导致不通,阴虚血脉干涩也能导致不通,本案考虑到以阴虚为主,顾及气虚,沙参、麦冬、玉竹、白芍、甘草、人参也为疼痛的缓解起到了基础治疗作用。另外,本案灼痛、舌红,苔稍黄,提示热,口水多,不能食凉,提示寒,寒热胶结已无疑义,所以寒热并用,冬凌草、栀子与生姜、干姜相反相成,并行不悖。徐长卿、夏天无、延胡索、血竭均有止痛作用,但徐长卿散寒,夏天无清热,延胡索理气,血竭活血,各有所偏,两两相对,深意存焉。

案5. 食管癌放化疗后　姜女士,67岁,陕西渭南市人。2004年5月12日初诊。颈下肿块半年。2004年3月确诊食管中段鳞状细胞癌Ⅱ级,在西安某医院放化疗至今。刻诊:形体精神可,左颈部有放射痕迹,声音嘶哑,呃逆,口咽干燥,喜温热饮食,喉中有痰,吞咽不利,大便干燥如羊屎,二日或一日一次,多梦心悸,舌体瘦小,质红,有浅裂纹,脉细。病乃噎膈,证属食管拘急,胃失和降,气阴两虚。法当缓解挛急,和降胃气,益气养阴。方用自拟方全通汤加味:威灵仙12g,白芍15g,炙甘草10g,冬凌草30g,石见穿30g,枇杷叶12g,紫苏子12g,紫苏梗12g,半夏12g,麦冬15g,人参10g,当归12g,何首乌15g,瓜蒌12g,干姜6g。6剂,水煎服,每日1剂。

2004年8月6日第8诊,服上方6剂,大便得通,吞咽稍利。后以上方去干姜,加壁虎5g,蟾皮6g,牛蒡子12g,服用36剂。声音明显恢复,吞咽正常,咳嗽痰黏,腿困,口干口渴,齿龈出血,胃中灼热,舌红,苔薄黄,脉沉细。近日CT复查:锁骨上肿大淋巴结明显缩小,食管原病变基本消失。证属:血热伤阴,胃火炽盛,余毒未尽。方用犀角地黄汤加味:水牛角30g,生地20g,赤芍12g,

丹皮 12g,茜草 12g,黄连 6g,生石膏 20g,全瓜蒌 20g,夏枯草 20g,玄参 12g,女贞子 12g,当归 12g,冬凌草 30g,人参 10g,壁虎 5g,穿山甲 10g,鳖甲 20g,三棱 12g,莪术 12g。水煎服,每日 1 剂。

2004 年 10 月 4 日第 10 诊,上方服用 44 剂,除咽中痰多不利、面胀腿困、乏力外,别无不适,舌淡红,苔薄,脉弦细。热虽退,基本病机仍在,继用 2004 年 5 月 12 日方去干姜,加射干 10g,茯苓 10g,陈皮 10g。水煎服,隔日 1 剂。

按语:寒热胶结是癌症的一个重要病机,但并不是说寒热对等或一成不变,临证总要以望闻问切所得为依据。本案初诊患者口咽干燥,却喜温热饮食,就是依据,但显然热多寒少,所以冬凌草 30g,石见穿 30g,与干姜 6g 为伍。二诊,寒象不显则去干姜。第 8 诊,口干口渴,齿龈出血,胃中灼热,舌红,苔薄黄,虽 CT 复查锁骨上肿大淋巴结明显缩小,食管原病变基本消失,但辨证属血热伤阴,胃火炽盛,余毒未尽,乃改弦易辙,方用犀角地黄汤加味,坚持服用而获良效。《内经》谓"三阳结谓之膈",强调阳热结聚则影响气机升降,津液敷布失常而成吞咽困难。这种情况已在本案中得以充分体现,可见古人言之不虚。

案 6. 食管癌术后 赵先生,66 岁,河南焦作人。首诊 2004 年 9 月 8 日。自述 2003 年 5 月行食管癌手术,因吞咽困难,2004 年 9 月初行食管扩张术。刻诊:形体消瘦,面色晦暗萎黄,乏困无力,吞咽哽噎不顺,偶吐白沫,舌淡苔薄,脉细。证属气虚痰阻,胃失和降。自拟方全通汤加味:红参 12g,半夏 20g,生姜 8g,紫苏梗 12g,当归 12g,壁虎 5g,冬凌草 30g,炙黄芪 30g,白术 12g,茯苓 12g,炙甘草 10g,刺猬皮 10g,穿山甲 10g,木香 10g。25 剂,每日 1 剂,水煎分 2 次服。

2004 年 10 月 6 日复诊,其子代诉:服药平顺,已无哽噎感,体重明显增加,面色好转。上方去冬凌草,加石见穿 30g。25 剂,每日 1 剂,水煎分 2 次服。

2004 年 11 月 8 日第 3 诊,症见:面黄偏黑,形体复常,体力尚可,饮食通畅,无明显不舒,大便可,舌淡脉弱。上方 25 剂,每日 1 剂,水煎分 2 次服。

2004 年 12 月 16 日第 4 诊,其子代诉:精神好,面色如常,饮食大便如常。比 11 月 8 日体重增加 1kg,12 月 13 日在当地医院复查肿瘤标志物,检查均正常。效不更方,予 2004 年 9 月 8 日方 30 剂,巩固疗效。

按语:仲景早就指明了疑难病的诊疗方略:"观其脉证,知犯何逆,随证治之。"我虽有"寒热胶结致癌论""燥湿相混致癌论"等观点,但不等于临证预有成见,忽视证候的采集。相反,耐心询问,详细诊察,具体问题具体分析才是不二法门。正如前人所谓:"读书宁涩勿滑,临证宁拙勿巧。"既有气虚痰阻、胃失和降之辨,就有红参、黄芪、白术、茯苓、炙甘草的健脾益气,半夏、生姜、紫苏梗、木香之化痰理气,和胃降逆。而壁虎、冬凌草、刺猬皮、穿山甲则属辨病用药。如此辨证与辨病相结合,才是现代中医的特点。刺猬皮虽然至今尚未见到抗癌作用的药理研究报道,但《神农本草经》治疗"五痔,阴蚀,下血赤白,五色血汁不止",《名医别录》"疗腹痛疝积"于前,《本草汇纂》"专入肠胃,味辛、苦,性平,无毒,祛肠胃湿热、血瘀",《食物中药与便方》"治反胃吐食"的论述于后,均提示了刺猬皮与消化系统肿瘤的相关性。我在临证中就常用于治疗食管癌、胃癌、结直肠癌等,确有攻坚消积之功。本案说明癌症虽险恶,但还是有一定规律可循。谨守病机,精究方药,就能取得一定疗效。也印证了《内经》一句名言:"言不可治者,未得其术也。"

案 7. 食管癌 刘先生,男,69 岁。湖北巴东人。约 1 年前出现饮食吞咽不畅伴颈部淋巴结肿大,后在当地经胃镜检查及病理活检提示低分化食管癌。因患者当地多人患食管癌,大部分人手术、放疗后 2~3 年内死亡,而且死亡之前都承受了极大的痛苦,而他有一位同事的父亲因食管癌在我处服用中药治疗后经当地医院证实痊愈,因此不远千里求诊。2014 年 9 月 28 日初诊。因难以承受舟车劳顿之苦,遂由其儿子代诊取药。病例记载:吞咽不畅,纳差,精神疲软,体重下降 3kg,大便时溏时结,舌边可见瘀点瘀斑,舌质红,苔白、中根部厚稍燥。诊断为食管癌,噎膈,辨证为癌毒胶固,寒热错杂,痰气血瘀,本虚标实。治以扶正抗癌,清热散寒,化痰散瘀。予以半夏泻心汤加减:法半夏 12g,黄芩 9g,黄连 6g,红参 12g,生姜 12g,大枣 20g,炙甘草 6g,瓦楞子 20g,蜈蚣 2 条,枳实 12g,红花 10g,苍术 12g,薏苡仁 30g。共 90 剂,水煎服,每日 1 剂。

2014 年 12 月 27 日第 2 诊,患者服药后精神好转,纳食较前增加,遂在家人陪同下来柳州就诊。当时病例记载:饮食仍有吞咽不畅感,但食欲增加,精神好转,大便不畅,偶有胃脘部不适,失眠可,舌淡红,苔薄黄、中部厚腻,舌边仍有瘀点瘀斑。辨证为癌毒胶固,阴衰阳结,寒热错杂,痰气血瘀,上下不通,本虚标实。治以抗癌扶正,养阴通阳,清热散寒,化痰散瘀为大法。治疗予以全通汤加减:壁虎 15g ,冬凌草 30g,土贝母 15g,山慈菇 15g,瓦楞子 30g,红参

12g,枇杷叶 12g,法半夏 20g,瓜蒌皮 20g,桃仁 15g,威灵仙 30g,白芍 30,炙甘草 10g,徐长卿 20g。120 剂,水煎服,每日 1 剂。

2015 年 4 月 28 日第 3 诊,患者儿子代父取药。诉服药后吞咽较前通畅,食欲佳,纳食可,大便时结,体重较前增加 1kg,睡眠可,舌苔较前消退,舌瘀斑明显好转。改初诊方加益智仁 6g,枇杷叶 12g,瓜蒌 12。共 90 剂,水煎服,每日 1 剂。

近 2015 年 7 月 27 日为第 4 诊,患者儿子代诉,患者目前进食无不适,纳食正常,精神好,睡眠可,二便调,体重自服药以来增加 2.5kg,通过手机照片提示舌淡红,苔薄白,舌边见少量瘀点,患者儿子诉舌上的瘀点瘀斑明显消除。患者目前病情好转,守前方加减:法半夏 15g,黄芩 9g,黄连 6g,红参 12g,生姜 12g,大枣 20g,炙甘草 6g,瓦楞子 20g,全蝎 5,枳实 12g,红花 9g,当归 12g,白芍 12g,薏苡仁 30g,益智仁 6g,枇杷叶 12g,瓜蒌 12。90 剂,水煎服,每日 1 剂。拟服完本疗程药物后进行胃镜复查。

按语:本病例以全通汤加减,方以壁虎、冬凌草、山慈菇解毒抗癌为君药,威灵仙解除食管拘挛、红参扶正抗癌,共为臣药,瓦楞子、土贝母、法半夏、瓜蒌、桃仁、蜈蚣化痰软坚散结活血,共为佐药,枇杷叶、姜枣等共为使药。全方体现了辨病与辨证结合的组方特点。本案在患者三诊病情好转后即减少解毒抗癌药物,加强扶正祛邪药物,正所谓大毒治病大半而止。

第二节 胃　癌

胃癌是《GB/T 16751.1—1997 中医临床诊疗术语:疾病部分》标准病名。颇类似于中医古籍中反胃、翻胃的临床表现。

一、病因病机及病程转归

胃癌属中医学"胃反""胃翻"范畴,病因病机繁复,真假难辨。从病因上看,多因饮食不节,或暴饮暴食,或饥饱无常,日久胃气受伤,由轻到重,逐步演变而来。尤其是嗜食辛辣刺激之物的同时又恣饮冰镇啤酒或冷饮,造成寒热错杂于胃,导致胃脘胀痛频发。当然也有胃之寒热,治不得法,寒邪未已,热邪又见,或热邪未已,寒邪又增,而形成寒热错杂于胃者。再逢重大事件,精神压力大,或所欲不遂,郁怒难伸,气机不畅,胃失和降,则寒热胶结,夹瘀夹痰,难分难解,结聚成块,盘踞胃脘而成。《伤寒论》第 120 条:"太阳病,当恶寒发热,今自汗出,不恶寒发热,关上脉细数者,以医吐之过也。一二日吐之者,腹中饥,口不能食;三四日吐之者,不喜糜粥,欲食冷食,朝食暮吐,以医吐之所致也,此为小逆。"就说的是风寒之邪入里成胃反的情况。朝食暮吐,就是胃反的主要症状,"以医吐之所致也,此为小逆"的言外之意就是,不是误治出现的朝食暮吐,可就麻烦大了。《圣济总录》卷第一十三《诸风门》风成寒热:"论曰:因于露风,乃生寒热。始感于腠理,腠理开则洒然寒,闭则热而闷。其风入于胃经,寒则物不化,故衰食饮;热则气内烁,故消肌肉;寒热相合,交争于中。"是对风邪、寒热作用于胃的高度概括。

寒热胶结、胃失和降就是胃癌的主要病机,甚至贯穿始终,难分难解。纵观胃癌的病程,多数是由寒热胶结于胃,日久不解导致脾之阴阳两虚,再到肾之阴阳俱虚。同时,也有脾胃虚弱、痰浊内阻或湿滞脾胃、胃阴亏虚等少见证型,或持续存在,或与寒热胶结相互兼夹,甚至燥湿相混,变化纷繁,肝肾亏耗,心肺受累,终致五脏俱损,消耗殆尽。

二、辨证论治

(一) 寒热错杂,胃失和降

古代医家对胃肠积聚的认识各有偏颇,强调热的,如《医学统旨》:"酒面炙煿,黏滑难化之物,滞于中宫,损伤肠胃,渐成痞满吞酸,甚则为噎膈反胃。"强调寒的,如《卫生宝鉴》:"凡人脾胃虚弱,或饮食过常或生冷过度,不能克化,致成积聚结块。"各家争鸣,自成体系。现代医家大多根据寒热虚实将胃癌分为气阴两虚、痰郁气滞、瘀毒内阻、脾肾阳虚等四型。但上述古今分型,相对独立,缺少内在联系,并不符合临床实际。这与医家自身局限性有关。随着社会的进步,医学技术的发展,人们的医疗保健需求逐步提高,专业医生的出现,才有可能对胃癌的整个病程有较为全面的理解。我认为寒热错杂,胃失和降是胃癌的最常见证型。这既是在前人基础上的纠偏和综合,也是学术发展的必然。寒热胶结在临床上往往并不是对等存在的,有时以热为主,有时以寒为主,特别要注意寒象掩盖了热象、热象掩盖了寒象的情况,这样才不至于见寒治寒、见热治热。我通过临床观察,认为胃癌发展过程中表现出寒热胶结者占十之七八,在近几年诊治的胃癌患者当中,有 30 余人均以"寒热胶结"为基本病机。

寒热胶结往往是在寒热错杂、寒热并见的基础上,与有形之邪相合,日积月累而成积化毒致癌。患者喜热食、舌红,或舌淡苔白而反觉胃中灼热,症状相反,或腹中雷鸣,大便不匀,腹泻与便秘交替出现,正是寒热胶结辨证的着眼点,以辛开苦降,寒热并用,扶正祛邪,化痰散结为大法,以半夏泻心汤和乌贝散加瓦楞子为基本方。

（二）脾胃虚弱,痰浊内阻

胃癌术后症状复杂多变,脾胃虚弱、湿滞脾胃等原因导致胃失和降而致病也可见到,此型约占胃癌的十分之一。表现为食欲不振,胃脘不适,似胀非胀,似痛非痛,莫可名状。口中无味,黏腻不渴,温温欲吐。大便无力,次数多且量少而黏,舌苔厚腻,脉滑或无力。当以健脾胃、化痰湿为法,方选六君子汤加味。

（三）湿阻中焦,气机不畅

对于胃癌这样复杂多变的疾病,应该是辨病前提下的辨证论治,做到常中有变,变中有常;不离于癌,不拘泥于癌;不离于胃,不拘泥于胃。如湿阻中焦,气机不畅在临床也能偶然见到,具备了湿邪黏腻、难分难解的特点,症状可见脘腹胀满不减,见不足言,与情绪变化和气候燥湿关系密切,多伴有脐周隐痛,胃脘隐痛,食欲不振,大便不爽,小便不利,舌体胖大,舌苔白厚黏滞,脉沉滑。当以燥湿化湿、理气消胀为法,用平胃散化湿和胃,调畅气机为主方。

（四）脾胃阴虚,湿邪不化

由于体质、嗜好、治疗方法等不同,临床上也可见到脾胃阴虚、湿邪不化证型,除常见的胃癌消化道症状外,主要表现在病情日久,症状不一,口干目涩,头晕目眩,睡不踏实,气力低微,关键是舌苔花剥,或舌光如镜,口干不欲饮,或舌上裂纹纵横,腹胀腹泻不止,用药动辄得咎,颇难措手。法当养脾胃之阴中寓化湿之意,方选麦门冬汤加玉竹、山药、石斛、黄精、芡实、白扁豆等。伴有呃逆、大小便不利,则选滑石代赭汤。

亦可推荐荸荠、蜂蜜、甘蔗、山药、牛奶、米汤为汁食疗。也可推荐龟苓膏常服。龟苓膏取乌龟、土茯苓之精华,养阴而不腻,利湿而不损,不愧为畅销不衰的食物。

滑石代赭汤出自《金匮要略·百合狐惑阴阳毒病脉证治第三》,虽然只说病因"百合病,下之后者,滑石代赭汤主之",但分析其药物与配伍,几乎就是脾胃阴虚,湿邪不化,胃气上逆的不二之选。百合病,下之后,说明前有大便不通、不利、不爽,用滑石,说明有小便不利,用代赭石说明呃逆诸症存在甚至是主要不适。"胃不和则九窍不利",证虽多而病位在胃。全方来看,百合补中有泻,养阴扶正而不滞邪,滑石分利胃中寒热,既适用于胃癌的阴虚湿邪、燥湿相混,也针对了寒热胶结这一初起甚至是贯穿始终的矛盾,加代赭石和降胃气,自然邪去正复,六腑以通降为顺也。

三、辨病用药

我在胃癌的临床治疗中,常用石见穿、海螵蛸、浙贝母、冬凌草等药物,这几种药物在上篇第五章已做过一般性讨论,此处点到为止,免却重复。

我将石见穿作为胃癌的辨病用药之一,抗癌解毒,用量为12~30g。海螵蛸,可以说是古人最早发现的抗癌药。在临床,将乌贼骨、浙贝母这一软坚化痰的对药,作为胃癌的辨病用药。药理实验证明,冬凌草对肿瘤抑制作用,临床上我常将冬凌草用于食管癌、胃癌的辨病治疗,用量一般在 20~30g。

四、验案举例

案 1. 胃癌术后 张女士,60 岁,陕西西安市人。自小患有胃病,1980 年左右逐步加重,到 1991 年呕吐不止,背部疼痛,胃镜诊断为糜烂性胃炎。2001 年病情加重,胃镜加活检确诊胃癌。行胃次全切术,术后进行化疗 3 次。因体弱不支而停止化疗。

2002 年 2 月初诊,腹胀腹泻,体弱乏力,胃部不适,食入不化,按压、热敷胃脘部稍有缓解,舌质偏红,脉弱。辨证为寒热胶结胃肠,以乌梅丸化裁。服药 1 年左右,寒热之象渐解,脾之气阴两虚出现,2003 年 8 月 20 日处方如下:党参15g,白术 12g,云苓 12g,甘草 6g,山药 15g,扁豆 15g,川朴 15g,木蝴蝶 10g,黄精 12g,八月札 12g,焦三仙各 10g,石见穿 20g。约服 60 余剂。经过 21 个月持之以恒的治疗,第 29 诊时,患者精神体力大为好转,独自前来,面色萎黄,自述胃脘、少腹隐痛,腰骶困痛,食欲好,但食后消化较慢,胃寒,舌红苔薄,脉细弱。辨证为:寒热胶结减轻,脾肾阴阳两虚。当以扶先后天之本为主。理中汤加味:干姜 8g,人参 6g,白术 12g,云苓 12g,甘草 6g,苍术 10g,山药 20g,芡实 20g,补骨脂 10g,淫羊藿 20g,石见穿 15g,蒲公英 20g,延胡索 12g,小茴香 6g。水煎服,每日 1 剂。

2005年6月3日就诊,已经断续治疗3年有余,癌症未见复发,形体大胜从前,以陪同所介绍的患者来诊为主要目的。仍诉畏寒,不能食凉,但小便黄,尿痛,舌红苔薄黄,脉弱。辨证:脾虚已久,肾阳不足,应脾肾双补:半夏12g,黄连6g,黄芩12g,红参12g,葎草12g,芍药15g,甘草10g,补骨脂12g。冀扶正培本以长治久安。

2006年5月3日就诊,患者几近康复,惟形体瘦弱,自述偶有春心萌动。拟平补脾胃之六君子汤善后。

2006年8月7日就诊,自述低热,自汗,脚麻,胃脘不适,目涩,喝水则身颤,舌淡苔白脉弱。证属气血不足,阴虚风动。黄芪桂枝五物汤加味:黄芪20g,桂枝10g,白芍10g,生姜6g,大枣10g,炙甘草6g,党参10g,天麻12g,灵芝10g,五味子10g,枸杞子10g,菊花10g,石斛10g,防风10g,细辛3g,牛膝10g。水煎服,每日1剂。

2007年7月4日就诊,又1年过去,5年多以来基本上每月来诊,胃癌虽未复发,体质改善却难。刻诊以畏寒、自汗、手颤、遇寒前额肿痛为主诉,偶头晕、恶心、腹痛腹泻,舌淡红,苔白厚,脉弱。阳虚神失所养,桂枝龙骨牡蛎汤加味:桂枝12g,白芍12g,生姜6g,大枣10g,炙甘草8g,生龙骨30g,生牡蛎30g,黄芪30g,党参12g,半夏12g,当归12g,柏子仁12g,丹参15g,鸡内金12g,防风6g。水煎服,每日1剂。

2007年10月6日就诊,近几天腹泻肠鸣又发,形体消瘦,少气懒言。舌淡红,苔薄白,脉弱。辨证为寒热胶结胃肠,予乌梅丸化裁。

按语:胃为水谷之海,寒热不均、饥饱失常、辛辣刺激、有害物质等等,都能直接对胃造成伤害。脾与胃以膜相连,为胃行其津液,运化水谷。肝之疏泄,肾阳温煦,都与胃有密切关系。相反,胃病后往往影响到上述多个脏腑。在肿瘤临床上,胃癌以寒热胶结、胃失和降为基本病机,以半夏泻心汤为基本方。本例患者以腹胀腹泻为主诉,病变范围大于半夏泻心汤的胃脘(心下),所以用乌梅丸。服药1年左右,寒热之象渐解,脾之气阴两虚出现,则以四君子汤补中益气,山药、扁豆、黄精养脾阴。经过21个月持之以恒地治疗,寒热胶结减轻,脾肾阴阳两虚,则以扶先后天之本为主,理中汤加补骨脂、淫羊藿等。年过六旬,体弱多病,经过治疗,自述偶有春心萌动,可见先天之本得以恢复。其后,黄芪桂枝五物汤、桂枝龙骨牡蛎汤养气血,调阴阳,安神志,体现了疾病的复杂性和药随证转的必要性。本病例几乎表现了胃癌发展与康复的全过程。正是由于对胃癌寒热胶结、胃失和降、脾肾两虚主要病机的把握和治法方药的准确应用,步步为营,持之以恒,才能渐趋康复。可见,辨证论治虽然是中医学的特点之一,但中医也讲究辨病论治。准确地辨病,包括寻找病因、抓住基本病机、明确诊断、了解病情的轻重程度、探索针对性的方药、掌握疾病的病程转归及预后,才能掌握主动权,整体把握疾病发展的规律。

案2. 胃癌术后　黄女士,女,44岁,广西柳州市人。2004年9月18日初诊,主诉:胃癌切除术后5年,腹胀痛4年。腹胀,食后尤甚,偶有疼痛,大便2日1次,有脓性黏液,前额头痛,舌淡苔薄,脉弱。胃镜示:残胃炎。既往史:1999年7月行胃癌切除术,病理检查为低分化腺癌,未行化疗。病属痞证,证属中气亏虚,升降失常。法当补中益气,消痞除胀,升清降浊,方选枳术汤、补中益气汤、金铃子散加减:枳实30g,白术15g,炙黄芪20g,陈皮6g,升麻5g,柴胡5g,党参12g,炙甘草6g,当归10g,白芷10g,蔓荆子12g,延胡索20g,川楝子10g,蒲公英30g,鸡内金12g。5剂,水煎服,每日1剂。复诊加黄连5g,木香10g,小茴香5g。第3诊,患者诉用药有效,腹胀、头痛减轻,大便不爽,舌根有少许厚苔,脉沉。上方加大黄4g,川朴20g。水煎服,每日1剂。

2004年10月18日第4诊,腹胀,睡眠可,大便2日1次,头已经不痛,舌暗红,脉弦。痞满不除,当考虑寒热错杂,腑气不通,当以半夏泻心汤和小承气汤为主方:半夏20g,黄连8g,干姜10g,黄芩12g,党参15g,大黄6g,川朴20g,枳实30g,白术12g,槟榔12g,延胡索12g,丹参12g,檀香10g,砂仁6g。4剂,水煎服,每日1剂。

2005年1月17日第10诊,服上方25剂,症状基本消失。近1周来少腹隐痛,大便黏液,食欲不振,手心红多汗,口鼻干,腰痛,舌红,脉弦。证属湿热阻滞,气机不畅,方用香连化滞丸加减:木香10g,黄连8g,白芍15g,炙甘草10g,槟榔10g,大黄5g,当归12g,延胡索12g,黄芩12g,党参12g,麦冬10g,白头翁15g。5剂,水煎服,每日1剂。药后获效,来诊3次,服上方15剂。

2005年11月25日第14诊,胃胀食少1周,大便2日1次,手足汗多,腰胀,口干,睡眠欠佳,舌红苔薄,脉弦细。复查胸片、肝胆肾B超、肝功能、癌胚抗原基本正常。证属气机不畅,胃失和降,方用四逆散加减:柴胡10g,枳实15g,甘草6g,白芍15g,黄芩10g,半夏12g,大黄6g,黄精12g,延胡索12g。3剂,水煎服,每日1剂。

2006年1月12日第16诊,上述症状减轻,仍食少腰痛,鼻干,舌淡红,苔薄,脉弱。证属脾胃虚弱,六君子汤加味:党参12g,白术12g,云苓12g,炙甘草6g,半夏12g,陈皮10g,石见穿20g,生麦芽12g。3剂,水煎服,每日1剂。

2006年4月25日第20诊,服药后症状消失,近日胃又胀,面稍黄,舌淡红,苔薄,脉弱。上方5剂,水煎服,每日1剂。

按语:胃癌术后症状复杂多变,应该在辨病前提下辨证论治,做到不离于癌,不泥于癌;不离于胃,不泥于胃。本案前后应用了枳术汤、补中益气汤、金铃子散、半夏泻心汤、小承气汤、丹参饮、香连化滞丸、四逆散、六君子汤等方剂,总能取得一定效果而无贵重离奇之药,所以取得了患者的信任。具体问题具体分析,兵来将挡,水来土掩,才是辨证论治的精神实质。当我们依据临证所见,解决了患者的主观不适时,客观上就起到了调阴阳气血、和五脏六腑的作用。阴平阳秘,脏腑调和,气血畅顺,就是预防癌症复发转移的关键。在这个意义上说,希望单独用某一种药来预防癌症复发转移的想法是幼稚的。

案3. 胃癌术后 聂先生,64岁,广西柳州市人,2005年12月12日初诊。因吐血3个月,于2005年9月12日行胃癌切除术,病检:胃小弯低分化腺癌,浸润浆肌层。胃网膜淋巴结2/9转移。后行2次化疗,不能耐受而改求中医。刻诊:面黄肌瘦,精神可,呃逆,易上火牙痛,咽有异物感,大便黏滞不爽,睡眠少,每晚3小时,舌红苔黄腻,脉弱。辨证:胃阴亏虚,痰热未尽。治法:滋养胃阴,清热化痰。处方:红参10g,麦冬15g,半夏12g,石见穿30g,石斛12g,薏苡仁30g,茯苓12g,海浮石15g,代赭石15g,八月札12g,木蝴蝶12g,延胡索12g,丹参12g,仙鹤草30g,藕节12g。每日1剂,水煎服。

2006年3月23日第3诊,服用上方后呃逆明显减轻,牙不痛,体重增加1kg,大便黏滞不爽,睡眠少,小便黄,喉中有异物感,舌红苔薄,脉弱。癌毒未尽,上方加蟾皮6g,枳实10g。每日1剂,水煎服。

2006年4月16日第7诊,近日大便溏,喉中有异物感,舌红苔薄黄,脉弱。寒热胶结之象已现。半夏泻心汤加味。处方:半夏12g,黄连6g,黄芩12g,红参10g,干姜8g,大枣10g,甘草6g,木香6g,厚朴10g,木蝴蝶10g,紫苏叶10g,石斛10g,麦冬10g。每日1剂,水煎服。

2006年5月11日第12诊,昨日清晨鼻涕中带血丝,舌红苔黄,脉滑。证属血热伤络,犀角地黄汤加味。处方:水牛角30g,生地30g,丹皮12g,赤芍

12g,仙鹤草 40g,白茅根 30g,槐花 12g,黄芩 12g,石见穿 30g,地榆 30g,藕节炭 12g,代赭石 30。每日 1 剂,水煎服。

2006 年 5 月 30 日第 14 诊,鼻血消失,复查血常规、肝功能、B 超未见异常。大便稀,舌红苔薄,脉弦数。2006 年 4 月 16 日方去干姜,加山药 20g,苍术 12g。每日 1 剂,水煎服。

2006 年 11 月 17 日第 25 诊,病情好转。近日胃镜示:吻合口炎。用韩国进口磷酸铝凝胶等治疗,效果不佳。睡眠差,心烦,反胃,不泛酸,口苦,嗳气,大便不成行,可食凉物,不喜食硬物,舌有齿痕,中有裂纹,舌质暗红,脉细。寒热胶结,2006 年 4 月 16 日方加夏枯草 30g,栀子 10g,蒲公英 30g,当归 10g,桂枝 10g。每日 1 剂,水煎服。

2007 年 1 月 9 日第 32 诊,上症逐步消失。近日以失眠为主,大便稀,舌红少苔,脉数。证属心肾不交,黄连阿胶汤加味。处方:黄连 8g,阿胶 10g,白芍 12g,黄芩 12g,葛根 15g,肉桂 6g,夜交藤 30g,柏子仁 12g,酸枣仁 30g,党参 12g。每日 1 剂,水煎服。

2007 年 1 月 30 日第 37 诊,服用上方后睡眠逐渐好转,自觉热气升,鼻衄,咽不舒,舌红苔薄,脉弦。上方加生地 30g,黄柏 12g,知母 12g,牛蒡子 12g,甘草 6g。每日 1 剂,水煎服。

2007 年 2 月 16 日第 40 诊,近日胃镜并活检示:吻合口炎。仍反胃,大便不成形,睡眠差,舌红苔薄,脉细弦。寒热胶结,胃不和则卧不安。仍以半夏泻心汤加味。处方:半夏 20g,黄连 8g,黄芩 12g,生姜 6g,干姜 6g,蒲公英 30g,连翘 15g,益智仁 12g,当归 12g,灵芝 12g,酸枣仁 18g,柏子仁 12g,葛根 20g,砂仁 6g,党参 15g,丹参 15g,竹茹 12g。每日 1 剂,水煎服。

2007 年 4 月 24 日第 48 诊,服用上方后精神气色佳,反胃减,睡眠好转,牙痛,咽干,舌红苔薄黄,脉数。上方加生石膏 30g,玄参 12g,木蝴蝶 12g。每日 1 剂,水煎服。

2007 年 8 月 11 日第 50 诊,因无明显不适,停药回老家休养 3 个月。近日在我院复查胃镜:B-I 式术后,残胃炎。B 超示:肝胆脾胰左肾未见异常,右肾小结石。CEA:0.7ng/ml,CA199:2.76U/ml。易上火牙痛,舌红苔薄黄,脉弦。停药既久,死灰复燃,仍用上方。每日 1 剂,水煎服。

2007 年 11 月 21 日第 59 诊,近期全面复查,未有复发转移迹象。

2008 年 7 月 13 日第 69 诊,服中药已 2 年多,偶有胃脘不适及睡眠欠佳即来诊,均以半夏泻心汤加味处方。

至 2014 年初,已停药 3 年,但还能在街上偶然见到聂先生。

按语:手术切除病灶,并未针对形成肿瘤的原因,何况难以彻底切除的情况非常多,或者像本案这样肿瘤侵犯深入,又有淋巴结转移而不能耐受化疗的病例,预防癌症复发转移的任务很重。在这种情况下,要长治久安,除辨证无误,用药准确,持之以恒,别无他法。分析本案,初期就有胃阴亏虚,痰热未尽之证,以麦门冬汤为主方获效,其后以半夏泻心汤针对寒热胶结、上热下寒之大便溏,喉中有异物感,再以犀角地黄汤针对血热伤络之鼻衄,黄连阿胶汤针对心肾不交之失眠,虽未能尽愈诸病,也能渐次取效,寓抗癌防癌于调理之中。

案 4. 胃癌 廖某,女,78 岁,2012 年 4 月 9 日初诊。2012 年 3 月曾于外院病理诊断示:胃角低分化腺癌。因年事已高,求诊中医。刻诊:面黄肌瘦,脚软乏力,喜热食,寐差,大便 2~3 天一行,爪甲无华,舌红苔薄,脉缓。中医诊断:胃反,辨证属寒热胶结,胃失和降,方用半夏泻心汤加味。方药:半夏 15g,黄连 8g,黄芩 12g,生姜 12g,红参 12g,代赭石 12g,旋覆花 12g,枳实 15g,乌贼骨 15g,浙贝母 15g,冬凌草 30g,炙甘草 6g,大枣 20g。3 剂,水煎服。安替可胶囊,24 粒,每日 3 次,每次 2 粒。

2013 年 7 月 17 日第 18 诊,该患者一年多来以半夏泻心汤加减,初诊症状大部分渐次好转,貌如常人,仍继续守方。

按语:寒热胶结往往是在寒热错杂、寒热并见的基础上,与有形之邪相合,日积月累而成积化毒致癌。该患者喜热食、舌红,症状相反,正是寒热胶结辨证的着眼点,以半夏泻心汤为基本方加减。方中半夏、黄连、黄芩、生姜辛开苦降,红参扶助正气,再加枳实破气消积,化痰散结,也有一定缓泻功能,故服后大便通利。代赭石降逆以增苦降之功,甘草调和诸药,大枣调理脾胃。旋覆花,《神农本草经》谓"去五脏间寒热"。冬凌草、乌贼骨和浙贝母辨病而用。全方辛开苦降,散结消痞,扶正祛邪,精而不杂,相得益彰,故药效平稳,收效良好。

案 5. 胃癌术后 柯某,女,41 岁,胃癌术后半年,于 2009 年 12 月 22 日初诊。自述化疗 5 次,难以承受其不良反应而求诊中医。表现为食欲不振,胃脘不适,似胀非胀,似痛非痛,莫可名状。口中无味,温温欲吐。大便无力,次数多且量少而黏,舌苔厚腻,脉沉弱。证为脾胃虚弱、痰浊内阻,以健脾胃化痰湿为法,方选六君子汤加味。

处方:红参10g,白术10g,茯苓10g,炙甘草6g,半夏12g,陈皮10g。4剂,水煎服。安替可胶囊,24粒,每日3次,每次2粒。

2010年1月9日第3诊,病情平稳,舌红,苔仍白厚,脉弦滑。在原方基础上加何首乌30g,冬凌草30g,乌贼骨15g,浙贝母12g,土贝母15g。15剂,水煎服。平消片1瓶,每日3次,每次6片。

2011年2月20日第43诊,1年来坚持用药,生活如常人,两次复查胃镜、B超及肿瘤标志物,均未见复发转移。近来偶然出现头晕耳鸣,头中空痛,不耐烦劳,白细胞 2.0×10^9/L,舌淡红,脉数。辨证:肝肾亏虚,元气亏损,方用二至丸加味。组方:旱莲草12g,骨碎补30g,磁石20g,天麻12g,白芍12g,菊花10g,枸杞子12g,红参12g,蔓荆子12g,葛根20g。贞芪扶正胶囊60粒,每日3次,每次4粒。

2011年4月10日第49诊,上症逐渐消退,白细胞恢复正常。近日咽痛,咳嗽,无痰,口干,食欲减退,舌红,苔少,脉数。证属肺胃阴虚,方用麦门冬汤加味。组方:麦冬12g,党参12g,半夏15g,川贝母10g,牛蒡子12g,玄参12g,桔梗10g,甘草10g,乌贼骨12g,浙贝母12g。5剂,水煎服。

按语:初诊的六君子汤是为脾胃虚弱、痰浊内阻而设,第3诊加胃癌辨病用药冬凌草、乌贼骨、浙贝母、土贝母,合用安替可胶囊、平消片则是病证结合。到第43诊之时,已是"久病必及于肾",肝肾亏虚,元气受损。乃肝肾并补,方更二至丸加味,以治疗阴虚之热,以骨碎补、磁石专通耳窍,配合贞芪扶正胶囊以减少汤药用量,以达"长治久安"之效。最后患者胃部症状基本消退,出现以肺胃阴虚为主的症状,予经方麦门冬汤加味,就是"燥湿相混治癌论"的临床验证。

案6. 胃癌术后 韦某,男,胃癌术后9个月,于2007年10月31日初诊。行化疗6次,为减轻化疗不良反应、防止复发转移而求诊于中医。刻诊:脐周隐痛,胃脘隐痛,食可,大便可,小便正常,舌苔白厚,脉滑。肝功能不正常(不详)。中医诊断:胃反,辨证湿阻中焦,气机不畅,方用平胃散。组方:苍术12g,厚朴12g,陈皮10g,茯苓12g,半夏15g,红参10g,枳实12g,竹茹12g,桂枝12g,延胡索20g,砂仁6g,炙甘草6g。7剂,水煎服。该方药性平和,患者坚持就诊服药,病情好转稳定,中间偶有病情反复,仍以平胃散为主方加减,并间或佐以安替可胶囊、平消片或复方斑蝥胶囊。

2013年6月10日复诊,脐周及胃脘隐痛基本消失,舌淡红苔薄黄,脉滑。辨证湿减而偏热,以清热利湿和胃,更方黄连解毒汤加减。组方:炒栀子12g,石见穿30g,黄连5g,黄芩12g,干姜3g,党参12g,冬凌草30g,蒲公英30g,连翘15g,神曲12g。7剂,水煎服。

按语:本案根据其初诊症状,辨证湿阻中焦,气机不畅,故用平胃散化湿和胃,调畅气机,初诊用药见效,效不更方,一直坚持用药,后湿减而偏热,又以栀子、黄连、黄芩、蒲公英、连翘等药清热利湿,神曲和胃;冬凌草、石见穿是辨病用药,功不可没。就诊5年多,虽无贵重离奇之药,但因立足于患者的主诉,既解决了患者的主观不适,客观上又起到了调阴阳气血,和五脏六腑,从而防治转移复发的作用。

案7. 胃癌术后案 宋某,男,66岁。西安市人。2010年8月6日初诊。胃癌术后40余天,病理分期T2N0M0。不愿化疗,要求中药预防复发。症见形容消瘦,面色略赤,口干夜甚,极易饥饿,胃脘隐痛,舌红少苔,裂纹明显,脉细而数。有2型糖尿病、冠心病史多年。证属胃阴虚气弱,法当养阴益气,和胃止痛。方选麦门冬汤加味(颗粒剂):麦冬2袋,党参、半夏、沙参、玉竹、石斛、黄精、玄参、白芍、地黄、山药、当归、川楝子、山楂、鳖甲、甘草各1袋,25剂,每日1剂,冲服。

患者反映服药畅顺异常,每诊喜形于色,既有知识分子的文质彬彬,又有良好的经济基础和对预防复发重要性的深刻认识,守方不变,前后30余诊,症早消失,舌无改观,糖尿病、冠心病也未发作,至2014年11月3日就诊时,服药超过900余剂,时过4年。吊悬之心,虽可暂放,药物改变体质之难,可见一斑。2017年4月初,仍到西安市中医院国医馆找我调治。形态与常人无异,论其心态则远较常人为好。

按语:"青山易改,本性难移",症状易消,体质难变。通过临床观察,我认为胃癌发展过程中表现出胃阴虚型者极为少见,临床不足3%,而寒热胶结者占十之七八,脾胃虚弱、痰浊内阻型约占胃癌的十分之一强,湿阻中焦、气机不畅型约占胃癌的十分之一弱。知此大概,辨病有则。

五、医话

佳木斯的鲁先生,40 岁。2018 年 10 月因腹胀痛 10 天在当地医院就诊。胃镜:浅表糜烂性胃炎,胃角溃疡。活检:胃角中 - 低分化腺癌。拒绝手术化疗,自寻中药。从阅读中医注意到我用半夏泻心汤治疗胃癌的经验,随即网上抄方服用,症状迅速缓解。其后跟我微信联系视其舌面,拟方:姜半夏 15g,红参 15g,桂枝 12g,干姜 10g,黄连 12g,黄芩 12g,浙贝母 12g,海螵蛸 20g,壁虎 12g,冬凌草 30g,竹茹 12g,大枣 20g,炙甘草 6g,栀子 12g,瓦楞子 30g,枳实 15g,厚朴 15g。坚持吃药,未停工作。2019 年 9 月 15 日佳木斯中医院面诊,貌如常人,无任何不适。舌红苔薄白,有浅裂纹,脉沉。在场同仁,均感惊奇。但舌有裂纹,真阴耗损,久病及肾不可视而不见。建议住院复查,无奈工作脱不开身,答应其后再查。上方加龟甲 20g,山药 20g,补肾益阴。

寒热胶结,痰瘀中阻,胃失和降是胃癌的基本病机,其中寒热胶结是关键。饮食不节、寒热杂进、饥饱失常、内心纠结等多种原因混杂在一起,胃腑受损,生痰生瘀,往往伴随着风邪入里的因素(所以寒热并用的半夏泻心汤就是在《伤寒论》太阳病篇讲的),无形之风寒热与有形之痰瘀结聚成积。所以寒热并用、辛开苦降的半夏泻心汤就是胃癌的基本方。

六、验方推荐

《订补明医指掌》明·皇甫中原著,王肯堂订补,邵达参补之作,有一定参考价值而流传不广。其中治疗翻胃二方,可供临床借鉴。

一方:治翻胃之要药。韭汁二两,牛乳一盏,生姜半两取汁,竹沥半盏,童便一盏。右五味,和匀顿服,或入煎剂中同服尤佳。

一方:治翻胃极效。用螃蟹洗净,入水中。蟹背上水要高三四指,以香油一小盏入水中,将两指捻白面撒水上,蟹脐内白沫即出,次日去蟹,留水晒干为末,每服五分,淡烧酒下。

第三节 肝 癌

肝癌是《GB/T 16751.1—1997 中医临床诊疗术语:疾病部分》标准病名。肝癌起病隐匿,但一旦出现症状则发展很快,过去认为其自然病程为 2~6 个月,故有 "癌中之王" 的称号。现在认为其自然病程约为 24 个月,从病变开始到作出亚临床肝癌诊断之前,约 10 个月;近年来经过甲胎蛋白普查,早期发现的病例可无任何临床症状和体征,称为亚临床肝癌。瘤体 3~5cm,约 8 个月;一旦出现肝癌临床表现,已至中期,此时病情发展很快,不久可出现黄疸、腹水、肺转移以至广泛转移及恶病质的晚期表现,中、晚期共约 6 个月。但是经过认真负责治疗,其中确有一部分可以达到比较满意的疗效甚至治愈。正应了《内经》一句充满哲理的话:"言不可治者,未得其术也。"那么,这种技术哪里得来呢?无他,求诸古籍,求诸临床,求诸思考,求诸当今研究成果。对于癌症而言,综合治疗是必由之路,防治并重是当务之急。现代医学对肝癌的治疗,诸如手术、介入、放疗、热疗等,主要着眼于肿瘤组织本身,侧重于解决已经形成的肿块,虽能解决一定问题,但由于对人体的整体情况重视不足,即使局部的肿瘤消失了,但产生肿瘤的环境并没有改变。而中医学则强调人体的整体功能,主要解决为什么产生肝癌的问题,釜底抽薪,消除产生肝癌的内环境。因此,只有中西医结合,才能充分发挥互补作用,达到最佳效果。手术、介入等方法是肝癌治疗宏观战略的一部分,这也是整体观念在肿瘤临床的体现。恢复健康就是预防肿瘤术后复发的关键。而如何恢复健康,中医的思路广,方法多,优势明显。另外,癌前病变的治疗也非常重要,我国肝癌患者中 HBV 阳性率高达 90%,大约 70% 是在肝硬化的基础上发展而来。如果不解决肝炎、肝硬化问题,复发就在所难免。只有积极干预,坚持用药,恢复脏腑气血的正常功能,使阴阳调和,才能达到长治久安的目的。

一、病因病机

"肝著""肝积""黄疸""积聚""鼓胀""癖黄"等与肝癌相关的传统病症名称,均不能体现肝癌的本质。病名是疾病的病因、病机、病位、病程、预后等特殊性的体现,所以,正名非常重要。在当今的条件下,能用中医传统病名如疟疾、肠痈、肺痿等指导诊疗的话,则直接用之。反之,则可借用现代医学病名。中医历代就有兼收并蓄、直接引进当代科学技术成果的优良传统,我们现在也不必强分中西。何况肝癌已经是《GB/T 16751.1—1997 中医临床诊疗术语:疾病部分》标准病名。只有在肝癌的病名下,我们的研究才能深入,才能探究其基本病机、演变规律和有效方药等。

感染乙肝病毒,慢性乙肝进而形成的肝硬化,是形成肝癌的三部曲。饮水污染,食物中的黄曲霉毒污染,共同生活并有血缘关系者都与人的肝癌的发生有关。此外,不良饮食习惯,嗜酒,暴饮暴食,都是患肝癌的危险因素。服用药物导致肝损伤,日久天长也可引发肝癌。而劳累过度,不良心态,所愿不遂,情绪抑郁,都是引发癌变的重要因素。

《内经》强调"谨守病机,各司其属",基本病机常常是贯穿疾病始终的主要矛盾,抓住主要病机,就是抓住了根本。肝癌多因感受湿热毒邪,加之情绪不畅、饮食不节,脾胃受伤,以致湿热内生,肝郁化火,枢机不利,脾失运化,痰浊内生,升降失常,日久成毒夹瘀,瘀毒互结,积聚结块,而成肝癌。临床表现为右胁胀痛,或可及肿块,伴有纳呆,乏力,口苦,恶心,腹胀,腹泻,甚或黄疸,面色晦暗,鼻衄,腹大如鼓,吐血,黑便,下肢水肿等。因此,肝郁脾虚,湿热蕴毒,枢机不利是本病的基本病机。

二、辨病与辨证论治

从中医角度可将肝癌分为:早期、中期、晚期的不同病程阶段。早期患者多在体检中发现,多有慢性肝炎病史,此期患者多可采用手术及介入治疗。中医面对的多是手术及介入以后的患者,即使有初诊患者也积极建议手术或介入的同时用中药。临床以口干苦,纳差,胸胁不适,大便干,舌红苔薄,脉弦为主症。病机为肝郁脾虚,枢机不利,邪毒积聚,正虚未甚,以小柴胡汤加味是辨病治疗肝癌的主方。

中期患者多为手术或介入后复发,或失去手术治疗机会者,病程日久,邪气嚣张,正气亏虚已甚,表现为胁下痞块坚硬,形体消瘦,面色青黄或灰暗,或面色萎黄无华,精神不振,气力低微,纳差,食则腹胀,腹痛腹泻等。此时系毒结肝胆,正虚邪实,法当疏肝利胆,抗癌解毒,扶正祛邪。以自拟的软肝利胆汤为主方。

晚期多伴有肺、骨等转移灶,或肝功能持续异常、恶病质出现;腹水难消,白蛋白低下,又加反复抽取腹水或利水日久以致阴液亏耗,燥湿相混,方选猪苓汤;或清热过度,脾阳受伤进而累及肾阳,以致阴阳俱损,正气大衰,症见大肉已脱,神情淡漠,声低懒言,形体消瘦,鼓胀水肿,口干不欲饮,形寒怯冷,方选真武汤;而特殊之处在于患者往往表现为既有肝经热毒的口苦,舌红,眩晕,又有胃寒的喜热饮,遇生冷则出现胃脘胀满、畏寒、舌苔白等寒热并存的表现,而且难分难解,持续存在。表现为肝胆湿热与脾胃虚寒并存的寒热胶结之象,多选用柴胡桂枝干姜汤加减;或湿热蕴毒,热入血分,症见消化道出血,发热,肝掌,蜘蛛痣。其治疗当以留人治病,扶正为主,祛邪为辅,多选用小柴胡汤合犀角地黄汤加减。以期提高生存质量,延长寿命。对于阴阳两虚,水停气滞,多选用自拟的保肝利水汤加味:半边莲、猪苓、柴胡、黄芩、半夏、生姜、大枣、鳖甲、穿山甲、生牡蛎、泽泻、茯苓、白术、厚朴、大腹皮、红参、黄芪、天花粉、玄参、阿胶、附片、补骨脂、淫羊藿、干姜、麻黄等。

对于肝癌术后,无明显临床症状,肝功能、甲胎蛋白等指标正常,需要长期服药预防复发,但经济能力较差者,用自拟权提汤(瑶药,详见本书自拟方部分)。

三、用药经验

我在肝癌的临床治疗中,常用花蕊石、鳖甲(常用量为 30g)、牡蛎(常用量为 30g)、穿山甲(常用量为 12~15g)、半边莲(常用量为 30g)等药物,这几种药物在上篇第五章已做过一般性讨论,此处不做展开,免却重复。

四、验案举例

案 1. 肝癌、胆管癌 郑先生,52 岁。广西柳州市民工。因黄疸 10 天,于 2004 年 8 月 16 日在柳州市某医院拟行肝癌切除术,术中发现肿瘤太大,无法切除,乃行肝门部胆管取癌栓术、左右胆管引流术。术后诊断:原发性肝癌;胆管癌;胆管结石;慢性乙肝。于 9 月 10 日出院,服用葡醛内酯等药物。2004 年 11 月 18 日初诊:形体消瘦,带胆汁引流管,声低气怯,两目微黄,食欲尚可,口酸,小便时黄,大便稀,舌红,苔薄黄,脉弦。辨证:湿热成毒,壅结肝胆,邪胜正衰。法当清利肝胆湿热,解毒抗癌,软坚散结,扶正祛邪。自拟软肝利胆汤加减。药用:柴胡 12g,黄芩 12g,半夏 12g,红参 12g,田基黄 30g,垂盆草 30g,鳖甲 20g,丹参 20g,夏枯草 20g,生牡蛎 30g,山慈菇 12g,土贝母 12g,延胡索 12g,姜黄 12g,甘草 6g。5 剂,每日 1 剂,水煎分 2 次服。2004 年 11 月 23 日复诊,药后平稳。患者自述因医院告知来日无多,恐在柳州丧葬花费太巨,要求带药方回湖南老家。乃嘱原方带回,坚持服用,未必那么悲观。

2005 年 6 月 17 日第 3 诊,精神气色判若两人,自述回家坚持服药后,病情日见好转,无明显不适,几如常人。2005 年 5 月 18—20 日在柳州原初诊的医院复查 B 超、CT,肝胆脾胰未见异常。乃取出胆汁引流管。舌红苔薄,脉弦。恐死灰复燃,仍用原方 7 剂,巩固疗效。

2005 年 7 月 9 日第 4 诊,无明显不适,为谋生而自行恢复原先工作。舌红苔薄,脉弦。乃小其剂,防止复发,仍以软肝利胆汤加减而小其制,药用:柴胡

12g,黄芩12g,半夏12g,红参10g,田基黄30g,鳖甲20g,莪术12g,姜黄12g,甘草6g。5剂,每日1剂,水煎分2次服。其后断续来诊,以上方为主,每次7剂左右,偶以叶下珠、厚朴、大腹皮、白术、茯苓、薏苡仁酌情加一二味。

2006年10月24日第30诊,健康如常,仍用上方。表示要尽经济可能坚持来诊以防复发。

2008年4月12日第58诊,距初诊已3年多,无明显不适,打工挣钱,每月2次,定时来诊,均以小其制的软肝利胆汤化裁,保持健康,预防复发。

2012年患者以肝癌复发来我科住院治疗多次,其后不知所终。

按语:中药治愈肝癌、胆管癌肯定是极个别的例子。但偶然中有必然,只是希望这种偶然更多一些,帮助我们找出规律性的东西来,从而提高肿瘤治疗效果。软肝利胆汤是通过多年的临床实践,以小柴胡汤为基础拟定的治疗肝癌、胆囊癌的基本方。柴胡、黄芩、半夏、红参、甘草保留了小柴胡汤所具有的寒热并用,补泻兼施,和解表里,疏利枢机,恢复升降,通调三焦,疏肝保肝,利胆和胃等功能,加强了清利湿热退黄的药物如田基黄30g,垂盆草30g,以及活血止痛、疏肝利胆的丹参、延胡索、姜黄,增加了山慈菇、土贝母以解毒化痰抗癌,重用鳖甲、夏枯草、生牡蛎、穿山甲(贵重药,经济困难时忍痛割爱)以软坚散结,白术、茯苓、黄芪、苍术、山药、薏苡仁、芡实以健脾益气。本方应用多年,尤其是作为院内协定方在柳州市中医医院肿瘤科病房集中观察使用10年来,作用平稳,疗效可靠。

案2. 肝癌　伍先生,62岁,广西柳州市人。2004年1月3日确诊为肝癌,2004年5月4日初诊。症见:面色晦暗黧黑日久,精神萎靡,乏力食少,睡眠差,小便黄、大便稀,舌苔黄腻,舌有裂纹,脉弦滑。B超:肝多发实质性占位性病变,肝左叶占位最大约6.1cm×5.7cm,肝右叶占位最大5.4cm×4.7cm,肝硬化,胆囊结石,脾大。辨为湿热郁结肝胆为标,肝肾阴虚为本,兼有瘀血阻滞,以清热利湿、滋肾补阴为法,方用小柴胡汤加减:柴胡12g,黄芩12g,半夏15g,党参15g,生姜6g,炙甘草6g,黄连4g,胆南星8g,半枝莲30g,栀子12g,陈皮10g,云苓20g,枳实6g,竹茹12g,金钱草30g,猪苓15g,土鳖虫10g,鳖甲20g,山茱萸12g,女贞子12g。断续服用28剂。

2004年7月15日复诊,面黑稍有减退,睡眠好转,体力可,但自觉畏寒、食欲不振,诉服药后小便由黄变黑,大便成形,舌质暗,苔黄厚腻,中有一深裂纹,脉弦。B超:肝多发实质性占位性病变,大小与前次检查大致相同,余同前。复查肝功能,胆红素由最初的100ng/ml降至41ng/ml。此乃邪有出路之象,但患者久病,阴损及阳,寒从内生,可谓寒热错杂,故将上方去土鳖虫、女贞子,加水蛭12g,补骨脂12g,黄芪40g,马蹄金20g,黄连改为6g。每日1剂,水煎服。

2004年8月16日第3诊,面黑明显减轻,畏寒消失,纳食好转,睡眠时好时差,舌上裂纹消失,舌暗淡,苔白腻,脉弦。B超:肝多发实质性占位性病变,大小与前次检查大致相同,余同前。肝功能进一步好转。正气有所恢复,热象渐退,阴虚、血瘀已不明显,湿热仍在,应考虑活血化瘀、利湿退黄、益气温阳之药。自拟软肝利胆汤加减:柴胡12g,黄芩12g,半夏12g,红参12g,茵陈30g,薏苡仁30g,金钱草30g,鸡骨草20g,田基黄30g,垂盆草30g,白术30g,苍术20g,茯苓60g,鳖甲20g,黄芪40g,补骨脂12g。每日1剂,水煎服。

2004年10月9日第6诊,续断用药,精神体力大增,面色红活略黑,已如平常,睡眠食欲明显好转,时有反酸嗳气,食多则发,舌苔白厚腻,脉弦。复查肝功能大为好转,白细胞由8月份的3.7×10^9/L升至4.2×10^9/L。B超:肝多发实质性占位性病变,大小与前次检查大致相同,余同前。以上方加川朴12g,苍术12g,旋覆花12g,行气降逆并加强燥湿之功。

2004年12月20日第11次就诊,患者面色如常,精神爽朗,两目清亮,食欲增加,自觉有力,惟睡眠差,多梦,舌暗红,苔厚腻,脉弦。B超:肝多发实质性占位性病变,肝左叶占位最大约5.5cm×5.1cm,肝右叶占位最大5.8cm×5.3cm,与5月4日相比略有缩小。证属脾肾渐复,湿热亦减,药随病转,并小其制,自拟软肝利胆汤加减:柴胡12g,黄芩12g,半夏12g,薏苡仁30g,红参12g,灵芝12g,陈皮10g,甘草6g,桃仁12g,鳖甲20g,山茱萸12g。2天1剂,水煎服。

按语:该患者毕竟是肝癌病中的严重阶段,单纯用中药续断治疗约8个月,黑疸消退,行动生活几如常态,这与对黑疸病因病机"湿热与阴虚相混"的准确把握和相应的处方用药经验关系甚大。说明中医传统辨病论治方法也非常重要。另一方面,在以往对于黑疸的认识中几乎没有考虑到肝癌、胆囊癌这一类疾病。据我的临床实践观察,肝癌、胆囊癌、肝硬化患者中出现黑疸的概率约5%。有必要对黑疸的病因病机进行深入细致的研究。汉代张仲景于《金匮要略》中首次提出黑疸病名,即:"黑疸、谷疸、酒疸、女劳疸,硝石矾石散主之。"由于论述过简,古今医家的医案及专著中很少涉及黑疸。所以对黑疸究竟属于现代医学什么病尚无定论。我认为黑疸多见于肝癌、胆囊癌、肝硬化而伴有黄疸的病例,或者说是伴有黄疸的肝癌、胆囊癌、肝硬化病情进一步发展的一种特殊病症。主要病因病机是:饮食不洁,酗酒嗜辣,郁怒劳倦,或外受疫毒,损伤脾胃,导致脾虚湿停,日久化热,湿热郁结肝胆,胆汁外溢而为黄疸。病程日久,渐成癥痕。又值肾阴亏虚,肾恶燥,肾阴虚则易吸收湿浊,湿热与阴虚相混,难分难解,阻滞气机,血液匮乏清气日久,流通不畅,则面色由暗逐渐变黑而成黑疸。其中湿热与阴虚相混才是本病最重要的病机,也是癌症之所以难治的根本问题。即由于人体气机运行不畅致津液分布不均,一方面脏腑组织缺乏津液的濡润而燥涩,另一方面,不能正常敷布的津液则变成痰湿驻留,影响血液运行,日久形成肿块。再从张仲景原方硝石矾石散来看,硝石主活血化瘀、矾石主利湿散结,也反证了黑疸的主要病机是湿热郁结兼有瘀血。黑疸病一旦出现,就标志着本虚标实、燥湿相混局面的形成。湿热郁久,阳气受损,中焦虚寒逐步出现,容易形成寒热胶结的状态;疾病初期的肾虚以阴虚为主,日久阴损及阳,向阴阳两虚的阶段转化,进而则消耗殆尽,阴阳离决而亡。正确的诊断、有效的治疗,或能阻断其向恶化的方向发展,扭转败局,转危为安;或能带瘤生存,延长寿命,提高生存质量。已应用多年而且疗效平稳可靠的抗癌中成药平消片就是陕西省中医药研究院贾堃老先生汲取了治疗黑疸的主方硝石矾石散的精华而形成的。先圣后贤,一脉相承,代有发展,妙哉妙哉!

案 3. 肝癌术后　韦先生,57 岁。广西柳州市人。体检时发现原发性肝癌,2005 年 7 月 4 日行肝癌切除术,术后病理诊断:肝细胞性肝癌。随后介入化疗 1 次。2005 年 7 月 28 日初诊:形体偏弱,面色萎黄,浑身无力,不欲饮食,大便偏稀,睡眠不好,舌质黄,苔稍黄中厚,有齿痕,脉弱。肝功能化验:总胆红素 36μmol/L,直接胆红素 17.1μmol/L,谷丙转氨酶 621U/L,谷草转氨酶 340U/L,白蛋白 34.1g/L,球蛋白 33.6g/L,A/G 1.0。辨证为肝郁脾虚,积毒未尽。以疏肝健脾、软坚散结为法,自拟软肝利胆汤加减:柴胡 12g,黄芩 12g,半夏 12g,红参 10g,生姜 6g,甘草 6g,茯苓 20g,白术 12g,苍术 10g,猪苓 15g,麦芽 12g,鸡内金 12g,穿山甲 6g。3 剂,每日 1 剂,水煎分 2 次服。3 日后复诊,症减,身痛,上方加防风 6g,黄芪 30g,叶下珠 20g。7 剂,每日 1 剂,水煎分 2 次服。

2005 年 9 月 10 日第 10 诊,患者自觉精神好转许多,因骨髓抑制严重不愿意再进行化疗，全凭中医治疗。根据便稀，耳鸣，食欲不振，舌淡，苔白水滑，脉弱。辨证属肝胆湿热与脾肾阳虚并见，兼有血虚。当疏肝利胆，寒热并用，攻补兼施。柴胡桂枝干姜汤加减：柴胡 12g，黄芩 12g，半夏 12g，干姜 10g，桂枝 10g，红参 10g，生姜 6g，甘草 6g，茯苓 20g，白术 12g，苍术 10g，猪苓 15g，麦芽 12g，鸡内金 12g，穿山甲 6g，补骨脂 10g。每日 1 剂，配合成药益血生胶囊口服。

2005 年 10 月 10 日第 15 诊，仍腹泻，舌有齿痕，脉弱。肝功能明显好转：总胆红素 9.6μmol/L，直接胆红素 3.5μmol/L，谷丙转氨酶 95.8U/L，谷草转氨酶 115.5U/L，白蛋白 38.8g/L，球蛋白 37.6g/L，A/G 1.0。上方加乌梅 12g，五味子 15g。每日 1 剂。

2005 年 10 月 27 日第 19 诊，大便已基本正常，食欲可，耳鸣减轻，略显乏力，面黄，又出现皮肤红疹瘙痒，腰以上明显，夜半尤甚，影响睡眠，舌淡胖，有齿痕，苔薄，脉弦。辨证：脾虚湿盛风生，在不离辨病之主题的基础上，重视健脾安神，小柴胡汤加味：柴胡 10g，黄芩 10g，半夏 12g，党参 10g，炙甘草 6g，茯苓 30g，白术 12g，苍术 10g，黄芪 20g，生龙骨 15g，生牡蛎 15g，酸枣仁 20g。每日 1 剂。后增加地肤子 20g，白鲜皮 20g。

2005 年 11 月 18 日第 24 诊，瘙痒消失，便稀，耳鸣，舌淡，苔白，脉弱。辨证属肝胆湿热仍在，肾阳虚大显。处方：柴胡 10g，黄芩 12g，半夏 12g，红参 15g，炙甘草 6g，茯苓 20g，白术 12g，猪苓 15g，黄芪 40g，杜仲 12g，补骨脂 12g，菟丝子 12g，淫羊藿 15g，骨碎补 15g，枸杞子 12g，当归 12g。每日 1 剂。

2006 年 1 月 9 日第 36 诊，自述 40 多天病情稳定，近日精神略差，头痛，食欲减退，舌淡，苔薄，脉数。考虑患者中医治疗已 5 个多月，病情有反复，建议住院复查。结果：谷丙转氨酶 60.2U/L，谷草转氨酶 74.5U/L，血红蛋白 87g/L，甲胎蛋白 24.5ng/ml。B 超提示：肝弥漫性病变；肝内稍低回声——肝癌术后？占位？胸片提示：右第 5 肋骨腋段骨转移可能性大。患者及家属坚决拒绝进一步检查，要求出院保守治疗。继用上方减量，因便稀，耳鸣好转而停用温补肾阳药，并配合复方斑蝥胶囊口服。

2006 年 7 月 16 日第 76 诊，坚持用药，病情基本平稳，食欲略增，眠差，腹胀。舌红，苔薄黄，脉弦。复查总胆红素 21.7μmol/L，直接胆红素 9.8μmol/L，谷丙转氨酶 110U/L，谷草转氨酶 95U/L，甲胎蛋白 6.2ng/ml。B 超提示：肝右后叶可探及一大小约 23mm×18mm 的稍低回声区。辨证属肝胆热毒未尽，仍当清利肝胆湿热，调气机，健脾气。自拟软肝利胆汤加减：柴胡 10g，黄芩 10g，半夏 12g,红参 12g,生姜 6g,甘草 10g,茯苓 30g,白术 12g,薏苡仁 30g,黄芪 30g,夏枯草 30g,垂盆草 30g,穿破石 20g,鳖甲 30g,厚朴 10g,枳实 12g。每日 1 剂。

2006 年 9 月 12 日第 91 诊,渐趋康复,精神、气色、行动、食欲、睡眠、二便几如常人,舌淡,有齿痕,脉弱。湿热毒邪已退,肝气虚当补,取《内经》辛酸补肝,甘以健脾之意。药用:桂枝 12g,细辛 5g,乌梅 10g,白芍 12g,甘草 6g,黄芪40g,红参 12g,苍术 12g,白术 20g,茯苓 20g,薏苡仁 30g。每日 1 剂。

2006 年 10 月 28 日第 10 诊,精神、气色、行动、食欲、睡眠、二便几如常人,舌淡,有齿痕,脉弱。柴胡桂枝干姜汤加减:2005 年 9 月 10 日第 10 诊去鸡内金、穿山甲。

2007 年 11 月 29 日第 195 诊,基本以上方出入坚持用药,无明显不适,正常工作。8 个月来,多次复查,B 超未提示以前探及肝右后叶稍低回声区,肝功能、甲胎蛋白均在正常范围。

2008 年 7 月 15 日第 247 诊,形如常人,食眠俱佳,舌淡,有齿痕,舌面有浅裂纹,脉弱。照服柴胡桂枝干姜汤加减外,建议山药、扁豆、莲子等养脾阴之品食疗辅助。

按语:本例病情变化较多,除以自拟软肝利胆汤加减、小柴胡汤加味疏肝利胆作为辨病主方外,依病情适时变化,健脾温肾补肝,软坚散结,寒热并用,攻补兼施,主次分明,进退有度,又赖患者主意坚定,不见异思迁,持之以恒,获得了较好疗效。

案 4. 肝癌术后复发 易先生,56 岁。广西柳州市人。2005 年 6 月 27 日初诊。主诉肝癌术后 3 个月余,黄疸 10 天。于 2005 年 3 月初在柳州市某医院行肝左叶肿块及右叶子灶切除术。病检:原发性肝细胞癌(中分化)。术后通过皮下埋藏灌注器注入艾迪注射液、亚叶酸钙、氟尿嘧啶、盐酸表柔比星等化疗 1 疗程。2005 年 4 月 6 日又入院,B 超提示:肝癌术后,肝内实质性肿块。进行 2 次化疗和伽玛刀治疗。2005 年 6 月 1 日第 3 次入院,白细胞 $3.2 \times 10^9/L$,肝功能:ALT 58IU/L,AST 46IU/L。进行抗肿瘤免疫治疗及升白细胞治疗,拟行肝动脉栓塞治疗,患者拒绝,要求出院,请中医治疗。服用中药 18 剂,病情加重,黄疸出现,腹胀满,下肢水肿,乃来肿瘤科门诊。刻诊:精神疲惫,两目黄染,疲乏无力,头晕如蒙,食少欲吐,腹胀满,下肢水肿,舌体胖,苔白而干,脉弦细。B 超提示:肝癌术后,肝右叶多发性占位,最大 29mm × 25mm。白细胞 $3.2 \times 10^9/L$,

肝功能:TBIL 174.8μmol/L,DBIL 155.6μmol/L,ALT 581U/L,AST 400U/L,LAP 84.9U/L,TBA 43.2μmol/L,GLU 7.82μmol/L,AFP 12.5ng/ml。证属湿热熏蒸肝胆,癌毒胶固,法当利胆退黄,升清阳,化湿热,中西医并用,建议入院治疗。患者自感病情深重,只接受门诊治疗,勉强以自拟保肝利水汤化裁:柴胡 12g,黄芩 12g,半夏 20g,红参 12g,生姜 6g,泽泻 30g,白术 12g,茯苓 30g,猪苓 20g,薏苡仁 30g,黄芪 40g,苍术 12g,垂盆草 30g,田基黄 30g,厚朴 20g,枳实 15g,穿山甲 10g,鳖甲 20g,生牡蛎 30g,拳参 15g,莪术 12g。每日 1 剂,水煎服。

2005 年 7 月 18 日第 5 诊,服药 22 剂,自觉诸症好转,惟腹胀满不减,手足肿胀,尿少。舌淡胖,苔薄,脉沉。B 超提示:肝右叶多发性占位,最大 29mm×25mm、20mm×15mm。白细胞 4.2×10⁹/L,肝功能:TBIL114.5μmol/L,DBIL95.3μmol/L,ALT 121U/L,AST 199U/L,A/G 0.5。证属湿热虽减,水道不利,上方加半边莲 30g,3 剂,肿胀依然,再加麻黄 6g,车前草 30g,王不留行 15g。3 剂,配合螺内酯,每次 4mg,每日 3 次。3 剂后肿消大半。

2005 年 9 月 15 日第 17 诊,服药 41 剂,腹胀为主,目黄尚未退尽,舌苔稍厚,脉弦。病情复杂,燥湿相混,升降滞塞,非大剂不足以遏制病势。仍以自拟保肝利水汤化裁:首诊方去拳参加半边莲 30g,麻黄 6g,车前草 30g,王不留行 15g,玄参 12g,灵芝 10g,菟丝子 12g,大腹皮 20g,槟榔 10g。每日 1 剂,水煎服。同时服用安替可胶囊。

2006 年 1 月 9 日第 39 诊,服上药 10 剂后,症状逐渐减轻,目黄渐退,乃依症减药,再服 68 剂,安替可胶囊 29 盒。面如常人,精神食欲正常,无明显不适,舌淡胖,脉弱。证属湿热大退,脾虚堪虑,停用安替可胶囊,汤药亦小其制,自拟保肝利水汤加减:柴胡 10g,黄芩 10g,半夏 10g,红参 10g,白术 15g,茯苓 20g,猪苓 20g,薏苡仁 30g,黄芪 30g,炙甘草 6g,土贝母 12g,鳖甲 20g,莪术 12g,半边莲 30g。每日 1 剂,水煎服。考虑到长期病假涉及经济等方面问题,建议上班从事力所能及的工作。

2006 年 6 月 18 日第 63 诊,边工作,边服药,其中加服复方斑蝥胶囊 9 盒。近日肝区胀痛,肝肋下 2cm 可及,质硬,面红有血丝,舌红,有裂纹,苔薄,脉弦。彩色 B 超提示:肝右叶多发性占位,最大 52mm×47mm×43mm、55mm×49mm×42mm、51mm×30mm×27mm。水湿虽退,精神也好,但热毒伤阴,积聚增大,当以抗癌解毒、滋阴软坚为主,自拟软肝利胆汤加减,药用:柴胡 10g,黄芩 12g,半夏 12g,玄参 12g,女贞子 12g,夏枯草 20g,土贝母 15g,白英 30g,鳖甲 30g,穿山甲 12g,生牡蛎 30g,乌贼骨 12g,茜草 12g,壁虎 6g,全蝎 6g,半边莲 30g,厚朴 20g,丹参 30g,甘草 6g。每日 1 剂,水煎服。同时服用安替可胶囊。

2006 年 10 月 30 日第 73 诊,边工作,边服汤药,服用安替可胶囊 16 盒,因服汤药过多,自服华蟾素 9 盒,夏枯草膏 6 盒。这次就诊乃是我多次传话要求复查的结果。今略有疲劳感,肝区胀,食多则隐痛,口苦,舌淡红,苔薄,有齿痕,脉弦。肝肋下未及,患者拒绝各种检查。病已 1 年半有余,上班 10 个月,邪退正复,取得了阶段性成果。以小柴胡汤为主:柴胡 10g,黄芩 12g,半夏 10g,红参 12g,生姜 6g,大枣 10g,甘草 6g,鳖甲 30g,厚朴 15g,郁金 10g,陈皮 10g,延胡索 10g,鸡内金 10g,麦芽 15g。每日 1 剂,水煎服。并告知坚持服药,不可半途而废。

2006 年 11 月 15 日第 74 诊,在其妻带领下就诊,并被告知前次开的药至今未用,近日乏力明显,两目发黄,形体消瘦。随即要求住院治疗,被患者拒绝,但同意马上服原先剩余的药。当晚发生吐血,次晨入住本科。虽经中西医多方治疗,终在 3 个月后去世。

按语:该患者是在经多种手段治疗后,肝癌复发日渐加重的情况下,由其任西医普通外科主任医师的亲戚推荐来找中医治疗的。嗣后该主任医师非常肯定中医治疗的效果,并多次介绍同类患者前来治疗。可惜患者掉以轻心,停药过长,邪气复辟,大势乃去。保肝利水汤是我在小柴胡汤和五苓散基础上组织的治疗肝癌、胆囊癌、肝硬化等合并腹水或肢体水肿的新方。本方应用多年,尤其是作为院内协定方在柳州市中医医院肿瘤科病房集中观察使用 10 年来,作用平稳,疗效可靠。

案 5。肝癌术后 陈先生,67 岁,广西柳州市人。2006 年 3 月 22 日初诊。右胁胀痛 10 余年。乙肝病毒携带史 10 余年,一直服用拉米夫定。于 2005 年 12 月在广西医科大学确诊肝癌,并行肝右叶癌切除术,并胆囊切除(胆囊结石),曾服用中药抗癌平等。刻诊:手术切口及右胁不适,右侧卧位明显,眠差,体力下降,口干,饮食及二便尚可,腹不胀,舌红苔薄,脉弦。有高血压及糖尿病史。B 超示:肝区肿块 13mm×10mm,性质待定。中医辨证:肝经湿热,残毒未尽。治法:清利肝胆,解毒散结。自拟软肝利胆汤加减。处方:柴胡 12g,黄芩 12g,半夏 12g,白英 30g,红参 10g,生姜 6g,大枣 10g,甘草 6g,三棱 12g,莪术 12g,田基黄 30g,郁金 10g,姜黄 12g,鳖甲 30g,生牡蛎 30g,穿山甲 10g,半边莲 30g。每日 1 剂,水冲服。

2006年3月25日复诊,肝区渐舒,口干,失眠,咳嗽,舌尖红,苔薄,脉弦。上方加黄连6g,夏枯草30g,玄参12g。每日1剂,水煎服。

2006年6月9日第13诊,服用上方近50剂,除眠差外,其余症状逐步消失。今日B超示:肝弥漫性病变,肝区肿块13mm×10mm,性质待定。舌红苔薄,脉弦。仍用上方,每日1剂,水煎服。

2006年8月10日第21诊,服用上方近20剂,复查:肝区肿块13mm×10mm,舌红,苔黄腻,脉弦。湿热增重,熏蒸肝胆,当加强清热利湿解毒之力,以防黄疸出现。仍以自拟软肝利胆汤加减。处方:柴胡12g,黄芩12g,半夏12g,栀子10g,猪苓30g,鳖甲30g,穿山甲10g,丹参30g,土贝母20g,夏枯草30g,红参15g,甘草6g,土茯苓30g,茵陈30g,金钱草20g,田基黄30g,垂盆草30g,鸡骨草30g。7剂,每日1剂,水煎服。

2007年7月18日第55诊,1年来断断续续服用上方,病情稳定。近2个月连续2次B超检查,未再提示肝区肿块,仅报告肝弥漫性病变。除偶有肝区隐痛外,别无不适。舌红,苔稍黄厚,脉弦细。患者认可上方,基本病机未变,乃以原方予服。

2007年11月28日第68诊,效不更方,坚持至今,偶有肝区隐痛,别无不适。

2008年秋,发现肺转移,即去南宁行肺转移瘤切除术。此后断续来诊。2014年7月13日,陈先生还来门诊开中药,状如常人,预防复发云云。

案6. 肝癌介入后　韦某,男,75岁,广西柳城县人。2006年7月13日初诊。肝癌介入后5个月。形体消瘦,面黄无华,神疲乏力,少气懒言,胃脘及腹胀痛,自觉乏力,消瘦,口苦,食少,眠可,肝右叶可及肿块,质地坚硬,大若覆杯,表面不平。舌质淡,有瘀斑,脉弱。辨证:肝胃不和,脾虚血瘀。治法:疏肝和胃,健脾活血,软坚散结。自拟软肝利胆汤:柴胡12g,黄芩12g,半夏12g,红参12g,黄芪30g,枳实12g,竹茹12g,当归12g,鸡内金12g,麦芽12g,延胡索20g,三七5g,鳖甲30g,姜黄12g,土鳖虫6g。10剂,每日1剂,水煎服。

2006年7月24日复诊,神疲乏力,少气懒言明显,余症同上。舌质淡,有瘀斑,脉弱。病重药轻,上方加白术10g,茯苓12g,八月札15g,山药20g。10剂,每日1剂,水煎服。

2006年8月15日第3诊,病史同上,其女代诉,饮食增加,精神好转,近见脚肿,全身乏力,饥则腹隐痛。脾虚水停为本,上方改黄芪为60g,加猪苓20g,

牛膝 12g,车前草 15g。10 剂,每日 1 剂,水煎服。

2007 年 4 月 11 日第 6 诊,其女代诉,每月服用上方 10 余剂,脚肿消退,饮食增加,精神好转,略感乏力。病症相符,续用上方去三七,加丹参 30g。15 剂,每日 1 剂,水煎服。

2007 年 7 月 12 日第 8 诊,电话诉说:除午后脚肿外,无明显不适,对身体康复很有信心,以(药)苦为乐,希望继续开药。上方改茯苓为 30g,车前草为 20g。15 剂,每日 1 剂,水煎服。

按语:该患者肝癌介入术后 1 年半,病情逐渐好转,大部分症状消失,生活几如常人,未见复发迹象。究其原因,其一,与病人不知病情,未被癌吓倒,精神不散有关。其二,以自拟软肝利胆汤加减,药证相合。该患肝胃不和,有枳实、竹茹应对;瘀血内阻,有三七、土鳖虫化瘀;疼痛明显,延胡索、姜黄、八月札理气止痛是不二之选;下肢水肿,脾虚水停为本,黄芪、猪苓、车前草益气行水,药虽常见也还精练不杂。其三,效不更方,医生有主见,有担当,家属有信心,有耐心,坚持 1 年,功不可没。

案 7. 肝癌介入后 韦某,男,67 岁,广西来宾人,因乏力、右上腹痛月余,于 2011 年 12 月在当地医院诊断为原发性肝癌,肝内多发病灶,最大病灶 7.8cm×8cm,行两次介入治疗后最大病灶缩小到 5.5cm×6cm,后因体重进行性下降约 5kg、乏力精神疲软、纳食差,且介入治疗反应明显不愿意继续介入治疗,在他人介绍下就诊。

首诊 2012 年 4 月 18 日,发现肝癌介入治疗后 4 个月,乏力、纳差、恶心,形体消瘦、精神疲软,口干口苦,大便时干时溏,舌红苔黄腻,脉弦。诊断:原发性肝癌介入术后(西医),肝癌(中医),辨证为肝郁脾虚,湿热蕴毒,治疗予以疏肝健脾,清利湿热,化痰解毒,软坚散结,以软肝利胆汤加减:柴胡 12g,黄芩 12g,法半夏 15g,红参 12g,垂盆草 30g,夏枯草 20g,生牡蛎 30g,山慈菇 12g,土贝母 15g,鳖甲 20g,丹参 20g,延胡索 12g,姜黄 12g,甘草 6g。7 剂,日一剂,水煎分两次服用。

2012 年 4 月 26 日第 2 诊,患者诉服药后纳食较前增加,口干口苦好转,乏力稍缓解,舌脉同前,效不更方,守前方继续服用,略有加减,患者基本一月复诊一次。

2013 年 12 月 5 日第 23 诊,患者诉纳食恢复正常,精神可,无明显乏力,体重较前增加 2.5kg,可帮家人做家务劳动,复查 CT 提示病灶基本同前未进展。患者病情好转,正气来复,故加强解毒抗癌、软坚散结祛邪作用,仍以软肝利胆汤加减:柴胡 12g,法半夏 12g,红参 12g,垂盆草 30g,鳖甲 30,丹参 20g,夏枯草 20g,浙贝母 12g,土贝母 12g,延胡索 12g,姜黄 12g,甘草 6g,水杨梅 30g,冬凌草 30g,白英 30g,生牡蛎 30g,穿山甲 6g。30 剂,日一剂,水煎分两次服用。后患者一直以该方加减治疗,自觉无明显不适,一直由其儿子代诊拿药。

2015 年 8 月 18 日患者儿子代诊,诉纳食正常,偶有胃酸,睡眠可,二便调,自觉恢复生病前状态,可放牛犁田。近 2 年每年复查肝脏 CT1 次,提示病灶稳定,中药继续以软肝利胆汤加减:柴胡 12g,黄芩 12g,法半夏 15g,红参 12g,垂盆草 30g,夏枯草 20g,生牡蛎 30g,山慈菇 12g,土贝母 15g,鳖甲 20g,丹参 20g,延胡索 12g,姜黄 12g,甘草 6g,穿山甲 6g,瓦楞子 20g。日一剂,水煎分两次服用。

按语:该患者肝癌介入术后的治疗过程,再次证明了软肝利胆汤的疗效。其中,湿热蕴毒用垂盆草、水杨梅、冬凌草、白英、山慈菇既有传统中药的理论依据,也明显有辨病用药参考现代药理研究之意。

案 8. 肝癌 乔先生,67 岁,柳州市人。2016 年 9 月 18 日,体检中发现肝右叶肿块 41mm×37mm,活检确诊肝细胞癌,因经济困难要求开中药。先以 3 剂软肝利胆汤见效,后至 2016 年 10 月 12 日,复诊 3 次,再服原方 22 剂,自行停药。近日体检,提示肝脏肿块,忐忑不安。2017 年 5 月 22 日又来求诊,问为何停药至今? 答曰:没钱。问再没做过什么治疗,服过什么药? 答曰:没有。当即在我院复查 B 超:肝右叶肿块 43mm×37mm。精神面色尚可,腹胀、乏力,食少,眠差,大便不成形,肝掌,舌淡红,脉弦。仍用原方:柴胡 10g,法半夏 12g,黄芩 12g,黄连 6g,红参 12g,生姜 15g,大枣 20g,炙甘草 10g,煅瓦楞子 20g,煅牡蛎 30g,枳实 20g,连翘 15g,叶下珠 30g,土茯苓 30g,重楼 12g,鳖甲 20g,大腹皮 30g。7 剂。

按语:软肝利胆汤是我在小柴胡汤基础上自拟的治疗肝癌的基本方。尽管清代名医徐灵胎说过"一病必有一主方,一方必有一主药",但用区区 25 剂药,能将肝癌维持 8 个月肿块大小不变,形体外观如常人,还真得仰天长叹曰:谋事在人,成事在天啊。

第四节 胆囊、胆管癌

胆管系统肿瘤包括胆囊癌及胆管癌。胆囊癌起病隐匿,临床表现为中上腹或右上腹疼痛,间歇性或持续性钝痛或绞痛,进行性加重。腹痛可放射至右肩、背、胸等处。消瘦、黄疸,可有食欲不振、软弱、恶心和呕吐等。晚期可出现右上腹扪及块状物、肝大、发热和腹水。胆管癌以进行性梗阻性黄疸为主要症状,常伴有皮肤瘙痒、上腹胀痛、发热、食欲减退和体重减轻。后期可出现肝脏肿大、脾大和腹水等。胆囊癌及胆管癌因早期诊断不易,故预后差。属于中医"黄疸""黑疸""胁痛""积聚""癥瘕""虚劳"等范畴。目前,胆癌是《GB/T 16751.1—1997 中医临床诊疗术语:疾病部分》标准病名,由于病因病机及治法方药基本相同,应包括胆囊癌及胆管癌。

一、病因病机

胆囊癌及胆管癌的主要病因病机是:所愿不遂,情绪不畅,肝气郁结,气机疏泄不利;饮食不节,酗酒嗜辣,过度劳倦,或外受疫毒,损伤脾胃,导致脾虚湿停,日久化热,湿热郁结肝胆,胆汁外溢而为黄疸。病程日久,渐成癥瘕。

二、选方用药经验

根据以上对胆囊癌及胆管癌病因病机的认识,治疗就以扶正祛邪为治则,从利肝胆、清湿热、健脾胃、化瘀血、滋肾阴、消癥瘕几方面治法入手。选方我以小柴胡汤、柴胡桂枝干姜汤、茵陈蒿汤、茵陈术附汤、硝石矾石散为基础。组方体现补泻并用、燥润并用、寒热并用的思路。清热祛湿、利胆退黄常用栀子、大黄、猪苓、车前子、大腹皮、田基黄、垂盆草、茵陈、马蹄金等。健脾益肾则常用人参、茯苓、苍术、黄芪、薏苡仁、熟地、山茱萸、补骨脂、鱼鳔、海马等,临床上尤其推崇人参,用量也大。消癥抗癌常用鳖甲、穿山甲、生牡蛎、蟾皮、壁虎、冬凌草、石见穿等。活血化瘀则常用土鳖虫与水蛭。

三、验案举例

案 1. 胆囊癌　赵先生,48 岁,广东深圳市人。2002 年 8 月在北京活检确诊胆囊腺癌,失去手术机会。通过电话 2002 年 9 月始服用我开的中药(小柴胡汤加味),仍坚持正常工作。半年后大量注射白花蛇舌草注射液 1 个月,停用中药 1 星期后,突发黄疸,伴全身肤色晦暗,乃于 2003 年 3 月 31 日专程赴西安就诊,入住第四军医大学肿瘤研究所。初诊:面色黑黄晦暗,目黄明显,腹胀胁痛,恶心欲吐,食欲减退,偶发热,大便干,舌暗有瘀斑,苔中黄,脉弦。辨为肝胆湿热郁结,胃寒瘀血兼有。拟方:柴胡 12g,黄芩 12g,半夏 15g,人参 12g,生姜 6g,茯苓 30g,白术 20g,薏苡仁 30g,冬凌草 30g,金钱草 30g,厚朴 15g,枳实 15g,桃仁 12g,水红花子 15g,花蕊石 20g,莪术 15g,土鳖虫 10g,石见穿 30g,蟾皮 8g,壁虎 4g,姜黄 12g,郁金 12g,海马 3g,鳖甲 30g,穿山甲 15g,鸡内金 12g。服用 3 剂后黄见退,效不更方,继服前方,服用 2 周后晦暗已不明显。2 个多月后患者于 6 月下旬开始出现下肢水肿,考虑肾虚水泛,因患者服药时间长,为固护脾胃而相对减少了药物用量,但主方未变,并逐步加入黄芪、干姜、肉桂等加重益气利水及温阳力度。至 8 月份患者自觉精神好转,纳食夜寐可,面黑减退,遂于 2003 年 8 月 10 日出院。出院后患者以腹胀、腹水、下肢水肿为主症,遂在原方基础上加入麻黄破坚利水,一直服用到 2003 年 11 月 5 日,患者再次就诊,面黑较前减退,精神可,腹部略鼓胀,下肢已无水肿,胃脘部疼痛,食眠一般,舌暗红,苔少,脉弦。此时湿热渐退,阳虚已现,遂以益气温阳为主,兼以活血化瘀,处方如下:柴胡 10g,生姜 6g,人参 25g,熟地 30g,山茱萸 30g,附片 10g,猪苓 30g,黄芪 100g,车前子 30g(包),鸡内金 10g,海马 3g,麻黄 10g,茯苓 60g,大腹皮 30g,肉桂 3g,鳖甲 30g,穿山甲 10g,生牡蛎 30g,水蛭 12g,川朴 15g,水红花子 20g,蝼蛄 5g,泽兰 15g,12 剂,每日 1 剂,水煎服。患者终因恶病缠身,消耗殆尽,于 2003 年底去世。

按语:对于号称癌症之王、平均生存期只有 3 个月的胆囊癌来说,在失去手术机会的情况下,服中药治疗 16 个月,半年间病情平稳,尚能正常工作,来西安后先是解决了黄疸黑疸这一大难题,而后又克服了厌食、发热、咳嗽、水肿、畏寒、腹胀等一系列难关,生活质量基本上得到有效保证。即便是 2003 年 11 月 19 日最后一次复诊时患者依然能亲自前来,至少可以说,在去世前 1 个月患者的生存质量还是可以的。

分析整个治病过程,确诊胆囊癌后,服用小柴胡汤加味的疏肝利胆、解毒抗癌中药,在一定程度上遏制了病势,所以仍能坚持正常工作。半年后听信广告,大量注射白花蛇舌草注射液一个月,寒伤中阳,又停用中药一个星期,则突发黄疸,伴全身肤色晦暗。来西安后,在基本治法的基础上,先用生姜、海马温脾肾之阳,再增干姜、肉桂、附片加强力度,后从温阳利水、活血利水等方面入手,解决了一些问题。从处方用药来看,量大面广,方法较多。冬凌草,临床上我常作为恶性腹水的辨病用药,用量一般在20~30g。药理研究证明,卢氏冬凌草甲素和信阳冬凌草甲素及乙素,对体外培养的艾氏腹水癌细胞具有较明显的细胞毒作用。海马,味甘、咸,性温,功能温肾壮阳,调气活血。《本草纲目》谓"暖水脏,壮阳道,消癥块,治疗疔肿毒"。《圣济总录》中治疗远年虚实积聚瘕块就以海马为主药。血肉有情之品,作用较强,对于本例阳虚血瘀非常适合,也能抑制冬凌草的寒性。而麻黄辛温通阳,破坚利水,在本例中发挥了相当大的作用。水红花子,散瘀行气消积之药,《滇南本草》谓"消一切年深日久坚积,疗妇人石瘕症",《本草汇言》谓:"消血积,化癖散瘕之药也。其味咸苦而寒,性善消磨,能入血分,逐留滞,去痹气,消血障,明目疾。"本例主要用其活血消积之功。蝼蛄,利水消肿之药。《神农本草经》言其"溃痈肿,下哽噎,解毒,除恶疮",《本草纲目》"利大小便,通石淋,治瘰疬、骨鲠",《本草汇言》"蝼蛄,行水道,利大小便之药也"。正所谓:三年之病,七年之艾。非常之病,非常之药也。

案2. 胆囊癌　程姓老母,年近80岁,陕西合阳县人。2000年患胆囊癌,右胁下包块,剧痛难忍,呕吐。我以疏肝利胆、软坚散结、抗癌止痛为法,用小柴胡汤加味,处方:柴胡12g,黄芩12g,半夏12g,党参12g,鸡内金12g,麦芽12g,延胡索20g,金钱草30g,姜黄12g,郁金12g,白芍30g,甘草12g。10剂,每日1剂,水煎服。10余剂后,逐渐获效。后经几次复诊以及本村医生照原方化裁,前后服药100余剂,尚存活3年多。

按语:用小柴胡汤治疗胆囊癌、肝癌等,还是有理论基础的。小柴胡汤方后就有"若胁下痞硬,去大枣,加牡蛎"之说。《金匮要略·黄疸病脉证并治》也有"诸黄,腹痛而呕者,宜柴胡汤"一条。清代名医缪仲淳有言曰"熟读仲景书即秘方也",此之谓乎?

案3. 胆管细胞癌　邱先生,71岁,广西柳江人。2005年9月22日初诊。其女代诉:咯血2个月。2005年8月经住院CT诊断胆管细胞癌。患者不愿进一步检查或手术,要求中医治疗。目前已不咯血,疲倦乏力,饮食正常,无黄疸,二便调,眠可。辨证:肝胆热毒成积。治法:清肝泻火,利胆散结。自拟软肝利胆汤。处方:柴胡10g,黄芩12g,半夏12g,红参10g,田基黄30g,垂盆草

30g,鳖甲 30g,生牡蛎 30g,穿山甲 10g,丹皮 10g,甘草 10g。15 剂,每日 1 剂,水煎服。

2006 年 4 月 24 日第 4 诊,其女代诉:服用上方每月 15 剂,稍感乏力,行动自如,食可,二便正常。上方加三棱 12g,莪术 12g。15 剂,每日 1 剂,水煎服。

2006 年 6 月 12 日第 6 诊,2006 年 5 月 1 日复查 CT 与 2005 年 8 月 CT 相比变化不大。其女代诉:稍感乏力,食少,易怒,上方加鸡内金 12g,郁金 10g。7 剂,每日 1 剂,水煎服。

2007 年 3 月 21 日第 12 诊,病史同上,颜面下肢水肿,余无异常,其女代为取药。上方加茯苓 40g,猪苓 30g,黄芪 30g。7 剂,每日 1 剂,水煎服。

2007 年 8 月 21 日第 14 诊,病史同上,其女代诉:颜面下肢水肿减,体力稍差,余无异常。上方 15 剂,每日 1 剂,水煎服。

此后,其女代取药 2 次,仍有效验。终因麻痹大意,懒于服药,2008 年初病情加重,入院治疗 2 月余离世。

按语:胆管细胞癌经用自拟软肝利胆汤治疗近 1 年多,起到了带瘤生存的作用。自拟软肝利胆汤具有寒热并用,补泻兼施,恢复升降,通调三焦,疏肝保肝,利胆和胃等功能。以往用于治疗肝癌、胆囊癌、胰腺癌等,疗效确切。本案又为扩大治疗病种提供依据。

第五节　胰腺癌

胰腺癌是常见的胰腺肿瘤,其发病率在全球范围内呈逐渐升高趋势。近20 年来,我国城市胰腺癌发病率也大幅度上升。随着社会经济的发展,生活水平的上升,饮食结构向高脂肪、高蛋白、低纤维方向偏移,工业化过程带来的环境污染等问题的加剧,胰腺癌的发病率将继续上升。另一方面,胰腺癌早期容易侵犯周围组织器官和远处转移,加之早期无明显和特异的症状和体征,缺乏简单和可靠的诊断方法,因此早期诊断十分困难。确诊时多属晚期,已失去根治性手术机会。生存 1 年者不到 10%,5 年生存率 <1%,是预后最差的恶性肿瘤之一,也正是中医最能发挥作用的恶性肿瘤。

一、病因病机

尽管恣食肥甘,大腹便便,糖尿病、胰腺炎、胃溃疡和胃切除、胆石症和胆囊切除、环境污染、遗传因素、精神压力等等因素都与胰腺癌的发生有关,然而,也许令大多数人想不到的是,胰腺癌发生的第一危险因素是吸烟,且吸烟数量和病死率呈正相关。如果再加上咖啡和酒,那真是火上浇油。若再加冰镇饮料,辛辣烧烤,寒热胶结,升降失常,津液与毒,积聚中焦,天长日久,胰腺癌成了。若湿热熏蒸,浸淫肝胆,胆汁不循常道,横溢肌肤,则急性发作。病程日久,或成结胸,弥漫三焦,气机严重滞涩,水液不能排泄,或损胃碍脾伤肾,阴阳俱亏,终至邪毒泛滥,正气衰败莫救。

风邪由表入里,由上到中,与原有的湿浊伏痰相结也是一个常见原因。游走性血栓性静脉炎是诊断胰腺癌的一个重要线索,也是风邪入里成瘤的一个临床依据。游走性静脉炎是静脉部位出现红肿痛症状,以游走为特点,一般2~3周后减轻,但可反复发作后形成结节。合并的肿瘤以胰腺癌,特别是胰体和胰尾癌为多。

二、辨病辨证论治

由于胰腺位置深在,胰腺癌早期缺乏特异性症状,腹痛占68%,上腹不适占28.6%,食欲不振占23.6%,所以,早期的胰腺癌,病位在胃外之中焦,且"因寒故痛也",寒热胶结,以寒为主。所以表现得最多的不是胃癌的半夏泻心汤证,而是"腹中痛,欲呕吐"的黄连汤证。因为寒多,又不通则痛,所以半夏泻心汤去黄芩,加桂枝温中散寒,降逆下气。一药之改,适应证为之大异。

早期的胰腺癌,开始就出现黄疸者占21.1%,还可见疼痛,是出现率仅次于上腹部疼痛的右胁肋疼痛,上腹不适,食欲不振,可伴有口苦、尿黄,大便干结,舌苔黄厚,脉弦数。显然是茵陈蒿汤和大柴胡汤证。茵陈蒿汤清热利湿退黄,大柴胡汤疏利枢机,保肝利胆,其中,白芍缓急止痛,枳实理气散结,人参之量略减(由小柴胡汤的三两减为二两),突出祛邪之力。临床上再加煅牡蛎软坚散结,必符仲景原意。

中期的胰腺癌,以腹痛胁背疼痛,胃胀面黑,舌暗淡、苔白腻为主者,湿热未尽,阳气已伤,阴液亏损,肿块在右胁下及上腹部可及,往往见到了"胸胁满微结,小便不利,渴而不呕,但头汗出,往来寒热,心烦者,此为未解也,柴胡桂枝干姜汤主之"的方证。实际上,这是病邪胶固,早期向中期进展,湿热向寒湿转化的游移阶段。所以用柴胡推陈致新,调畅枢机,桂枝、干姜散寒通阳,瓜蒌根润燥生津,黄芩清热,煅牡蛎软坚散结,炙甘草补中益气。若以腹泻为主,就是乌梅丸证。

晚期,黄疸不退,腹水难消,面黑形瘦,神疲乏力,三焦气化失司,茵陈蒿汤和小柴胡汤、五苓散。若素体阴虚,病情进一步发展,出现花剥舌、镜面舌,甚至舌面布满裂纹,心烦失眠,利水药寸效难得,就是猪苓汤证了。

三、验案举例

我 1985 年到南京上研究生时认识的第一个本科生曾为其父通过网诊求方。

他是江苏某市中医院的医师,其父于 2016 年 8 月份发现胰腺癌(颈体部),CA199 为 1 282U/ml,先后多次在南京知名的医院接受介入及放化疗,2017 年 6 月 13 日查 CA199 为 709.30U/ml,2017 年 9 月 16 日起,一直间断服用我开具的方药,每月约服 15 剂。

我的是处方是自拟的化结复胰汤加减:

柴胡 12g,黄芩 12g,桂枝 12g,干姜 12g,黄连 6g,红参 12g,半夏 18g,壁虎 10g,冬凌草 20g,枳实 12g,厚朴 12g,莪术 12g,瓦楞子 20g,代赭石 12g,当归 12g,白术 12g,茯苓 12g,炙甘草 6g。每日一剂,水煎服。

我治疗胰腺癌自拟的基本方是化结复胰汤,由柴胡桂枝干姜汤与半夏泻心汤合方加味而成。我是这样考虑的,胰腺位于肝胃之间,地处中焦,寒热刺激,已属常态。所以胰腺癌的基本病机是寒热胶结,肝胃不和、升降失常,痰气交阻,日久波及脾肾。胰腺癌常常是以黄疸被发现的。无痛性黄疸为胰头癌最突出的症状,占 30% 左右。黄疸呈持续性、进行性加深,也可有波动。但总的来说,中医简单地将黄疸分为阳黄和阴黄,而胰腺癌引起的黄疸往往是从阳黄向阴黄转化,或兼而有之,时阳时阴,模棱两可。所以我用柴胡桂枝干姜汤疏肝和胃、温阳化结为底方之一。又因为胰腺癌常常导致肝胃不和或者本身就是肝胃不和的结果,而以寒热胶结、升降失常为主要病机,故半夏泻心汤的辛开苦降非用不可。壁虎、冬凌草是辨病用药,解毒抗癌。枳实、厚朴、莪术、瓦楞子理气消胀,消散痰气之交阻,化凝结之积聚。当归、白术、茯苓温养脾胃,以健中气。

随后,收到反馈:患者最近轻度贫血。晨起大多大便正常,白天间断有数次腹中隐痛,痛即腹泻便稀,泻后不痛。并附舌苔、面色照片(略)。

考虑到患者现在腹中隐痛,痛即腹泻便稀,泻后不痛。舌淡红,苔薄白,有齿痕,面色如常,乃寒邪较深,脾肾之阳受伤所致,加补骨脂 15g,荜澄茄 12g,散寒止痛,温补脾肾。

第六节　小肠癌

原发性小肠恶性肿瘤很少见,仅占全身恶性肿瘤的 0.4%。其中腺癌占 39.4%,恶性淋巴瘤占 25.6%。小肠腺癌最常发生于十二指肠,占全部小肠 腺癌的 40%~50%。小肠肿瘤的诊断较为困难,目前缺乏较方便的、理想的 检查手段。所以,小肠肿瘤的误诊率可达 65%~80%。对有下列临床表现者 要高度警惕小肠肿瘤的可能:下腹部或脐周肿块;原因不明的或反复发作的 不完全性小肠梗阻;原因不明的多次消化道出血及贫血。中医对小肠癌的 文献资料很少。我的经验也很少。结合多年的点滴、续断观察和思考,谈谈 浅见吧。

作为消化道的癌症,饮食不节,寒热杂进自然是常见的病因,《灵枢·五 变》黄帝曰:"人之善病肠中积聚者,何以候之?少俞答曰:皮肤薄而不泽,肉 不坚而淖泽。如此,则肠胃恶,恶则邪气留止,积聚乃作;脾胃之间,寒温不 次,邪气稍至。稽积留止,大聚乃起。"但与食管的首当其冲和胃的无奈包容 相比,小肠受到心理因素的影响更大。因为心与小肠相表里,心理压力,睡 眠不足,羡慕嫉妒恨、怨嗔急躁烦等不良心态的长期刺激才是小肠癌最大的 病因。而小肠的吸收消化功能,中医已是脾所主了,所以,思虑过度,劳倦过 度,也是小肠癌常见的病因。心脾气机不畅,津液凝结为痰,天长日久,成团 成块,进而影响其他脏腑。所以从临床表现来看,十二指肠癌早期以上腹部 胀痛为主要表现,因为十二指肠和胃相连,辨病辨证上相当接近,寒热胶结、 升降失常为基本病机,半夏泻心汤辛开苦降为主方。进一步发展影响到肝 胆,出现黄疸等,则与小柴胡汤、茵陈蒿汤合方治疗。术后的小肠癌,表现出 食欲不振,腹胀腹痛,大便不匀,神疲乏力,舌淡脉弱,则是脾气亏虚,运化失 司,六君子汤为主方。以腹泻腹痛为主者,用乌梅丸。若腹痛剧烈,攻冲作 痛,出现有头足,按之痛不可近,乃风邪入里,大建中汤的适应证。大便不通, 则小承气汤、大承气汤、厚朴三物汤等《金匮要略·腹满寒疝宿食病脉证治 第十》诸方可参。若水液不化,影响心肺,心烦失眠,口渴咳嗽,就是猪苓汤 证了。

💊　**案 1. 十二指肠癌肝肺转移**　蒙某,男,71 岁,柳州市退休教师。2007 年 7 月 16 日以腹胀 4 个月,呕吐 2 个月,下肢水肿 1 个月求诊。自述 2007 年 4

月 2 日某医院术后病理十二指肠高分化腺癌,5 月 30 日 CT:肝肺转移,双侧胸腔积液。因不愿化疗,要求中医诊治。刻诊:腹胀不解,呕吐清水,大便秘结,喜饮凉水,形体消瘦,面色无华,下肢水肿,按之凹陷,舌红,苔薄,脉弦。证属寒热胶结,气机升降失常。收住院,支持疗法。方用半夏泻心汤化裁:姜半夏 20g,黄连 6g,黄芩 12g,干姜 10g,生姜 9g,吴茱萸 3g,红参 12g,大枣 10g,乌贼骨 12g,浙贝母 12g,黄芪 30g,当归 12g,茯苓 30g,猪苓 30g,白术 15g。每日 1 剂,水煎服。并服安替可胶囊。

2007 年 9 月 9 日复诊,住院 40 天,病情好转,昨呕吐、腹泻,舌红,苔薄,脉滑。上方减其制,姜半夏 18g,黄连 8g,黄芩 12g,干姜 10g,红参 12g,大枣 10g,炙甘草 6g,竹茹 12g,蒲公英 20g,代赭石 15g。3 剂,每日 1 剂,水煎服。

2007 年 10 月 12 日第 11 诊,服上方 3 剂,吐泻止,守方至今。近日头晕,走路不稳,嗜睡,舌红,苔薄,脉滑。证系少阳风火,肝肾亏虚。小柴胡汤加减:柴胡 10g,黄芩 12g,半夏 12g,党参 12g,黄芪 30g,天麻 12g,枸杞子 12g,菊花 10g,白芍 12g,瓜蒌皮 15g,白蒺藜 15g。3 剂,每日 1 剂,水煎服。

2008 年 1 月 15 日第 31 诊,基本服用上方,上症消失,但身痒多日,虽加有祛风药,未效,仍胃脘不适,舌红,苔厚,脉滑。证系血热生风,痰浊中阻,犀角地黄汤加减:水牛角 30g,生地 30g,丹皮 12g,黄连 8g,栀子 12g,白鲜皮 20g,蝉蜕 10g,防风 10g,瓜蒌皮 15g,枳实 12g,竹茹 12g,黄芩 12g,苦参 12g,甘草 12g。4 剂,每日 1 剂,水煎服。

2008 年 4 月 9 日第 51 诊,上方约 30 剂后,接用 2007 年 9 月 9 日方,今胸腹部 CT 复查,胸腔积液消失,胸膜肥厚粘连,肺、肝肿块消失。胃镜:残胃炎、吻合口炎。胃脘偶觉不适,走路不稳,头晃,舌红,苔黄,脉弦细。事半功倍,还须以恢复气机升降为法,寒热并用。仍以上方为基本方,酌加天麻、枸杞子等。

2008 年 12 月 17 日第 110 诊,病情稳定,正常生活,坚持就诊,其间曾服上述凉血祛风止痒方 20 余剂。近来腰椎间盘突出复发,脚麻,舌红,苔黄,脉弦。乃急则治其标,以补肝肾、壮筋骨为主,仍不离和降胃气,药用:杜仲 12g,续断 10g,龟甲 30g,骨碎补 30g,威灵仙 15g,白芍 30g,炙甘草 10g,半夏 12g,黄连 8g,红参 12g,竹茹 12g,厚朴 15g,枳实 15g,苏叶 10g。4 剂,每日 1 剂,水煎服。

2009 年 11 月 11 日第 150 诊,上方 2 个月后腰痛脚麻消失,改用原方,近日胃胀呃逆,大便不调,下肢水肿,舌暗红,脉数。改旋覆代赭汤加味:旋覆花 10g,代赭石 20g,半夏 12g,生姜 10g,红参 12g,黄连 8g,枳实 15g,白术 12g,厚朴 12g，竹茹 12g，茯苓 30g。24 剂。每日分 2 次冲服。

2010 年 6 月 24 日第 163 诊，除软困头晕外，别无不适。舌淡，脉弱。乃年老脾肾两虚之象，六君子汤加味：党参 12g，白术 10g，茯苓 10g，炙甘草 6g，半夏 12g，陈皮 10g，黄芪 30g，代赭石 20g，枳实 12g，天麻 12g，龟甲 30g，枸杞子 12g，菟丝子 12g，冬凌草 30g。10 剂，每日 1 剂，水煎服。

2015 年 4 月，街遇其人，笑言如常人。

按语：十二指肠癌的基本病机是寒热胶结，气机升降失常。本案先后用半夏泻心汤、犀角地黄汤、旋覆代赭汤、六君子汤，可见和胃癌的病因病机小有区别。

案 2. 小肠系膜肿瘤术后复发　陆某，男，43 岁。2017 年 1 月 11 日因小肠系膜纤维组织细胞瘤术后 3 年复发就诊。患者于 3 年前确诊为小肠系膜肿瘤，先后行 3 次手术切除，没有行放化疗，一直在到处寻医服中药治疗，从患者带来的病历看，都是党参、黄芪、白花蛇舌草、半枝莲、茯苓、白术这一类健脾利湿、清热解毒的中药。患者自觉症状都没有改善，于 2016 年 12 月 31 日复查腹部 CT 提示：盆腔左前部见约 5.3cm×4.3cm×3.2cm，3.6cm×3cm×3cm 大小的肿块，左上腹亦见多个结节影，增强扫描上述肿块明显强化，而边缘较清，部分病灶强化不均匀，符合"肠系膜纤维组织未分化细胞瘤"复发改变。刻诊：消瘦，面色萎黄，脐周疼痛，眠差，易醒，会阴小便时疼痛，胃纳可，大便烂，一天两次，无口干口苦，舌红苔薄黄，关脉弦。小肠肿瘤在临床上比较少见，该病人有小便时会阴疼痛，睡眠不安，舌红苔薄黄，寸脉弦。辨病为脏毒，辨证为心火下移、水热结于小肠。猪苓汤加味：猪苓 10g，泽泻 10g，茯苓 10g，阿胶 6g，滑石 10g，荔枝核 10g，橘核 10g，香附 6g，木香 10g，炮山甲 3g。冲服，日一剂。

2017 年 2 月 21 日复诊，患者诉睡眠改善，精神状态好转，复查 B 超提示肿瘤较前稍增大。刻诊：消瘦，面色萎黄，脐周已经无疼痛，会阴小便时疼痛，胃纳可，大便可，自觉腹胀明显，无口干口苦，舌红苔黄腻，寸脉弦。舌苔厚腻是辨证要点，应该是湿浊困于膜原，上方加：厚朴 15g，炒枳实 10g，槟榔 10g，三棱 10g，莪术 10g，蛤壳 15g。

按语：小肠肿瘤在临床上比较少见，该病人有小便时会阴疼痛，睡眠不安，舌红苔薄黄,寸脉弦。《伤寒论·辨少阴病脉证并治》:"少阴病,下利六七日,咳而呕渴,心烦不得眠者,猪苓汤主之。"中医有"心与小肠相表里"之说。患者因为工作力不从心,长期处于紧张状态,心移热于小肠,小肠所主的吸收功能受阻,变成痰饮与热相结,长此以往就形成了肿瘤。

第七节　结直肠癌

中医治疗的肠癌——结直肠癌,绝大多数都是术后的。手术虽然切除了病灶,但是结直肠癌产生的病因病机却没有改变,因而可能复发或转移。化疗这种以毒攻毒的方法也不能改变结直肠癌产生的病因病机。所以,中医存在着广大的探索空间。

一、病名及病因病机

肠癌以便血、腹痛、腹部肿块为初期主要的症状,相当于中医的"脏毒""肠蕈""锁肛痔""盘肛痛"等。由于《GB/T 16751.1—1997 中医临床诊疗术语:疾病部分》已将肠癌作为结直肠癌的中医标准病名,所以,中医的肠癌包括了西医的结直肠癌。

劳累过度,包括体力劳倦、房劳伤肾等,导致的正气内亏、肠络损伤,是肠癌形成的因素之一;嗜好烟酒,过食辛辣厚味,或者饮水不洁,食物中农药残留等,以致肠中湿热,积久成毒,正如朱丹溪所谓"脏毒者,蕴积毒久而始见",是肠癌形成的因素之二;恣食生冷,坦腹夜眠,坐卧湿地等,或大病久病,过用寒凉药物,寒从中生,是肠癌形成的因素之三;劳心思虑、内心冲突,生活工作压力、情绪不畅,以致气机滞涩,影响血行,是肠癌形成的因素之四。

上述几种原因如果单独出现,虽然可致病,但未必形成肿瘤乃至癌症。但当几种因素交织在一起,或反复刺激,持久不解,以致湿热相合,或寒热胶结,毒邪壅盛,气血凝滞肠道,积块乃生。正如朱丹溪所云:"人惟坐卧风湿,醉饱房劳,声冷停寒,酒面积热,以致荣血失道,渗入大肠,此肠风脏毒之所作也。"刘河间也云:"起居不节,用力过度则络脉伤,阳络伤则血外溢,血外溢则衄血;阴络伤则血内溢,血内溢则便血。肠胃之络伤,则溢血。肠外有寒汁沫,与血相搏,则并合凝聚不得散,而成积矣。"所以,湿热相合,或寒热胶结,毒邪壅盛,气血凝滞大肠才是肠癌形成的主要病机。

二、证治要点

（一）结肠癌

1. 结肠癌早期——薏苡附子败酱散　结肠癌古代叫什么，中医上很少提到。我认为，张仲景说的肠痈就是结肠癌。大家说肠痈不就是阑尾炎吗？肠痈是古代的病名，它可以涵盖阑尾炎。但是，由于古人对疾病的认识还不如现在诊断得那么清楚，所以张仲景说的肠痈，主要指的是结肠癌。根据什么呢？因为肠痈出自《金匮要略·疮痈肠痈浸淫病脉证并治》，"肠痈之为病，其身甲错，腹皮急，按之濡，如肿状，腹无积聚，身无热，脉数，此为腹内有痈脓，薏苡附子败酱散主之。"这就是大肠癌的早期表现，也可以说，肠痈就是结肠癌。条文中提到腹无积聚，说明这个病是与积聚有关的。只是病在早期，肿瘤还未影响到腹部更大范围而已，"其身甲错"和"身无热"，都是恶性肿瘤的早期表现。肌肤甲错是瘀血病，这是大家都比较熟悉的，著名的大黄䗪虫丸就有肌肤甲错，两目暗黑。那么结肠癌的肌肤甲错，实际上也是瘀血在体表的表现。我们在临床发现，有许多结肠癌患者都有肌肤甲错的表现，但术后，肌肤甲错都得到缓解，甚至消失。张仲景能认识到这一点，说明他是一个真正的临床大家。那么张仲景在这一条说"身无热"是和身有热（发热）相对而言的。身无热是早期，身有热就比较晚期了。如果我们还要进一步证实肌肤甲错和身热的关系，我们可以看看《金匮要略·水气病脉证并治》，"若汗出已反发热者，久久其身必甲错，发热不止者，必生恶疮"，张仲景明确提出"久久其身必甲错，发热不止者，必生恶疮"，这样对比的话，说明我们学习《伤寒论》《金匮要略》要前后穿插、全文贯通地学习，因为往往张仲景采取"互略"的方法，在《金匮要略·水气病脉证并治》讲了，到《金匮要略·疮痈肠痈浸淫病脉证并治》就不讲，当我们把它联系起来的时候，证据就充分了。而脉数作为恶性肿瘤的常见脉象，在《伤寒论·脉法》就提到"数脉不时，必生恶疮"。张仲景提到肿瘤的不少。这肿瘤发热、肌肤甲错、数脉都明确与恶疮联系起来，可见恶疮几乎就是恶性肿瘤的代名词。我从事肿瘤后，发现许多病人脉数不好解释，在读张仲景原文的时候就深深记住了这样一句话"数脉不时，必生恶疮"。我用这么大一段话或许可以说明：肠痈就是结肠癌的表现。它有许多特殊的表现是阑尾炎解释不了的。更重要的是，薏苡附子败酱散，有几个是用它来治疗阑尾炎的？薏苡附子败酱散就是张仲景治疗肠痈、治疗结肠癌的代表方。其中，薏苡仁作为康莱特注射液的原材料,抗癌效果广泛认可。薏苡仁健脾渗湿,益肠排脓,有益于肠道,更有排脓的作用。《药品化义》:"薏米,味甘气和,清中浊品,能健脾阴,大益肠胃。"《本草新编》"薏仁最善利水,不至耗伤真阴之气",一语道破天机。实为燥湿相混致癌之的对药物。燥湿相混致癌论是我提出的对于癌症病机的一个理论,认为燥湿相混,难分难解,才是形成恶性肿瘤(癌症)的重要病机。那么,薏苡仁既健脾利湿,又不耗伤阴液,甚至还能健脾阴,还有比这更适合肿瘤复杂病机的吗?所以它是君药。而我提出的另一个癌症的基本病机是寒热胶结致癌论。寒热相交,难分难解,所以,寒热胶结也是恶性肿瘤产生和发展的重要病机。对于寒热胶结来说应该怎么处理?张仲景用附子散寒,败酱草清热,寒热并用,共为臣药。《神农本草经》讲附子"破癥坚积聚",就显示出其与肿瘤的密切关系,我觉得在社会上附子已经被讲得很热的情况下,讲"破癥坚积聚"的人还不是很多。之所以选附子,取其既能散寒,又能破癥坚积聚。而寒邪是形成癥坚积聚的重要病机,因为寒主凝涩,寒凝气滞,寒凝血瘀,寒凝津液积聚,所以寒凝也是形成肿瘤的重要原因。附子既能散寒,又能破癥坚积聚,所以是难得的、非常合适的药物。《药性论》讲败酱草时提到"治毒风顽疾,主破多年凝血,能化脓血为水","毒风"这一点我希望受到大家重视,因为肠道肿瘤有一个中医名词叫"肠风",《药性论》言败酱草治"毒风",治多年凝血,而且能化脓血为水,是对我"风邪入里成瘤说"的最好补充。而"破多年凝血"是对恶性肿瘤瘀血病机的准确叙述。《大明本草》提到败酱草"治血气心腹疼,破癥瘕"就是点睛之笔了。所以本方选药精当,紧扣病机,是经方治疗肿瘤的典范。从张仲景的描述看,薏苡附子败酱散证是结肠癌的早期阶段。

2. 结肠癌中期——大黄牡丹汤 大黄牡丹汤就在薏苡附子败酱散条文下紧接着讲的。原文是"肠痈者,少腹肿痞,按之即痛如淋,小便自调,时时发热,自汗出,复恶寒,其脉迟紧者,脓未成,可下之,当有血。脉洪数者,脓已成,不可下也,大黄牡丹汤主之"。可见本条是继上一条"肠痈之为病……薏苡附子败酱散主之"的进一步描述,也就是结肠癌病情的进一步发展,由"腹皮急,按之濡,如肿状,腹无积聚"到"少腹肿痞,按之即痛如淋",由"身无热,脉数"到"时时发热,自汗出,复恶寒,其脉迟紧",这其实就是结肠癌突破肠道,进而腹部转移的表现。病机是由寒热胶结向肉腐成脓转化,实际上似脓非脓。真正成脓了就是阑尾炎了。肿瘤的脓"将成未成",实际上是肿瘤造成局部感染的表现,所以还不是真正的脓液,所以"似脓非脓",张仲景叫"脓未成,可下之",可见张仲景对这个病认识还是深刻的。所以用大黄泻热通腑,推陈出新,活血化瘀,排毒外出,为君药。丹皮凉血活血,桃仁润燥活血,为臣药,冬瓜仁排肠中脓血,芒硝软坚散结,消肿块,使腑气下行,以通为用,为使药。

3. 结肠癌晚期——大黄附子汤　读张仲景的书一定要前后对照、全面贯通地读。在《金匮要略·腹满寒疝宿食病脉证治》中讲到:"胁下偏痛,发热,其脉紧弦,此寒也,以温药下之,宜大黄附子汤。"可以说,大黄附子汤就是结肠癌晚期最常见的方剂。为什么呢? 结肠癌晚期,肿块增大,肠蠕动功能受到限制,出现肠梗阻。在这种情况下怎么办呢? 张仲景寒热并用,用大黄附子汤通腑散积,寒热并用。

这就是我治疗结肠癌的三个主要经方。当然,疾病是复杂的,有主要就有次要,我们在疾病的诊疗过程中,尤其是肿瘤的晚期,尤其是大黄附子汤证,我常常加了人参、当归,甚至加了枳实、厚朴,实质上已经起到黄龙汤的效果了。我想,医生临证绝对不会抱残守缺,我们既要抓纲,也要识目,在实际过程中可能比我说的要复杂得多。

(二) 直肠癌

1. 直肠癌早期——白头翁汤　直肠癌在古代书籍中见于"肠风""脏毒"两个病。"脏毒"和"肠风"共同的特点都是出血,只不过脏毒的血晦暗,肠风的血鲜明而已。首先要看直肠癌的表现,出血、大便带血,大便有黏液,大便不畅,还有里急后重。一般来说,直肠癌的初期多半是体质壮实,舌红苔黄厚,见于嗜食辛辣、烟酒,导致大肠湿热成毒,气机不畅,气血凝滞,从这个病机上讲,它就是白头翁汤证,张仲景白头翁汤讲"热痢下重者,白头翁汤主之"就是这个意思。这个又牵扯到"热痢"就是"疫毒痢"么,传染性痢疾,细菌性痢疾。当然,白头翁汤证应该包含了细菌性痢疾,但是我们在临床上发现,直肠癌的初期表现就是白头翁汤证的表现。所以白头翁汤用白头翁、黄连、黄柏、秦皮清热燥湿解毒,就是直肠癌早期的代表方剂。当然,这样一比较,古代的脏毒也就是这个意思。古代把肠风和脏毒并论。认为风邪入肠,与湿热相合,损伤大肠脉络而成。所以我借助古人治疗肠风的经验,用防风、荆芥治疗肠风,生地、丹皮、地榆、槐花凉血。还有刺猬皮作为直肠癌的辨病用药。椿根、桑白皮清热燥湿,对直肠癌引起的肛门渗液、潮湿也是可以加用的。尤其值得我们重点提出的是,对于里急后重的治疗,一方面,我们取芍药汤的芍药缓解挛急,芍药活血利阴,这是用芍药甘草汤。另一方面,取木香、黄连来化滞,还有枳实、槟榔,也可化滞。大家不要忘记,枳实也好、枳壳也好,都是治疗直肠癌的非常有效药,古人肠风、脏毒常常用的药。

2. 直肠癌中期——三物黄芩汤　那么在中期,用什么呢? 或者说我们中医现在碰到的直肠癌,我一般很少不鼓励患者做手术的,因为大小便可是人体的主要排泄通道。所以农村老一辈人都说,自己能送水火就不错了,言外之意就是自己管理好大小便,把大小便用"水火"来形容,已经足够看出其紧迫性。《内经》也讲"小大不利治其标",所以其他部位的肿瘤不用西医方法,个别病人我也还愿意接受,直肠癌的能用手术不手术,我基本上不接受。因为一旦堵了,最后还是要做手术的。之所以能形成直肠癌,是因为大肠热毒,湿热郁久,阴液受伤,阴虚和湿热并见,难分难解,我们以前只说"湿热相合,如油入面,难分难解",事实上,比湿热更难解的是湿热未尽,阴液已伤,燥湿相混,形成肿瘤,这才是恶性肿瘤成为头号疑难杂症的原因。直肠癌的中期常常是舌苔花剥,这是燥湿相混非常典型的舌象。术后怎么防止复发,术后还有肛门坠胀、里急后重、大便性状的改变,臀、骶、会阴、肛门部的疼痛,怎么办呢? 我认为,还是要抓住燥湿相混这个基本病机。基本病机确立了,它就有基本的方药,代表方剂是三物黄芩汤。三物黄芩汤是孙思邈《备急千金要方》的方子,宋代整理时放在《金匮要略》妇人病篇,治疗产后病的。是我首先把三物黄芩汤作为直肠癌燥湿相混型代表方剂的。应用多年,证明疗效确凿,选方精练,用药准确。黄芩作为方剂的君药,一药四用,既能清实热,也能清湿热,还能清虚热,更能清血热,所以它对于直肠癌的大肠热毒,耗血伤阴,血热成毒、出血动血而言是非常难得的君药。再用生地凉血养阴,苦参燥湿解毒清热。三药合用,互相抵消副作用,相反相成。

3. 直肠癌晚期——黄土汤　直肠癌晚期,起始多半是大便出血时间长,误认为痔疮,后来贫血了,才发现是直肠癌。这就是黄土汤证。我们讲黄土汤证的时候说是阳虚便血,说得轻巧,黄土汤仅仅是治阳虚吗? 仅仅是治虚寒吗? 黄土是治虚寒的,附子也是治虚寒的,但是生地、黄芩这两味药大家怎么能置若罔闻、视而不见呢? 这是以前没有寒热胶结致癌论的原因。古人治学有个方法叫孤证不立。说黄土汤就治寒热胶结,这只是一面之词,有没有其他证据呢? 我说有证据。黄土汤的上一条是"吐血者,柏叶汤主之",下来才是"下血先便后血,此远血也,黄土汤主之"。如果光说先便后血,我们能只用黄土汤吗? 也说明,黄土汤只是针对寒热胶结的病机。也就是说,吐血(柏叶汤)是上消化道肿瘤的话,黄土汤就是下消化道肿瘤。张仲景的条文排列的意义,难道不是一个有力的证据吗？伤寒大家刘渡舟教授在《陕西中医》1980年创刊号的第一篇文章就是《试论〈伤寒论〉条文组织排列的意义》，连载了两期，非常罕见，我当时感动，激动，体会深刻，当然，他没有讲到《金匮要略》条文排列的意义，这就是留我们做的。

三、病案举例

案1. 结肠癌术后　姜先生，70岁，西安市退休教师。2003年11月27日初诊。患者于2002年4月行结肠癌根治术，术后化疗5次。无明显不适，二便正常，但舌红少津，裂纹纵横，脉弦。证属阴虚为主，血中热毒，当坚持用药，切勿掉以轻心。以滋阴解毒、凉血清热为法，三物黄芩汤加味：黄芩12g，生地30g，苦参10g，玄参12g，紫草15g，败酱草50g，白花蛇舌草40g，丹皮12g，槐花12g。每日1剂，水煎服。

2006年5月3日第34诊，患者坚持就诊，基本方为主，每月服药15剂以上，术后已过4年，近日胸片、B超、肝肾功能及CEA等复查均未提示异常。自述下午舌麻，二便正常，舌红，浅裂纹，苔薄黄，脉弦。阴液渐复，热毒仍在，服药既久，适当替换同类药物，既遵《内经》"久而增气，物化之常也"之训，也有避免耐药之意。三物黄芩汤加味：黄芩12g，生地30g，蚤休15g，白头翁20g，半枝莲30g，龙葵30g，藤梨根30g。每日1剂，水煎服。

2007年2月5日第43诊，近来咽部有异物感，夜间咳嗽，腿困。触诊可及甲状腺肿块。B超示：双侧甲状腺实质性包块，颈部正中囊性包块。舌红，浅裂纹，苔薄黄，脉弦。证属阴虚热毒，痰阻胸咽，仍以三物黄芩汤加味：黄芩12g，生地30g，苦参12g，玄参12g，半夏10g，猫爪草15g，瓜蒌壳15g，款冬花12g，杏仁12g，白英30g，海浮石30g，鳖甲30g。12剂，每日1剂，水煎服。

2007年8月6日第48诊，服上方24剂后，自觉颈部包块逐渐缩小，咳嗽止，乃减款冬花、杏仁。今日触诊甲状腺基本正常，无明显不适。舌红，苔薄，脉弦。药用：黄芩12g，生地30g，苦参12g，玄参12g，半夏10g，瓜蒌壳15g，海浮石30g，鳖甲30g善后。

2008年7月4日第66诊，近日全面复查，未有复发转移迹象，仍以上方进退。

2014年初，姜先生仍来门诊开药，舌红，裂纹基本平复，喜形于色。

按语：从临床经验来看，大肠热毒与阴虚湿热互结是结肠癌最基本的证

型,当以《千金方》的三物黄芩汤为主方。三物黄芩汤药虽三味,配伍精练,清热解毒,燥湿凉血,互相制约,面面俱到。本案坚持用药4年半,在一定程度上改善了阴虚体质,血中热毒也大减,既说明结肠癌根治术后,基本病机的长期存在,持续用药十分必要,其药性平稳也反证了三物黄芩汤配伍的高明,起到了预防复发的目的。

案 2. 结肠癌术后肝转移　李先生,47岁,广西柳州市人。2004年1月行结肠癌切除术,病理为:回盲部中-低分化腺癌。6月份发现肝脏占位,B超:肝右前叶一低回声区,15mm×14mm,右后叶一低回声区,19mm×18mm,提示肝转移可能。2004年7月18日初诊,面黄,口苦,舌淡苔腻有齿痕,脉沉。证属大肠热毒流窜于肝,治宜凉血解毒,健脾保肝,方以三物黄芩汤治疗原发病合小柴胡汤治疗转移癌:生地20g,黄芩12g,苦参12g,柴胡12g,半夏20g,红参12g,丹皮12g,败酱草30g,白术12g,云苓20g,鳖甲20g,川朴10g,炙黄芪30g。每日1剂,水煎服。以上方坚持服用3个月,一直上班。B超提示肝脏肿块变化不大,仍用前方至2005年2月26日,B超提示:肝左内叶、右前叶、右后叶各见一17mm×13mm、19mm×16mm、23mm×26mm低回声区。虽然患者本人并无不适感,但本着综合治疗、从长计议的原则,嘱其住院治疗,在3月10日至5月19日住院期间,行经股动脉插管介入治疗1次、腹腔化疗6次出院。

2005年5月29日第24诊时,考虑到服药日久,又刚结束化疗,势必气血亏虚,便将中药减量,以健脾益气、软坚散结为法,方以四君子汤加味:红参12g,白术12g,云苓15g,炙甘草6g,穿山甲10g,生姜6g,半夏20g,鳖甲20g,川朴10g,炙黄芪30g。每日1剂,水煎服。6月12日第26诊时见其形体精神可,纳寐佳,无不适,再加拳参15g,姜黄15g,同意其继续上班。

2006年1月9日第56诊,坚持服药,正常工作,无明显不适,舌上齿痕减少,舌质红,苔薄,脉弦。脾虚见复,肝经余毒堪虑,当保肝解毒,疏利枢机,小柴胡汤为主方:柴胡12g,黄芩12g,半夏12g,红参10g,生姜6g,大枣10g,炙甘草6g,白术12g,云苓15g,莪术12g。每日1剂,水煎服。

2006年7月16日第79诊,坚持服药,无明显不适,复查B超:中度脂肪肝,肝右前叶、右后叶各见一17mm×21mm、23mm×27mm低回声区。空腹血糖6.4mmol/L,尿糖(++),舌有齿痕,苔薄,脉弦。上方加黄芪30g,苍术10g。

2006年9月23日第90诊,仍坚持服药,正常工作,体质强壮,食之有味,无明显不适,舌红,有齿痕,脉弦。正气恢复,当加强软坚散结之力,以图清扫残毒。小柴胡汤加味:柴胡10g,黄芩10g,半夏12g,玄参12g,穿山甲10g,鳖甲20g,龟甲12g,白术15g,云苓30g,薏苡仁30g,丹参15g,鸡内金10g。每日1剂,水煎服。

2007年8月12日第124诊,服上方200多剂,仍正常工作,无明显不适,舌淡红,有齿痕,脉弦。要求继续服药,巩固疗效。当遵效不更方之古训。

2008年7月13日第159诊,坚持服药,正常工作,无明显不适。改服复方斑蝥胶囊和贞芪扶正胶囊。

2011年8月13日第223次复诊,体检B超提示肝内多发低回声肿块,最大31mm×30mm,患者自觉无明显不适,舌红苔白有齿印,脉滑,再现阴虚及湿热内停的燥湿相混之象,予以三物黄芩汤养阴清热燥湿以治疗病之初始来源,继续予以健脾化湿固脾胃治本,及软坚散结治肝脏之标。处方:黄芩12g,苦参10g,生地20g,白芍15g,西洋参10g,山药15g,茯苓15g,白术10g,苍术12g,玄参12g,鳖甲30g,穿山甲8g。后以此方为基础加减,间断配合斑蝥胶囊、平消片治疗。

2015年8月22日复诊,患者诉自觉无明显不适,舌淡红,苔白厚有齿印,脉滑。辨证为脾虚痰湿内阻,残毒内停,治疗予以益气健脾,理气化痰,软坚散结,以六君子汤加减:党参15g,黄芪30g,白术12g,茯苓12g,法半夏15g,白扁豆30g,瓜蒌皮12g,白芥子15g,桔梗12g,瓦楞子30g,生牡蛎30g,田基黄30g,姜黄12g。

按语:本案结肠癌切除术后肝转移,以中药为主治疗11年多,恢复正常工作和生活,看似神奇和偶然,但其中很多方面值得我们去反思。首先,最为关键的就是患者治疗策略的正确选择和持之以恒。纵观患者整个治疗过程,在发现肿瘤后首先进行手术切除,而在之后的化疗过程中出现转移,随后患者果断选择进行中医治疗,而不是在见到肿瘤后采取穷追猛打、祛邪务尽的原则继续进行介入或射频消融等微创治疗。在中医药调理初见疗效、机体整体功能状况恢复后患者得以正常上班,但随后的复查提示肝内转移病灶有所增加,此时患者仍然能够遵从医师的安排合理把握介入及局部化疗度,继续坚持中医治疗为主。尤其是在2011年8月复查提示肝内转移瘤再次有所增大,因患者已经从中医治疗中获益,故能够坦然面对肿瘤的缓慢增长而始终坚持中药治疗至今。其次,全面回顾患者治法,始终以健脾、疏肝、利湿、软坚散结、扶正祛邪为基本原则,治疗方剂以三物黄芩汤、小柴胡汤、四君子汤、六君子汤加减,治疗药物均为常用药物,而绝不落入以奇方异草或以毒攻毒治疗肿瘤之俗套。平淡无奇之中为患者重启希望之光。这正如武术有至刚之搏击术,亦有以柔克刚之太极。总之,该患者的整个治疗过程体现了辨病与辨证并重,中西医结合,扶正与祛邪并用的诊疗特色,体现了对介入治疗度的把握的重要性,体现了患者积极的心态,医患和谐,坚持用药的重要性。

💿 **案 3. 结肠癌术后骨转移**　黄先生,76 岁,广西柳州人。2006 年 1 月 21 日初诊。左胁麻痛半年。2003 年 8 月升结肠手术,2005 年 12 月 ECT 提示左胁及右肩关节骨转移。左胁麻痛伴有拘挛,晨起眩晕,睡眠差,双足无力,舌红苔薄,脉弦。证属肝肾亏虚,毒热入侵,伤筋蚀骨。法当补肝肾,壮筋骨,疏肝利胆,通络止痛。处方:天麻 10g,杜仲 12g,牛膝 15g,狗脊 12g,党参 12g,鳖甲 20g,龟甲 12g,土鳖虫 10g,骨碎补 12g,自然铜 15g,柏子仁 12g,丝瓜络 12g,茜草 12g,柴胡 12g,黄芩 12g,半夏 12g,延胡索 15g,白芍 20g,甘草 10g。3 剂,每日 1 剂,水冲服。

2006 年 4 月 24 日第 11 诊,近日复查,左胁核浓缩灶基本消失,右肩关节图像大致同前,结肠镜、脑 CT 未见异常。上方 6 剂,每日 1 剂,水煎服。

2006 年 11 月 25 日第 41 诊,坚持就诊,病情好转。自述双脚沉重无力,脚部明显发黑肿胀,按之凹陷。证属肝肾亏虚,血水互结。金匮肾气丸加味。处方:熟地 30g,山药 15g,山茱萸 15g,丹皮 10g,茯苓 10g,泽泻 10g,肉桂 5g,附片 5g,水蛭 10g,泽兰 12g,益母草 30g,黄芪 80g,牛膝 15g,龟甲 20g,防风 6g,锁阳 10g,陈皮 10g,黄柏 10g,知母 10g。7 剂,每日 1 剂,水煎服。

2007 年 7 月 9 日第 57 诊,升结肠癌术后 4 年,骨转移 2 年半,近日 ECT 配合 MRI 检查,原左 6 肋及右肩处的浓缩点已全部消失,右第 4 肋前端又有一处可疑灶。刻诊:形体精神可,胸闷如压,足软无力,不咳,饮食睡眠可,舌红苔白,脉弦。2006 年 1 月 21 日方 7 剂,每日 1 剂,水煎服。

2007 年 7 月 30 日第 60 诊,少腹胀,饭后加重,下肢痿软,舌红苔白,脉弦。上方加小茴香 10g,台乌药 10g,木瓜 12g。14 剂,每日 1 剂,水煎服。

2007 年 11 月 29 日第 71 诊,近日全面复查,原左 6 肋及右肩处的浓缩点已全部消失,右第 4 肋前端转移灶仍在,但几乎不痛,除腿软外,无明显不适,以补肝肾、壮筋骨为法,熟地 30g,山药 15g,山茱萸 15g,茯苓 10g,牛膝 15g,龟甲 20g,骨碎补 30g,自然铜 20g,每日 1 剂,水煎服。

2008年5月14日第86诊,近日下肢水肿明显,精神形体尚可。经全面检查,发现肾上腺转移。舌暗红,苔白,脉弦。证属肝肾亏虚,血水互结。金匮肾气丸加味。第41诊方去龟甲、防风、锁阳、陈皮、黄柏,加防己12g。7剂,每日1剂,水煎服。

按语:最虚之处,便是留邪之地。癌症骨转移的基本病机就是肝肾亏虚,气血不足,癌毒入侵,伤筋蚀骨。所以补肝肾,益气血,壮筋骨,解癌毒就是基本治法。当然,不同部位治疗方法也有差异。本案以左胁麻痛伴有拘挛为主诉,所以在天麻、杜仲、牛膝、狗脊、党参、龟甲补肝肾、益气血、壮筋骨的基础上,柏子仁养肝,丝瓜络、茜草入络,柴胡、黄芩引药入胁,土鳖虫、骨碎补、自然铜则是最常见的辨病用药。取得了疼痛基本消失的较好疗效。这种情况在临证中经常可以见到。第41诊开始,针对双脚沉重无力,脚部明显发黑肿胀,按之凹陷,辨为肝肾亏虚,血水互结。阴阳俱损,自当金匮肾气丸加味,药多量中,有"治下焦如权,非重不沉"之意。

案4. 直肠癌 阎某,女,52岁。陕西省蒲城县椿林乡椿林村人。2000年7月初,因大便出血半年,在西京医院经肠镜及活检,确诊为直肠癌。因家庭经济困难,无力手术,转求中医治疗。刻诊:大便干结,二三日一次,每次均夹带暗红色血液,肛门下坠,面色萎黄,气短乏力,口干喜饮,自己尚不知病情的严重程度。舌淡红,舌体胖有齿痕,脉细数(96次/min)。此属热毒壅于直肠,气血凝滞,正气大伤。法当扶正祛邪,解毒抗癌,调和气血。以白头翁汤加减化裁,方用:白头翁15g,秦皮12g,白芍12g,黄连3g,槟榔10g,木香10g,当归10g,人参10g,槐花18g,生地30g,龙葵30g,白英30g,生地榆30g,仙鹤草50g,半枝莲40g,紫草15g,莪术10g,山慈菇12g,五倍子10g。12剂,每日1剂,水煎服。二诊自述诸症均减,气力增加。察其舌,齿痕似乎没有上次明显,脉已不数(84次/min)。仍与原方12剂。此后失去联系。2001年12月,其子之友(当初正是此人介绍来诊)为妻看病之时,才说此人尚健。因实在经济匮乏,再想来而不能,也未再用他药。这使我更加认识到人与人不一样,病与病不一样。即使病愈,也不敢夺天工为己有。作为医生,惟有认真细致,尽心尽力而已。

按语:本案是笔者早期病例。从早年熟读伤寒到伤寒专业的研究生毕业,笃信古人所谓"读伤寒者,医门之过半也"的名言,长期的临床实践,更深刻认识到经方的超值魅力。1992 年笔者主编由科学技术文献出版社出版的《经方各科临床新用与探索》中，虽然还未提到经方治疗癌症的问题，但对经方扩大应用的兴趣确为日后的临证发挥奠定了基础。以白头翁汤加减治疗直肠癌获得较好疗效，从一个侧面再次说明古老经方的生命力。《内经》云"善言古者，必验于今"，此之谓乎！

案 5. 直肠癌术后 吴先生，61 岁，西安市临潼区油槐乡人。2002 年 10 月 9 日初诊。1 个月前因大便带血在某医院行直肠癌切除手术，术中发现肿瘤穿透肠壁肌层，1/5 淋巴结转移。CT 提示肝转移可能。因为经济原因化疗 1 次后不愿再化疗，要求中医治疗。刻诊：形体壮实，精神可，无明显不适，平素火旺，舌红，苔薄，脉细。此属大肠热毒弥漫，全线崩溃堪虑，当以扶正护肝、清解热毒为法，口服方用小柴胡汤加味：柴胡 12g，黄芩 12g，半夏 12g，半枝莲 30g，白花蛇舌草 30g，莪术 12g，猫爪草 12g，海浮石 20g，鳖甲 15g。每日 1 剂，水煎服。灌肠方：蟾皮 10g，山慈菇 15g，土贝母 12g，槐花 10g，五倍子 10g，龙葵 30g，败酱草 30g。每日 1 剂，水煎保留灌肠。

2003 年 5 月 13 日第 9 诊，服上方 120 剂，灌肠 34 剂。刻诊：精神形体可，大便不规律，大便干时有下坠感，大便稀时无明显不适，饮食睡眠均可，舌淡红，苔薄白，脉弦。证属湿热未尽，法当清利大肠湿热解毒，方用三物黄芩汤加味：生地 30g，黄芩 12g，苦参 10g，槐花 10g，墓头回 30g，败酱草 30g，木香 10g，乌梅 10g，党参 10g，薏苡仁 30g。每月 20 剂，水煎服。

2006 年 6 月 7 日第 11 诊，坚持服用上方，上伺 80 多岁老母，下地参加农活，未有明显不适，惟感经济困难。舌淡红，苔薄，脉滑。乃缩减其剂：生地 30g，黄芩 12g，苦参 10g，败酱草 30g，木香 10g，当归 12g，莪术 12g，赤芍 30g，土贝母 15g。每月 10 剂，水煎服。

2007 年 4 月 4 日第 12 诊，形体如初，未有复发迹象。舌红，苔薄，脉弦滑。湿热相合，如油入面，难分难解。当谨防"炉烟虽熄，灰中有火"，功亏一篑，上方加槐花 12g，虎杖 12g，服法同前。

2008 年 4 月 5 日第 13 诊，形体丰硕，喜笑颜开，初诊至今已 5 年半，自诉这一年续断服上方 50 余剂，无明显不适，诊其舌淡胖，脉弱，大肠热毒几尽，脾虚堪顾，以六君子汤加地榆 7 味药处方，把脾胃之根留住乃是长治久安之大计。

2014 年初，吴先生来门诊开药，云其母已逾百岁。

按语：对于直肠癌切除术中发现肿瘤穿透肠壁肌层，1/5 淋巴结转移，CT 提示肝转移可能，又因为经济原因化疗 1 次后不愿再化疗的患者来说，十几年未见复发转移迹象已属不易，而用药简练经济之功则不可小视。因为在肿瘤临床上常常为难的是患者囊中羞涩，双重压力。本案抓住大肠热毒这一贯穿始终的基本病机，先以小柴胡汤加味扶正护肝，清解热毒，中以三物黄芩汤加味清利大肠湿热解毒，后以六君子汤加地榆固本，药虽不多，但不偏不倚，因此能持之以恒。正应了一句名言："兵不在多，独选其能。药不贵繁，唯取其效。"

案 6. 直肠癌术后　谭女士，50 岁，广西柳州市人。2005 年 6 月 18 日初诊。患者以直肠管状腺癌切除术 + 碘 -125 粒子植入内放射治疗术后 1 年，大便带血、腹痛 3 个月为主诉。形体精神尚可，汗多，面色萎黄，多有暗斑，大便后带血，色较红，腹痛，舌暗红，苔根厚，脉滑。辨证为：大肠血热和湿热并见，血络损伤。当以清热利湿、凉血止血为法，方选三物黄芩汤加味：生地 30g，黄芩 12g，苦参 10g，白头翁 15g，防风 6g，紫草 15g，槐花 12g，生地榆 30g，仙鹤草 40g，丹皮 10g，藕节 15g，三七 6g，白花蛇舌草 50g。3 剂后，自述出血减少，尿不爽，加小蓟 30g，虎杖 12g，穿山甲 10g。每日 1 剂，水煎服。

2005 年 7 月 20 日第 5 诊，大便仍带血，头不适，腹痛喜按，舌红苔黄，脉弦。考虑其病程日久，又有腹痛喜按，当是寒热胶结使然，上方加附片 6g。

2006 年 3 月 11 日第 11 诊，服用上方出血减少，因停药 2 个月左右，又见大便带血，左腹痛，面黄目垂，气短乏力，多梦易醒，食欲尚可，喜热食，恶凉畏寒，大便不干，舌淡红，苔白，脉沉。辨证为：寒热胶结，气不摄血。以益气摄血、凉血散寒为法，方选黄土汤化裁：红参 10g，黄芪 40g，升麻 6g，柴胡 6g，炙甘草 10g，生地 30g，白术 15g，附片 10g，阿胶 10g（烊化），黄芩 12g，仙鹤草 30g，地榆 30g，槐花 12g，虎杖 10g。每日 1 剂，水煎服。

2006 年 10 月 31 日第 59 诊，续断来诊多次，自认有效，所以基本用上方，少有变化。效不更方是也。

2007 年 11 月 29 日第 83 诊，1 年来续断服用上方，带瘤生存，生活质量尚好，仍以前方化裁。

按语：黄土汤是所有中医都知道的名方。但是，临床上真正应用黄土汤的医生不是太多。因为常见的痔疮出血以大肠血热为主，很少有变成阳虚而需要用附子一类温阳药的例子。我在临床体会到,直肠癌出血用到黄土汤的机会很多。在某种意义上说,寒热胶结,正虚邪实是直肠癌晚期的基本病机,黄土汤寒热并用,扶正祛邪正是的对之方。本例显示了直肠癌由血热湿热向寒热胶结,气不摄血的转化过程。坚持 2 年多治疗,病情基本稳定,未见复发转移,证明证药相符。而仍然用药,说明"胶结"并非虚语。

案 7. 直肠癌术后合并糖尿病　林先生,58 岁。广西来宾市人。2005 年 3 月 21 日初诊。直肠癌术后半年,放、化疗后。近 1 个月头晕,起床或躺下时发作,形体丰盛,面色晦暗,大便无规律,纳差腹胀,口干,喜热饮,乏力,舌苔白厚中黄,舌质暗红,左边有"肝瘿线",约 2cm×0.4cm,脉滑。有糖尿病、高血压史。证属痰浊中阻,瘀血内停,筋骨脆弱,太阳经输不利。以化湿浊,通血脉,壮筋骨,疏通太阳经输为法,方用平胃散加味:苍术 12g,厚朴 15g,陈皮 6g,甘草 8g,半夏 20g,苦参 12g,海浮石 20g,玄参 10g,黄芪 40g,山药 15g,水蛭 10g,丹参 30g,川芎 15g,天麻 12g,骨碎补 30g,鹿角霜 10g,龟甲 12g,葛根 20g,白芍 20g,威灵仙 12g。每日 1 剂,水煎服。

2005 年 7 月 9 日第 8 诊,上方 5 剂后,头已不晕,血糖下降,乏力仍在,加红参 15g。连续服用 75 剂。本次主诉:腰困难直,大腿酸痛,小腿抽筋,手指麻木,舌红有齿痕,"肝瘿线"已不太明显,脉沉。证属直肠癌术后,热毒未尽,兼湿热、瘀血、肾虚,法当清热利湿解毒,化瘀补肾,扶正散结,方用三物黄芩汤和芍药甘草汤加味:生地 30g,黄芩 12g,苦参 12g,白芍 30g,甘草 10g,黄连 8g,苍术 12g,玄参 12g,黄芪 40g,山药 15g,杜仲 12g,桑寄生 12g,秦艽 12g,红参 10g,水蛭 10g,鳖甲 30g。每日 1 剂,水煎服。

2006 年 1 月 14 日第 18 诊,上方随证略有增减,服用 150 剂,上述症状基本消失。近日又出现体位性眩晕,口干夜甚,大便干,空腹血糖 8.4mmol/L,舌苔白,有齿痕,舌边"肝瘿线"隐现,脉弦。证属痰浊中阻,清阳不升,浊阴不降,热毒未尽,以升清阳、降浊阴、解热毒为法,半夏白术天麻汤加味:半夏 12g,天麻 12g,白术 20g,泽泻 18g,红参 10g,大黄 6g,虎杖 12g,苍术 12g,玄参 12g,黄芪 30g,山药 30g,土贝母 15g,苦参 12g,白头翁 15g,桃仁 12g,当归 12g,木香 10g,黄连 6g,茜草 20g。每日 1 剂,水煎服。

2006 年 5 月 13 日第 24 诊,上方 7 剂后,头晕明显减轻,大便也畅。共服 54 剂。现以性欲冷淡为主诉,余无所苦,空腹血糖 7.2mmol/L,舌暗,苔黄厚,脉滑。证属湿热壅滞,血脉不畅,以清湿热、通血脉为法,四妙散加减:苍术 12g,

牛膝 15g,薏苡仁 30g,黄连 8g,黄芩 12g,藿香 12g,佩兰 12g,玄参 12g,黄芪 40g,山药 15g,厚朴 12g。每日 1 剂,水煎服。

2006 年 9 月 23 日第 34 诊,上方间断服 46 剂,性欲见复,血糖逐步下降,几如常人。患者非常满意,今日空腹血糖 6.4mmol/L,舌暗,苔薄白,脉滑。仍以上方予服。

2007 年 8 月 10 日第 51 诊,自述近日复查未见复发迹象,空腹及餐后血糖均在正常范围。唯性功能仍不尽如人意,自谓就如小广告所言"举而不坚,坚而不久"。观其舌暗红,苔厚,脉滑。证属痰浊湿热壅滞,宗筋血脉不畅,法当化痰利窍,通阳活血。处方:僵蚕 12g,地龙 12g,蜈蚣 2 条,薤白 12g,苍术 12g,薏苡仁 30g,柴胡 10g,黄芩 12g,半夏 15g,苦参 12g,杜仲 12g,木香 12g。3 剂,每日 1 剂,水煎服。

2007 年 8 月 16 日第 52 诊,已获小效,空腹血糖 6.2mmol/L,性功能尚可。舌脉仍有湿热象,湿热相合,如油入面,难分难解,诚非虚语。坚持用药,别无他途。守方再进。

2008 年 6 月 18 日第 64 诊,复查未见复发转移之征,也无明显不适。尚能坚持每月来诊两三次,预防复发是务。

2014 年 7 月初,林先生领熟人来诊,过誉之词此不赘述。

按语:癌症术后,问题众多,药随证转,势出必然,逐步解决问题,让患者有临床得益,既是患者能坚持用药的原因,也是预防复发转移的正道。用药多久,以舌脉正常为度。诚如本案,初诊即现痰浊中阻,瘀血内停,筋骨脆弱,太阳经输不利的复杂局面。故以平胃散加半夏、苦参、海浮石化湿浊痰阻。玄参、黄芪、山药与苍术相配就是现代名医施今墨治疗糖尿病的两个对药,有所谓苍术、玄参降血糖,黄芪、山药降尿糖。事实上这两个对药燥湿和养阴相反相成,符合癌症和糖尿病某个阶段的基本病机。舌质暗红,有"肝瘿线",提示瘀血内停,故重用水蛭,加丹参、川芎以活血通脉。而主诉"头晕,起床或躺下时发作",乃属筋骨脆弱,太阳经输不利,多见于颈椎病,故以天麻、骨碎补、鹿角霜、龟甲、葛根、白芍、威灵仙舒筋壮骨,疏通太阳经输为法。短期内解决了困扰已久的头晕,才是患者树立长期治疗信心的内在原因。第二阶段,主要针对直肠癌术后,热毒未尽,兼湿热、瘀血、肾虚,以清热利湿解毒、化瘀补肾、扶正散结为法,方用三物黄芩汤和芍药甘草汤加味。第三阶段,头晕又起,但和初诊病在太阳经输有别,所以用半夏白术天麻汤加味升清阳,降浊阴,解热毒而获效。第四阶段,以性欲冷淡为主诉,舌暗,苔黄厚,脉滑。证属湿热壅滞,血脉不畅,则以清湿热、通血脉为法,四妙散加减,收效满意。

案8. 直肠癌术后肺转移 刘先生,74 岁,西安市人。2006 年 4 月 5 日初诊,大便出血 10 个月,2005 年 11 月 1 日行直肠癌切除术,溃疡侵及肠壁全层,化疗 6 个疗程。刻诊:形体可,大便次数多而量少,排便不爽,矢气臭,咽喉不利,左膝关节肿痛,手指关节活动僵硬,腿沉,睡眠、食欲可。舌淡红,苔根黄厚腻,脉滑。辨证:大肠湿热,残毒未尽。治法:清利湿热,解毒抗癌。方药:三物黄芩汤加味。生地 30g,黄芩 12g,苦参 12g,土贝母 15g,木香 10g,黄连 5g,薤白 10g,槟榔 10g,甘草 6g,瞿麦 30g。水煎服,每日 1 剂。

2006 年 12 月 1 日第 8 诊,服上方约 200 剂,初诊症状逐渐消失。近 10 天来喉痒咳嗽,痰中带血丝,大便无力,舌暗红,右边有瘀点,脉弱。CT 示:直肠癌双肺转移瘤。辨证:痰毒壅肺,气虚血瘀。治法:润肺化痰,清利湿热,益气活血,解毒抗癌。方药:海白冬合汤合三物黄芩汤加味。全瓜蒌 20g,海浮石 30g,白英 30g,麦冬 12g,百合 12g,射干 12g,生地 30g,黄芩 12g,苦参 12g,土贝母 15g,山慈菇 15g,红参 12g,黄芪 30g,当归 12g,鳖甲 30g,桃仁 12g,穿山甲 12g,厚朴 12g。7 剂,水煎服,每日 1 剂。另服平消片。

2006 年 12 月 8 日第 9 诊,服药后大便仍无力,食欲减退,肛门有渗出物,舌暗红,苔薄,脉弦。属中气下陷,上方加枳壳 30g,陈皮 6g,砂仁 6g,升麻 6g,鸡内金 12g。22 剂,水煎服,每日 1 剂。

2007 年 1 月 1 日第 10 诊,大便不净,肛门仍有渗出物,咽痒咳嗽,痰色粉红,舌暗红,苔薄黄,脉弦。上方加地榆 30g,蝉蜕 10g,防风 6g,荆芥 10g。7 剂,水煎服,每日 1 剂。外洗方:五倍子 10g,地肤子 30g,苦参 20g,防风 15g,黄芩 30g。7 剂,水煎坐浴。

2007 年 4 月 2 日第 16 诊,坐浴后肛门渗出物消失,服药 80 余剂,曾因发热住院 1 周。近日服药后胃部不适,恶心呕吐,大便不畅,头晕乏力,舌苔中厚,脉滑。上方去山慈菇,加莱菔子 12g,生姜 6g,半夏 12g。4 剂,水煎服,每日 1 剂。

2007 年 7 月 4 日第 20 诊,上方坚持服用。近几日时有发热,咯血,胸闷,胸痛,长叹息,下肢红斑,大便干,情绪急躁,舌暗红,苔薄黄,脉弦。属肝火犯肺,血中热毒。治法:清肝泻火,凉血止血,润肺化痰。方用黛蛤散加味:青黛 5g,蛤粉 20g,仙鹤草 40g,全瓜蒌 30g,白英 30g,百合 12g,麦冬 12g,土贝母 12g,黄芩 12g,鳖甲 30g,血余炭 10g,藕节炭 12g,当归 12g,红参 10g,鸡内金

12g,白及 12g。20 剂,水煎服,每日 1 剂。

2007 年 11 月 7 日第 28 诊,上方止血效果很好,配合平消片治疗 3 个多月,精神体质尚可。邪正相持,步步为营,未尝不是一法。

2008 年 4 月 2 日第 37 诊,咯血止,咳嗽仍然,胃脘不适,食欲减退,舌暗红,苔薄,脉弱。胃失和降,后天之本当固。辛开苦降,健脾化痰,半夏泻心汤加味:半夏 12g,黄连 6g,黄芩 10g,干姜 10g,红参 10g,茯苓 12g,鸡内金 12g,枳实 12g,白术 12g,莱菔子 12g,陈皮 10g,炙甘草 6g。4 剂,水煎服,每日 1 剂。

2008 年 5 月 7 日第 40 诊,胃脘得舒,食欲复常,咳嗽加重,入夜尤甚。舌淡红,苔薄黄,脉滑。痰毒壅肺,气虚血瘀。治法:润肺化痰,清利湿热,益气活血,解毒抗癌。海白冬合汤加味:全瓜蒌 20g,海浮石 30g,白英 30g,麦冬 12g,百合 12g,射干 12g,土贝母 15g,红参 12g,黄芪 30g,当归 12g,鳖甲 30g,桃仁 12g,杏仁 12g,厚朴 12g。20 剂,水煎服,每日 1 剂。

按语:本案初诊,直肠癌术后,化疗 6 个疗程。辨证为:大肠湿热,残毒未尽。以清利湿热、解毒抗癌为法。方选三物黄芩汤加味,生地、黄芩、苦参、黄连清利湿热,土贝母抗癌解毒,木香、薤白、槟榔行气化滞,标本兼治。肺转移后,依痰毒壅肺,气虚血瘀,乃用海白冬合汤合三物黄芩汤加味。对肛门有渗出物,除利湿燥湿外,也用了升阳举陷、祛风胜湿等治法。其间和胃健脾,也取得了一定效果。对于恶性肿瘤的复杂病机和多变的发展过程,我们只能以复杂对复杂,别无选择。读书、看病、写文章的习惯常常能带来一些好处。就在写本书《〈丹溪心法〉与肿瘤》一文的过程中,朱震亨"热痰,用青黛"一语,引起了我的重视,立即用黛蛤散于刘先生而获效验。同时应用肺癌咯血者数人,也截然不同于平常所用方药的效果。

案 9. 直肠癌术后肺转移　陈先生,63 岁,广西鹿寨县人。2005 年 10 月 24 日初诊。直肠癌术后 3 年,咳嗽 1 年余。患者于 2002 年 6 月在地区医院行直肠癌根治术,病理:高中分化腺癌。术后行 5-FU+ 丝裂霉素化疗 5 个周期,2003 年 7 月 CT 显示两肺转移。虽行奥沙利铂 + 氟尿嘧啶 + 亚叶酸钙 + 羟基喜树碱化疗,两肺转移仍不断增多,又有纵隔淋巴转移,咳嗽等症状逐渐加重。住院期间会诊:咳嗽,口干咽燥,神疲乏力,纳寐可,大小便调,两肺无干湿啰音,舌苔厚,脉弦。诊断:直肠癌术后肺转移。辨证:痰夹瘀血为标,气阴两虚为本。治以化痰散结,活血化瘀,补气养阴。处方:海浮石 30g,全瓜蒌 20g,白英 30g,水蛭 10g,鳖甲 30g,莪术 12g,穿山甲 10g,土贝母 15g,浙贝母 12g,红参 10g,玄参 30g,白芍 12g,生地 20g,当归 12g,甘草 10g。每日 1 剂,水煎服。

2006 年 7 月 15 日第 5 诊,服用上方后咳嗽减轻,精神好转。即使住院治疗期间仍以上方加减,今日 CT 示肺部及纵隔肿块较前缩小,肝脾未见明显占位。自述近来臀部麻木,舌苔黄厚,脉弦滑。上方加青天葵 15g,穿破石 30g。每日 1 剂,水煎服。

2006 年 10 月 27 日第 9 诊,近日病情反复,吞咽偶有受阻,颈静脉怒张,颈胸发红,站久头晕,舌红苔薄,脉沉细。以直肠癌术后两肺及纵隔淋巴转移,上腔静脉综合征收住院放疗。中药处方:海浮石 30g,白英 30g,麦冬 12g,百合 12g,鳖甲 30g,穿山甲 10g,浙贝母 15g,红参 12g,昆布 15g,海藻 15g,三棱 12g,莪术 12g,麦芽 20g,莱菔子 12g。每日 1 剂,水煎服。口服消癌平,5 粒,每日 3 次。

2007 年 2 月 27 日第 16 诊,经放疗上腔静脉综合征症状逐渐缓解后,门诊治疗几个月。今日患者以大便不通为主要症状,服用大量酚酞片腹胀痛虽甚仍排便艰难。面色萎黄,形体虚弱,站立不稳,手足不温,左手麻木,左胸胀,左下腹胀痛,舌暗淡,苔白厚,脉沉。左下腹可及肿块。CT 示直肠癌术后局部复发。收住院,以中医为主治疗。当属病情进展,阴损及阳,积块阻滞,肠腑不通,本虚邪实。用温脾汤加味,处方:附子 15g,大黄 12g,芒硝 10g,当归 12g,茯苓 30g,白术 12g,白芍 12g,生姜 9g,红参 15g,黄芪 40g,葶苈子 15g,桂枝 12g,杏仁 12g,麻黄 6g,甘草 6g,猪苓 30g,鸡内金 20g。每日 1 剂,水煎,浓缩至 200ml 保留灌肠。

2007 年 4 月 27 日第 17 诊,住院 15 天后,改上方为口服,服药期间,大便尚通。出院 40 天,仍服上方。自述停药则大便不通,服药尚可。形体衰弱,力气低微,左胸胀,行动迟缓,身体蜷曲,手足不温,喜热饮,舌淡红苔薄,脉沉细弱。仍用温脾汤加味,上方:去麻黄、生姜、猪苓,加红参 12g、干姜 10g、鳖甲 30g、麦芽 20g。每日 1 剂,水煎服。

2007 年 6 月 25 日第 20 诊,其妻代诉:大便费力,食可,反应迟钝,不咳,右下肢疼痛。上方,每日 1 剂,水煎服。

按语:朱震亨有句名言:"痰夹瘀血,遂成窠囊。"本案初诊即用水蛭,就是以此为理论依据。辨病论治的意义恐怕就在于此。该患者直肠癌术后两肺转移,坚持中医治疗 4 年,尤其是在局部复发导致大便不通、胀痛难忍的情况下,用温脾汤加味,标本兼治,虽腹部肿块仍在,但大便尚通,带瘤生存,已属不易。

温脾汤出自《备急千金要方》，由附子、干姜、人参、大黄、甘草组成。现在作为冷秘的代表方剂，可以说是大材小用。因为如果是冷秘，一味巴豆就行了，何必多此一举。而孙思邈用以治疗"下久赤白，连年不止"，显然不是针对便秘的。从现在的观点来看，实质上是针对寒热胶结的肠道肿瘤所致大便带血及黏液的。所以方中寒热并用，攻补兼施。本案是对这个观点的验证。明代医家张璐在《千金方衍义》中对本方的配伍做了精辟分析，值得一提，即："治久痢连年不止，非人参、甘草不能伍大黄荡涤之威，非干姜、附子不能资人参雄健之力，乃长沙公附子泻心汤，金匮大黄附子汤之变法，咸取附子开结破温，以助大黄推陈致新之功，其附子泻心汤更以芩连佐大黄附子散内陷之表邪，大黄附子更以细辛佐大黄附子散经络之引急，此以干姜、人参、甘草佐大黄附子散胃肠之积热也。"

第五章 泌尿生殖系统肿瘤

第一节 肾上腺肿瘤

肾上腺本身体积虽然很小,但它生长的肿瘤体积差别很大,通常将直径3cm以下者称为小瘤,最小的不到1cm,大者可达30cm。肿瘤的形状可如豆粒、桃李、苹果、哈密瓜、儿枕等。肾上腺占位直径 >3cm 者,其性质为恶性的可能性为 43%~100%,而直径 <3cm 者恶性的可能性较小。肾上腺肿瘤最主要的表现并非局部的疼痛,往往会表现出肾上腺素分泌过多所致的血压增高、脸色泛红等,即使有腹痛的,也无大便异常或饮食影响的伴随症状。临床上多是在体检中或其他肿瘤的全身检查中发现肾上腺占位的。肾上腺肿瘤的分类可按其性质分为良性肿瘤和恶性肿瘤。肾上腺皮质和髓质均可发生肿瘤,会引起内分泌功能变异者称为功能性肿瘤,不引起内分泌功能改变者称为非功能性肿瘤。肾上腺转移瘤多半是双侧的。肾上腺是各种恶性肿瘤转移的好发部位之一。肾上腺以外的原发恶性肿瘤在肾上腺发现有转移者占 8%~38%。CT 或超声引导下的细针活检对明确诊断有益。我们这里说的肾上腺肿瘤,就是指的影像学明确的肾上腺占位,包括了良性和恶性。

一、病因病机

胎毒是肾上腺性征异常症性肿瘤的根本病因。主要是生命之初的胎儿期,其母情绪阴郁,郁怒难伸,化火成毒,与肾中水火互结,积久爆发所致。其他类

314

型的肾上腺肿瘤,多见于青中年,既有肾虚精亏,相火妄动,肝郁化火,风从内生的内因,也有多种脏器的恶性肿瘤乘虚而入,风火毒瘀,痰水互结的实际。

二、处方用药

知柏地黄丸补肾阴,泻相火为基本方。一般是知母 12g,黄柏 12g,生地黄 30g,山药 15g,山茱萸 15g,茯苓 12g,泽泻 12g,丹皮 12g。我经常取《备急千金要方》万病积聚丸之意,加白蒺藜 30g 祛恶风,消肿瘤。舌苔厚者,痰毒为患,加土贝母 15g、浙贝母 15g 化痰解毒;舌质暗体胖大,为水湿不化,瘀血内停,加肾着汤(干姜 12g,白术 12g,茯苓 30g,甘草 6g)化水湿,利腰脐间瘀血;胎毒所致肾上腺性征异常症性肿瘤,加犀角地黄汤以及郁金、柴胡、黄芩、紫草、青黛、龙胆草、白芍、土茯苓凉血解毒;面生疖疮者,加金银花、连翘、白花蛇舌草清热解毒。

三、医案

2012 年春节后。某男孩,3 岁时,家长发现外生殖器较大,且生长迅速,面生疖疮,多毛,形体壮硕,腹部尤甚,声音低沉、粗大如大人,舌红苔黄厚,脉滑。CT 确诊肾上腺肿瘤。因体积太大,难于手术。我按胎毒,以犀角地黄汤加郁金、柴胡、黄芩、紫草、青黛、龙胆草、白芍、土茯苓、金银花、连翘、白花蛇舌草、石膏、知母、黄柏等凉血解毒、清热消疮予服 3 月。症状明显消退,也提供了手术机会。术后渐如常童,活泼可爱,聪明伶俐。仍坚持服此方 1 年余,各项检测满意,未见复发。遗憾的是,尽管用药未断,但恶疾就是恶疾,根深蒂固,势积日久,终于冲破牢笼,两年后复发,中药逐渐失效,爱莫能助,不幸夭折。

第二节 肾 癌

肾癌是泌尿系统常见的恶性肿瘤之一,占肾实质恶性肿瘤的 80%~86%,占所有恶性肿瘤的 1%~3%。发病率及病死率呈逐渐上升趋势。无痛性血尿、腰痛、腰部或上腹部肿块为肾癌的三大主要症状。属于中医"血尿""腰痛""癥积"等范畴。其治疗一般首选手术切除,还可采用介入治疗、免疫治疗、局部放疗、全身化疗及中医药治疗,激素疗法与免疫制剂和化疗并用可增加疗效。

一、病因病机

虽然中医的肾和西医学的肾脏不能画等号,但在肿瘤临床上我们发现,肾癌的发生和年老肾虚关系密切。这与肾癌多发生于 50~70 岁的临床实际是相符的。中年人发生肾癌,也往往与造成肾虚的传统因素如房事不节等分不开。《内经》谓"恐伤肾",现代条件下的"恐",往往表现为对失业的恐惧,对将要丧失的名誉地位的恐惧也是造成肾虚的因素。《内经》谓"肾者作强之官,技巧出焉",用脑过度,工作生活压力过大,甚至体力耗费过度,均是造成肾虚的因素,也与肾癌的发生有关。正如王肯堂在《杂病证治准绳·痿》中所谓:"肾气之劳,不止房事一端而已,如夜行劳甚,渡水跌仆,持重远行,极怒惊恐之类。"肾虚,首先是肾气虚、肾阳虚,也可以是肾阴虚、肾精虚。肾的阳气亏虚,水的运化就受到影响。元阳不足,也容易感受寒邪。当水不运化成为湿浊,不能变成津液濡润脏腑的时候,肾本身也失去濡润,易造成燥湿相混的局面。在内因肾虚的基础上,水气不化凝结成痰者有之,燥湿相混者有之,跌仆损伤瘀血积聚者有之,寒湿外袭,随经深入者有之,所愿不遂,气机不畅有之,诸种因素相混,日久生变,寒凝血结,成积成块,发为本病。总的病机是本虚标实,燥湿相混。正如张介宾在《景岳全书·腰痛》所谓:"腰为肾之府……凡病腰痛者,多由真阴之不足,最宜以培补肾气为主,其有实邪而为腰痛者,亦不过十中之二三耳。"

二、证治要点

肾癌早期手术效果很好。晚期,以肾气阴两虚、燥湿相混为主要病机,八味肾气丸合瓜蒌瞿麦丸为基本方剂。八味肾气丸补泻并用,气阴双益,瓜蒌瞿麦丸中的天花粉和瞿麦相伍为君,是治燥湿相混、水停阴亏的经典对药,山药助天花粉养阴,茯苓助瞿麦利水,两两相对,还有附子助肾之气化。实际上两方重叠之处很多,加起来就十味药。但已经有辨病论治的效果了。

在中医临床上诊治的肾癌主要是术后防止复发的和已经发生远处转移的。发生肺转移者多属肺肾阴虚,百合固金汤、知柏地黄汤是主方;骨转移者多属阳虚寒凝,肾气丸和麻黄附子细辛汤、阳和汤是主方。如果刚确诊或待确诊,以腰痛为主者,独活寄生汤;以血尿为主者,先用小蓟饮子,后用麦味地黄汤;以包块为主者,当辨痰血寒热,随证治之。

三、验案举例

案 1. 肾癌肺转移　周先生,78 岁,西安市人。2000 年因肾癌行左肾切除手术,2001 年 3 月又查出肾癌肺转移,于 2002 年 10 月 18 日初诊。谓咳嗽加重,痰中有血块,食、便、睡眠均可。舌红苔薄有裂纹,脉细。有糖尿病史。证属肺肾阴虚,血络损伤,以自拟海白冬合汤加味:海浮石 30g,白英 30g,冬凌草 30g,百合 12g,沙参 12g,麦冬 12g,玄参 12g,旱莲草 12g,女贞子 12g,血见愁 30g,川贝母 12g,藤梨根 30g,水牛角 20g,生地 30g,黄连 10g,人参 10g,土贝母 10g,白芍 12g,百部 12g,仙鹤草 30g,藕节 10g,猫爪草 15g,黄芪 30g。6 剂,每日 1 剂,水煎服。而后患者坚持复诊近 2 年,均守效不更方的古训,以海白冬合汤加减。达到了带瘤生存的效果。

按语:海白冬合汤原为肺癌而设,在实践中发现对肺转移瘤也有较好的疗效,这主要是病机基本相同的缘故。白英、冬凌草、藤梨根作为抗癌的辨病用药,本书已多处提到。血见愁凉血止血,水牛角在凉血止血的基础上有软坚散结之功,均为见血止血、急则治标之药。至于治本,除针对肺肾阴虚用药外,人参之用,不宜忽略。我有专文"人参抗癌论"可参。在肿瘤临床很多医生畏惧人参,问其原因,一是人参偏热,所以用西洋参、太子参、党参代替。我回答是附子、干姜、肉桂常用于抗癌(且有药理试验依据),尚且不嫌其热,何畏人参如此? 另一种说法是人参大补,恐癌得其助,所以愿意选择"饿死肿瘤"或"毒死肿瘤"的方法。这种说法,难免想当然之讥。事实上,人参是中医最早的抗癌药之一,张仲景治疗肺痿(相当于肺癌)的麦门冬汤就有人参,治疗胃反呕吐(相当于胃癌)的大半夏汤,人参就是仅有的三味药之一。近年国产参一胶囊就是人参皂苷 Rg_3 这一种成分。其实人参中的抗癌成分绝对不止一种,抗癌也不仅仅只需要抗癌的成分。可以说人参是难得的既能扶正而不助邪,又能祛邪而不伤正的王牌药。我辈岂能置良药于无用武之地?

案 2. 肾癌肺转移　赵先生,75 岁,西安市人。1999 年 4 月因肾癌行右肾切除术,术后病理确诊为透明细胞癌,经生物治疗、化疗数疗程。2000 年 12 月 CT 示肺转移,胸膜下散在分布七八个 0.3cm×0.3cm 大小圆形结节,后又进行生物治疗(白介素 -2)、并服灵芝系列药物,2003 年 7 月 CT 示肿块数量增加。2003 年 9 月 4 日初诊,精神尚可,体胖,唇紫,诉咳嗽痰黑,畏寒,后背隐痛半年余,时乏,喜热饮。舌淡苔薄有瘀点,脉沉。证属肺肾两虚,痰浊瘀血互阻。法当温阳散寒,补益肺肾,活血化痰。处方:补骨脂10g,肉桂6g,人参10g,熟地15g,山萸肉12g,白术15g,云苓15g,炙甘草10g,蜂房12g,山慈菇15g,土贝母15g,水蛭10g。6剂,每日1剂,水煎服。

2003年11月7日第6诊,服药后诸症减,也比以前有劲了,可是这两天背又有点痛,胃脘偶觉不适,舌淡红苔薄,脉沉细。体内寒象虽减,冬日外寒紧逼,当加强温中散寒之力。处方:补骨脂10g,肉桂6g,干姜8g,淫羊藿20g,人参12g,熟地15g,山萸肉12g,白术15g,云苓15g,炙甘草10g,蜂房12g,山慈菇15g,土贝母15g,水蛭10g。6剂,每日1剂,水煎服。

2004年10月6日,坚持服用上方已13个月,精神状况很好,自述服药则如常人,停药则疼痛难忍,可谓"一日不可无此君"。仍用上方。

2006年6月2日,一直服上药未间断,痰中带血丝,乏力,疼痛明显缓解,舌淡苔薄脉弱。寒去大半,改方如下:桂枝10g,水蛭10g,白及10g,三七10g,仙鹤草30g,藕节炭12g,红参12g,黄芪40g,熟地20g,山茱萸20g,百部12g,全瓜蒌20g,海浮石20g,杏仁12g,桃仁12g,鳖甲30g,肿节风30g。21剂,每日1剂,水煎服。

2006年8月2日,近日胃痛拘挛,凌晨最著,喜热饮,纳差,痰黏,舌淡苔薄脉弱。上方加干姜10g,台乌药12g,白芍30g,炙甘草6g,穿山甲10g。

2006年11月1日来诊,自述服上方效可,仍守方再服。

2013年下半年,赵先生之女到门诊,转述其父临终嘱托,感谢我为他解除疼痛多年。

按语:癌症疼痛是临床颇感无奈的问题。我受"寒主凝涩""因寒故痛也"等名言的启发,以温阳散寒法治疗癌性疼痛,常能获效。本案是用温阳散寒法治疗癌性疼痛的突出病例,不仅疼痛基本控制,肺转移也得到有效控制,生活质量尚可,得到患者的认同、配合与赞赏。从用了近3年时间才将痼冷沉寒去其大半,可见寒邪之深重。减药2月,又现中焦虚寒之胃痛,不得不再加温药,足见寒邪不可轻。抗癌消瘤,岂能仅以白花蛇舌草、半枝莲等限定眼目。

案3. 肾癌术后肺转移 黄女士,58岁,广东珠海人。2011年6月行右肾癌切除术,2型糖尿病。2014年9月5日发现肺转移,2015年8月28日CT示双肺多发转移,最大结节25mm×31mm×25mm,较1年前增大。2015年9

月 9 日于柳州市中医医院求诊。咳嗽 1 月,乏力,失眠,进行性体重下降,时有短气,舌红苔白脉沉。以肺痿燥湿相混辨,海白冬合汤加减:海浮石 30g,白花蛇舌草 30g,麦冬 15g,百合 12g,杏仁 12g,瓜蒌 15g,党参 12g,桔梗 10g,甘草 10g,苦参 10g,百部 12g,矮地茶 30g,瓦楞子 30g,山药 15g,首乌藤 30g,茯神 20g,炒酸枣仁 12g,干姜 9g,细辛 3g,五味子 12g,琥珀 6g,黄连 6g,黄芪 30g,苍术 12g,玄参 12g,仙鹤草 40g。1 日 1 剂冲服。

2016 年 3 月 20 日第 4 诊,已服上方 130 剂,10 日前 CT 复查,双肺结节最大 2mm×3mm×13mm,精神形色良好,偶因感冒咳嗽,睡眠好,右肩背痛,右手不能上举过头,血糖正常。上方加姜黄 12g,防风 12g。60 剂冲服。西黄胶囊 20 盒。穴位外贴膏药。

郭朝虎按:看到患者双肺结节从 25mm×31mm×25mm 到 2mm×3mm× 13mm,如此大的变化,为纯中医能有这样好的疗效深感欣慰。进一步坚定我们用纯中医抗癌的信心。事实胜于雄辩,实实在在的疗效证明:很多不能取效的方案,只是未能掌握核心技术,并不是中医不能治疗癌症。癌症当前,中医大有可为! 王老师方案中,既有滋阴润燥的麦冬、百合、瓜蒌、山药,也有海浮石软坚散结;苦参苍术燥湿,干姜、细辛辛温通肺阳,白花蛇舌草、黄连清热解毒,黄芪、五味子、仙鹤草益气敛气收精。全方体现了燥湿相混的致病理论,用药上润燥祛湿同用,寒热并用,扶正祛邪同步进行。处处注意扶益患者正气的思想。对待复杂的癌症病理机制,不能以简单对复杂,而要细致入微,看到病机中的细枝末节,有针对性的给予反击,才能切中肯綮。整个处方用药虽多,但思路清晰,条理清楚,逻辑严密,既体现着经方的辨证思想,也有王老师 40 年临床,专业抗癌经验的精妙发挥。对于我们如何学习经方,应用经方有深刻的启发:燥湿相混,寒热并用,扶正为先。

第三节　膀胱癌

膀胱癌是泌尿系统最常见的肿瘤,多发生在 60 岁以上老人,男女发病比例约为 4:1。早期膀胱癌可以无明显症状,一旦有症状,最常见的是血尿,可见于 60%~75% 的病例。其次是尿急、尿频、尿痛等膀胱症。发生在膀胱三角区大的肿瘤也可出现梗阻性无尿。据临床表现属于中医"血尿""血淋""癃闭"范畴。对浅表膀胱癌,主要采用经尿道内窥镜切除术、电灼术以及膀胱内灌注卡介苗,严重者需根治性膀胱切除术等。由于本病复发率高,膀胱内灌注费时长、局部不适等副作用难以避免等原因,多数膀胱癌都能显示中医治疗的优势。

一、病因病机

湿热毒邪,凝聚膀胱,血络损伤是膀胱癌的主要病机。湿热来源有四:嗜食辛辣烟酒,久则湿热内生,热聚成毒,下注膀胱;素体湿胜,又性情急躁,忿怒伤肝,郁久化火,湿热相合,循经下注膀胱;诸事繁仍,劳心伤神,心火内生,下移小肠(膀胱)。所以本病初期以实为主,以热为主,后期则复杂多变,一言难尽。但抓住了燥湿相混的主要病机,则思过半也。

二、证治要点

膀胱癌初期或者膀胱内灌注卡介苗期间,以尿血为主症,多系膀胱热毒,伤络动血证,治疗当遵"六腑以通为用""以通为补"之说,以清热利湿解毒、凉血止血活血为大法,方选小蓟饮子。在尿血初止的情况下,我喜欢选用大黄、蒲黄、白茅根等凉血止血活血药,直走尿道,止血而无留瘀之弊。在中后期,尤其是电灼术以及放疗以后,往往出现湿热未尽而阴液先伤,甚至互相影响,难分难解的燥湿相混证,当选经方当归贝母苦参丸和蒲灰散加味。以小便不利为主症则选瓜蒌瞿麦丸。以少腹急结硬痛、面黑额甚为主症者,属瘀血凝结膀胱,桃核承气汤最为合适。到了盆腔、腹部广泛转移或肝肺转移之时,重在着眼全身,注意气血、脾胃及肾气的调理。有一分胃气,就有一线生机;有一分肾气,就有一分根基。

三、验案举例

🔖 **案 1. 膀胱癌** 王先生,54 岁。陕西省合阳县人。1997 年 4 月 2 日初诊。肉眼血尿 3 个月,对症治疗,逐渐加重。1997 年 3 月,经 B 超和膀胱镜检查,并经活检确诊为:膀胱移行细胞癌(T2N0M0)。建议手术治疗。因经济困难,千元难集而改求中医。刻诊:形体瘦削,面色偏红,性情急躁。小便时有鲜血或血块,色红或紫,服消炎止血药,可有短暂效果,旋即复发。有吸烟史,大便干,口渴喜饮,舌红,苔薄黄,脉弦数。辨证当属膀胱热毒,伤络动血。以清热凉血、抗癌止血为法,小蓟饮子化裁,方用:大小蓟各 30g,生地 30g,木通 6g,栀子 12g,滑石 15g,竹叶 10g,甘草 10g,半枝莲 30g,生地榆 30g,仙鹤草 30g,蒲公英 30g,白英 30g,败酱草 20g。每日 1 剂,水煎服。嘱其戒烟及辛辣刺激之物,带方回家,前后服药60余剂。好在此人性情开朗,抱有"走到哪哒说哪哒的话,哪哒黑了哪哒歇,多活一天算一天"的乐观态度。1年后B超复查,病灶缩小过半,后偶感不适则服药数剂,也能获效。

按语:尽管我们治疗肿瘤的思路和方法多种多样,专门的、有针对性的抗肿瘤中药层出不穷,似乎有了很大进步,但回顾这则早年病案,不得不说:辨证论治始终是中医抗癌的主要利器。当然,辨病论治的长处在于全局把握,对不同疾病的特性有更多的了解,能够预测病程进展和预后,对基本证型、基本治法、主要方剂和特殊用药胸中有数。而辨证论治的长处在于对某个层面、某个阶段的主客观症状有显著效果。所以,从长远来看,从肿瘤的实际来看,一定是辨病条件下的辨证论治。

案2. 膀胱癌术后　赵女士,72岁,广西柳州市人。2006年6月14日初诊。膀胱癌术后,放化疗后6年。患者于1999年9月在柳州市人民医院做病理检查示:(膀胱)移行细胞乳头状癌。后行手术及放、化疗。2005年6月B超示:膀胱肿瘤复发。曾于2005年7月2日、9日在我院行膀胱灌注化疗2次。刻诊:尿痛,尿急,小便不利,少腹拘急胀痛,牵引腰骶,影响睡眠,虽服用止痛药,每晚也仅能睡2~3个小时。大便干结,3~4天1次,食欲尚可,舌红苔薄黄,有少许裂纹,脉弦数。辨证:阴虚为本,膀胱湿热,瘀血阻滞。治以养阴利湿清热,活血化瘀止痛。方选当归贝母苦参丸合蒲灰散加味:当归12g,浙贝母12g,苦参10g,蒲黄12g,滑石12g,乌贼骨15g,地龙12g,甘草10g,白芍30g,小蓟30g,大黄8g,栀子10g,蒲公英30g,虎杖12g,琥珀4g。3剂,每日1剂,水煎服。

2006年6月17日复诊,服上方尿痛、尿急及少腹拘急胀痛明显缓解,大便顺利,但仍失眠。上方加夏枯草30g。3剂,每日1剂,水煎服。

2006年6月29日第5诊,服上方3剂诸症减轻,二便通利,睡眠基本恢复正常,停用止痛药。又以原方再用6剂,偶见血尿,视物不清,舌红苔薄黄,脉数。上方加菊花12g,藕节炭12g。3剂,每日1剂,水煎服。

2007年3月14日第7诊,患者因症状减轻而自行停药3月余,现又见尿急,尿痛,牵引少腹,血尿成块,大便可,痛引肛门及外阴,舌红苔薄,脉弦细。2006年6月14日方3剂,每日一剂,水煎服。

2007年3月17日第8诊,药后症减,舌红有裂纹,脉弦细。继用上方7剂,每日 1 剂,水煎服。

2007 年 8 月 15 日第 12 诊,近几个月行化疗、伽玛刀治疗,膀胱肿块仍未消失。近来尿痛,尿急,小便不利,少腹拘急胀痛又发,舌红苔薄黄,有少许裂纹,脉弦数。仍用 2006 年 6 月 14 日方。

2008 年 5 月 11 日第 13 诊,又见血尿,CT 示膀胱癌复发,舌红苔薄黄,有少许裂纹,脉弦数。建议住院放疗,中药仍用 2006 年 6 月 14 日方。

> 按语:该患者素体阴虚,又有湿热下注膀胱,燥湿相混,瘀血阻滞,乃是膀胱癌复发的基本病机。选《金匮要略》中治疗妇人小便难,滋润与燥湿并用的当归贝母苦参丸合治疗小便不利的蒲灰散,再加活血化瘀止痛的虎杖、琥珀等,药证相符,故药后痛减尿利。即使停药后症状复发,再用此方也能其效如初。显示了经方扩大应用的潜力及价值。

案 3. 膀胱癌术后　卫某,女,53 岁,柳州市人。2010 年 4 月 24 日以膀胱癌术后 1 月初诊。已行膀胱灌注化疗 5 次,刻诊:面黄,血尿,尿急,尿频,尿痛,偶见尿失禁,大便意频,腰部不适,兼有咳嗽,纳差,乏力懒言,舌红,苔薄,脉滑。素有胃炎、乙状结肠息肉、右肾囊肿病史。证属湿热下注膀胱,血中热毒未净,上源不清,气阴已伤。法当清利湿热,凉血止血,益气养阴。方用蒲黄滑石散合当归贝母苦参丸加味。蒲黄 12g,滑石 10g,当归 10g,川贝母 10g,苦参 10g,生地 15g,竹叶 6g,栀子 10g,侧柏叶 15g,藕节 12g,白茅根 30g,蒲公英 30g,地榆 30g,红参 20g,黄芪 30g,川木通 3g,颗粒剂,4 剂。每日 1 剂,分 2 次冲服。

复诊因头昏、噩梦加天麻 10g,琥珀 5g,9 剂,症减。三诊因腹胀,大便意频,加马齿苋 10g,薤白 10g,厚朴 15g,5 剂。四诊大便硬,少腹痛,在初诊方的基础上加大黄 6g,乌贼骨 12g,茜草 12g,琥珀 5g,5 剂。

2010 年 5 月 31 日,第 5 诊,尿血止,尿痛减,眼睑重,少腹拘挛疼痛,灼热胀满,纳差,乏力,舌淡红,脉沉细。初诊方去藕节、白茅根、地榆,加茯苓 10g,白芍 12g,甘草 6g,延胡索 15g,山楂 12g。12 剂后,第 7 诊,诸症均减,正气渐复,乃小制其剂。蒲黄 10g,滑石 10g,当归 12g,川贝母 5g,苦参 10g,地龙 10g,栀子 12g,蒲公英 30g,全瓜蒌 20g,乌贼骨 12g,茜草 12g,琥珀 6g,白芍 20g,甘草 10g,延胡索 15g。每日 1 剂,水煎分 2 次服。

按语：本案的基本病机是血水互结，燥湿相混，故用蒲黄滑石散活血利水，合当归贝母苦参丸上滋肺燥，下祛湿浊为基本方。若不能详查病机，闻癌治癌，套用成药，或以毒攻毒，或拘于道听途说的药理研究，则去道远矣。

第四节　卵巢癌

卵巢癌是妇科最常见的恶性肿瘤，它的发病率占妇女全身恶性肿瘤的5%。而且，卵巢癌的发现非常晚，一旦发现或者确诊，65%~70%的人属于晚期。为什么呢？因为，现代医学对卵巢癌的诊断是以实际能看到的为依据，而早已有的症状往往是忽略掉了。中医则相反，在卵巢癌的诊断方面，中医认为卵巢癌与风邪有关。风虽然看不到，摸不着，但风是存在的。而且中医认为风为百病之长，是恶性肿瘤发生发展的重要因素。

一、病因病机

从病因上看，中医认为，它多见于产后血虚，风邪入里。大家都知道，我们中国有一个坐月子的习惯，坐月子最关键的就是防风，为什么？产后百节空虚，最容易导致风邪的侵袭。现在坐月子的习惯被现代人逐步地忽略了，这也是卵巢癌高发的一个原因。中医认为它是产后血虚，风邪入里，日久化热伤阴，这是一个过程。如果这个人她本来就素体肥胖，痰湿内生，湿热下注，就非常容易导致阴虚湿热相混、难分难解的这种局面。当然，在这种情况下，加之肝气郁结、所愿不遂、情绪不畅、羡慕嫉妒恨等导致了气血津液的运行受阻，凝结成块，导致卵巢癌的发生。我们既然抓住了风邪入里、燥湿相混是造成卵巢癌的主要病因和病机，那么卵巢癌的治疗方法就跃出水面了。

二、临床表现

卵巢癌与风邪入里的关系密切。我们都知道"风胜则痒"，尤其是剧烈的瘙痒，往往是胃癌、食管癌、白血病、肺癌、卵巢癌、前列腺癌等癌症的先兆症状。这些肿瘤切除以后呢，皮肤瘙痒一般可随之消除。当肿瘤再次复发时，可再次发生瘙痒。卵巢癌的早期呢，还可见不规则的阴道流血及异常分泌物。这个不规则就有风的特性。而且呢，多半还伴有消化道症状，比如说腹部隐痛、腹胀、纳差，以及不固定的不适感，这都是风邪入里、风性主动的一个表现。

三、经方治疗

1. 三物黄芩汤合小柴胡汤　我治疗卵巢癌,首先是依据张仲景《金匮要略·妇人产后病脉证治第二十一》三物黄芩汤合小柴胡汤治疗,根据就是,《千金》三物黄芩汤是宋代医家发现《金匮要略》在妇科肿瘤方面还有欠缺,他(宋代医家)把唐代孙思邈《千金方》的三物黄芩汤移到妇人产后病来讲述。虽然是附方,不是张仲景的话,但是它(三物黄芩汤)既然作为《金匮要略》的附方,同时也是《千金方》的方子,所以相对来说它也就是经方了。《千金》三物黄芩汤条下说,"治妇人在草蓐",那也就是坐月子期间嘛;"自发露得风",明确提出了受风;"四肢苦烦热,头痛者,与小柴胡汤;头不痛但烦者,此汤主之",这实际上就提出了卵巢癌的早早期,风邪入里、正邪交争,病位在三焦的时候,或者说以下焦为主的时候,就要用小柴胡汤疏利三焦、驱邪外出。如果进一步地发展,由风邪化热、由热伤阴,阴虚和湿浊相混,才用到三物黄芩汤。三物黄芩汤其实很简单,就是黄芩、苦参、干地黄,3味药,这个我在不同地方都讲过,因为我把它作为治疗大肠癌的主方,当然它首先是卵巢癌的主方。干地黄也就是我们现在所谓的生地,虽然量大,但它不是主药。三物黄芩汤,黄芩才是主药。黄芩呢,这味药一药多用,或者说一药四用,既能清实热,如小柴胡汤等,又能清湿热,如龙胆泻肝汤等,还能清虚热,清血热,这对于卵巢癌的血中热毒伤阴、湿邪留滞,还有虚热,都有一定的好处,所以它是君药。那么,苦参燥湿解毒抗癌,生地凉血滋阴,两两相对,抵消了副作用,增加了正作用,那就叫相反相成。所以,这3味药组成了一个方剂,配伍非常之严密,这就是药有组方之妙,你配到一起,它就超出了单味药的作用。用清代医家尤在泾的话讲:"此产后血虚风入而成热之证。地黄生血,苦参、黄芩除热也。若头痛者,风未全变为热,故宜柴胡解之。"尤在泾这话实际上是强调了风的问题,就是当风邪入里还没全变热的时候,小柴胡汤解之,如果它都变了热了,燥湿相混,那就三物黄芩汤了。

2. 红蓝花酒　虽然是风邪入里,但是治疗上有阶段、有步骤,不一样。妇人以血为主,我们说了燥湿相混,说了风邪入里化热,必然影响到血,所以还有一个方子。《金匮要略·妇人杂病脉证并治》讲到"妇人六十二种风,及腹中血气刺痛,红蓝花酒主之",那实际上就是风邪导致的瘀血,用红花泡酒。尤在泾是这样讲的,"妇人经尽产后,风邪最易袭入腹中,与血气相搏而作刺痛。红蓝花苦辛温,活血止痛,得酒尤良,不更用风药者,血行而风自去耳。"也就是说血行风自灭,它明显是风邪入里造成的瘀血。但是,当我们用活血化瘀的红花时,可以不用风药,血行而风自去。

3. 当归芍药散　中医有个观点,血不利则为水。血水互结是一个最常见的病机。张仲景在治疗妇人杂病的时候,有一个著名的方剂叫当归芍药散,原文是,"妇人腹中诸疾痛,当归芍药散主之"。为什么当归芍药散,仅仅当归、芍药、川芎、茯苓、白术、泽泻这 6 味药,就具有这么广泛的作用? 因为,它既有当归、芍药、川芎活血,又有茯苓、白术、泽泻利水,是血水互结这一个病机的的对良方。所以,我们常用当归芍药散,我也有经验,用当归芍药散治疗卵巢囊肿,就是根据血水互结的病机。我们对于方剂的解释往往是站在一定角度解释的,这种"血水互结""利水活血并用"的说法只是一种。尤在泾的说法倒还真是符合我提出的"燥湿相混致癌论"。尤在泾讲,"妇人以血为主,而血以中气为主。中气者,土气也,土燥不能生物,土湿亦不能生物,芎(归)芍(药)滋其血,苓术泽泻治其湿。湿燥得宜,而土能生物,疾痛并蠲矣。"这个倒是符合燥湿和养阴并用的说法,这就是经方的魅力。因为它组方太精练了,适用面广,可以从不同角度看它,尤其是张仲景原文提出"妇人腹中诸疾痛,当归芍药散主之",难道诸疾痛不包括卵巢癌吗? 当然除卵巢癌外,还有好多妇科疾病、妇科肿瘤都可以用的。

4. 三神煎　我在用这些经方的基础上,还喜欢用三神煎。三神煎这个方子,出自《太平圣惠方》卷二十八,由桃仁、三棱、鳖甲组成,水酒煎成膏,早晚热酒冲服,它治疗什么呢? 治疗"虚劳、癥瘕,结块不消者",这是非常符合现在的说法的。本方呢,桃仁活血,三棱理气,鳖甲软坚散结,是少腹肿瘤而体质虚弱者的绝配。值得提出的是,《太平圣惠方·治虚劳癥瘕诸方》,我们汉有张仲景,唐有孙思邈、王焘的《外台秘要》,我们就忘了,宋代可是中国科技发展的最好时期。中国古代的四大发明,除造纸术外,其他三个都是在宋代发明的,而宋代初期的《太平圣惠方》内容丰富,是值得我们深入研究的。你看,《太平圣惠方》光治疗癥瘕有多少方子,而在其治疗虚劳癥瘕的 11 个方剂中,有鳖甲的 9 个方剂,有三棱的 8 个方剂,有桃仁的 7 个方剂。所以,我们把三神煎作为卵巢癌或者说妇科肿瘤的基本方是有道理的,把鳖甲、三棱、桃仁叫作"三神",并非浪得虚名啊! 值得提出的是,方后注中点名"忌苋菜、生冷者"多达 8 个方剂,就是 11 个方子中忌生冷的就有 8 个方剂,而剩余 3 方均为乌头、附子、硫黄等大热药,大热药好像没忌,一般是要忌的,可见寒邪在癥瘕发生发展中的作用是不可小觑的。

5. 柴苓汤、猪苓汤 卵巢癌的另一个类型,是以腹水为主,寒凝水停,血水互结,应该从三焦入手,三焦决渎失司,气化不利,如果按我平时的理解,我用的是柴苓汤,小柴胡汤疏泄少阳之气,通决渎之官,加五苓散化气行水。或者说卵巢癌以鼓胀为主的时候用柴苓汤。阴虚水停往往是从望诊上体现的,当腹水过多,时间过长,利水过久的时候,阴虚水停,同时并见的问题就出来了,那么就是猪苓汤证。可以这样概括,卵巢癌初期是寒,寒邪化热,寒热胶结,然后呢,寒凝气滞,三焦水道不通,继而热邪伤阴,利水伤阴,阴虚水停。鼓胀晚期往往是阴虚水停,常用滋阴利水法,最常用天花粉,猪苓汤是猪苓和阿胶相配,天花粉、白芍是典型的滋阴利水药,白芍利水效果非常好,真武汤、小青龙汤都用白芍利水,阴虚水停,白芍必用。当然强调阴虚水停的同时,不否认阳虚及阴阳两虚,我们只能以复杂对复杂,单单一个真武汤是不够的。《本草纲目》黄芪"妇人子脏风邪气,逐五脏间恶血",卵巢癌与风邪密切相关,因风致水停的机会很多,因此导致的恶性腹水,黄芪补气利水,驱风逐邪,当之无愧。

四、验案举例

💊 **案 1. 卵巢癌** 宋某,女,40 岁,广西融水人。2004 年 8 月 9 日初诊。以卵巢癌术后 10 个月,化疗 6 个疗程,白细胞低下为主诉。虽坚持应用升白药,白细胞仍在 2.0×10^9/L 左右,伴有乏力,面色虚浮,声低气怯,舌淡脉弱。证属邪气未见全消,正气亏虚已甚。以培植精气为主,搜逐残邪为辅。方用自拟通补三升汤化裁:红参 12g,黄芪 40g,鹿角胶 12g(烊化),穿山甲 10g,茜草 20g,鳖甲 30g,白英 30g,三棱 12g,莪术 12g。10 剂,每日 1 剂,水煎服。

2004 年 11 月 27 日第 2 诊,自述坚持服用上方,白细胞升至 3.5×10^9/L 左右,乏力、失眠、手麻、咽痛,舌偏红,苔稍黄,脉弦。乳腺 B 超:左乳腺小叶增生囊性变。证属少阳风火,气滞痰结,正气未复,心神受扰。方以小柴胡汤加减:柴胡 12g,黄芩 12g,浙贝 10g,瓜蒌 15g,天花粉 12g,射干 10g,桔梗 10g,青皮 12g,红参 10g,黄芪 30g,穿山甲 5g,三棱 12g,莪术 12g,夜交藤 30g,夏枯草 30g,甘草 10g。20 剂,每日 1 剂,水煎服。

2005 年 11 月 18 日第 3 诊,1 年内先后服用上方 50 余剂,近日偶见烧心反胃,头晕,失眠,腰痛,足挛急,面黄,舌暗红,苔白,脉沉。今日全面复查,未见复发,血压 140/100mmHg,B 超:肝局部实质回声稍强稍粗。尿素氮 8.08mmol/L。胃失和降,肝肾亏虚,风火上扰。脏腑自当调理,也要提防死灰复燃之险。权以芍药甘草汤为基本方,芍药20g,甘草10g,栀子12g,黄连6g,蒲公英30g,连翘15g,党参12g,菊花12g,当归10g,天麻12g,夜交藤30g,杜仲12g,牛膝15g,丹参30g,桑寄生12g,白英30g。30剂,每日1剂,水煎服。并嘱坚持服用复方斑蝥胶囊。

2006年3月25日第4诊,右下腹痛2个月,牵扯到腰,大便正常,伴有头痛、头晕、失眠,舌红,苔薄黄,脉弦数。右下腹轻微压痛,未及包块。血压130/100mmHg,B超复查,腹部未见异常。此属肝胆风火,腑气不通。大黄牡丹皮汤合天麻钩藤饮:大黄5g,丹皮12g,桃仁12g,冬瓜仁30g,薏苡仁30g,败酱草30g,延胡索20g,白芍30g,甘草10g,天麻12g,钩藤30g(后下),夏枯草30g,栀子12g,黄连6g,竹叶10g,青皮12g。20剂,每日1剂,水煎服。再嘱坚持服用复方斑蝥胶囊。

2007年8月30日第8诊,卵巢癌术后4年,咳嗽多日不止,咽痒痰黏,目赤失眠,口苦,左眼明显翼状胬肉,舌红,苔薄,脉弦。全面复查,惟胸片:肺纹理增粗。证属肝火犯肺,以黛蛤散加味:青黛5g(冲),煅海蛤壳粉30g,龙胆草6g,黄芩12g,牛蒡子12g,木蝴蝶12g,桔梗10g,射干12g,杏仁12g,麦冬12g,瓜蒌皮15g,紫菀12g,款冬花12g,黄连6g,夜交藤30g,茯神30g,菊花10,密蒙花10g,木贼10g。10剂,每日1剂,水煎服。

2008年5月23日第9诊,咳嗽续断,近日加重,影响睡眠,咳则胸痛,痰白,口干欲饮,水少则咽喉不适,舌暗红,苔薄,脉沉。肺阴日伤,当属百合固金汤证。百合12g,生地20g,熟地20g,玄参12g,川贝母10g,桔梗10g,甘草10g,麦冬12g,芍药12g,瓜蒌30g,杏仁15g,紫菀12g,款冬花12g。10剂,每日1剂,水煎服。

2008年11月27日第12诊,5月来尿血偶见,X片示右输尿管下段结石,已用排石药。刻诊:双下肢轻度肿胀,乏力,眠差,舌红,苔黄,脉弦。血压仍不达标。证属热伤营血,心肝火旺,小蓟饮子加味:小蓟30g,生地30g,藕节15g,栀子10g,白茅根30g,黄连8g,黄芪30g,党参12g,茯苓20g,牛膝15g,地龙10g,天麻12g,白芍12g,柏子仁12g,白英30g,珍珠母30g。30剂,每日1剂,水煎服。并嘱服六味地黄丸。

2011年5月14日第12诊,卵巢癌术后8年余,全面复查,未见复发,顽恶之疾,终于告别,可喜可贺。今仍失眠,偏头痛,项强痛,大便干,舌暗红,苔厚,脉滑。乳腺B超:左乳腺增生。肝肾亏虚,心肝火旺,筋脉不利。自拟中药颗粒剂方:葛根2袋,骨碎补1袋,土贝母1袋,浙贝母1袋,威灵仙1袋,白芍1袋,甘草1袋,瓜蒌2袋,蒲公英1袋,连翘1袋,黄连1袋,路路通1袋,何首乌1袋,延胡索1袋。10剂,每日1剂,冲服。

2014年底,患者还来门诊取药。

按语:本案充分体现了癌症的复杂多变。癌症的发生,有其深刻复杂的整体因素。可以说是全身疾病的局部反应。解决术后化疗后的复杂问题,恢复脏腑经络气血的正常,就是最好的防癌抗癌方法。可以说,在抗癌领域,十八般武器都用得上。癌症牵涉面太广了,非常复杂,我们只能以复杂对复杂,而不能以简单对复杂。

案2. 卵巢癌　刘某,女,56岁。西安市人。2009年6月1日以卵巢癌术后,晨起睑胀,走路气短8个月求诊。兼有腿软,左腿胀痛。大小便正常,舌红,脉细。证属气虚血滞,肾虚为本。以乌茜汤加味:乌贼骨12g,茜草12g,白英30g,土茯苓30g,黄芪30g,当归12g,川芎12g,香附12g,龟甲30g,杜仲12g。水煎服,每日一剂。平消胶囊,每次五粒,每日三次。

患者自觉服药后肿胀见消,身体轻快。嗣后两年,每月来诊,平消胶囊用半年,汤药酌情加减,服药15~20剂。至2013年8月7日第40诊,术后4年复查未见复发,几无症状,仍求方,乃拟颗粒剂:乌贼骨、茜草、白英、土茯苓、当归、川芎、丹参、白芍、夏枯草、香附各一袋,开水冲化,分两次服。

第五节　宫颈癌和宫体癌

宫颈癌是妇女最常见的恶性肿瘤,其发病率和死亡率为妇女所患各种生殖道恶性肿瘤之首位。子宫内膜癌也称宫体癌,近年来发病率也明显上升。这两种肿瘤在病因病机和临床表现诊断治疗上有不少共同点,在中医文献中很难分辨,所以一并讨论。早在《黄帝内经》中已有"任脉为病,女子带下瘕聚"的记载。唐代孙思邈《备急千金要方·赤白带下崩中带下》中"妇人崩中漏下,赤白青黑,腐臭不可近,令人面黑无颜色,皮骨相连,月经失度,往来无常,少腹弦急或苦绞痛……令人气急乏力,腰背痛连胁……"等有关描述,与现代临床上所见宫颈癌的晚期症状颇为相似。现代所说的"宫颈癌""宫体癌"相当于中医的"带下""崩漏""癥瘕""阴疮""虚劳"等范畴。

因为宫颈癌和宫体癌还不是中医的标准病名,所以,若以崩漏下血为主诉,色呈五色者,应名为"五崩"。若以腹腔肿块为主诉者,应名为"癥瘕",多为正气亏虚,湿浊气血瘀滞而成。

如果说卵巢癌与风邪的关系密切的话,宫颈癌和宫体癌,从总体上讲,与寒邪的关系密切。张仲景在《金匮要略·妇人杂病脉证并治》中,对于宫颈癌、宫体癌与寒邪的关系以及宫颈癌造成的一系列问题进行了详细描述。我说过,《伤寒论》中张仲景对当时发病率最高的疾病进行了详细全面地论述,即使是常见问题,他也是很详细地叙述的,不厌其详,不厌其繁。为什么? 因为太常见了,需要教给大家实实在在的技术,所以《伤寒论》是详于常而略于变,太阳病篇就占到了全书的2/5,而太阴病、厥阴病、三阴病(的篇幅)就很少了。《金匮要略》之所以大家觉得不如《伤寒论》那么好学,《伤寒论》的条理性强,前后贯穿,而《金匮要略》是续续断断的。为什么呢? 为什么叫《金匮要略》呢? "要"就是讲重要的,"略"就是略平常的。对一般的病,张仲景就不细讲了,那么他讲出来的就不是一般的疾病。张仲景的临床观察非常细致非常独特,在我的眼中呢,《金匮要略》好多篇章是讲恶性肿瘤的。因为恶性肿瘤在当时,应该说知道的医家还比较少,所以张仲景也是不厌其繁,不厌其详。比如说,《金匮要略·妇人杂病脉证并治第二十二》中,他说"妇人之病,因虚积冷结气,为诸经水断绝",你看他强调了病因,虚、积冷、结气,还是比较全面的,导致了闭经,这个还是小问题。他接下来讲,"至有历年",经过了好多年,这个符合肿瘤的逐步演变过程。说"至有历年,血寒积结胞门",这就包括宫颈癌了! "寒伤经络,凝坚在上,呕吐涎唾,久成肺痈",有意思了,这个寒,血寒集结胞门,怎么成了寒伤经络,这怎能理解? 怎么凝坚在上? 用我的话讲,这就是肺转移嘛,甚至是肝胃的转移,所以他呕吐、涎唾,久成肺痈啊。这可是非常难得的见解呀,没有人把这个肺痈在这里解释得清楚,是我解释清楚了。因为张仲景讲肺痿肺痈咳嗽上气病,用我的话来说,肺痿就是肺癌。我提出这个观点十几年来,没有异议。而肺痈呢,恰恰是肺癌伴发的胸部感染。所以你看,张仲景一讲到宫颈癌、宫体癌的时候,竟然提到久成肺痈,后边还有一句话,"形体损分",那就是恶病质出现了嘛,人体瘦弱了嘛,这是肺转移。那么,"在中盘结,绕脐寒疝,或两胁疼痛,与脏相连",这简直就是肝转移和腹部转移啊,"在中盘结,绕脐寒疝",那不就是腹部的转移嘛,"两胁疼痛,与脏相连",那不就是肝脾的转移嘛。"或结热中,痛在关元",张仲景在有意无意中已经提出了寒邪日久化热,寒热胶结、痛在关元的说法。更主要的是,他连脉证都说出来了。紧接着,他说"脉数无疮"。张仲景在《伤寒论》脉法篇就讲过,"数脉不时,则生恶疮"，你看现在，脉数，来了。脉数的时候无疮是什么原因啊？恶疮，你比如说乳腺癌，可以是恶疮，好多外科的肿瘤，就是恶疮，但是它看不到的，它也是恶性肿瘤啊，所以张仲景说"脉数无疮"。但是，脉数无疮呢，你怎么知道它已经是肿瘤了，"肌若鱼鳞"。我讲大肠癌与肠痈的时候讲到，他提到薏苡附子败酱散的时候，第一节就提到甲错，你看这都是互相有联系的，肌肤甲错可就是肿瘤的一个表现啊。更有意思的是，张仲景突然说"时着男子，非止女身"，你这不是讲宫颈癌、宫体癌呢，你怎么又说是"时着男子，非止女身"？照我的理解，它就是恶性肿瘤，张仲景在这里说的是宫颈癌、宫体癌，但是他顺便插一句话，这可不仅仅是妇女的病啊，受寒以后男子也可以出现前列腺癌啊。它的基本观点是一样的，基本病机几乎是一样的，所以张仲景说"时着男子，非止女身"。那也就是说，他讲的这段话，你要说他讲的是宫颈癌、宫体癌有道理，但是实际上看来主要是盆腔的恶性肿瘤，包括了男子的前列腺癌。话题一转，再接着说妇女的病吧。"在下未多，经候不匀"，就是月经量，有的人断经了，有的人量很大，前后不定期。"令阴掣痛，少腹恶寒……此皆带下，非有鬼神，久则羸瘦，脉虚多寒。"外阴掣痛、少腹恶寒，有的"或引腰脊"，有时候她已经疼到腰上了。"下根气街，气冲急痛，膝胫疼烦，奄忽眩冒，状如厥癫，或有忧惨，悲伤多嗔"，这段话说的是什么意思？让我看它就是盆腔恶性肿瘤的骨转移，所以"膝胫疼烦"，还有脑转移，所以"奄忽眩冒，状如厥癫"。当然这种病时间长了，有的人情绪忧郁，"悲伤多嗔"，看什么都不习惯，看什么都是瞪着眼看别人。这就是说张仲景认识到了恶性肿瘤对患者心理的影响，实际上这也是不良的心理状态导致恶性肿瘤的一种反映。张仲景在这一段话的最后，竟然说"此皆带下，非有鬼神"啊，用我的话这就是盆腔的肿瘤啊，根本不是鬼神造成的，这实际上是他针对肿瘤的脑转移说的。他这里已经提示了"寒热胶结致癌论"，那也就是说，宫颈癌、宫体癌主要是受寒造成的。

一、病因病机

本病病因病机的认识，经过历代医家的不懈探索和总结，已渐成体系，大致归纳为两点。一是外因，风寒湿外侵，日久成毒：多由经行、产后，血室正开，胞脉空虚，风寒湿乘虚而入，日久成毒，瘀阻于胞宫；二是内因，肝郁脾虚，冲任受伤：妇女的情志比较脆弱，容易引起情绪波动，当所愿不遂或长期忧思忿怒，内伤七情，肝气郁结，疏泄失利，以致脾虚生湿，与气滞、瘀血、湿毒互相胶结，流注胞宫；或房事不节、不洁，多产多育，损伤冲任，以致胞脉气血受阻，瘀毒内结,日久化热伤阴,燥湿相混,甚或阴损及阳,血败肉腐,终成恶症。

二、分型论治及处方用药经验

我对宫颈癌的治疗,首先分为寒热胶结和燥湿相混两型。寒热胶结型表现为:白带异常增多,甚至如水样,颜色以白浊为主,或如血水,或如酱汁,或色黄如脓,味呈恶臭。小腹胀痛,得热稍减,甚至可及肿块,质硬如石。月经闭止。唇口干燥,五心烦热,情志郁闷,怒则症加,舌苔白根厚,脉弦数。治当温经散寒,清热止带,软坚散结。方选温经汤合易黄汤加味。本证型多见于未经手术、放化疗的病人。温经汤是张仲景治疗带下的主方,《金匮要略》指出"妇人之病,因虚积冷结气,为诸经水断绝,至有历年,血寒积结胞门",与本病相符,故为主方。易黄汤是治疗黄带的主方,我习惯用清热解毒、抗癌利湿的白英代替黄柏,加用软坚散结的乌贼骨、鳖甲、生牡蛎,活血止血的茜草,则十分符合其病证特点。

燥湿相混型多见于术后、放化疗后复发的病人。阴液亏虚与湿浊下注同时并见,正虚邪实。表现为病程日久,形体瘦弱,口燥咽干,头晕目眩,心烦失眠。白带量多,色如米泔或浊黄,气味腥臭,少腹、腰骶酸胀疼痛。大便秘结,小便黄赤,舌质红,少苔或花剥苔,脉细数。治当滋阴润燥,清利湿热,扶正祛邪。方选当归贝母苦参丸合三物黄芩汤加味。张仲景《金匮要略》的当归贝母苦参丸滋阴润燥并用,孙思邈《备急千金要方》的三物黄芩汤清利湿热而不伤阴,再加用气阴双补、解毒抗癌、软坚散结等药,符合癌症晚期,病情复杂,燥湿相混,正虚邪留的实际情况。蛇床子,是治疗宫颈癌、子宫内膜癌必不可少的药物。文献依据有二,其一,《神农本草经》"主妇人阴中肿痛";其二,《金匮要略·妇人杂病脉证并治第二十二》:"妇人阴寒,温阴中坐药,蛇床子散主之。"

遇到难以确定证型的时候,就以《内经》十三方之一的四乌贼骨一藘茹丸(乌贼骨、茜草)为主方,取乌贼骨软坚散结,通中有涩,茜草活血止血,涩中有通之意。事实证明,这个古方可以作为宫颈癌辨病用药的方剂。临证加减如:以疼痛为主要症状者,加用延胡索、肿节风、徐长卿、夏天无、露蜂房;肿块较大,体质尚可者,加三棱、莪术、穿山甲、猫爪草;带下量大者,加茯苓、猪苓、黄芪、益母草;血性白带者,重用仙鹤草,酌加血余炭、藕节炭、荆芥炭、地榆;小便涩疼者,加地龙、栀子、蒲公英、琥珀;大便秘结者,加何首乌、肉苁蓉、大黄、芒硝;阴虚发热者,加地骨皮、青蒿、白薇、十大功劳叶。水杨梅,是我针对宫颈癌辨病用药的常用药。

张仲景《金匮要略·妇人产后病脉证治》中提到"产后腹痛,烦满不得卧,枳实芍药散主之",就枳实和芍药两味药,非常精练,枳实理气,芍药活血止痛,这是我们中医治疗腹痛的一个非常好的方子,甚至大柴胡汤就有这两味药。张仲景在枳实芍药散后边紧接着讲"师曰:产妇腹痛,法当以枳实芍药散。假令不愈者,此为腹中有干血着脐下,宜下瘀血汤主之"。你看,这个虽然说是产妇、产后,但是实际上呢,他这个方法绝对不限于产后,而是产后造成的一系列病,没有生产的妇女照样有用的必要。下瘀血汤,大黄、桃仁、䗪虫,就是大黄䗪虫丸的主药,这个是针对活血化瘀、瘀血来说的。那瘀血的指征就是肌肤甲错啊,当然我们现在指征多了,舌上有瘀斑、脉涩、唇青、腹满、疼痛如针刺,都是瘀血的指征。

更重要的是,张仲景在《金匮要略·妇人产后病脉证治》给我们提供了一个宫颈癌、宫体癌大肠转移的经方。张仲景原话说,"产后下利虚极,白头翁加甘草阿胶汤主之",白头翁汤本来就是治疗大肠湿热成毒、阴伤,以湿热为主的,祛邪有余,扶正不足。在肿瘤这一类疾病面前,张仲景加了甘草补中益气,妙在加了阿胶养阴润燥,达到了润燥并济,针对了宫颈癌、宫体癌大肠转移燥湿相混、涉及面广的这一个特点。大家知道,阿胶是通利大肠的,所以在黄土汤中就用阿胶。白头翁加甘草阿胶汤在我看来,它就是宫颈癌、宫体癌晚期的一个方剂。即使它没有大肠转移,也适用于盆腔肿瘤晚期燥湿相混的局面。

三、验案举例

案 1. 宫颈癌术后肺转移 柳女士,58 岁。咳嗽 1 年,加重 3 个月。患者 2002 年 9 月在柳州市某医院行宫颈癌切除术,病理为:子宫中分化腺癌。术后辅助化疗 3 个周期。2006 年 10 月行纤维支气管镜检查,病理示:中分化腺癌。CT 示:宫颈癌双肺转移。后化疗 6 次。2007 年 7 月 9 日初诊,咳嗽剧烈,痰黄,胸闷不舒,咽干,舌苔黄,脉滑。病系结胸,证属痰热邪毒壅滞于肺,法当清热化痰,宽胸止咳散结,方用小陷胸汤加味:全瓜蒌 20g,半夏 12g,黄连 6g,土贝母 12g,杏仁 12g,款冬花 12g,夏枯草 30g,海浮石 30g,煅海蛤壳粉 30g。每日 1 剂,水煎服。

2007 年 10 月 9 日第 25 诊,间断服用上方 70 余剂,咳嗽等症状明显减轻。近 1 个月来咳嗽加重,夜间及平卧时尤甚,喉中有痰声,咽喉不利,舌淡,苔薄,脉细。病属肺痿,热象虽减,痰毒仍在,肺气上逆。治宜宣肺祛痰,下气止咳。方用射干麻黄汤加味:射干 12g,炙麻黄 6g,细辛 5g,五味子 12g,半夏 12g,生姜 6g,紫菀 12g,款冬花 12g,桔梗 12g,牛子 12g,海浮石 30g,白英 30g,麦冬 12g,沙参 12g。每日 1 剂,水煎服。

2007 年 12 月 17 日第 44 诊,服药后咽喉通畅,症状大减,守方不变。近 1 周偶感风寒,咳嗽声重,昨起咯血,色鲜红。胸痛及背,咳时加重。舌红,苔少,脉细弦。肺痿咯血,证属肝郁化火,灼伤肺络,兼有外邪。当务之急就是凉血止血,清热止咳。方用黛蛤散加味:青黛 5g,煅海蛤壳粉 30g,仙鹤草 30g,地榆 20g,藕节炭 12g,杏仁 12g,海浮石 30g,白英 30g,麦冬 12g,百合 12g,白前 12g,前胡 12g,百部 12g,白芍 12g,甘草 10g。每日 1 剂,水煎服。

2008 年 2 月 22 日第 62 诊,服药 3 剂痰血减少,6 剂痰血消失,时见反复,咳嗽晨剧,气力不足,腰膝酸痛。舌红边有齿痕,舌体胖,脉沉。久病咳喘,耗伤肺气,脾肾两虚。治当宣肺益气,养肾健脾。方用射干麻黄汤加味:射干 12g,炙麻黄 10g,紫菀 12g,款冬花 12g,杜仲 12g,狗脊 12g,牛膝 15g,独活 12g,秦艽 12g,杏仁 12g,红参 10g,熟地 30g,白术 12g,茯苓 15g,炙甘草 6g。每日 1 剂,水煎服。

2008 年 7 月 16 日第 99 诊,上方平稳有效,坚持服用至今,病情稳定,生活质量尚可,貌如常人。

按语:中医抗癌领域面临许多新的问题,需要深入的临床观察和理论探索。如本案宫颈癌肺转移的中医辨病与辨证,乃至理法方药等一系列问题,就是继承基础上的创新。偶然中蕴藏必然,积少成多,或可摸索出规律。初期痰热结胸,以小陷胸汤加味获效。中期,咳嗽加重,喉中有痰声,咽喉不利,病属肺痿,方用仲景治疗肺痿主方射干麻黄汤加味。病情日久,肝郁化火,灼伤肺络,肺痿咯血。急则治其标,凉血止血,清热止咳,方用黛蛤散加味。嗣后,久病咳喘,耗伤肺气,脾肾两虚,则当标本兼治,在不离辨病主方射干麻黄汤的基础上,酌加培补脾肾之品,以固根本。

案 2. 宫颈癌术后骨转移　彭女士,43 岁,2004 年 10 月 19 日因腰胁疼痛 1 年余就诊。患者 2001 年行宫颈癌切除手术。因腰胁疼痛于 2003 年 9 月查 MRI,示:L4 椎体信号改变,椎旁软组织肿块,考虑为转移灶。后行多次放化疗。止痛效果不甚理想,病情反复。刻诊:腰痛及胁,遇冷加重,稍感肢体麻木,气短。舌淡,苔薄,脉沉。证属肝肾亏虚,气血不足,感受风寒,法当补肝肾,益气血,祛风寒,止痹痛。方用独活寄生汤:独活 12g,桑寄生 15g,秦艽 12g,防风

10g,细辛 5g,川芎 12g,当归 12g,熟地 30g,白芍 12g,桂枝 12g,茯苓 15g,杜仲 12g,牛膝 20g,红参 10g。水煎服,日 1 剂。

2004 年 11 月 17 日第 2 诊,自述疼痛已除,舌红,苔薄,脉细。效不更方,继续服药,巩固治疗。

2006 年 6 月 17 日第 12 诊,患者坚持每月服用上方 15 剂,术后已过 5 年,CT 复查未见复发。现症见:大便稀,左腹胀痛,劳累后加重。舌淡红,苔薄白,脉弱。证属劳倦伤脾,脾虚气滞导致疼痛。治当健脾益气,行气止痛。四君子汤加味:党参 12g,白术 12g,茯苓 12g,炙甘草 6g,厚朴 12g,葛根 12g,木香 12g,黄芪 30g。水煎服,日 1 剂。

2007 年 4 月 10 日第 18 诊,服上方 36 剂,诸症渐次消失。近 3 个月承包山田,劳力太过,腰酸胀,全身乏力,头目昏沉。舌暗红,苔薄,脉弦。劳倦伤脾,脾失运化,水湿内停。湿浊下注腰间则腰酸胀,湿浊蒙蔽清窍则头目昏沉。治当升清降浊,健脾益气,清利头目。方用泽泻汤加味:泽泻 30g,白术 12g,茯苓 12g,党参 15g,黄芪 30g,当归 12g,天麻 10g,枸杞子 10g,防风 6g。水煎服,日 1 剂。

2008 年 4 月 27 日 27 诊,自述服上方效果明显,多服则体力强健,上山务茶,不减当年,故坚持每月服 6 剂。半年来未再头晕,今咨询需要变方否,可继续服用否,答曰:据其舌淡脉弱,于理仍需守方再进,培补根本,和缓为上,切勿功亏一篑。

2015 年 8 月 25 日,患者坚持每 1~2 个月服用中药半月,治疗至今,自觉一般状况良好,参加正常田间劳动无明显不适。今日复诊诉偶有腰酸,大便溏,舌淡红苔白,舌体胖有齿印,脉细。证属脾肾两虚,继续予以独活寄生汤原方加山药 20g,白扁豆 12g,薏苡仁 30g。15 剂,日一剂。

按语:本案例宫颈癌切除术骨转移从初诊治疗 11 年多,纵观其治疗过程,处方选药皆平淡无奇,绝无奇方异草,治疗始终顾护患者先后天之本——脾与肾,可以说该病案是"把根留住抗癌论"的成功典范。该患者治疗用药和缓,简便廉验,乃是患者信赖的基础。癌症骨转移,疼痛表现最明显。究其病机,肝肾亏虚,气血不足是本,癌毒入侵,伤筋蚀骨是标。该患者初诊时,已行多次放化疗,但止痛效果不甚理想,所以改弦易辙,不用以毒攻毒治法,方选益肝肾、补气血、祛风寒、止痹痛的独活寄生汤而获效。其后,因劳倦伤脾,乃以四君子汤加味,水湿内停则以泽泻汤加味取效。该患者治疗成功之关键在于及

时应用独活寄生汤缓解骨转移疼痛症状,获得患者信赖和长期坚持治疗信心。

案3.宫颈癌术后骨转移　曾女士,81岁。因阴道不规则出血1个月于2006年2月10日入院。行阴道镜检查,阴道穹窿变浅、僵硬,宫颈呈溃疡样改变,触之出血。活检示:(宫颈)低分化鳞状细胞癌。妇科会诊后认为患者不适宜手术治疗,建议放疗后化疗。但患者拒绝化疗。故从2月20日开始行外放疗,并先后行中子刀治疗4次。住院期间,据阴道出血,色鲜红,夹杂黄带,少腹刺痛,声高气促,唇舌色红,舌根苔黄厚,辨证为下焦湿热成毒,血热血瘀。乃以四妙散合犀角地黄汤加味。住院70天,2006年4月21日好转出院。

2006年5月9日首次门诊,阴道出血虽止,仍有白带,少腹胀满,精神尚可,大小便正常,舌暗红,苔白,脉弦。湿热瘀毒未尽,正虚当防。四妙散加味:苍术12g,牛膝12g,薏苡仁30g,黄柏12g,土茯苓30g,白英30g,穿山甲6g,当归12g,党参15g,白术12g,茯苓30g,防风6g。3剂,水煎服,日1剂。

2006年5月14日第3诊,白带减少,少腹抽痛,眠差,舌苔黄厚,脉弦。上方加半夏20g,夏枯草30g,延胡索20g,白芍20g,甘草10g。3剂,水煎服,日1剂。

2006年6月25日第13诊,服上方3剂即效,乃照原方随证加减,除失眠外,诸症消失。妇科复查,外阴、阴道正常,宫颈光滑,未见复发迹象。据舌暗红,脉沉,素体偏热,以热扰心神,兼有瘀血辨治,方用酸枣仁汤加味:炒酸枣仁30g,茯苓20g,川芎12g,知母12g,黄连8g,黄芩12g,夏枯草30g,丹参30g,琥珀6g,水蛭10g,生龙骨30g,生牡蛎30g,鸡血藤30g,夜交藤30g。4剂,水煎服,日1剂。

2007年6月5日第56诊,近1年来基本以上方化裁,睡眠基本满意。近日纳差,口干,少腹硬满,劳累则外阴肿胀,妇科复查,未见复发迹象。舌暗红,苔薄黄而腻,脉弦。证属少阳枢机不利,少腹血水互结,小柴胡汤加味:柴胡10g,黄芩12g,半夏12g,党参12g,生姜6g,炙甘草6g,麦芽15g,鸡内金12g,砂仁6g,桃仁12g,乌贼骨15g,茜草12g,益母草20g,香附12g。5剂,水煎服,日1剂。

2008年4月21日第100诊,宫颈癌放疗后2年,坚持门诊中药治疗。10个月来,精神爽朗,食欲、睡眠尚可,腹无不适。近日家务劳累,头昏乏力,面色萎黄,舌暗红,苔薄,脉弱。证属气血肝肾亏损,兼有虚火。当归补血汤和四物汤加味:黄芪50g,当归12g,川芎12g,白芍12g,熟地30g,党参12g,黄精12g,阿胶12g(烊化),桑椹12g,天麻12g,枸杞子12g,龟甲20g,黄连6g,知母10g,

丹皮 10g。5 剂,水煎服,日 1 剂。

2008 年 7 月 13 日第 108 诊,近日复查,未见复发迹象。服药后精神气色好转,乃守方再进。

按语:本案首先在住院期间,抓住下焦湿热成毒、血热血瘀这一病机,配合放疗,以四妙散合犀角地黄汤凉血止血、解毒化瘀而稳定大局,门诊继续清除未尽之湿热瘀毒,乃成功之基础。古人云:不觅仙方觅睡方。或谓:久病必问寝食。80 余岁高龄老人,寝食非常重要。酸枣仁汤、小柴胡汤等经方的合理应用,对于患者长时期正常寝食的作用不可小视。后期,以气血肝肾亏损,兼有虚火立论,当归补血汤和四物汤加味,培补肝肾气血,乃长治久安之策。正所谓:正气内存,邪不可干。精神内守,病安从来?

案 4. 宫颈癌盆腔转移 申某之母,78 岁,西安市人。1996 年 3 月患宫颈癌盆腔转移,腰骶疼痛,阴道出血,并下大量的水性分泌物,眩晕少食,大便干,咳嗽,血压偏高,舌质红,苔薄黄,脉弦细。未能手术,也未用放疗及化疗。辨证为肝胆热毒下注,邪势弥漫。年高之人,用药不宜太过。当治标与治本相结合。以下方为主:柴胡 8g,黄芩 12g,半夏 12g,陈皮 12g,桑叶 10g,莪术 10g,云苓 12g,薏苡仁 20g,菊花 10g,决明子 20g,延胡索 12g,仙鹤草 20g,生地榆 20g,竹茹 12g,杏仁 15g,地龙 12g,牛膝 12g。每日 1 剂,水煎服。服药 3 剂,诸症均减,感觉良好。先后以此方加减 30 余剂,因症状消失而停药。嗣后 2 年寿终。

按语:这是我一则早年还未从事肿瘤专业时的验案,前后互参,或许可以看出学术进展之痕迹。

案 5. 宫颈癌术后盆腔转移 林女士,43 岁,广西柳州市人。2003 年 11 月因宫颈癌行子宫 + 双侧输卵管全切术,术后规范放化疗。2004 年 6 月阴道残端肿瘤复发并侵犯直肠与膀胱。2004 年 10 月 1 日再次住院时大小便均带血,并阴道大量流出黄水,尿道口疼痛,口干甚,纳呆寐差,舌质红,舌两侧苔黄厚腻,舌中无苔,脉沉弦。针对患者燥湿相混、两难措手的现状,以当归贝母苦参丸加味,拟方:当归 12g,浙贝母 12g,苦参 10g,黄芩 12g,天花粉 12g,生地 30g,黄精 12g,玉竹 12g,石斛 12g,乌贼骨 10g,龟甲 12g,栀子 12g,白芷 12g,陈皮 6g,槐花 12g,地龙 10g,白芍 12g,仙鹤草 50g。服用 3 剂后患者尿道口疼痛明显减轻,出血及阴道流水减少,口干好转,舌质仍红,黄腻苔已去,脉沉细。后继服该方。

按语:宫颈癌盆腔转移导致大小便均带血,并阴道大量流出黄水,尿道口疼痛,口干甚,纳呆寐差,舌质红,舌两侧苔黄厚腻,舌中无苔,脉沉弦,显系病程日久,血虚津液大伤,同时湿热成毒流于下焦,为典型的"燥湿相混"。故以当归贝母苦参丸加味,利湿润燥药同用,趋利避弊,终获较好效果。在肿瘤临床上,常常有"千方易得,一效难求"之叹,尽管该患者诊疗次数不算多,但还是显示了古老经方的精到。

案 6. 宫颈癌　李某,女,51 岁,广西柳州市人。2011 年 2 月 12 日以宫颈癌放疗后 5 个月,阴道出血 3 个月余为主诉初诊。刻诊:阴道出血时断时续,自汗,乏力,眠差,面黄,声嘶,气怯,饮食与大小便尚可,舌红,脉弱。CT 示:宫颈实性占位 3.9cm×2.2cm,宫颈癌放疗后复发。证属胞宫热毒,血瘀成积,心肾不交,正虚邪实。法当化瘀消积,解毒抗癌,交通心肾,扶正祛邪。方选《内经》四乌贼骨一藘茹丸加味:乌贼骨 15g,茜草 15g,白英 30g,土茯苓 30g,穿山甲 6g,黄连 8g,肉桂 5g,红参 12g,白术 10g,茯苓 10g,五味子 12g,山茱萸 15g,生龙骨 30g,生牡蛎 30g。10 剂,每日 1 剂,水煎服。并配服金龙胶囊。

服药 5 剂后血止。连续来诊,效不更方。2011 年 3 月 31 日第 7 诊,以乏力、足软、眠差、面黄为辨证要点,法重扶正,方以交泰丸加味:黄连 8g,肉桂 3g,红参 12g,黄芪 30g,当归 12g,龟甲 20g,山茱萸 20g,熟地 30g,鳖甲 30g,杜仲 12g,枸杞子 12g,川楝子 10g,山楂 12g。7 剂,每日 1 剂,水煎服。并配服复方斑蝥胶囊。

2011 年 5 月 24 日第 11 诊,气色明朗,精神良好,无明显不适,CT 复查示:宫颈癌放疗后改变,未见明显复发或转移。肿块消失,患者自觉心中一块石头落地,喜出望外。

2011 年 10 月 11 日第 32 诊,无明显不适,CT 复查示:宫颈癌放疗后改变,未见明显复发或转移。彩超:肝胆脾胰未见明显异常。

案 7. 子宫内膜癌肺转移　覃某,58 岁,柳州人。2012 年 3 月子宫内膜癌手术。1 年后肺转移。化疗 1 次难以承受,遂来求治。面黄咳嗽,颈项不适,腰酸腿软,小便频数。证属风邪入里,痰浊泛肺。风邪是肿瘤发生发展的重要因素,尤其是转移癌。补肝肾祛风邪,断了痰浊后援,则肺之痰浊易消。当以化痰浊,祛风邪,补肝肾为法。方:海浮石30g,白芍12g,炙甘草6g,桔梗10g,苦杏仁12g,枳实12g,连翘15g,黄连15g,法半夏15g,百部12g,射干12g,党参30g,姜黄12g,覆盆子12g,菟丝子12g,金樱子12g,竹茹12,代赭石12g,川牛膝30g,粉葛30g,威灵仙12g,牛膝30g,徐长卿30g,乌梢蛇12g。至2015年6月23日,上方进退600余剂,十次出游,自上乾陵,畅游延安。3次CT复查,肺部病灶渐次缩小,今已消失,患者眉飞色舞,喜形于色,滔滔不绝。至2015年11月11日,患者携新拍CT来诊,胸部未见异常。

袁炳胜按:本案患癌有年。术后一年,又见转移。化疗一次,自觉难以承受。求生之愿强烈,寻求中医治疗。面黄咳嗽、腰酸腿软、小便频数,是脾肾肺俱虚,又兼风邪(颈项不适、咳嗽、癌症转移)癌毒。三虎师认为,风邪是肿瘤发生发展的重要因素,尤其是转移癌。今补肝、祛风邪(川牛膝、粉葛、威灵仙、牛膝、徐长卿、乌梢蛇),断了痰浊后援,继用化痰、理肺之药(海浮石、桔梗、苦杏仁、法半夏、代赭石、竹茹、百部、射干、连翘),并兼和中焦(枳实、半夏、黄连),则肺之痰浊易消;风者善行而数变,功能祛风之药,亦有善行经隧、鼓舞气血之功也,是以能逐多变之风邪外出。又以姜黄、射干,散结消肿,邪正虚实兼顾,守方治疗,获得全功。

癌症转移,多瞬息万变之恶候,为当今医学界不解之难题。化疗放疗,实验室可行,而临床应用,常常癌肿难抑,而病家气血已难耐其伤损,往往导致病势急下,难以逆转。三虎师治癌,于临床辨治中独得其妙,尤其于癌症转移,从其病位病势变化迁转,从风论治,于对病对证之际,善用风药为截断之法,更善辨其虚所在、其实所因,药必合证、守方以道,进退不乱、寸土必争,终至正胜而邪去,癌症大患,乃有克服之机。

有言肿瘤患者,多系平时少有发热之人。若时常感冒,动辄发热,则少有患癌,盖正气存内,即今所谓机体免疫抗病之机制尚可也。此其一也。恶性肿瘤,较多发于年老体弱之人,也是事实,则其二也,则肿瘤一病,虚、弱者易感,无疑义明也。又有慢性久病病灶,如肝炎肝硬化,胃溃疡,慢性之痣、疣之类,盖久病之地,局部因瘀致虚,因虚致瘀,虚瘀与其他病邪交结,久郁酿生恶毒之邪,诱导机体近部组织皮肉筋骨脉等,恶化成瘤。王师风邪入里成瘤之说,于此则易解也。盖以其虚也,一则易于受风,二则易于生风。而风性主变、风性善变,而且善行;癌瘤之变化、生成、转移,则唯风之故也。治疗之策,又在于疗虚、疗风、疗毒,及因而影响涉及之脏腑阴阳气血也。此案患者,年届六秩,肾脾不足,脏腑阴阳气血俱衰。天癸早竭,子宫失养,邪气归之,变化生风,酿生癌毒,癌毒损耗,正气更虚,癌毒随虚、风走窜于肺,形成肺癌。除咳嗽等症,面黄、腰膝酸软,小便频数,颈项不适,是脾肾皆虚、气血元气大亏之象。

朱庭芳感悟:天地之间,唯风最善移动,古人所谓风邪善行而数变。人身之理类同,癌细胞之转移,亦风之驱使也。故,善治转移癌者,祛其风,尤断其双足。此对病之法,辨病论治是也。继之观其虚、实、寒、热,辨证论治,如腰酸腿软,小便频数,则补其肝肾。如面黄咳嗽,痰浊泛肺,则化痰降逆,兼顾脾胃。癌肿,团块也,辨病论治之,应以散结消肿。总结:从转移癌中意会到风的道理,则于化痰、降逆、止咳、散结、补肝肾诸法中,融合祛风之法理,如点睛之龙,添翼之虎,难怪正日胜,邪日去矣。

案 8. 子宫内膜癌骨转移 刘女士,53 岁,柳州市人。2014 年 5 月子宫内膜癌手术,放疗后。2015 年 12 月发现骶骨、双侧髂骨、右侧髋臼、左侧坐骨上肢多发转移。我用独活寄生汤加味治疗 1 年多。2016 年 12 月 13 日 MRI 复查,病灶较前缩小。2017 年 6 月 19 日复查,核素骨扫描和磁共振,骨病灶消失。双侧腹股沟区多发淋巴结,左侧腹股沟区淋巴结稍肿大,最大 7mm×11.5mm。2017 年 7 月 2 日来西安。口苦,消瘦,眠差,大便时腹痛,便后痛消。舌暗红,苔薄黄,脉弦数。痰瘀凝结少阳,以小柴胡汤加味。柴胡 12g,黄芩 12g,半夏 12g,生晒参 12g,生牡蛎 30g,甘草 12g,夏枯草 30g,土贝母 15g,土茯苓 30g,鳖甲 30g,莪术 12g,瓦楞子 30g,猫爪草 15g,海螵蛸 15g,茜草 10g,桃仁 12g,白花蛇舌草 30g,王不留行 20g。30 剂,水煎服。

第六章　其他系统肿瘤

第一节　白血病

白血病相当于中医的"急劳""虚劳""血证"等范畴。虽然不少医籍对"急劳""虚劳""血证"等有一定描述和治疗经验,但无疑在诊断上还缺乏特异性。因此,在中医尚不能概括其病症特征的前提下,应直接采用白血病的病名和西医诊断方法。

一、病因病机

白血病属于正虚邪实均臻极致的疑难重症。从病因上来说,先天不足,禀赋薄弱者有之;房事不节,殚精竭虑者有之;大病久病,重大变故精神崩溃者更为多见。均可导致血气耗伤,精枯髓减,成为正虚的内因。而恣食辛辣厚味,嗜好烟酒,导致热毒内生,或感受外界邪毒,或感染时行疫毒直入血分,诸因相合,酿成大患。病机上以精血先虚,热毒乘机入侵,或毒邪入髓,耗血动血,因实致虚,虚实夹杂,精气俱亏,损阴伤阳,终至阴阳离决为特点。

二、治则治法

白血病总的治则是扶正祛邪、标本兼顾。扶正以大补精血为大法,祛邪以凉血解毒为大法。但在临床实际中,由于体质和病程的不同,往往表现为血热毒盛和精血大亏两大证型。一般地说,急性期多为血热毒盛,慢性期多为精血大亏,而血热毒盛和精血大亏兼而有之的也不少见。从临床观察可见,低增生性白血病以精血大亏为主要证型,甚至贯穿始终。

三、选方用药经验

对血热毒盛证,应以犀角地黄汤、六神丸清热解毒、凉血止血为主方。正如叶天士所谓:"入血就恐耗血动血,直须凉血散血。"擅用的药有败酱草、紫草、白花蛇舌草、雄黄、青黛、龙葵、大青叶等。用败酱草治疗白血病是受《药性论》谓败酱草"主破多年凝血,能化脓血为水"的启发,认为白血病中白细胞异常增多,与化脓性疾病中白细胞增多类似,故在临床首先运用大剂量(30~60g)败酱草治疗白细胞过高的白血病,效果良好(详见王三虎主编《古今专科专病医案·肿瘤》,陕西科学技术出版社)。后又发现业已证明有抗白血病作用的雄黄在《证类本草》《本草纲目》中也有"化血为水"的记载,说明古代医家的认识值得重视。紫草凉血活血,清热解毒,对胃癌、食管癌、肺癌、乳腺癌、皮肤癌等癌细胞有抑制作用,虽然迄今尚未见到抗白血病细胞的药理研究报道,但却非常符合白血病血热毒盛证的病机。白花蛇舌草清热解毒,"对多种白血病癌细胞有抑制作用"(《现代中药学大辞典》)。青黛、雄黄9∶1组成的青黄散,是治疗白血病疗效可靠的成方。龙葵、大青叶清热解毒,凉血,都是白血病血热毒盛证的常用药物。龙葵用量为15~30g,大量久服可引起腹痛腹泻等毒副作用。这类药在应用时,常配伍生姜,以防苦寒伤胃。

对精血大亏证,应以独参汤、六味地黄汤、当归补血汤补气血、益肝肾、生精髓为主方。擅用的药有人参、紫河车、鱼鳔、龟甲、黄芪、当归、熟地、龙眼肉等。人参大补元气,功力雄厚,是将军级药物,尤其适用于低增生性白血病的精血大亏证。《本草汇言》谓人参"补气生血,助精养神之药"。药理实验也证明,人参可增加外周血红细胞、白细胞和血红蛋白量,在外周血细胞减少或骨髓受到抑制时尤为明显。临床应用人参制剂结合化疗或放疗治疗癌症,能使白细胞上升、肝功能好转,增强淋巴细胞转化能力,改善症状,延长生存时间。紫河车、鱼鳔、龟甲,均血肉有情之品,能填精补血,黄芪、当归、熟地、龙眼肉则能补气生血,取精血互化、气血同源之意。这类药在应用时,常配伍陈皮或砂仁,以防滋腻碍脾。同时,考虑到阴阳互根,阳生阴长之理,还酌情配合枸杞子、菟丝子、鹿角胶等补肾助阳之品。

就辨病用药而言,根据现代药理研究成果,常选一些具有抗白血病作用的药物。如苏木、半枝莲、天冬、鹿衔草等。临床上可结合症状及病机,如气滞疼痛用苏木,热毒用半枝莲,阴虚发热用天冬,肾虚或关节痛用鹿衔草等。另外,对于具有相同或相近药理作用的药物,用药一段时间后,主动调换用药,不仅能充分发挥不同药物的潜在作用而提高疗效,对于长期需要服药的患者,还有防止产生耐药性的作用。

四、验案举例

　案1. 急性非淋巴细胞白血病　魏先生,37 岁,陕西合阳人。2003 年 5 月 8 日在西京医院骨髓穿刺诊断为"急性非淋巴细胞白血病 M 2a 型",当时双侧腹股沟可触及一 1cm×1.5cm 大淋巴结,质中,触痛(+)。后予以 DA 方案治疗 2 周,再次复查骨髓提示部分缓解。6 月份以 MA 方案继续治疗,6 月 30 日血常规:白细胞 $2.3×10^9$/L,红细胞 $1.70×10^{12}$/L,血小板 $618×10^9$/L,血红蛋白 54g/L。2003 年 7 月 3 日经介绍前来就诊。刻诊:面色偏黄,精神一般,头晕,困乏无力,胃部不适,口淡无味。舌淡苔少,脉弱。辨病属急痨,辨证乃血中热毒未尽,肝肾精血大亏,气阴不足。法当养阴补肾,护肝填精,气血双补,兼清血中热毒。方以六味地黄汤合当归黄芪汤化裁:熟地 30g,山茱萸 15g,山药 18g,丹皮 10g,茯苓 10g,泽泻 10g,枸杞子 10g,当归 12g,炙黄芪 40g,人参 12g,龙眼肉 12g,陈皮 6g,黄精 12g,虫草 2g(另包),墓头回 30g,青黛 5g(后煎),竹茹 12g,代赭石 15g,白及 15g(另包)。水煎服,每日 1 剂。

　　2003 年 7 月 24 日复诊,服上方 20 余剂,自觉症状好转,复查血常规也明显好转:白细胞 $4.5×10^9$/L,红细胞 $2.65×10^{12}$/L,血小板 $406×10^9$/L,血红蛋白 86g/L。仍服上方,8 月又进行化疗一疗程,副作用表现较重,食欲差,易恶心,腿软。舌红苔黄,脉沉数。白细胞降至 $2.1×10^9$/L。考虑热象明显,故在上方基础上加龟甲 12g,紫河车 5g,鱼鳔 15g,败酱草 60g,龙葵 30g,黄连 6g,半夏 12g。服此方后,患者再未行输血。

　　2004 年 1 月 2 日,今日患者就诊时,见精神气色较好,舌红苔薄黄,脉滑数。查血常规:白细胞 $4.6×10^9$/L,红细胞 $3.96×10^{12}$/L,血小板 $121×10^9$/L,血红蛋白 133g/L,均在正常范围。但已与西医规定要求的化疗时间推后了 40 余天,而且患者拒绝继续化疗。拟方如下:熟地 30g,山茱萸 15g,山药 18g,丹皮 10g,茯苓 10g,泽泻 10g,枸杞子 10g,当归 12g,炙黄芪 40g,人参 12g,龙眼肉 12g,陈皮 6g,败酱草 60g,龙葵 30g,紫河车 5g,白花蛇舌草 60g,苦参 12g,焦三仙各 12g,山豆根 12g。24 剂,水煎服,每日 1 剂。

2004年2月6日,精神振作,面如常人,舌红苔薄黄,脉滑数。查血常规:白细胞4.5×10^9/L,红细胞4.16×10^{12}/L,血小板124×10^9/L,血红蛋白123g/L。上方去山豆根、紫河车、龙葵、白花蛇舌草,加苏木12g,半枝莲30g,天冬12g,鹿衔草12g。水煎服,每日1剂。至2004年10月6日,前后服药400多剂,不仅取得了骨髓缓解象的理想疗效,而且在停用化疗药1年的情况下,近日复查仍然是骨髓缓解象,形如常人。

2005年5月4日,患者高兴地述说,近1年多来,坚持服用中药,已停药2个月。前后经过2次骨髓穿刺,均为骨髓缓解象,证明"临床治愈",未再复发。观气色如常,也没有明显不适,但舌红,苔黄。炉烟虽熄,要防灰中有火,继续以犀角地黄汤加味减小剂量服用。

2006年6月2日,停用化疗近3年,患者每月复诊1次,基本上仍以扶正祛邪并用为法,谨防炉烟虽熄,灰中有火,凉血解毒贯穿其中。其间两次复查骨髓,皆未见复发迹象。自述5日前冒暑开车1天,近3天浑身难受,头木,乏力,舌红苔薄,脉数。证属暑热伤气,血热仍在。六一散加味:滑石20g,甘草6g,西洋参6g,石斛12g,荷叶10g,黄连6g,麦冬12g,藿香10g,栀子10g,荆芥10g。3剂,水煎服,每日1剂。

此后,患者恢复健康,经营网吧,但遵嘱两三个月复诊一次,先减补养药,后减凉血解毒药,以三物黄芩汤为主方续断服用至2007年7月初,再观后效。

2014年7月,电话随访,一切如常。

按语:对某些类型的白血病来说,中医立足于配合化疗,固脾肾、益精血是明智的,负责任的。中医、西医目的一样,都是希望患者康复。化疗只是在一定条件下还相当有效的以毒攻毒的一大治法,而中医在针对病因、预防复发、改善体质等方面颇有不可替代的优势。这就是中医的整体观念在抗癌领域的具体反映。本案患者一开始就认定中西医并重的方针,而我们也能分清责任与担当,知己知彼,为患者利益计,从长远计,在不着意突出中医中药的指导思想下达到了中西医和谐、医患双方满意的结果。

案2. 慢性粒细胞白血病 邓女士,49岁,陕西西安市人。2003年12月10日初诊。患者自述2002年8月因头晕、心悸就诊,确诊慢性粒细胞白血病。进行了一个疗程的化疗,但是血常规各指标显示效果不佳,而且副作用已显,白细胞剧升,红细胞降低。患者四处求医不见好转,查阅各种相关资料之际,看到《古今专科专病医案·肿瘤》王三虎治白血病案,用败酱草 30g,青黛 3g(冲),蒲公英 15g,龙葵 20g,半枝莲 18g,白花蛇舌草 20g,甘草 12g,炙黄芪 20g,当归 12g,枸杞子 12g,川芎 12g,白芍 15g,丹参 15g,熟地 12g,山茱萸 12g,治疗慢性粒细胞白血病,自觉此案和她症状相似,病情基本相符,于是照病案中的方剂服用 20 余剂。服药过程无明显副作用,自觉精神好转,再查血常规提示病情有所改善。继续服用上方 20 余剂,服完后基本状况良好,还去了一趟杭州送女儿上学。但从杭州回来病情又有所加重,而且腹泻不止。再服上方 20 余剂,但效果不明显,而且仍腹泻。于是辗转打听找到门诊。根据病史,证属寒热胶结。方中的龙葵、青黛,长期服用会产生腹胀、腹泻的副作用。乃去青黛,改龙葵为墓头回,以观疗效。

2004 年 2 月 4 日,上方获效,大便逐渐如常。近 1 周腹泻日 10 余次,肠鸣,腹胀,低热,无力,汗多,舌红苔白,脉虚数。证属寒热胶结,以乌梅丸化裁:乌梅 12g,川椒 10g,黄连 8g,细辛 5g,当归 12g,干姜 8g,黄柏 12g,葛根 15g,薏苡仁 30g,炙甘草 6g,生龙牡各 30g,炙黄芪 40g,红参 12g,五味子 12g,浮小麦 30g。

2004 年 3 月 17 日第 9 诊,已不再腹泻,余症逐步减轻,但近日又有反复,口眼及鼻周红色丘疹结痂,白细胞 $19 \times 10^9/L$,胸骨及左肋疼痛,手麻,舌暗红,苔稍黄厚腻,脉弦。辨证为血中热毒蕴结,耗精伤髓,正虚邪实,以自拟方三草牛角汤加减:败酱草 60g,白花蛇舌草 50g,紫草 30g,水牛角 20g,生地 20g,天麻 10g,白芍 20g,半夏 12g,黄连 8g,枳实 15g,竹茹 12g,天花粉 15g,栀子 12g,生甘草 10g,天冬 15g,大青叶 40g,龙葵 30g。

2004 年 8 月 4 日,坚持服用上方,并在白细胞太高时续断用口服化疗药,病情稳定,精神状态也不错。近 20 天头晕耳鸣,口干舌燥,恶心厌食,胃脘胀满,面色青滞无华,大便可,舌红,有裂纹,苔中稍黄厚,脉细弱。白细胞 $6.6 \times 10^9/L$。证属少阳郁火,肝胃不和,兼肾虚血热,方用小柴胡汤加味:柴胡 12g,黄芩 12g,半夏 12g,红参 12g,竹茹 12g,枳实 12g,鸡内金 15g,焦三仙各 12g,山茱萸 15g,龟甲 10g,龙胆草 6g,玄参 12g,女贞子 12g,栀子 12g,蒲公英 30g,当归 12g,赤芍 12g。

2004 年 10 月 4 日,自诉腹泻时服乌梅丸方止泻作用明显,白细胞高时服用三草牛角汤加减方,近日有午后潮热。刻诊:舌淡红,苔中黄厚,脉弦数。白细胞 $11 \times 10^9/L$,准备停用口服化疗药,所以加强清热解毒化痰之力,拟方如下:海浮石 20g,胆南星 8g,天竺黄 10g,半夏 20g,陈皮 6g,云苓 15g,甘草 6g,

枳实 15g,竹茹 12g,苦参 15g,鹿衔草 30g,半枝莲 60g,天冬 15g,黄柏 12g,黄连 10g,墓头回 30g,水蛭 10g,红参 12g,焦三仙各 12g,山茱萸 12g。并嘱如果腹泻,继服乌梅丸方。

2005 年 1 月 5 日,停用口服化疗药,白细胞 5×10⁹/L。手麻,面色青,舌红,苔中黄厚,脉弦。考虑血热血瘀兼见痰热,改方如下:水蛭 10g,红参 12g,半夏 15g,瓜蒌 15g,鸡内金 12g,生姜 6g,桑枝 30g,炙甘草 6g,胆南星 8g,赤芍 15g,紫草 15g,熟地 30g,山茱萸 20g,黄芪 50g。

2005 年 2 月 2 日,体重增加,小便不舒,大便可,腿软手麻,上肢及膝关节疼痛,舌红,苔中黄厚,脉弦。白细胞 14×10⁹/L。上方加土茯苓 30g,草薢 12g,桂枝 12g,蒲公英 30g。

2005 年 3 月 2 日,手指酸胀,阵热,目赤,舌红,苔稍厚,脉弦。上方去胆南星、紫草,加威灵仙 12g。

2005 年 4 月 1 日,自述服上几个方子白细胞、红细胞均上升,羟基脲由每日 2 片加至 4 片,白细胞仍上升至 17×10⁹/L。不得已改用 2004 年 8 月 4 日方,白细胞逐步下降。羟基脲减至每日 3 片,最近 2 周每日 2 片,白细胞 6.3×10⁹/L。形体可,面红,眼睑红赤,手关节疼痛并有晨僵,舌红,苔中稍厚,脉弦。2004 年 8 月 4 日方加威灵仙 12g。

2005 年 5 月 6 日,因轻度下肢水肿,又用五苓散加味。此后未再来诊。

按语:本案既反映了白血病的复杂性,也提示我们要进一步探究本病的基本病机及演变规律,才能不受制于病,避免被动应付的局面,从而提高疗效。随着阅历的增加,我觉得白血病是热毒直入骨髓的一种现代病。肾虚髓枯是内因,外邪直中是主因。这种外邪,包括风寒风热的传统病因,也有污染、雾霾侵袭的特别因素,随体质化热入血者有之,伤肾伤髓伤精血者也有之,而且每因外感而复发和加重。真应像《灵枢·九宫八风》说的"故圣人避风,如避矢石焉"来考虑白血病一类疾病的未病先防和预防复发问题。

案 3. 低增生性急性淋巴细胞白血病　谢先生,72 岁,广西柳州市人。2004 年 10 月 21 日初诊,以头痛、胸闷、乏力 3 个月为主诉。患者形体衰弱,精神欠佳,表情淡漠,皮肤松弛,皮肤黏膜未见出血点,无发热,体表淋巴结无肿大,胸骨有压痛,肝脾未及。白细胞计数为 1.2×10⁹/L,血红蛋白 80g/L,血小板 34×10⁹/L,柳州市工人医院骨髓细胞学检查:低增生性急性淋巴细胞白血病(ALL-L$_2$)。肝胆 B 超:胆囊结石,前列腺 B 超:前列腺增生。头颅 CT:轻度脑萎缩。西医诊断:低增生性急性淋巴细胞白血病(ALL-L$_2$);胆石症;前列腺增生症;轻度脑萎缩。患者拒绝化疗,要求中医治疗。症见:面色萎黄,头痛头晕,胸闷气短,疲软乏力,四肢不温,舌淡脉弱。辨证为精血大亏证,以自拟方通补三升汤为主方加减,处方:红参 10g,熟地 20g,穿山甲 10g,黄芪40g,灵芝 10g,山茱萸 15g,当归 12g,茜草 30g,鸡内金 10g,黄精 12g,鹿角胶10g,沙参 12g,玉竹 10g,天花粉 10g,枸杞子 10g,菟丝子 12g。每日 1 剂,水煎服。

2004 年 11 月 23 日第 3 诊,诸症均减,夜尿频,口渴,腿困,舌淡红苔薄,脉细。白细胞为 1.8×10^9/L,血红蛋白 80g/L,血小板 34×10^9/L,未见幼稚细胞,效不更方。

2005 年 2 月 27 日第 12 诊,患者自觉短气缓解,精神增加,夜尿频数,手冷畏寒,舌淡脉弱。辨证为精血大亏证,阴损及阳,更方为:红参 20g,炙黄芪40g,当归 12g,肉桂 8g,益智仁 12g,金樱子 12g,桑螵蛸 12g,菟丝子 12g,枸杞子 12g,沙苑子 12g,鹿角胶(烊化)12g,蛤蚧 1 对,熟地 30g,肉苁蓉 15g,山茱萸15g,淫羊藿 15g,附片 10g,覆盆子 12g,紫河车 10g。

2005 年 6 月 19 日第 24 诊时,头痛,胸闷,乏力,尿频,腿软亦偶有反复,但总体情况尚可。考虑患者病情趋于稳定,服药时间长,原方中药量偏大,将药量减少,配合益气生血的中成药(益血生)予之服用。方用:台乌药 10g,益智仁 10g,覆盆子 12g,沙苑子 12g,当归 10g,炙黄芪 30g,肉桂 5g,天花粉12g。

2005 年 7 月 13 日第 26 诊,白细胞为 1.0×10^9/L,血红蛋白 62g/L,血小板15×10^9/L,精神状态亦不如前。系病重药轻,病情反复。结果表明,白血病势必不是普通病,患者病情顽固,病重药轻则难以控制疾病发展,导致病情反复,反证大量的血肉有情之品是必需的。继用 2004 年 10 月 21 日方。病情稳定,生活质量尚好。

2005 年 12 月 22 日,因感冒、咳嗽住院 6 天,住院期间停用上方,结果:病情又见反复,面色无华,少气懒言,食欲不振,白细胞 1.08×10^9/L,血红蛋白80g/L,血小板 20×10^9/L。只能继服 2004 年 10 月 21 日方,改红参为 20g,加紫河车 10g,鹿茸 2g。

2006 年 4 月 26 日第 59 诊,患者精神可,自述耳聋,下肢水肿,舌红苔薄,脉弱。辨证为:气血两虚,耳窍不通,肾亏水停。方用:红参 20g,紫河车 10g,

灵芝 10g,鹿茸 2g,黄芪 60g,当归 12g,牛膝 12g,知母 12g,骨碎补 30g,防己 12g,猪苓 20g,茯苓 60g,泽兰 12g,白术 12g,熟地 20g,泽泻 20g。

2006 年 5 月 14 日第 61 诊,下肢水肿略减,舌红苔薄,脉弱。复查:白细胞 2.2×10^9/L,红细胞 1.71×10^{12}/L,血红蛋白 65g/L,血小板 14×10^9/L。年老肾衰,九窍不利,气血虽有改善,耳聋却难复,勉尽人力,上方加:王不留行 15g,石菖蒲 10g,葛根 15g。

2006 年 10 月 28 日第 81 诊,患者单独用中药治疗几近 2 年,病情稳定,生活质量尚好。惟耳聋不效,继用上方。

此后,一则年老体衰,行动不便,再则家人事忙,疏于用药,只能间断服用上方,勉强维持至 2007 年 3 月,消耗殆尽而终。

按语:本案单纯用中药治疗白血病,抓住精血大亏证,阴损及阳的主要病机,重用红参、黄芪补气生血,熟地、当归补血益精,枸杞子、沙苑子、菟丝子、淫羊藿、肉苁蓉温补肾阳,灵活加入紫河车、鹿茸、鹿角胶等血肉有情之品,使年老衰迈之体得以较好的生活质量存活两年多,再次说明不能一味见癌抗癌,而要辨病辨证论治。

第二节　乳腺癌

乳腺癌是人类最常见的恶性肿瘤,居女性恶性肿瘤中的第一位。即使早期发现,应用以手术为主的方法,乳腺癌的长期生存率曲线仍处于"平台"阶段。而放化疗过程对病变组织和正常组织的选择性较差,会引起各种并发症和后遗症,并造成机体的气血耗伤,脏腑功能失调,患者的生存质量及行为状态均较差。由于部分乳腺癌发现较晚失去手术机会、术后复发以及放化疗效果较差等种种原因,中医治疗具有特别重要的意义和广泛的社会需求。随着我国女性社会地位的不断提高,现代女性的审美观逐渐改变,审美意识逐步增强,对乳房和胸部的外形美观与生存质量要求提高,再加上我国乳腺癌诊疗手段越来越完善,早期乳腺癌的保守疗法必将被广泛应用。

一、病名病因病机

乳腺癌以其多发性和症状的浅显客观成为中医认识最早的癌症。由于病位在乳房,后期多皮色黑褐,肿块坚硬,表面凹凸不平,状如岩石,故在我国宋代就有了乳岩的病名。乳岩是《GB/T 16751.1—1997 中医临床诊疗术语:疾病部分》标准病名。出《丹溪心法·痈疽》。

中医对乳腺癌的病因病机、诊断立法和处方用药积累了非常丰富的理论和经验。我认为,乳腺癌主要由于情志失调,肝气郁结,经络痞塞,气机阻滞,痰浊瘀血内生,郁久化热成毒,或冲任失调,气血亏损,痰浊内生,阻滞气机及血行,久而成积化毒所致。尽管涉及肝、脾、胃等经络及脏器,病机也错综复杂,但以痰气交阻、化热成毒为主要病机。

可能是中医治疗乳腺癌经验丰富,也可能是乳腺癌恶性程度较低,或许还有发现容易,治疗手段多,又不是重要脏器等等因素,我体会到乳腺癌的治疗相对效果好一些,许多能达到治愈或长期生存的目的。

二、处方用药经验

传统说法乳房属胃值得重视。"阳明之为病,胃家实是也",当乳房红肿热痛时阳明主药石膏的散结消肿作用不应该被忽视。张仲景用石膏消肿散结在木防己汤中展现得淋漓尽致,而我们则缺乏举一反三的悟性。推陈致新的大黄更不在话下。当乳房疼痛为主时,尤其黑硬如石时,阳和汤就是主方,麻黄、肉桂、白芥子、鹿角胶、炮姜祛寒散结、化痰止痛很有必要。在很多时候,麻黄用量也可突破原方局限。《神农本草经》谓麻黄"除寒热,破癥坚积聚"值得深思。宋代巨著《圣济总录》提出"盖妇人以冲任为本,若失于将理,冲任不和,阳明经热,或为风邪所客,则气壅不散,结聚乳间,或硬或肿,疼痛有核",提示了冲脉、风邪与乳腺疾病的关系,我们应该从内科调冲任方法中找思路和方药。书中祛风的药物如防风、蒺藜、蔓荆子、细辛、白蔹、蛇蜕、露蜂房等值得重视。清代高秉钧"男子乳头属肝,乳房属肾"的观点,也适用于男子乳腺癌的辨证用药。

对于乳腺癌我最常用的药有青皮、土贝母、山慈菇、夏枯草、蒲公英、连翘、浙贝母、瓜蒌、漏芦、王不留行、穿山甲、人参等。部分药物在上篇第五章亦有论述,请读者互参。

青皮,味苦、辛,性温。功能疏肝破气,散结消积。《本草纲目》谓"消乳肿"。《疡医大全》治"乳岩初起":用青皮、甘草各等份,共研细末,每服二钱,用人参汤入生姜汁调,细细呷之,一日夜五六次。年壮者不必用人参。

土贝母,味苦,性微寒。功能清热解毒,散结消肿,且有抗癌之力。用量一般为 15g。

山慈菇,味甘、微辛,性寒。功能清热解毒,化痰散结,消肿。用量一般为10g。

夏枯草,味苦、辛,性寒。长于清肝、散结、解毒。用量一般为 30g。

蒲公英,味苦、甘,性寒。用量一般为 30g。

连翘,味苦,性微寒。功能清热解毒,消肿散结。《神农本草经》中已用之治疗"痈肿恶疮,瘰疬",取其"散诸经血结气聚,消肿"之功,然后世用之治疗痈肿者多,治疗恶疮者少,或以为其抗癌力较弱。近代著名医家张锡纯强调连翘"善理肝气,既能舒肝气之郁,又能平肝气之盛",而乳腺癌几乎均与肝气郁结有关,故常用连翘有一定的理论依据。用量一般为 20g。

浙贝母,味苦,性寒。功能清热化痰,散结消肿。《本草正》已指出本药可用于治疗"湿热恶疮",《本草求原》谓其"功专解毒,兼散痰滞",并明确用于"乳岩"。用量一般为 12g。

瓜蒌,味甘,性寒。功能清热化痰,宽胸散结。《重庆堂随笔》揭示其"舒肝郁,润肝燥,平肝逆,缓肝急之功有独擅也",符合乳腺癌的病因病机。《现代中药学大辞典》记载现代有人用之与全蝎配伍,治疗纤维腺瘤 11 例,痊愈 10例。治疗乳腺小叶增生 243 例,也获痊愈。用量一般为 20~30g。

漏芦,味苦,性寒。功能清热解毒,消痈肿,下乳汁,通经脉。是治疗乳腺疾病的传统药物。早在《神农本草经》中,就指出其具有"下乳汁"之功,用之治疗"恶疮"。《药性论》也谓"治身上热毒风生恶疮"。《本经逢原》则道出了原委,"以其能利窍也"。用量一般为 10g。

王不留行,味苦,性平。功能行血通经,催产下乳,散瘀消肿,利尿通淋。是治疗乳腺疾病的常用药。《本草纲目》言王不留行"能走血分,乃阳明冲任之药",用于治疗乳腺癌还有引经之意。用量一般为 20g。

穿山甲,味咸,性凉。功能消肿排脓,散瘀活络,通经下乳。正如《本草纲目》所谓:"古方鲜用,近世风疟、疮科、通经下乳,用为要药。盖此物穴山而居,寓水而食,出阴入阳,能窜经络,达于病所故也。"用量一般为 10g。

三、验案举例

案 1. 乳腺癌术后复发　党女士,54 岁,陕西省合阳县人。1992 年因乳腺癌行左乳房全切术。1995 年 3 月自觉胸前有一肿块,不甚疼痛,逐渐增大。当地医生按炎症治疗未效。2 个月后疼痛难忍,来西安求诊。刻诊:胸骨上端有一馒头大小肿块,色紫暗,顶端愈甚,按之疼痛,底硬顶软。颈部及腋下未触及肿大淋巴结,肺、肝等脏器未见转移迹象。嘱以放疗抗癌为主,中药扶正为辅。患者坚信中医,也受经济限制,不想放疗。再三解释,不要舍近求远,方才应允。放疗 7 次后,局部破溃,流出污血,肿块明显缩小。放疗 30 次后,肿块高约 1.5cm,直径 10cm。此后以解毒抗癌、化痰散结为大法,基本方是自拟二贝母汤加味:土贝母 10g,山慈菇 10g,夏枯草 10g,蒲公英 20g,连翘 15g,浙贝母 10g,瓜蒌 15g,鳖甲 10g,生牡蛎 30g。每日 1 剂,水煎服。30 剂后肿块消失,已不愿再服药。4 个月后肿块又起,仍以基本方加减而取效。此后 5 年,反反复复,总能用中药取效,但难免每况愈下,颇厌服药,终因心灰意懒,万念俱灰,财力不济而殁。

按语:在肿瘤临床,既有为无法可想、无药可开的困顿,也常能碰到这样经济能力严重制约治病需求的情况。作为肿瘤科医生,更要从长计议,根据患者的实际情况选用不同档次的药物和疗法,尽可能避免好钢没用在刀刃上的遗憾。随着时代的进步,经济的发展,各种医疗保险的推开和有效运作,这种遗憾将会越来越少,而无方可用,爱莫能助,将是我们常常面临的尴尬。癌症,只有癌症,才是人类的大敌。"但愿天公重抖擞,不拘一格降人才。"

案 2. 乳腺癌 李女士,72 岁,西安市人。以左乳房肿块 3 个月于 2006 年 4 月 6 日就诊。其子提前告知,老人在两个大医院均诊断为乳腺癌,要求立即手术。但考虑到老人年事已高,且患有高血压、冠心病多年,决定瞒着老人,请中医保守治疗。患者自觉左乳肿痛,心烦,失眠,时觉胸闷痛。诊察可见左乳房外上方有一鸡蛋大小硬块,色暗红,触之坚硬如石,边界清楚,右乳未及肿块,两腋下未及肿大淋巴结。面色红,舌红,少津,脉弦。证属痰气交阻,化热成毒,阴虚瘀血并见。当以理气解郁,化痰散结,解毒抗癌,滋阴活血为法,方用自拟二贝母汤加味:浙贝母 12g,土贝母 12g,山慈菇 12g,蒲公英 30g,连翘 15g,夏枯草 30g,玄参 12g,漏芦 10g,穿山甲 12g,黄连 6g,瓜蒌 15g,青皮 12g,甘草 6g。每日 1 剂,水煎服。服药后自觉乳房肿痛减轻,睡眠增加,遂信心倍增,积极服药。每月就诊 1 次,基本方不变,略有随症加减。3 个月肿块消退过半,半年后十去七八,1 年后肿块约指甲盖大小,无关痛痒。乃依老人之意,每月服药 20 剂左右,坚持服用 2 年多,其间外地探亲访友,身形如常。停药 3 年后,在家安详去世,其子女多志谢忱。

按语:乳腺癌,是临床最常见的恶性肿瘤。容易早期诊断,手术治疗为主要手段;其次,内分泌治疗、化疗等也有相当效果。中医早在宋代就认识到乳腺癌,而且中医特有的理气解郁、化痰散结等方法,不仅对乳腺纤维腺瘤、乳腺增生症等良性肿块有明显效果,对乳腺癌的治疗和预防也有肯定疗效,已经成为我国乳腺癌治疗不可或缺的重要方法。因此,乳腺癌的预后远好于其他癌症。在肿瘤临床上,存活十来年、二十来年的例子屡屡可见。二贝母汤就是在吸取了明代医家缪仲淳治疗乳腺癌的经验的基础上化裁而来。用浙贝母、土贝母、山慈菇解毒抗癌、化痰散结共为君药,夏枯草、蒲公英、连翘助君药清热解毒,又均能疏肝理气以散结共为臣药。浙贝母化痰散结,消痈通络,漏芦引药直达病所,为佐使药。共奏解毒抗癌,化痰散结之功。

案 3. 乳腺癌骨转移 廖女士,68 岁,广西柳州市人。2004 年 10 月 10 日初诊,主诉腰痛 5 年,加重 8 个月,今疼痛剧烈,站立不稳,坐时双腿颤抖,下肢发凉,如置冷水中,体乏无力。舌质暗红,苔稍黄,脉沉。既往史:1992 年行右乳切除术,病理确诊为:右乳腺浸润型导管癌。同时发现有右锁骨及右第 1、2肋转移。当时行放化疗治疗后好转。1999 年,发现左乳不适,行左乳全切术,病理确诊为:左乳腺浸润型导管癌。ECT 示:腰 2、3、4 椎体破坏。行阿霉素 +环磷酰胺 +5-FU 化疗 8 个周期,并腰椎放疗。病属肺痿,证属肝肾大亏,虚风内动,伤筋动骨,阴损及阳。以补肝肾,壮筋骨,重镇息风为法,方选右归丸加减,处方:熟地 30g,山茱萸 12g,桑寄生 12g,枸杞子 12g,杜仲 12g,菟丝子 12g,桑椹 12g,龟甲 12g,鳖甲 20g,天麻 12g,白芍 15g,柏子仁 12g,生龙骨 30g,生牡蛎 30g。5 剂,每日 1 剂,水煎服。

2004 年 10 月 20 日第 3 诊,自觉腰痛不减,舌淡苔薄,有齿痕,脉弱。证属肝肾大亏难补,伤筋动骨已甚,原方上加自然铜 30g,土鳖虫 12g,骨碎补 30g,加强壮筋接骨之力。

2004 年 10 月 30 日第 4 诊,服药 10 剂,因腰部疼痛不减,头身晃动,行动不便,遂建议到本院住院治疗。查椎体 MRI 示:胸腰椎多发转移癌。颈椎 CR 示:颈椎退行性改变。行核素治疗一疗程,并予他莫昔芬口服激素治疗。住院期间,中药仍以上方加减化裁,病情稳定。于 2005 年 4 月 26 日带中药出院。

2005 年 5 月 12 日来诊,诉头身晃动,双下肢颤抖加重,站立不稳,活动后腰痛,自感腰背部发热,饮食、睡眠可,口唇暗紫,舌质暗红,苔淡,脉沉细偏数。诊断为乳腺癌后期,证属肝肾两亏,虚风内动,血气不充。以大补肝肾气血,强壮筋骨,重镇息风为法,处方:炙黄芪60g,党参20g,白术20g,当归12g,阿胶10g,熟地30g,鹿角霜12g,杜仲12g,菟丝子12g,沙苑子12g,骨碎补15g,狗脊15g,天麻12g,白蒺藜15g,防风10g。10剂,每日1剂,水煎服。

2005年8月26日复诊,上方坚持服用45剂,以头身动摇、步履不稳为主诉,腰已不痛,偶有稀便,舌淡胖,脉弱,考虑为脾肾阳虚,筋失煦养,更方真武汤,处方:附片30g,白术100g,白芍50g,茯苓60g,生姜10g。4剂,每日1剂,水煎服。

2005年8月30日复诊,症状依然,痰稍黄稠,自觉还是最初的方药有效,乃改用2004年10月10日方。

2005年10月26日第20诊,服上药33剂,症状减轻,诉腰痛,舌淡苔薄,脉弦。以肝肾亏损,虚风内动立论,减小其制,处方:狗脊15g,杜仲15g,龟甲12g,熟地30g,山茱萸12g,独活12g,防风10g,当归15g,炙黄芪30g,天麻12g,枸杞子12g。服药9剂,而后复诊,诉脚冷,原方加肉桂6g,牛膝15g。15剂,每日1剂,水煎服。

2005年12月10日第26次复诊,脚冷减轻,走路晃动,颜面虚浮,舌暗淡,苔薄,脉弱。辨证为肝肾亏虚,久病伤脾,原方再加茯苓30g,白术12g,生龙骨30g,生牡蛎30g,健脾收敛,扶土抑木。

2006年10月15日第46次复诊,基本以2005年10月26日方维持至今,虽生活自理,但头身晃动依然。补肝肾,壮筋骨,息内风,别无他求。仍以前方予服。

2007年11月随访,患者仍健在。

按语:该患者乳腺癌术后骨转移至今已15年,中医治疗2年,疼痛消失,生活自理,已属不易。但肝肾亏损,虚风内动所致之头身晃动却难尽如人愿。即使经方也未能出奇制胜。鹿角胶、鹿茸、蛤蚧、龟甲、猪骨髓、海马等血肉有情之品常用、多用或可取效。"七十非肉不饱"就是说老弱之躯,木石不能荣养气血,"取其以类相从,荣养易易耳"。

案4. 王女士,51岁,宁夏银川人。1年前发现左乳有米粒大小溃破,未引起注意,后溃破逐渐扩大,确诊为乳腺癌,家人带她去西京医院做手术,在办理住院手续之际,她偷跑出来,只为了一个信念:保乳! 并坚定选择了中医治疗这一条道路,故找到我治疗。2019年3月1日初诊:左乳溃破如菜花状约4cm×2cm,有脓性分泌物,面色萎黄,形体消瘦,倦怠乏力,头晕,自汗,大便不畅,日三行,舌暗有瘀斑,脉细数。辨证为痰热蕴结,聚毒成癌,用自拟的治疗乳腺癌专方二贝母汤合仙方活命饮加减,清热化痰,活血散结,解毒抗癌,托疮生肌,条畅气机,扶正祛邪,处方:土贝母20g,浙贝母20g,姜黄10g,党参10g,茯苓10g,瓜蒌20g,青皮10g,炙甘草10g,连翘10g,路路通10g,炒王不留行20g,白花蛇舌草30g,红参20g,黄芪30g,蒲公英30g,半枝莲20g,金银花20g,防风10g,白芷20g,当归10g,陈皮10g,天花粉20g,没药10g,皂角刺10g。水煎服,每日1剂。

外用颗粒剂:大黄、黄连、黄柏、地榆清热解毒凉血,白芷、乳香、没药活血排脓,黄芪、当归生肌。

经过6个月的间断治疗,2019年9月4日第6次来诊,疮面逐渐缩小,分泌物减少,有新的肉芽长出,并且倦怠乏力、头晕自汗逐渐好转,患者满意。继用原方60剂内服,20剂外用。

按语:对于乳腺癌早中期我还是积极推荐手术治疗,迁延至晚期治疗则颇费周章,内服外用虽有小补,然事倍功半耳。

第三节 多发性骨髓瘤

多发性骨髓瘤又称浆细胞性骨髓瘤,是分泌免疫球蛋白的单克隆浆细胞恶性增殖性疾病。浆细胞(或骨髓瘤细胞)在骨髓内大量增生,浸润骨骼,引起广泛溶骨性破坏,临床上70%的病人以骨痛为主要症状。疼痛多见于腰骶和胸背部,特点是活动后疼痛加剧,夜间减轻。多发性骨髓瘤属于中医"骨痛""骨瘤"范畴。

一、病因病机

《素问·脉要精微论》:"帝曰:诸痈肿筋挛骨痛,此皆安生? 岐伯曰:此寒气之肿,八风之变也。"指出骨痛多因感受风寒,筋骨失养而成。明代医家薛己在《外科枢要》卷三最早提出了骨瘤的病因病机及症状,即:"若伤肾气,不能荣骨而为肿者,其自骨肿起,按之坚硬,名曰骨瘤。"具体而言,内因禀赋薄弱,肾之精气虚衰，或肝血不足，或大病久病，气血亏虚，以致骨失所养，极易感受外邪。正是所谓"最虚之处，便是留邪之地"。外因风寒湿邪混杂浸淫入内，正气又无力驱邪外出，则邪气逐渐深入，损伤筋骨血脉，以致气血凝涩，痹阻于骨，不通则痛；加之筋骨失养，骨质缺损，不荣则痛。尤其要注意的是，"寒邪不可轻"。寒邪凝涩，是包括多发性骨髓瘤在内的晚期肿瘤患者疼痛难忍最常见和最主要的原因。

对于风邪入侵的途径和涉及的脏腑，我有新的感悟。风为百病之长，风为百病之始，《内经》早有明言，乃至中医耳熟能详，津津乐道，但一到实际临床则丢到脑后。这是由于我们受解剖、实验、实证的影响太深，对于古人长期观察格物致知得到而看不到的东西，觉得虚无缥缈，不予重视，渐行渐远了。就像风，看不到，但存在。我们看到肿瘤，更多地想到痰浊瘀血的有形邪气，忽略风这种无形邪气。还有，我们忘了"伤寒有五"，把伤寒研究变成了《伤寒论》研究，被六经辨证限定眼目。事实上，外邪侵袭，除过六经传变，还有直入骨髓，只不过病例少，规律难以掌握。我们现在看来，好多骨髓的疾病，都是伤寒的传变，比如说多发性骨髓瘤引起的贫血、骨损伤等，从辨证的角度讲，就是外邪入里，直中骨髓造成的。而且，据我观察，邪入少阳内侵骨髓，这是多发性骨髓瘤的特殊证候。胆与骨髓的密切关系，在古代医家已有论述，"凡髓虚实之应，主于肝胆。若其脏腑有病，从髓生。热则应脏，寒则应腑。"

二、选方用药经验

多发性骨髓瘤现代医学尚无特异性治疗方法，疗效差，复发率高，难以治愈。我经过多年理论与临床研究，在对多发性骨髓瘤病因病机认识的基础上，以补肝肾、益气血、祛风湿、止痹痛的独活寄生汤为基本方。方中独活、细辛、肉桂、防风发散阴经风寒，疏通筋骨痹阻。杜仲、熟地、桑寄生、牛膝补益肝肾，强筋壮骨。当归、川芎、白芍养血活血。人参、甘草益气和营，扶正祛邪。茯苓健脾利湿，培补气血之源。秦艽祛风止痛兼清虚热，照顾寒邪郁久化热的可能。药味虽多，条理分明，面面俱到，尤其是方中15味药中，就有11味药据现代药理研究有抗肿瘤作用，非常适合多发性骨髓瘤的基本病机。结合本病骨质受损的病理，在独活寄生汤的基础上，一般都要加土鳖虫、自然铜、骨碎补、血竭、走马胎等接骨续筋、祛瘀止痛之品，以对抗肿瘤细胞对骨质的破坏。《长沙药解》谓土鳖虫"善化瘀血，最补损伤，"《日华子本草》谓自然铜"消瘀血,续筋骨",《中华本草》谓骨碎补"补肾坚骨,活血止痛,接骨续筋",《海药本草》谓血竭"主打伤折损",《日华子本草》谓血竭"治一切恶疮"等,均是其用药依据。走马胎是两广常用的中草药,功能祛风通络,壮骨止痛,散瘀消肿,生肌敛疮。我还酌情选加祛风湿、通经络、止痹痛的徐长卿、肿节风;补肾壮骨的龟甲等。

我在肿瘤临床上,尤其是针对多发性骨髓瘤患者的疼痛,喜用肿节风,因有感于其兼抗癌与止痛药效于一身,又没有明显的副作用。换句话说,有疼痛的癌症患者,尤其是骨转移的疼痛,往往要选肿节风。其良好的抗癌止痛作用,常常使我感叹造物之神奇。陕西一妇科肿瘤骨转移患者,用肿节风注射液每次 2ml 肌内注射,竟能一天无痛,远胜他药。柳州市中医医院的肿节风片剂、胶囊、饮片也用量不小。肿节风味苦、辛,性平。清热解毒,祛风通络,消瘀止痛。《草木便方》用治"癥瘕积聚,黄肿",《分类草药性》"治一切跌打损伤,风湿麻木,筋骨疼痛"。瑶医认为肿节风属风药,味微辛,性平,解毒除蛊,祛风散邪,穿经走脉,清热解毒,活血化瘀,消肿止痛。现代药理不仅证明了本药的广谱抗菌及抗病毒作用、促进骨折愈合作用、镇痛作用,还证明了其抗肿瘤作用。

多发性骨髓瘤的临床表现,除贫血、骨痛外,还有反复细菌感染、肾衰。对此,我在临床上多选用小柴胡汤治疗感染发热,大柴胡汤加味治疗肾衰毒泛三焦。

三、验案举例

杨女士,69 岁。广西柳州市人。1999 年因持续性腰痛行 CT、骨髓穿刺确诊为"多发性骨髓瘤第 T12、L2、L4 受损"。曾行 MP 方案间断性化疗 8 个周期(末次为 2004 年 5 月)。病情控制不理想。因腰部疼痛加重,不能行走,复查 CT 示:T12、L2 压缩性骨折。口服曲马多胶囊、吗啡控释片等止痛,疗效差,且有明显的恶心呕吐、头晕等反应。于 2004 年 11 月 29 日到我科住院治疗。病属骨瘤,辨证为肝肾气血亏虚,风寒之邪入骨,予独活寄生汤(合剂)为主方,配合化疗,停用止痛药,治疗 1 月余,无明显副作用,疼痛逐步好转出院。

2005 年 1 月 9 日,患者因腰麻痛再发来诊。刻诊:腰坠胀,近五六日第 11、12 肋骨疼痛,饮食、大小便正常。舌苔薄微黄,脉弦。CT 示:考虑胸腰椎多发骨髓瘤(T12、L1、L2 椎体内均见散在多个大小不等的斑点状、虫蚀状边缘不规则的骨质破坏区,T12 前缘骨皮质还可见中断);血常规示:WBC 2.5×10^{12}/L,

RBC 3.11×10^{12}/L，Hb 99g/dL，PLT 98×10^{12}/L。既往有糖尿病史多年(空腹血糖 8mmol/L 左右)。辨证为肝肾气血不足，瘤冷沉寒未除，且糖尿病日久，正虚邪凑，外邪入中经络，脉络痹阻。故予独活寄生合剂 4 盒，佐以行气止痛、活血壮骨之中药：姜黄 12g，延胡索 12g，红参 12g，徐长卿 20g，丝瓜络 12g，柴胡 12g，黄芩 12g，郁金 12g，白芍 15g，龟甲 10g，骨碎补 30g，自然铜 30g，土鳖虫 10g，10 剂，水煎服。1 个月后复诊：患者家属代诉，腰椎间电灼样疼痛 1 周来才发 2~3 次，腰腿坠胀痛减轻。继予上法上方 14 剂水煎服，配合独活寄生合剂口服。后经 3 次复诊，患者已能站立行走。

2005 年 10 月 22 日：就诊近 1 年，前后服用独活寄生合剂 100 盒，未再用曲马多胶囊、吗啡控释片等止痛药，其间行 MP 化疗方案 3 个周期，未见毒副反应，生活质量可，精神状态好。继续按原方加减，巩固疗效。

2006 年 10 月 8 日，再住我科进行一次化疗。病情稳定，疼痛减轻，精神好转。在独活寄生合剂的基础上，服用：红参 12g，徐长卿 20g，龟甲 10g，骨碎补 30g，自然铜 30g，土鳖虫 10g，杜仲 12g，走马胎 20g。10 剂，水煎服。

2007 年 8 月、2008 年 4 月再来我科，仍以上方为主予服。

> 按语：人是一个整体，人与自然是一个整体，中医与西医也是一个整体。中医肿瘤学科，自应坚持中医的辨病辨证方法，且应不断提高。但在临床实际仍当以疗效为第一要务，中西医不可偏废，不过分追求纯中医的方法，应取现代医学所长，力求达到 1 加 1 大于 2 的效果。如此虽不能尽愈诸病，也可以最大程度减轻患者痛苦，使患者带瘤生存，延长其寿命。这也是肿瘤学科给中医整体观念赋予的新内涵。

第四节　甲状腺癌

甲状腺癌在内分泌系统肿瘤中发病率最高，好发于女性，颈部肿块是最常见的表现。甲状腺癌属于中医"瘿瘤"的"石瘿"病症，即《三因极一病证方论·瘿瘤证治》："瘿多着于肩项，瘤则随气凝结，此等皆年数深远，浸大浸长，坚硬不可移者，名曰石瘿。"

一、辨病理论

包括甲状腺癌在内的多种恶性肿瘤，应在辨病的前提下辨证论治，有了病的概念,就有了病因、病位、病程、病情、鉴别诊断、预后判断等与本病有关的基本判断,尤其是能抓住基本病机,就像甲状腺癌的基本病机就是痰气交结,化火成毒,壅滞少阳。尽管在疾病的发展过程中,随着个体差异和治疗方法的不同,证型有所不一,但总是在基本病机的框架内变化,有规可循,有症可辨。所以,抓住了基本病机,就是抓住了纲,往往事半功倍。否则,只讲辨证,不讲辨病,就容易仁者见仁智者见智,每每出现偏差。

甲状腺癌临床多以气滞、痰凝、血瘀、正虚为主要分型。而"石瘿"的根本病因病机在于情绪不畅,郁怒难伸,天长日久,气郁化火,或素体肝胆火旺,少阳相火妄动,炼津成痰,痰气互结,凝滞于经脉所行之处,成毒成块,进一步发展,则木火刑金、横克脾土、母病及子以及痰热生风等等间或出现,甚至五脏六腑失常,严重时泛滥全身,阴阳气血遽乱,终致阴阳离决,消耗殆尽而亡。要而言之,病因在气,病机在痰、毒,病位在少阳经,脏腑以肝胆为主,症状以颈部包块石硬为主。初期以邪实为主,晚期以正虚为主。

二、选方用药

现代甲状腺癌的治疗,自然以手术为首选,而包括中医药在内的综合治疗不仅是国内的共识,也是防止术后复发、减轻症状、延长寿命的必然选择。针对甲状腺癌的主要病机,当以小柴胡汤为基本方。甲状腺为少阳经所过之处,作为少阳病的主方,小柴胡汤自然成为少阳经盘根错节、虚实互见、肿硬如石的甲状腺癌的不二之选。

黄药子、山慈菇解毒化痰抗癌是甲状腺癌最基本的辨病用药。黄药子,《开宝本草》"主诸恶肿疮瘘,喉痹",在《本草纲目》中黄药子有"凉血降压消瘿解毒"的明确记载。山慈菇《本草拾遗》"主痈肿疮瘘,瘰疬结核等",《本草正义》"能散坚消结,化痰解毒"。这些都是将其作为治疗甲状腺癌主药的文献依据。

在此基础上,我常加夏枯草、连翘清热解毒消瘿;猫爪草、海浮石、土贝母、浙贝母、全瓜蒌、瓦楞子化痰软坚抗癌;喉中有痰,咳吐不利加用牛蒡子、桔梗;喉中痰多,黏白如沫,苔白舌胖大,寒湿较重者用干姜、细辛、射干;有心悸失眠,咽干口渴者,加石斛、生地、麦冬滋阴;胁肋部疼痛者加延胡索,川楝子。发生肺转移者,多以木火刑金辨,多合黛蛤散;脑转移者,多以痰热生风立论,加蜈蚣、全蝎、白僵蚕、白蒺藜、天麻、防风、露蜂房等。

三、验案举例

案 1. 甲状腺癌术后肺转移　马某,女,42 岁。西安市人。患者以甲状腺癌术后 5 年多,咳嗽 2 个月为主诉,2006 年 2 月 1 日初诊。自述 2000 年 10 月行甲状腺癌切除术,后行放疗。近 2 个月咳嗽,痰黏色白,气短乏力,面色苍白,舌暗红少津,苔根黄厚,脉滑。CT 示双肺转移。病为甲状腺癌术后肺转移,证属痰毒犯肺,气阴两虚。治宜化痰解毒散结,益气润肺止咳。方用自拟海白冬合汤加减。

处方:海浮石 30g,白英 30g,麦冬 12g,百合 12g,土贝母 15g,浙贝母 15g,猫爪草 15g,鳖甲 30g,红参 12g,沙参 12g,杏仁 12g,炙紫菀 12g,炙冬花 12g,炙百部 12g。每日 1 剂。

服 12 剂后,咳嗽减轻,气力复常。再服 12 剂,乃行化疗。化疗 1 周期后,于 2006 年 3 月 1 日复诊,症见咳嗽轻微,声低气怯,身痛胸痛,咳嗽有痰,食欲不振,稍有恶心,二便尚可,舌淡红,苔薄,脉弱。白细胞曾降至 0.8×10^9/L,注射升白针剂后为 4.7×10^9/L。证属毒犯三焦,正气大伤,治宜疏利三焦,扶正祛邪,方用小柴胡汤化裁。

处方:柴胡 10g,黄芩 10g,半夏 10g,红参 12g,生姜 6g,海浮石 20g,白英 20g,麦冬 12g,百合 12g,土贝母 12g,杏仁 12g,鳖甲 30g,穿山甲 10g,茜草 20g,地榆 30g。每日 1 剂。

2006 年 4 月 5 日第三诊,再次化疗,白细胞持续下降,自汗,面色变黑,舌脉余症同前。肾气受伤,在上方基础上加熟地 20g,山茱萸 20g,枸杞子 10g,菟丝子 10g。

2006 年 5 月 1 日第四诊,面色黑黄,声低气怯,体倦神疲,食欲尚可,月经淋漓不断,经血色淡,舌淡胖,脉细弱。不得已停止化疗。乃属气不摄血的归脾汤证。

处方:白术 12g,红参 12g,黄芪 30g,当归 12g,炙甘草 6g,茯苓 12g,远志 6g,木香 6g,龙眼肉 12g,大枣 15g,生姜 6g,仙鹤草 30g,地榆 30g。每日 1 剂。

服上方 20 剂后,月经干净。CT 示右肺中肿块较前缩小,守方再进。每月 1 次,坚持来诊,至 2007 年 2 月 5 日,气色精神好,自觉病情好转,体重增加 12kg,惟多梦,舌红,苔黄,脉滑。证属痰热蕴肺,正气渐复,当以化痰解毒散结为主,益气为辅。

处方:土贝母 15g,浙贝母 12g,黄药子 10g,夏枯草 30g,海浮石 30g,全瓜

蒌 20g,玄参 12g,生牡蛎 30g,鳖甲 30g,红参 10g,枳壳 10g,丹参 20g。每日
1 剂。

以上方为基本方,间或因外感引发咳嗽、咽痛,换用射干麻黄汤或桑菊饮
等,坚持服药,每月 15~24 剂,至 2009 年 5 月 6 日,精神气色如常人,已正常工
作 2 年。2011 年初病终。

按语:本病证情复杂,痰热毒虚混杂,涉及肺脾肾三焦等脏腑、气血津液等
方面。先以自拟治疗肺癌常见证型的基本方海白冬合汤加味取效,再以小柴
胡汤化裁抵抗化疗的副作用,归脾汤治月经之淋漓不断,均有效验。后以自拟
治疗乳腺癌的二贝母汤为基础化痰解毒散结,加黄药子、夏枯草已有治疗原发
病甲状腺癌的用意,枳壳、丹参调理气血,考虑到了病机的复杂性及气血津液
的相互影响,且始终不离人参之扶正抗癌。前后 3 年多,有变有守,理法相对,
组方灵动,药性平稳,又能持之以恒,虽未泥于以毒抗癌一途,却也收到带瘤生
存之功。

案 2. 甲状腺癌术后复发　彭某,女,51 岁,广西柳州人。2009 年 2 月 25
日初诊。甲状腺癌术后 9 个月,未经放化疗,因外院确诊甲状腺癌术后复发,
求治于中医。刻诊:面部水肿,精神体质尚可,口苦,睡眠差,颈部酸痛,大小便
可,颈部肿块质硬,有压痛。舌有齿痕,苔白,脉弦数。彩超示:甲状腺峡部实
质性占位 0.8cm×1.2cm×0.3cm,左颈部实质性占位 1.1cm×0.7cm,面部水肿,
口苦,睡眠差,颈部酸痛,大小便可,舌有齿痕,苔白,脉弦。诊断:甲状腺癌术
后复发。证属痰热成毒,壅滞少阳。治当疏利少阳,清化痰热,解毒抗癌。方
选小柴胡汤加减:柴胡 12g,黄芩 12g,黄药子 8g,鳖甲 30g,海浮石 30g,土贝母
15g,浙贝母 12g,猫爪草 15g,夏枯草 20g,全瓜蒌 30g,连翘 15g,玄参 12g,甘草
6g。每日 1 剂,水煎服。

2009 年 4 月 13 日第 9 诊,自觉症减,时有咳嗽,喉痒,舌苔白,脉数。彩超
示甲状腺峡部实质性占位 0.6cm×0.5cm,左颈部实质性占位 0.9cm×0.6cm,上
方加牛蒡子 15g,射干 12g,桔梗 10g。每日 1 剂,水煎服。

2009 年 8 月 29 日第 28 诊,口苦,喉中有痰,色黄,舌红苔黄脉弦。彩超示
甲状腺峡部实质性占位 0.7cm×0.5cm,左颈部实质性占位 0.9cm×0.5cm,继续
服用上方,每日 1 剂,水煎服。

2010 年 5 月 21 日第 39 诊,患者诉无不适,舌红脉数。彩超示甲状腺右

叶残存,甲状腺未见明显肿块,方用:柴胡 10g,黄芩 12g,半夏 12g,党参 12g,浙贝母 15g,土贝母 15g,牛蒡子 12g,海浮石 20g,川贝母 10g,瓦楞子 20g,玄参 12g,鳖甲 30g,夏枯草 30g,甘草 10g。每日 1 剂,水煎服。

2010 年 10 月 13 日随访,未见复发迹象。

按语:甲状腺癌术后复发单纯以中药得到临床治愈,虽属情理之中,毕竟来之不易。不仅辨病辨证准确、用药无误,患者坚持就诊,及时反馈情况,医患配合非常重要。但愿今后医患能更多的互相理解,共同面对并战胜顽疾。

案 3. 甲状腺癌术后复发 贺女士,39 岁。2019 年 11 月 28 日初诊(网诊)。甲状腺乳头状癌术后 3 年半,复发术后 1 年,颈淋巴结持续肿大 4 个月。由 4 个月前的 8mm×4mm,到近来颈部数个淋巴结肿大,最大位于左侧,约 13mm×6mm,极恐复发如前,要求中医治疗防止复发,回缩淋巴结。舌淡红,苔薄。病属石瘿,证系少阳痰热,毒邪未尽。法当疏少阳风火,清痰热余毒。小柴胡汤合温胆汤加味(颗粒剂):柴胡 15g,黄芩 15g,姜半夏 24g,人参 3g,生姜 9g,大枣 30g,炙甘草 6g,白芍 20g,茯苓 12g,陈皮 10g,枳实 12g,竹茹 12g,煅牡蛎 15g,煅瓦楞子 30g,醋鳖甲 20g,土茯苓 30g,升麻 15g,夏枯草 30g,土贝母 20g,猫爪草 20g,山慈菇 12g。26 剂,每日 1 剂,分两次冲服。

2019 年 12 月 26 日复诊,B 超复查颈部淋巴结正常。偶感头晕,疲乏。舌脉同前。邪气既退,正气已虚。上方去山慈菇,改人参为 6g,加天麻 12g,枸杞子 12g,30 剂。

按语:从辨病的观点来说,小柴胡汤就是甲状腺癌预防治疗和防止复发的基本方。具体症候可以省略,除非明显偏离主要病机。这对无证可辨者来说是个好消息。本案平易稳健,无需细说。重点要说的是升麻、土贝母和山慈菇。升麻在宋以前是咽喉疾病的主药,经方升麻鳖甲汤、麻黄升麻汤均是针对咽喉疾病的。近年来,我扩大应用到头面颈部肿块肿瘤,实与《神农本草经》"解百毒"相关。简单理解,当然可解癌毒了。土贝母入药较晚,从外伤科引入内科,清热解毒化痰力强,与山慈菇往往相提并论。但山慈菇有毒,一般用量不超过 15g,且要主动间断服用,此为愚见。

第五节 恶性淋巴瘤

恶性淋巴瘤是原发于淋巴结或淋巴组织的恶性肿瘤。按病理和临床特点可分为霍奇金淋巴瘤和非霍奇金淋巴瘤。本病可发生于任何年龄,但发病年龄高峰在 31~40 岁,其中非霍奇金淋巴瘤高峰略往前移。一般认为,此病可能和基因突变、病毒及其他病原体感染、放射线、化学药物、合并自身免疫病等有关。近年来,恶性淋巴瘤的发病率明显上升。

临床以无痛性、进行性淋巴结肿大为主要表现。浅表淋巴结起病占多数,多见于霍奇金淋巴瘤,受累淋巴结以颈部为最多,其次是腋下、腹股沟,一般为无痛性、进行性肿大,中等硬度,早期可活动,晚期多发生粘连及多个肿大淋巴结融合成块,有些霍奇金淋巴瘤淋巴结肿大在某一时间可暂时停顿,甚至缩小。深部淋巴结起病,以纵隔淋巴结为多见,肿大之淋巴结可压迫上腔静脉,引起上腔静脉综合征,也可压迫气管、食管、喉返神经而相应发生呼吸困难、吞咽困难和声音嘶哑等症状。原发于腹膜后淋巴结的恶性淋巴瘤,以非霍奇金淋巴瘤为多见,可引起长期不明原因的发热,给临床诊断造成困难。首发于咽淋巴环的淋巴瘤,多见于非霍奇金淋巴瘤,且常伴随膈下侵犯,症状有咽痛、异物感、呼吸不畅和声音嘶哑等。除淋巴组织以外,身体任何部位都可发病,其中以原发于胃肠最为常见,胃及高位小肠淋巴瘤可有上腹痛、呕吐等症状,小肠淋巴瘤好发于回盲部,常有慢性腹泻,也可发生脂肪泻,还可引起肠梗阻。全身症状常有全身无力,消瘦,食欲不振,盗汗及不规则发热。皮肤瘙痒是霍奇金淋巴瘤较为特异的表现,五分之一患者有严重瘙痒。十分之一至五分之一的霍奇金淋巴瘤患者有饮酒诱发的肿大淋巴结疼痛。

恶性淋巴瘤的治疗以综合治疗为基本策略。手术结合放化疗对恶性淋巴瘤有较高的治愈率或缓解率。中医中药是不可或缺的治疗方法之一,尤其是在减毒增效、预防复发转移等方面功不可没。

一、病因病机

恶性淋巴瘤属于中医的"失荣""马刀侠瘿""恶核""痰核""石疽"等范畴。

失荣是发于颈部及耳之前后的岩肿,因其晚期气血亏乏,面容憔悴,形体消瘦,状如树木枝叶发枯,失去荣华而命名。包括恶性淋巴瘤在内,属古代外科四大绝症之一。《素问·疏五过论》:"凡未诊病者,必问尝贵后贱,虽不中邪,病从内生,名曰脱营。尝富后贫,名曰失精,五气留连,病有所并。医工诊之,不在脏腑,不变躯形,诊之而疑,不知病名,身体日减,气虚无精,病深无气,洒洒然时惊。病深者,以其外耗于卫,内夺于荣。"是对包括恶性淋巴瘤在内的恶性肿瘤病因的早期论述。强调了重大事件、环境巨变(尝贵后贱、尝富后贫)造成的精神打击在发病中的重要意义。《金匮要略·血痹虚劳病脉证并治》马刀、侠瘿就与恶性淋巴瘤相似。马刀是腋下淋巴结肿大,侠瘿是颈部淋巴结肿大,主要强调病因是"劳"。压力过大,工作生活节奏太快,缺少睡眠,积劳成疾,是恶性淋巴瘤的不内不外因。

《圣济总录》卷一百二十六《瘰疬门》有论曰:"风热毒气,蕴积府藏,攻于筋膜,则结为瘰疬。其毒气所惑,深者则冲发肌肉而久不差。此疾尤忌忧思恚怒,气血劳伤,饮食寒冷。"此处的描述,颇类似恶性淋巴瘤的病因病机及临床表现。《外科正宗》:"伤寒发颐亦名汗毒。此因原受风寒,用药发散未尽,日久传化为热不散,以致项之前后结肿疼痛。"本病现代多以流行性腮腺炎释之,似是而非。因为伤寒发颐第四十,是紧接着阴疮论第三十九的,其证治之复杂、位置的重要和单纯的流行性腮腺炎相比不可同日而语。更主要的是同一本书"痄腮第八十九"才是流行性腮腺炎的证治。"痄腮乃风热、湿痰所生,有冬温后天时不正,感发传染者,多两腮肿痛。"而伤寒发颐属于恶性淋巴瘤的可能更大,尤其提示了风寒之邪入里成瘤的实例,是本病的外因。

《疡科心得集·辨失营马刀生死不同论》是中医古籍对恶性淋巴瘤病因病机、临床表现、预后判断及治疗调摄等方面系统深入全面的论述,和现代医学把恶性淋巴瘤分为霍奇金淋巴瘤和非霍奇金淋巴瘤两种,且临床表现与预后并不一致的看法何其相似。

总之,恶性淋巴瘤内因七情,郁怒难伸,精神刺激,重大事件,先得后失,始富终贫,亦有虽居富贵,其心或因六欲不遂,损伤中气,郁火相凝,外受风寒,与少阳相火搏结,寒热胶结,痰气交阻,隧痰失道停结而成。日久弥漫三焦,正虚邪实,消耗殆尽而亡。患者能使情怀舒畅,调养得宜,治之以疏肝散邪、和营软坚,则可于半载一年之内而获痊愈。

二、证治及用药经验

论其证治,初期少阳经气不利,痰气交阻为主要证型,以小柴胡汤加土贝母、山慈菇、浙贝母、瓦楞子、猫爪草、夏枯草、白芍疏利少阳,化痰行气为主要方法。舌红明显者,上方加桑叶、丹皮泻少阳血分热邪。舌红渐绛者,邪入血分,苔薄者,可与犀角地黄汤加味。苔厚者,加土贝母、山慈菇、浙贝母、瓦楞子、猫爪草、夏枯草、郁金、连翘、牡蛎等化痰解毒散结。严重者,穿山甲、蜈蚣、全蝎等虫类以毒攻毒药也是必要的。对于纵隔淋巴结肿大引起上腔静脉综合征,压迫气管、食管、喉返神经而发生的呼吸困难、吞咽困难和声音嘶哑等症状,我经常选用《金匮要略》木防己汤,石膏用量80~120g,确有效验。连翘、大黄、玄参是我从古籍中学习而得出结论的三个辨病用药。《圣济总录》卷一百二十六《瘰疬门》在本卷及下卷诸瘰疬的122首方剂中,用连翘、大黄、玄参者分别为29、28、19方。其余药物均为个位数。其中连翘、玄参、大黄同见于一方者达11个,如风毒气毒热毒瘰疬项下的木香丸、连翘丸、木通丸,以及瘰疬寒热项下的射干连翘汤、漏芦汤、知母汤、连翘丸、射干丸等,均为三药并用。至于后期,正虚邪实,毒邪泛滥,莫衷一是,则要"观其脉证,知犯何逆,随症治之",书不尽言,医者自悟。

颈部肿块坚硬如石,不热不红,渐肿渐大者也可选用《外科正宗·失荣症第一百三十四》和荣散坚丸:"归身、熟地、茯神、香附、人参、白术、橘红各二两,贝母、南星、酸枣仁、远志、柏子仁、丹皮各一两,龙齿一对,煅,无龙齿,鹿角尖二两煅代之,芦荟、角沉各八钱,朱砂六钱,为衣。上为细末,炼蜜丸桐子大,每服八十丸,食后用合欢树根皮煎汤送下。"陈实功确有经验,谓"予立二方,曾治数人,虽不获全愈,而不夭札速死者,诚缓命药也。"

当然,他也很客观:"患者若改往从新,淡薄甘命,其中有得愈者,十中一二,否则难脱然也。"

外用《外科正宗·失荣症第一百三十四》飞龙阿魏化坚膏:"失荣症及瘿瘤、乳岩、瘰疬、结毒,初起坚硬如石,皮色不红,日久渐大,或疼不疼,但未破者,俱用此贴。用蟾酥丸药末一料,加金头蜈蚣五条,炙黄去头足研末,同入熬就,乾坤一气膏二十四两化开搅和,重汤内顿化;红缎摊贴,半月一换,轻者渐消,重者亦可停止,常贴保后无虞矣。"

附:乾坤一气膏。《外科正宗·痞癖第六十四》:"此膏专治痞疾,毋论新久立效。又治诸风瘫痪,湿痰流注,各样恶疮,百般怪症,男子夜梦遗精,妇人赤白带下;又男女精寒血冷、久无嗣息者,并贴之。当归、白附子、赤芍、白芍、白芷、生地、熟地、穿山甲、木鳖肉、巴豆仁、蓖麻仁、三棱、蓬术、五灵脂、续断、肉桂、玄参各一两,乳香、没药各一两二钱,麝香三钱,真阿魏二两,切薄片听用。上咀片,用香油五斤,存下四味,余皆入油浸,春三、夏五、秋七、冬十,期毕,桑

柴火熬至药枯,细绢滤清;每净油一斤,入飞丹十二两,将油入锅内,下丹,槐枝
搅搂,其膏候成,端下锅来;用木盆作坐稳,渐下阿魏片,泛化已尽,方下乳、没、
麝香,再搅匀,乘热倾入瓷罐内,分三处盛之。临用汤中顿化,痞病红缎摊贴,
余病绫绢俱可摊之,有肿者对患贴之。"

三、病案举例

案 1. 莫先生,男,37 岁。2007 年 4 月 12 日初诊。主诉非霍奇金淋巴瘤
1 年半,化疗后。失眠,声如洪钟。舌边尖红,苔薄,脉弦。复查未见复发转移。
病属失荣,证系血中热毒未尽。以犀角地黄汤为主,凉血泄热,土贝母、半夏、
夏枯草、猫爪草、玄参、生牡蛎、鳖甲化痰散结以防余痰结滞,柴胡、黄芩解郁清
热。方用:水牛角 30g,生地黄 30g,丹皮 12g,赤芍 12g,土贝母 15g,半夏 15g,
夏枯草 30g,猫爪草 15g,玄参 12g,生牡蛎 30g,鳖甲 30g,柴胡 12g,黄芩 12g。
15 剂,水煎服。此病此法此方,属我临床多用,本无书写之必要。2016 年 1 月
23 日,莫先生领其子找我来看颈淋巴结肿大,主动拿出当年病历,告诉我,此方
服百余剂后,火热下撤。其后,略觉不适,则服上方数剂,即觉舒畅,至今未见
复发。观其舌,淡红而中有裂纹。嘱实热体质,火热虽熄,灰中有火,阴液已伤。
仍服上方至要。

案 2. 蓝某,男,26 岁,学生,广西柳州市人。因"皮肤斑疹 1 月"于 2005
年 11 月 14 日来柳州市中医医院肿瘤科门诊就诊。患者自述 14 个月前发现
颈部一无痛性肿块,于肿瘤医院诊断为霍奇金淋巴瘤(淋巴细胞为主型Ⅳ期),
并进行系统放化疗。1 个月前皮肤出现斑疹,在外院皮肤科治疗未效。现症见:
身体肥胖,肢体粗壮,面红,四肢皮肤散在红色斑疹,无痛痒,乏力,气喘,口干,
舌红苔厚,脉沉数。查体:颈部可触及肿大淋巴结,胸部 CT 纵隔淋巴结肿大。
诊断:霍奇金淋巴瘤放化疗后复发。中医诊断:失荣。辨证:实热体质,放化疗
后,热盛入血,血热成毒。治法:凉血清热解毒。犀角地黄汤加减:水牛角 30g,
生地 30g,丹皮 12g,赤芍 12g,夏枯草 15g,连翘 15g,生石膏 30g,知母 12g,败
酱草 30g,地榆 30g,茜草 30g,龟甲 15g,鳖甲 30g,紫草 15g。4 剂,水煎服,每
日 1 剂。

复诊自述皮肤斑疹消退大半,后适当加减,坚持 1 个月后皮肤斑疹完全消
退。2006 年 4 月 27 日第 11 诊,体重减轻,无明显不适,复查胸部 CT 未见明
显异常,舌红苔根厚脉弦。血中热毒虽减,痰浊成为主要矛盾,上方减败酱草、

地榆、茜草、龟甲,加半夏 15g,土茯苓 20g,拳参 12g,15 剂,水煎服,每日 1 剂。

2006 年 8 月 12 日第 20 诊,无明显不适,气色好,浅表淋巴结未触及。舌淡红苔薄脉细。患者热毒渐退,气虚渐显,当益气健脾、化痰散结为法。药用:党参 15g,白术 12g,茯苓 12g,炙甘草 6g,土贝母 15g,浙贝母 15g,玄参 15g,丹参 30g,鳖甲 30g,生牡蛎 30g。15 剂,水煎服,每日 1 剂。

2006 年 11 月 23 日第 24 诊,中药治疗已 1 年,复查胸部 CT、颅脑磁共振均未见异常。自觉无明显不适,面赤,唇舌色红,舌红脉数。实热体质,犹恐血中热毒未尽,灰中有火。仍以 2006 年 4 月 27 日方减土茯苓,继续凉血清热解毒治疗。15 剂,水煎服,每日 1 剂。

2010 年 2 月 25 日第 43 诊,患者服药 4 年余,效果稳定,其间多次复查未见复发及转移迹象,仍以上方加减,间断服药,巩固疗效。

其后几年,忙于工作,未见复发,没有不适,总是家人代为取药。

案 3. 黄某,男,43 岁,广西来宾市人。因"右颈部肿块 2 年"在柳州市中医医院诊断为非霍奇金淋巴瘤,行化疗后于 2005 年 3 月 10 日以头晕、步态不稳就诊。刻诊:面色偏黄虚浮,行走不能成直线,步态不稳,头晕,记忆力减退,舌淡红脉滑。诊断:非霍奇金淋巴瘤化疗后。中医诊断:眩晕。证属肾精亏虚,肝风内动,气血不足,痰浊成毒,上蒙清窍。治法:补肾填精、平肝息风、化痰解毒开窍,兼补气血。方选六味地黄汤加减,药用:熟地 30g,山萸肉 15g,丹皮 10g,泽泻 10g,茯苓 10g,桑椹 15g,天麻 12g,龟甲 12g,防风 10g,蜈蚣 2 条,全蝎 6g,壁虎 5g,白僵蚕 10g,白芍 15g,石菖蒲 10g,远志 6g,红参 8g,炙黄芪 40g,当归 12g,炙甘草 10g。4 剂,水煎服,每日 1 剂。

2005 年 7 月 21 日第 9 诊,共服上方 50 余剂,自诉眩晕减轻,体力明显好转,但走田埂时有晃动不稳感,腰痛,乏力,舌红苔黄脉弦。肝肾亏虚依然,且有化热之势,当补肝肾,清热祛风。药用:天麻 12g,菊花 12g,白芍 20g,桑椹 20g,龟甲 12g,山萸肉 20g,丹皮 12g,钩藤 15g,玄参 15g,夏枯草 30g,生地 30g,黄芩 12g,生龙骨 30g,生牡蛎 30g,炙黄芪 30g,红参 6g,当归 12g。10 剂,水煎服,每日 1 剂。

2006 年 7 月 26 日第 23 诊,坚持每月来诊,服上方 10~15 剂,刻诊:形体可,面黄,背欲靠,走路不稳,喉干,舌淡胖,苔花剥,脉细。阴虚为主,痰湿为次,仍以补肝肾祛风为主,兼养阴化痰,润燥兼施。药用:天麻 12g,白芍 12g,桑葚 12g,熟地 30g,杜仲 12g,菊花 10g,鳖甲 30g,龟甲 12g,猫爪草 15g,生牡蛎 30g,

防风 6g,黄芪 30g,当归 12g,川芎 12g,夏枯草 30g,生地 20g,沙参 12g,麦冬 12g,天花粉 15g,茯苓 30g,猪苓 20g。10 剂,水煎服,每日 1 剂。

2007 年 7 月 18 日第 34 诊,上述症状均减轻,其间多次复查,除胆固醇略高、轻度脂肪肝外,未见其他异常。偶有畏寒,晚间背痛,阴损及阳,上方加淫羊藿 15g,菟丝子 12g,肉桂 6g,附片 6g。10 剂,水煎服,每日 1 剂。

多种原因,应诊稀少。2015 年 4 月,在两兄弟搀扶下就诊,大势已去。

案 4. 杨某,女,36 岁,工人。因"咳嗽、低热、消瘦 1 年"于 2005 年 5 月诊断为霍奇金淋巴瘤,化疗 9 个疗程,放疗 2 次。化疗第四次开始治疗效果不明显。2005 年 11 月 24 日来我科就诊,就诊时见:面黄、咳嗽,痰黄,乏力,气喘,咽痛连胸,闭经,口干眠差,饮食、二便可,舌暗红,苔黄腻,脉弦数。诊断:霍奇金淋巴瘤。中医诊断:咳嗽。辨证:少阳经气不利,肝气犯肺则咳嗽,咽痛连胸,口干,脉弦,均为少阳经受邪之象。当清解少阳,止咳化痰。药用:柴胡 12g,黄芩 12g,半夏 18g,胆南星 8g,夏枯草 30g,土贝母 20g,山慈菇 15g,三棱 12g,莪术 12g,穿山甲 12g,鳖甲 30g,生牡蛎 30g,全瓜蒌 20g,桔梗 10g,牛蒡子 12g,甘草 10g,八月札 10g,红参 10g。3 剂,水煎服,每日 1 剂。

2006 年 5 月 19 日第 8 诊,服上方 20 余剂,胸痛减轻,仍有咳嗽气喘,兼胸闷喉痒,口干,舌苔白厚偏黄,舌质偏红有齿痕,脉弱。病情日久,肺肾两虚,痰浊壅肺,治当补肺肾,化痰浊。药用:紫苏子 12g,莱菔子 12g,白芥子 12g,射干 12g,麦冬 12g,天冬 12g,桔梗 10g,百合 12g,甘草 10g,玄参 12g,山萸肉 12g,熟地 20g,瓜蒌壳 15g,红参 12g,蛤蚧 0.5 对,杏仁 15g,苍术 10g,淫羊藿 15g,黄柏 10g,薏苡仁 30g,土茯苓 30g,麻黄 8g,生石膏 30g。4 剂,水煎服,每日 1 剂。

2006 年 6 月 25 日第 15 诊,服上方后咳喘基本消失,仍有胸闷痛,手麻,舌苔厚脉沉。痰浊痹阻心胸,当以豁痰通阳为法,方用瓜蒌薤白半夏汤加味:瓜蒌 20g,薤白 10g,土贝母 15g,半夏 20g,薏苡仁 30g,苍术 12g,枳实 15g,厚朴 15g,海浮石 30g,胆南星 8g,浙贝母 12g,茯苓 30g。4 剂,水煎服,每日 1 剂。

2006 年 9 月 17 日第 18 诊,其间化疗 1 疗程,胸痛减轻,胸口痒,易疲劳,舌边痛,舌红少苔脉细。气阴两虚之象渐显。药用:沙参 12g,麦冬 12g,石斛 12g,鳖甲 30g,全瓜蒌 30g,半夏 12g,丹参 30g,赤芍 15g,黄精 12g,玄参 12g,山楂 12g,红参 10g,黄芪 30g,天花粉 15g。10 剂,水煎服,每日 1 剂。

2007 年 6 月 3 日第 34 诊,间断服上方 50 余剂。其间曾患风热感冒,用桑菊饮加味治疗后痊愈。复查彩超示:腹股沟多发肿大淋巴结。病人胸痛症状明显减轻,体力恢复,无气喘,舌红苔薄脉弦。辨证为少阳经受邪,痰浊凝结成核。当清解少阳,化痰散结为法,小柴胡汤加味:柴胡 10g,黄芩 12g,半夏 12g,连翘 20g,夏枯草 30g,玄参 12g,猫爪草 15g,浙贝母 12g,全蝎 6g,蜈蚣 2 条,红参 6g,生地 20g,丹皮 12g,赤芍 12g,海浮石 30g,生牡蛎 30g,土贝母 15g,山慈菇 15g,甘草 6g。5 剂,水煎服,每日 1 剂。

2009 年 7 月 31 日第 38 诊,2009 年 4 月行腹股沟淋巴结活检示:反应性增生。坚持服用上方至今,其间复查未见复发及转移迹象。